U0454622

髋部骨折

主　编　李开南
主　审　裴福兴　杨天府

四川出版集团·四川科学技术出版社
·成都·

图书在版编目(CIP)数据

髋部骨折/李开南主编. －成都:四川科学技术出版社,2010.5
(2013.9 重印)
ISBN 978－7－5364－7033－0

Ⅰ.①髋...　Ⅱ.①李...　Ⅲ.①髋部－骨折－诊疗　Ⅳ.R683.3
中国版本图书馆 CIP 数据核字(2010)第 081863 号

髋部骨折

出 品 人　钱丹凝
主　　编　李开南
主　　审　裴福兴　杨天府
责任编辑　李蓉君
封面设计　韩健勇
版式设计　康永光
责任出版　周红君
出版发行　四川出版集团·四川科学技术出版社
　　　　　成都市三洞桥路 12 号　邮政编码 610031
成品尺寸　185mm×260mm
　　　　　印张 21.5　字数 500 千
印　　刷　四川经纬印务有限公司
版　　次　2010 年 5 月第一版
印　　次　2013 年 9 月第二次印刷
定　　价　150.00 元
ISBN 978－7－5364－7033－0

《髋部骨折》编辑委员会名单

主　　编：李开南

主　　审：裴福兴　杨天府

主编助理：陈太勇

编　　委：

方　跃	四川大学华西医院骨科
王光林	四川大学华西医院骨科
刘　雷	四川大学华西医院骨科
王　跃	四川省人民医院骨科
朱　丹	成都铁路中心医院·成都医学院第二附属医院放射科
杨　恂	成都铁路中心医院·成都医学院第二附属医院内科
汪学军	成都铁路中心医院·成都医学院第二附属医院骨科
兰　海	成都铁路中心医院·成都医学院第二附属医院骨科
鲜思平	成都铁路中心医院·成都医学院第二附属医院骨科
李开南	成都铁路中心医院·成都医学院第二附属医院骨科
陈太勇	成都铁路中心医院·成都医学院第二附属医院骨科
李　艳	成都铁路中心医院·成都医学院第二附属医院骨科
张明梅	成都铁路中心医院·成都医学院第二附属医院骨科

主编简介

李开南,48 岁,毕业于东南大学医学院,现为成都医学院第二附属医院(成都铁路中心医院)外科主任兼骨科主任,主任医师,教授,硕士研究生导师。

1998 年获铁道部青年科技拔尖人才称号,2000 年获四川省优秀青年科技创新奖,2002 年获国务院特殊津贴殊荣,2003 年获四川省优秀青年科技带头人称号,2005 年获四川省卫生厅医学技术带头人称号。

中国医师协会骨科分会委员,中国医药生物技术协会外科计算机辅助技术分会委员,四川省医师协会骨科专业委员会副主任委员,四川省中西医结合骨科专业委员会副主任委员,中华医学会四川分会骨科专业委员会常委兼秘书,中华医学会成都分会骨科专业委员会副主任委员。

所领导的骨科是铁道部重点学科,成都市重点学科及四川省甲级重点专科,已获得省市科技进步奖各一项,获得国家专利四项。

序

髋部骨折包括髋臼及股骨头、颈和转子部的骨折，是骨科临床上最常见的损伤。髋臼及股骨头骨折多由高能量损伤造成，多发生于青壮年，损伤往往为复合性或多发性，其诊治极具有挑战性。股骨颈骨折和股骨粗隆部骨折常发生于老年人，多伴有老年骨质疏松症等内科疾病，其处理颇为棘手。随着我国工业交通的迅速发展和人口老龄化，髋部骨折的发生率将会不断增加。提高髋部骨折的诊治水平，减少髋部骨折的致残率，促进髋部骨折病人的早日康复，对广大骨科医生来说都是十分重要的。

由李开南教授主编的《髋部骨折》一书，在总结临床诊治经验和收集近年来国内外研究进展基础上撰写而成。它是一部全面阐述了髋部的解剖、生理、生物学力学及髋部骨折诊治原则和方法的专著。该书深入浅出，图文并茂，不仅对髋部各种骨折及脱位进行了阐述，而且对髋部骨折的各种并发症及护理进行了祥述。李开南教授和参加编写的专家是四川省骨科临床的精英和骨干，他们都有丰富的临床经验，经过两年多时间的精心编著，使该书得以出版。该书的可读性强，对于年轻骨科医生全面认识掌握髋部骨折会起到积极的引导作用。在此，我很高兴地向广大年轻骨科医生推荐该书。

四川大学华西医院骨科 裴福兴

2010 年 4 月于成都

前　　言

20多年前，我刚开始做骨科医生时，第一次值班收治的第一位病人就是老年股骨粗隆间粉碎性骨折，当时治疗就是卧床持续骨牵引，这也是我的第一次骨科手术。以后开始应用钢板螺钉（DHS动力髋系统）治疗股骨粗隆间骨折，使骨折复位及固定效果都有明显改善，减少了病人卧床时间，下肢功能恢复加快。近10年来，股骨近端带锁髓内钉（Gamma钉、ITST钉及PDNA）的出现，使许多老年骨质疏松患者的手术内固定成为现实，减少了许多内科并发症，降低了死亡率。不仅手术可以微创，出血少，而且可以早期下地。从股骨粗隆间骨折的治疗发展这一侧面可以看到髋部骨折的诊治在近年的发展是十分迅速的，不仅涌现出一些新理论和新方法，而且对髋部骨折的某些认识观念也发生了重要改变。学习髋部骨折的诊治原则和方法常常是年轻骨科医生从事骨科工作的必经之路。我从开始做骨科医生之初，就一直对髋部骨折有着浓厚的兴趣。为此进行深入的钻研，已故的饶书城教授和李起鸿教授及健在的杨志明教授都曾为我解答过许多这方面的问题，使我受益匪浅。骨科工作20多年使我深深体会到是通过髋部骨折研究这扇大门把我引进了骨科学殿堂，开启了我骨科工作的思维，启动了我热爱骨科事业的动力，所以特将此书献给广大年轻骨科医生们，以期共勉。

髋部骨折是骨科常见病、多发病，诊治疗法有易有难，但其中的误区和陷阱也不少。学习髋部骨折必须本着严谨认真的态度，从基础理论入手，要在熟练掌握髋部解剖学、生物力学及影像学的基础上，才能熟练掌握临床诊断和治疗。髋部的解剖学、影像学与手术学、生物力学是密切相联系的，尤其在设计手术方案时要反复阅读髋部的影像资料，充分考虑解剖与生物力学因素。近年来，三维CT的出现为骨科医生诊断和治疗提供了极大的帮助，但仍不能完全代替二维CT和各种体位下的X光片。骨科导航技术的出现为髋部骨折手术精确定位提供了方便，为髋部骨折的微创手术提供了保障，但仍然离不开髋部解剖学和影像学基础，离不开髋部常规手术的经验。这就是学习髋部骨折要掌握的临床思维方法。

本书的编写工作自始至终得到了我国著名骨科专家、中华医学会骨科分会副主任委员、四川省医学会骨科专业委员会主任委员、四川大学华西医院骨科主任裴福兴教授，四川大学华西医院骨科杨天府教授以及四川省人民医院骨科刘仲前教授的大力支持和帮助。尤其是裴福兴教授在百忙之中对书稿进行了认真审阅和指正，让我深受鼓舞。同时非常感谢我院领导对本书编写工作的重视和大力支持，使该书得以顺利完成。对参与本书编写工作的四川省人民医院骨科张斌、唐孝明、魏丹及卢冰医师和成都医学院附二院内科李世云、葛正庆、高凌云和放射科彭涛、陈云涛等医师做出的艰辛工作，致以诚挚的敬意。

由于我们的知识水平和能力有限，加之编写时间仓促，书中难免有错误之处，敬请各位读者朋友批评指正。

李开南

于2009年11月

目 录

第一章 髋部的解剖及生理

第一节 髋部的生长发育

一、髋骨的形态及生长发育的变化

髋骨由三块骨组成:髂骨、坐骨、耻骨。儿童时期它们分界清晰,而到成年时则相互融合。

1. 髋臼的形态

髋臼位于髂前上棘至坐骨结节连线中间,为一半球形深窝。髋臼的直径约 3.5 cm,朝向前下外方向,将髋骨外侧面分为前后两部分,前部向前内,后部向后(图 1-1)。

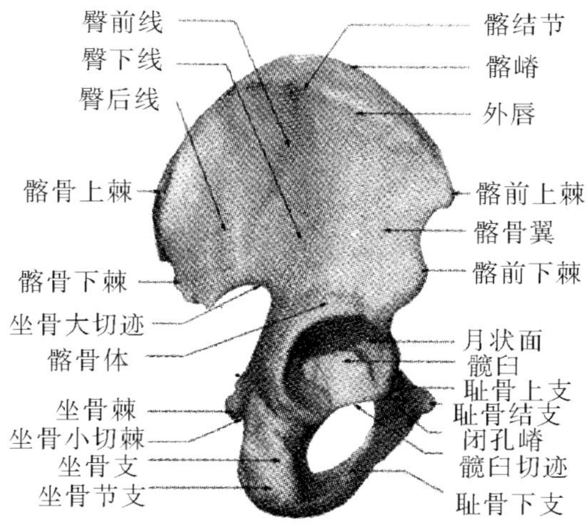

图 1-1 髋骨外面观

髋臼的顶占髋臼整个面积的 2/5,由髂骨构成;髋臼后壁和底由坐骨构成,也占髋臼整个面积的 2/5;耻骨构成髋臼前上 1/5。出生时,三部分彼此以软骨隔开。髋臼的边缘,前部低下,而后部隆起,并且非常坚实,髋臼边缘较厚,下部有宽而深的缺口,形成髋臼切迹,向上与粗糙的髋臼窝相连,这个粗糙面也是股骨头韧带的附着处。髋臼切迹的缺损部分有髋臼横韧带横过,髋臼的面积超过球面的一半,将股骨头深深包绕(图 1-2)。

髋臼的上部厚而坚强,形成一个强而有力的支重点,此部如发育不良,可致先天性脱位。负重线从坐骨大切迹之前向上延至骶髂关节,在垂直位时可将躯干的重量传达至股

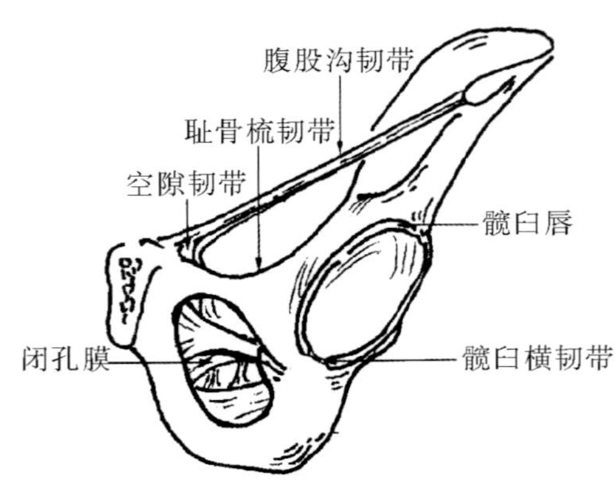

图 1－2　髋臼及其邻近组织

骨头。髋臼的后下部至坐骨结节部分形成又一有力的支重点，在坐位时传导身体的重量。髋臼不是整个均覆以关节软骨，其关节面成半月形，称为月状面，位于髋臼的周围，其后部与上部因承受最大应力，宽而厚，月状面在髋臼切迹处中断。Kurrat（1978）测量，发现髋臼的前上 1/4 及股骨头前外关节软骨最厚。髋臼的关节面为一个不完整的环，月状面上部最宽，软骨也最厚，直立位时体重压力施于其上。在耻骨部最窄，髋臼切迹处缺如，髋臼窝无关节软骨，但含较多纤维弹性脂肪，覆以滑膜。髋臼的底凹陷，延至髋臼切迹，不覆以关节软骨，称为髋臼窝，窝的粗糙部分不与股骨头相连，也称为非关节部分，被股骨头韧带所占据。髋臼窝位于 Y 形软骨之下，股骨头的中心正对髋臼窝。直立时，股骨头的上部关节面突出于髋臼边缘之外。髋臼窝的骨壁厚度不一，如自髂前上棘至坐骨结节作一连线，另在髋臼中心与其作一垂线，如此将髋臼分为四个象限，其后上及后下象限骨壁较厚，可达 35 mm，前上象限约为 25 mm，而前下象限小于 25 mm。髋臼窝的壁非常薄弱，只有一层皮质骨，如果对着阳光观察，几乎透明，如骨质破坏或外伤，股骨头可向内穿透。这部分骨骼的内面为闭孔内肌所覆盖，亦即骨盆的侧壁。从髋臼上部沿髂骨弓状线，负重线从骶骨传递至股骨，在耳状线形成两条坚强密质支柱，汇聚于髋臼。如将髋臼与肩胛骨的关节盂相比较，后者仅靠肌肉及锁骨与躯干相连，活动范围较大。髋关节一旦强直，它所受的影响远较盂肱关节为大。

髋臼上 1/3 最重要，是髋关节主要负重区，作为髋臼顶，厚而坚强，髋臼后 1/3 能维持关节稳定，较厚。此两部分均需相当暴力才能引起骨折。髋关节后面与坐骨神经贴近，此部骨折移位或在手术时，神经易遭受损伤。髋臼下 1/3（或内壁）与上后部相比较，显得较薄，造成骨折需要的暴力也较小，此部如发生断裂，对以后髋关节功能影响较小。

髋臼切迹之间的髋臼横韧带恰好将髋臼下部的缺口弥补为完整的球凹。通过髋臼切迹与髋臼横韧带的小孔，有股骨头韧带动脉及神经进入关节内。在髋臼的非关节面部分，通常为移动性脂肪（哈佛腺，Haversian gland）所占据，覆以滑膜，随着关节内压力的增大或减少，移动性脂肪在屈曲时被吸入，而在伸直时又被挤出，以维持关节内压力的平衡。髋臼及髋臼横韧带四周镶以一圈髋臼唇，为纤维软骨，借以增加髋臼深度，与髋臼横韧带共同形成圆周。髋臼唇在切面上呈三角形，底附于髋臼缘，尖游离，髋臼唇使臼窝缩窄，以包容股骨头。

先天性髋关节脱位如未经治疗,可发生一系列病理变化。原有髋臼可变浅、变小,甚至消失,脱位的股骨头经过与髂骨长期接触模造,可形成一浅而不规则的继发臼窝,股骨头变小变扁,股骨颈变短、内翻并前倾。关节囊在股骨头上被拉紧并紧贴其上,在髋臼上缘形成一管,狭窄部也称峡部,髂腰肌腱围绕关节囊的前壁,呈环状,更使缩窄加重。关节囊随脱位上升而愈益加厚,甚至可达 1 cm。关节囊与邻近髂骨骨膜相粘连,其下部覆盖髋臼,或将其完全堵塞,股骨头韧带多消失,髋部肌肉均呈挛缩状态,致患部股骨头很难牵引至正常髋臼水平。随脱位时间加长,邻近结构也发生改变,骨盆两侧可发育不对称,腰椎可发生代偿性前凸增大,健侧髋关节因受力不均可发生退变,患侧膝关节也可以发生代偿性外翻畸形。

可以看出,先天性髋关节脱位的病理改变为一系列因素改变的结果,一般经过髋关节发育不良、脱位前期、半脱位而至全脱位。临床上对此类病人应考虑各种病理因素,进行矫正,才能取得较好效果。

2. 髋骨的骨化过程

髋骨由三个初级骨化中心发生。髂骨的骨化中心位于坐骨大切迹前方,在胚胎第 8 ~9周出现,坐骨的骨化中心在坐骨体,在胚胎第 4 月出现,耻骨的骨化中心位于耻骨支,在胚胎第 4 ~5 月出现(图 1 -3)。

在髂嵴、髂前上棘、坐骨结节、耻骨联合、髋臼的 Y 形软骨部均由独立的次级骨化中心在 12 ~19 岁发生(图 1 -4)。

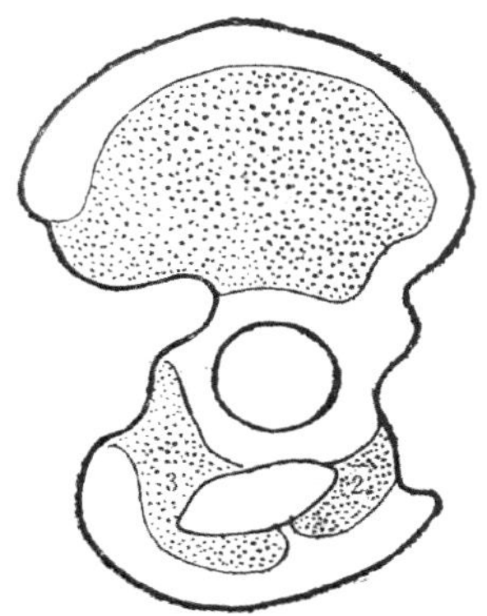

图 1 -3　髋骨的初级骨化中心

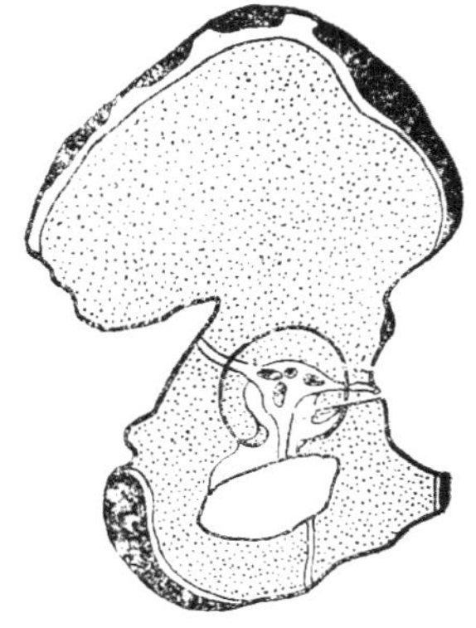

图 1 -4　髋骨的次级骨化中心

出生时,髂、耻、坐三骨仅部分愈合。在 13 ~14 岁时,三骨在髋臼仍借 Y 形软骨相隔,此时髋臼包括非关节部分主要由坐骨构成,髂骨次之,耻骨最少。14 ~16 岁时,髂耻二骨相愈合,以后髂、坐二骨及耻、坐二骨亦相继愈合,而形成一单独的髋臼骨。髂嵴的次级骨化中心在 16 岁时出现,呈不规则分节状,从前向后骨化,22 岁时愈合。耻骨结节的骨化中心出现于 15 岁,至 20 岁愈合。在此期间,坐骨结节有可能发生撕脱骨折,可遗留股后肌群的肌力减弱、大腿变细及体育活动效力降低。

据刘惠芳研究骨骼发育特点后认为,耻骨支与坐骨支愈合年龄,男性为 5 ~11 岁,女性为 5 ~8 岁,髋臼 Y 形软骨骨化年龄,男性为 12 ~14 岁,女性为 11 ~13 岁,其愈合男性为 16 ~17 岁,女性为 13 ~17 岁(图 1 -5)。髂嵴和坐骨结节次级骨化中心出现年龄男性为 15 ~ 19 岁，女性为 12 ~ 15 岁，其愈合男性为 19 ~ 24 岁，女性为 18 ~ 24 岁。

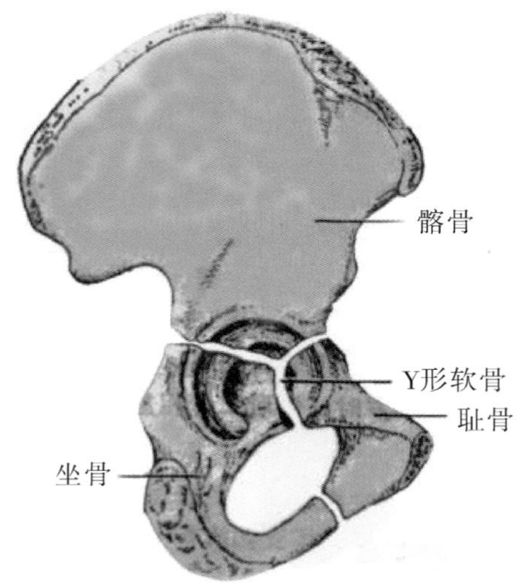

图 1 – 5　髋臼 Y 形软骨

沈其卫对 50 例胎儿（坐高 30 ~ 249 mm）观察发现，髂骨骨化中心位于髂骨翼内，为骨盆中出现最早者，男性最早出现于坐高 40 mm 时，较 HBaHoB 及 Carl 报告时间较早，与 ToHROB 报告胚胎 6 月相距甚大。坐骨初级骨化中心，位于髋臼后下方，男性始见于坐高 100 mm 时，女性始见于坐高 90 mm 时，与多数学者报告相符，较 Carl 报告（130 ~ 140 mm）为早。耻骨初级骨化中心位于耻骨上支内，男性始见于 140 mm，女性始见于 100 mm，较 Carl（260 mm）、HBaHoB 及 ToHkoB 报告为早。

Y 形软骨在髋臼下的骨化中心，较上部出现为早，Y 形软骨中孤立的骨化中心出现前后，构成其边缘的髋、坐、耻骨体的骨面呈波浪形。刘惠芳以髂骨与耻骨间 Y 形软骨的水平部分中髋臼小骨（Os Acetabuli）的出现作为 Y 形软骨骨化的标志。髋臼小骨存在的年龄，刘惠芳报告，男性为 12 ~ 16 岁，女性为 11 ~ 16 岁。据 Francis 报告，髂嵴骨化中心，最早出现女性为 12 岁，与月经初潮期相近，男性为 13.5 岁。据 Bauhe 及 Pyle 报告，髂嵴骨化中心出现为 12.7 岁，月经初潮期亦为 12.7 岁，第二指末节指骨骨骺愈合平均年龄为 12.5 岁，三者年龄相当，故可以第二指骨末节骨骺愈合年龄来判断一个儿童是否已进入青春发育期。刘惠芳发现髂嵴骨化中心出现，女性为 13 岁，男性为 15 岁，而指骨骨骺最早愈合，女性为 14 岁月经初潮开始，男性为 15 岁，其髂嵴骨化中心均出现，否则相反。在青春发育期，坐骨结节与肩峰骨化中心亦出现，前者与髂嵴骨化中心出现年龄一致，肩峰出现年龄女性为 12 ~ 14 岁，男性为 15 ~ 17 岁。

髂嵴的骨骺最先在前部出现，以后向后生长，与髂嵴平行，虽然解剖上髂嵴骨骺向后抵达髂后上棘，但甚少在前后位像上看到，原因是髂后上棘的位置极低，故通常当骨骺抵达髂嵴最后端时即认为髂嵴骨骺已完成。两侧骨骺发生开始常不对称，但以后大都发展为对称。

二、股骨近端的形态及生长发育的变化

1. 股骨近端的形态

（1）股骨头　股骨头朝上内前，除顶部稍显扁平外，全体呈球状，约占全球的2/3。股骨头除股骨头凹外，均为关节软骨覆盖，但其厚度并非均匀一致，中心部最厚，向下伸延呈不规则波形。与髋臼相比，股骨头的关节面较大，可以增加活动范围。覆盖髋臼的软骨则少得多，呈倒置马蹄形，两臂之间为髋臼窝，因此在任何位置上，股骨头总有一部分与髋臼窝的软组织相对，而非与关节软骨相对。在传导关节应力时，股骨头的下内面因不接触关节软骨而不参与。股骨头的前部、上部，还有后部的一小部分边缘，关节软骨突出至髋臼外面，仅在极度屈伸时，股骨头周围的软骨面始于髋臼软骨面相接。股骨上端骺软骨板未愈合前，骨小梁从下面皮质经股骨颈下部向上至骺软骨板。骺板愈合后，此组骨小梁一直向上至股骨头的关节面。

（2）股骨颈　股骨颈向前突出。中国人股骨颈测量，纵径平均为3.08 cm，其中男性为3.13 cm，女性为2.17 cm。另组测量数据，股骨颈纵径平均为3.1 cm，横径为2.3 cm。上述各数据对股骨颈骨折后打钉及假体设计有一定参考意义。

股骨颈的下部有两个隆起，即大转子与小转子，其上及附近有很多肌肉附着。靠外侧为大转子，呈长方形，其后上面无任何结构附着，位于股骨颈的后上部。大转子的位置较浅，因直接暴力而引起骨折的机会较大。大转子的内面下部与股骨颈及股骨干的松质骨相连，上部形成转子窝，有闭孔外肌腱附着。大转子的外侧面宽广而粗糙，自后上斜向前下有一条微嵴，为臀中肌的附着部。大转子的上缘游离，有梨状肌附着在后面，与髋关节的中心同一平面。下缘呈嵴状，有股外侧肌附着。小转子为圆锥形突起，位于股骨干的后上内侧、大转子的平面下，有髂腰肌附着其上。两转子的联系，在前有转子间线，在后有转子间嵴。转子间线比较平滑，是关节囊及髋关节的髂股韧带附着处，转子间嵴隆起，关节囊并不附着其上。

2. 股骨近端的骨化过程

新生儿出生时，整个股骨的近端均为软骨。1 岁时，股骨头的骨化中心开始出现，股骨颈的骨化由股骨干向上延长形成，股骨头的骨骺完全位于关节内，与股骨颈在 18 ~ 20 岁开始愈合。大转子的骨化中心于 2 ~ 5 岁出现，16 ~ 18 岁时与骨干愈合（图 1 - 6）。小转子的骨化中心于 12 岁左右出现，至 16 ~ 18 岁时与骨干相愈合。

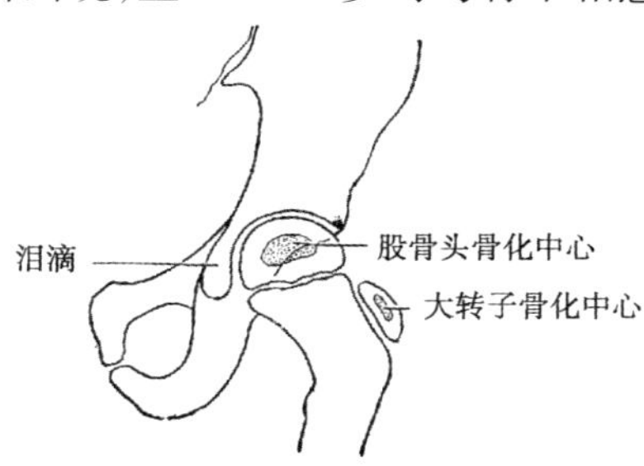

图 1 - 6　股骨头及大转子骨化中心

股骨头骨化中心出现年龄：男性为 7 个月至 1 岁，女性为 6 个月至 1 岁，其愈合男性

为17～19岁，女性为15～17岁。大转子骨化中心出现年龄：男性为2～6岁，女性为2～4岁，其愈合年龄男性为17～19岁，女性为15～17岁。小转子骨化中心出现年龄：男性为9～15岁，女性为9～12岁，其愈合年龄男性为17～19岁，女性为15～17岁。

新生儿出生时股骨近端覆以新月形软骨帽，以后分化为两个骨化中心，即内侧的头骺及外侧的大转子骺，一般在X线片上，股骨头骺在6月出现，而大转子骺在4岁才出现。股骨近端长度的生长在骺软骨板与股骨干交界处借软骨内成骨形成，当头骺的骨化中心发育时，骺软骨板即负责股骨颈纵行生长，以后在大转子骺亦出现相似的骺软骨板，在股骨颈上面，此两个骺软骨板之间亦为软骨内成骨。

有先天性髋关节发育障碍的新生儿，其股骨头虽较正常为小，但外形仍正常。在先天性髋关节脱位的患者，股骨头骨化中心出现常较晚，同时明显较小，其内面也扁平，这可能是引起畸形原因之一。在股骨颈的中部，有时因为部分软骨未曾骨化，在X线片上显一环形影像，应与内生软骨瘤相鉴别。

3. 髋关节周围肌肉对股骨上端外形的影响

股骨上端的外形，受髋关节周围某些肌肉的影响。Wardle认为，正常的外形有赖于腰大肌、髋外展肌及内收肌三种肌肉的平衡，如婴儿瘫或痉挛瘫痪可使髋外翻增加，引起脱位。一侧髋关节如无外展肌对抗作用，可呈内收畸形；如无腰大肌作用，可呈外展脱位；内收肌单独作用可引起髋内翻、股骨颈扭曲及股骨干弓形增加。

第二节　髋部的组织学

一、软骨组织

软骨（cartilage）由软骨组织及其周围的软骨膜构成。软骨是固定的结缔组织，散在分布于成体内，如关节面、呼吸道、耳郭等处。其作用依不同部位而异，如呼吸道的软骨具有支架作用。髋关节的关节面为透明软骨组织。

（一）软骨组织的结构

软骨组织由软骨细胞（chondrocyte）和软骨基质（cartilage matrix）组成。

1. 软骨细胞

软骨细胞包埋在软骨基质中，它所占据的空间称软骨陷窝（cartilage lacuna）。生活状态下的软骨陷窝被软骨细胞充满；在HE染色切片中，因细胞收缩成不规则形（图1－7），导致细胞周围出现腔隙。软骨细胞的分布很有规律，靠近软骨膜的软骨细胞小而幼稚，呈扁圆形，单个分布；越靠近软骨中部，细胞越成熟，体积增大呈圆形或椭圆形，成群分布，每群2～8个细胞。成群的软骨细胞来源于同一个细胞，称之为同源细胞群（isogenous group）。成熟软骨细胞的细胞核较小，呈圆形，有1～2个核仁；细胞为弱嗜碱性。通过电镜可观察到，细胞质内有丰富的粗面内质网，发达的高尔基复合体，以及一些脂滴和糖原，线粒体较少。软骨细胞有合成、分泌软骨基质的功能。

软骨基质是软骨细胞之间的外基质,由基质和纤维组成。基质呈凝胶状,主要成分是蛋白聚糖和水。蛋白聚糖由大量的蛋白和糖胺聚糖组成,后者包括透明质酸、硫酸软骨素和硫酸角质素,这些大分子相互结合构成分子筛。在软骨陷窝周围的基质中含有较多的硫酸软骨素,在 HE 染色时呈强嗜碱性,称之为软骨囊(cartilage capsule,图 1-7)。尽管软骨内没有血管、淋巴管,但软骨基质富含水分(约 70%),具有良好的渗透性,是深部软骨细胞与软骨膜进行物质代谢的结构基础。不同类型的软骨基质含有不同的纤维成分。

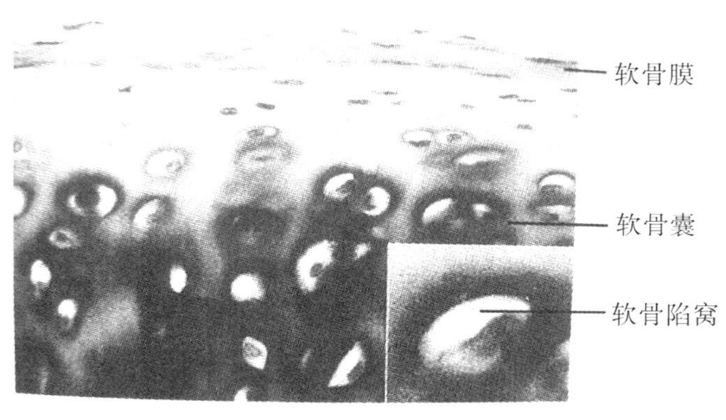

图 1-7　HE 染色

(二)软骨组织的分类

根据软骨组织中的软骨成分,可将软骨组织分成透明软骨、弹性软骨和纤维软骨 3 种类型。髋关节的关节面为透明软骨组织。

1. 透明软骨

透明软骨(hyaline cartilage)因其新鲜状态呈半透明而得名,分布广泛,如关节软骨、肋软骨、呼吸道软骨等。髋关节的关节面为透明软骨组织。透明软骨的纤维成分是由Ⅰ型胶原蛋白聚集而成的胶原纤维。胶原纤维很细,其折光率与基质相近,在 HE 染色切片上不能分辨两者。透明软骨的基质中含水量高,这是其呈半透明状的原因之一。透明软骨具有较强的抗压性和韧性。

2. 弹性软骨

弹性软骨(elastic cartilage)分布于耳郭、会厌等处。其结构特点是基质中含有大量交织分布的弹性纤维。弹性软骨具有较强的弹性。

3. 纤维软骨

纤维软骨(fibrous cartilage)分布于椎间盘、关节盘、耻骨联合等处。其结构特点是软骨细胞体积小,数量少;基质中含大量的Ⅰ型胶原蛋白构成的胶原纤维束,呈平行或交错排列。

(三)软骨膜

软骨膜(perichondrium)由致密结缔组织构成,覆盖于除关节软骨外的所有软骨表面。

软骨膜分内、外两层。外层纤维多,细胞少,主要起保护作用;内层纤维少,细胞较多,其中有些梭形小细胞,称之为骨祖细胞。骨祖细胞可增殖、分化为软骨细胞,对软骨的生长、修复起重要作用。

(四)软骨的生长方式

软骨有间质性生长和附加性生长两种生长方式。

1. 间质性生长

间质性生长(interstitial growth)也称软骨内生长,是通过软骨内软骨细胞不断分裂、增殖而产生新的软骨细胞,并合成、分泌软骨基质,使软骨不断的从内部生长、增大。

2. 附加性生长

附加性生长(appositional growth)也称软骨膜下生长,是通过软骨膜内层的骨祖细胞分裂、分化为成软骨细胞,后者再分化为软骨细胞,通过这种方式使软骨逐层向外增厚。

二、骨组织

骨是坚硬的器官,不但是人体的主要支架,同时也是机体钙、磷的储存库。骨由骨组织、骨膜和骨髓等构成。

(一)骨组织的结构

骨组织(osscous tissue)由多种骨组织细胞和大量钙化的细胞外基质组成。钙化的细胞外基质称为骨基质。

1. 骨基质

骨基质(bone matrix)由有机成分和无机成分组成。

(1)有机成分　约占基质的1/3。其主要成分为Ⅰ型胶原蛋白聚集而成的胶原纤维(占90%);有少量的凝胶状基质,内含中性或弱酸性糖胺聚糖,能黏合胶原纤维;另外基质中还有骨钙蛋白、骨桥蛋白、骨粘连蛋白等多种非胶原蛋白,它们在骨基质钙化、细胞与基质的黏附等过程中发挥作用。

(2)无机成分　无机成分又称骨盐,约占骨基质的2/3,其主要成分为羟基磷灰石结晶(hydroxyapatite crystal)。羟基磷灰石属不溶性中性盐,呈细针状,沿长轴规则排列于胶原纤维表面和胶原纤维之间,并与之紧密结合。

有机成分,特别是大量的胶原纤维使骨具有很强的韧性和弹性;而无机成分使骨变得坚硬,两者结合决定了骨组织强大的支持能力。成人正常骨组织是板层骨,胶原纤维平行排列成层,并有骨盐沿胶原纤维长轴规则地沉着,再由无定形基质将它们紧密黏合形成骨板(bone lamella)。同一层骨板,胶原纤维平行排列,相邻骨板的纤维层垂直排列,这种结构有效地增强了骨的支持力。

2. 骨组织的细胞

骨组织的细胞包括骨祖细胞、成骨细胞、骨细胞以及破骨细胞(图1-8)。骨细胞数量最多,位于骨组织内,其余3种细胞均位于骨组织表面。

(1)骨祖细胞(osteoprogenitor cell)　为骨组织的干细胞,位于骨膜内。细胞较小,呈梭状，细胞核呈椭圆形，细胞质为弱嗜碱性。当骨组织生长、改变及发生骨折时，骨祖细胞能分裂、分化为成骨细胞。此外，骨祖细胞在软骨的生长发育过程中，也能分化为成软骨细胞。

（2）成骨细胞（ostelblast cell） 成骨细胞分布于骨组织表面，常紧密排列成一层。成骨细胞呈矮柱状或立方形，细胞表面有许多小突起，近骨表面的小突起较多且伸入骨质内，与骨细胞突起形成缝隙连接。其细胞核呈圆形，多位于游离端；细胞质为嗜碱性。通过电镜可观察到，细胞质内含有丰富的粗面内质网及发达的高尔基复合体。成骨细胞合成、分泌的胶原纤维和无定形基质覆盖于骨组织表面，称之为类骨质（osteoid）。成骨细胞还形成基质小泡。基质小泡内的钙化结晶被释放后可沉积于类骨质，形成羟基磷灰石结晶，使类骨质钙化。基质小泡上的钙结合蛋白和碱性磷酸酶与钙化过程有关。一旦成骨细胞被全部包埋在骨基质中，成骨细胞则转变为骨细胞。成骨细胞还可以分泌多种非胶原蛋白和细胞因子，参与骨组织的形成与吸收。

（3）骨细胞（ostecyte cell） 骨细胞呈扁椭圆形，有许多突起；细胞质内有较少的细胞器，为弱嗜碱性（图1－8）。骨细胞散在分布于骨板内或骨板之间，细胞体所占的空间称骨陷窝（bone lacuna），突起所占的腔隙称骨小管（bone canaliculus）。相邻骨细胞突起有缝隙连接。骨陷窝及骨小管内有组织液，组织液不断流动循环。各骨陷窝借骨小管相互连通，构成了骨组织的营养通道。骨细胞有更新和维持骨基质的作用，与维持骨血钙、血磷有关。

（4）破骨细胞（osteoclast） 破骨细胞位于骨组织表面的凹陷处，数量少，为一种多核巨细胞，直径可达100 μm，细胞核有6～50个。目前认为破骨细胞是血液中多个单核细胞融合而成的。细胞质为嗜酸性，呈泡沫状，内有大量的溶酶体、吞饮泡和其他细胞器。通过电镜观察，可见破骨细胞靠近骨质一侧有由许多大小、长短不一的微绒毛构成的皱褶缘（ruffled border）；在皱褶缘周围有一环形的细胞质区，其内只含有微丝而无其他细胞器，称之为亮区（clear zone）；亮区紧贴在骨质表面，犹如一道围墙，使所包含的皱褶缘区成为封闭的微环境（图1－8）。在甲状旁腺激素作用下，破骨细胞功能活跃，向皱褶缘区释放大量乳酸、枸橼酸、碳酸，以及碳酸酐酶、溶酶体酶。在酸与酶的作用下，骨质溶解，血钙升高。

（二）长骨的结构

长骨由骨干和骨骺组成，其内部是骨髓腔，骨膜覆盖于长骨的内、外表面。长骨有松质骨、骨密质两种结构类型，两者均由板层骨构成，只是骨板的排列形式和空间结构不同。

1. 松质骨

松质骨（spongy bone）又称松质骨，分布于长骨两端的骨骺和骨干的内侧。数层排列的骨板和骨细胞形成针状或片状的骨小梁；许多骨小梁相互连接，形成多孔隙网状结构，即松质骨。网孔即骨髓腔，其内充满红骨髓。

2. 骨密质

骨密质（compact bone）又称密质骨，分布于长骨干及骨骺的表面。骨密质的骨板排列很有规律。骨密质按排列方式分为环骨板、骨单位、间骨板。

环骨板（circumferential lamella）：为环绕骨干排列的骨板，根据其位置又分为外环骨

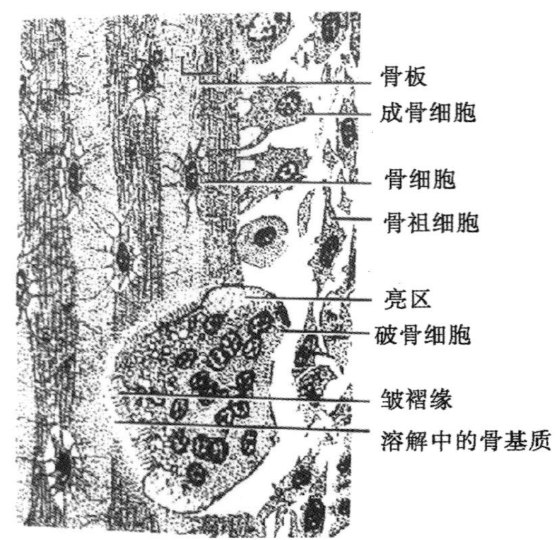

图 1－8　骨组织的各种细胞

板和内环骨板两种。外环骨板分布于骨干外侧，较厚，由几层至十几层骨板构成，其排列于骨干表面平行。内环骨板分布于骨干内侧，较薄，仅由数层骨板组成。横穿于内、外环骨板的管道称穿通管，又称福克曼管（Volkmann canal），其内有来自骨膜的血管、神经，并与纵行的中央管连通（图 1－9）。

骨单位（osteon）：骨单位又称哈弗系统（Haversian system），是骨干的主要结构，位于内、外环骨板之间。骨单位是 4～20 层同心圆排列的骨板形成的圆柱状结构。其中轴有一条纵行的中央管（central canal），又称哈弗管，内有血管、神经分支（图 1－10）。骨单位的长轴基本上与长骨的长轴平行。

间骨板（interstitial lamella）：在骨生长和改建过程中，骨单位或环骨板被吸收后残留的不规则骨板，称为间骨板。间骨板分布在骨单位之间及骨单位与环骨板之间，其内无中央管和血管。

在横断的骨磨片上，可见在骨单位之间及内、外环骨板之间存在折光性较强的轮廓线，称之为黏合线（cement line）。黏合线是一层含骨盐较多而胶原纤维较少的骨质。伸向骨单位表面的骨小管，都在黏合线处折回，并不与相邻骨单位的骨小管相通（图 1－10）。

3. 骨膜

骨膜分骨外膜、骨内膜。骨外膜包绕在骨的外表面，又分内、外两层。其外层较厚，胶原纤维粗大、密集，有些纤维束经内层穿入外环骨板，称之为穿通纤维（perforating fiber）。穿通纤维起固定骨膜和韧带的作用。其内层较薄，纤维少，含较多的骨祖细胞及小血管、神经。小血管和神经的分支经穿通管进入中央管。骨内膜覆盖在骨髓腔、穿通管、中央管内表面，很薄，由一层骨祖细胞及少量结缔组织构成。骨膜的主要功能除了营养骨组织外，对骨的生长、骨折的修复起很重要的作用。

（三）骨组织的发生

骨来源于胚胎时期的间充质。骨的发育经历不断生长和改建过程。骨组织的发生过

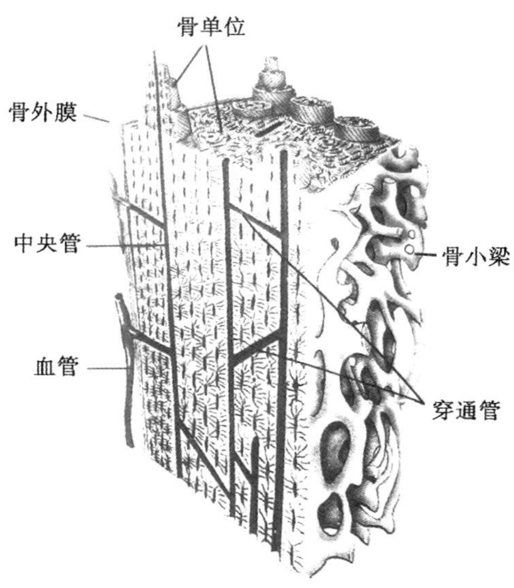

图 1－9　长骨骨干结构模式图

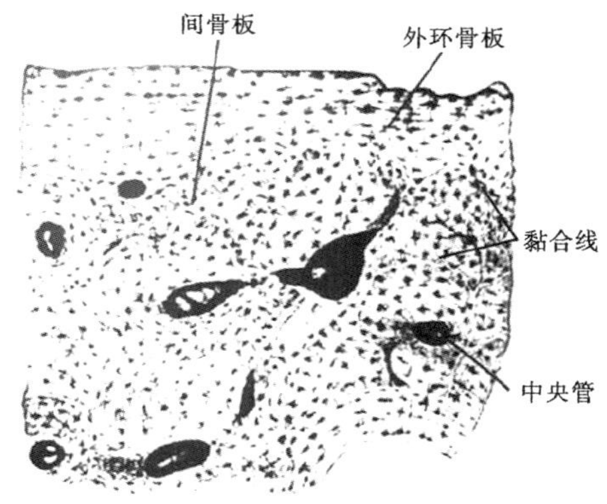

图 1－10　骨单位

程基本相同，包括骨组织的形成与骨组织的吸收两个方面。

(1) 骨组织的形成　骨祖细胞增殖、分化为成骨细胞，成骨细胞分泌类骨质，然后类骨质钙化为骨基质，成骨细胞包埋在其中并转变为骨细胞，这样便形成了骨组织。

(2) 骨组织的吸收　在骨组织形成的同时，破骨细胞在骨组织的某些部位分泌有机酸和溶酶体酶，使骨组织的无机物溶解和有机物降解。新的骨组织不断形成，原有的部分骨组织又被吸收，从而不断修改骨的外形和改建骨的内部结构，使骨的整体发育与其功能相适应。

1. 骨组织的发生方式

骨组织的发生有两种不同的方式，即膜内成骨与软骨内成骨。

(1) 膜内成骨(intramembranous ossification)　指间充质先分化为胚胎性结缔组织膜，然后在此膜内直接成骨。人体顶骨、额骨、锁骨等扁骨与不规则骨由这种方式发生。其具体发生过程如下：在将要成骨的部位，间充质细胞增殖，形成充满血管网的原始结缔组织膜;膜内某些间充质细胞分化为骨祖细胞,部分骨祖细胞进一步增殖、分化为成骨细胞;成骨细胞分泌类骨质,类骨质再钙化为骨基质,形成了最早的骨组织,称之为骨化中心(ossification center)。成骨细胞始终排列于骨化中心的表面,并向周围成骨,所形成的骨小梁相互连接,形成松质骨(图1-11)。松质骨的间充质分化成骨膜。以颅骨为例,骨组织不断生长和溶解,骨的形态、结构不断改变以适应相应的功能,结果内、外表面逐步改建为骨密质,即内板、外板,中间由松质骨形成板障。

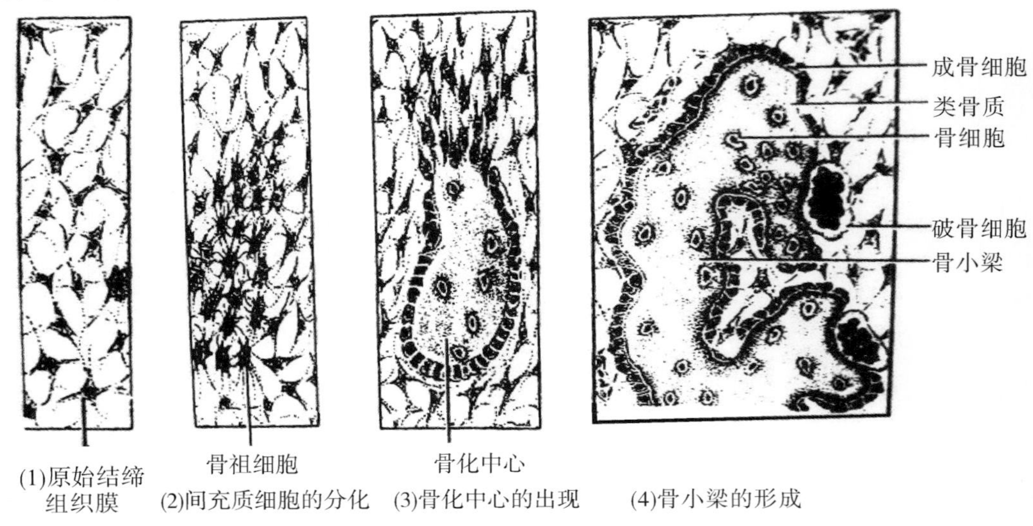

图1-11　膜内成骨过程示意图

(2)软骨内成骨(endochondral ossification)　指间充质形成的透明软骨雏形逐渐被骨组织代替。人体大多数骨如四肢骨、躯干骨以这种方式发生。现以长骨为例简要说明(图1-12)。

1)软骨雏形形成:在长骨将要发生的部位,间充质细胞密集并分化为骨祖细胞,后者继而分化为软骨细胞。软骨细胞合成、分泌软骨基质,并将自身包埋其中,成为软骨组织。周围的间充质分化为软骨膜,于是形成了一块透明软骨。因其外形与将要形成的长骨相似,故称之为软骨雏形(cartilage model)。

2)骨领形成:在一定条件下,软骨雏形中段软骨膜内的骨祖细胞增殖、分化为成骨细胞,再以膜内成骨方式形成骨领,呈领圈状包绕软骨雏形的中段。此时,其外侧的软骨膜改称为骨膜。随着胚胎的发育,骨领向两侧延伸,逐渐改建成为骨干的骨密质。

3)初级骨化中心形成:在骨领形成的同时,软骨雏形中央的软骨细胞成熟、肥大并分泌碱性磷酸酶,使周围的软骨基质钙化。肥大的软骨细胞因缺乏营养而退化、死亡,软骨基质随之溶解,留下许多空腔。骨外膜血管连同成骨细胞、破骨细胞等穿越骨领进入退化的软骨区,破骨细胞溶解、吸收钙化的软骨基质,形成许多与原始骨干长轴平行的小腔隙,称之为初级骨髓腔。初级骨髓腔内有正在形成的造血组织、骨祖细胞、成骨细胞、破骨细胞等,称之为初级骨髓。随后,成骨细胞贴附于软骨基质残片表面,产生新的骨质,形成原始骨小梁。这就是初级骨化中心(primary ossification center)。

4)骨髓腔的形成与骨的增长:原始骨小梁不断地被破骨细胞溶解、吸收,初级骨髓腔

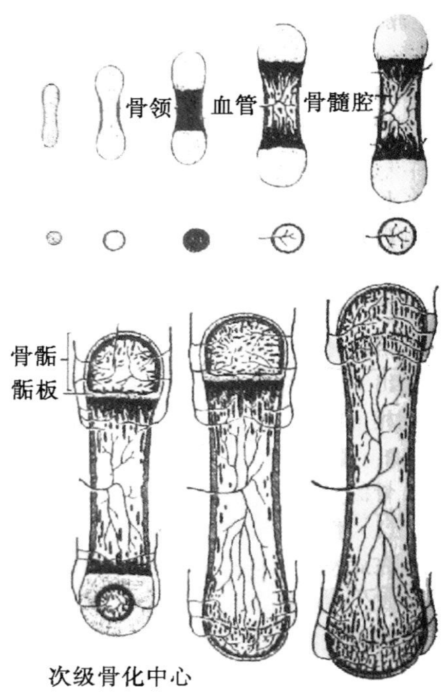

图 1－12　软骨内成骨模式图

逐渐融合成一个较大的骨髓腔。骨髓腔的扩大包括横向扩大和纵向扩大两方面。成骨细胞在骨领外表面不断成骨的同时，破骨细胞吸收骨领内表面的骨小梁，使骨干在增粗的同时保持骨组织的适当厚度，并使骨髓腔不断横向扩大。由于初级骨化中心两端的软骨不断生长，初级骨化中心的骨化过程也逐渐向两端进行，骨髓腔也随之纵向扩展。

软骨内成骨是一个连续过程，成骨活动可分为软骨储备区、软骨增生区、软骨钙化区和成骨区 4 个区（图 1－13）。

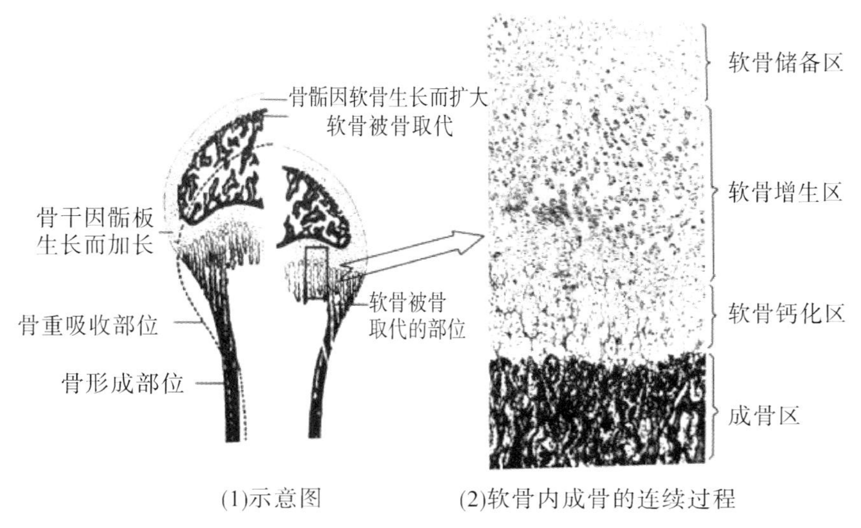

图 1－13　骨干骨密质形成、外形变化及骨骺发育

软骨储备区(zone reserve cartilage):软骨细胞较小,散在分布,基质为弱嗜碱性。

软骨增生区(zone of proliferating cartilage):软骨细胞较大,经分裂形成同源细胞群呈纵行排列的细胞柱。

软骨钙化区(zone of calcifying cartilage):软骨细胞肥大,呈空泡状,细胞核固缩,细胞逐渐退化、死亡而残存较大的陷窝。软骨基质因含较多酸性糖胺聚糖而呈强嗜碱性。

成骨区(zone of ossification):可见许多原始骨小梁及小梁之间的初级骨髓腔,腔内有造血组织和血管,小梁表面有成骨细胞与破骨细胞附着。此时,表面骨组织的形成与溶解、吸收同时进行。

5)次级骨化中心出现及骨骺形成:一般在出生后数月或数年,在骨干两端的软骨中央出现次级骨化中心(secondary ossification center)。其发生的过程与初级骨化中心相似,但骨化是从中央呈辐射状向四周进行的,最后以松质骨代替绝大部分软骨,使骨干两端转变为早期骨骺。骺端表面始终保留着薄层软骨,即关节软骨。骨骺与骨干之间早期也留有软骨,即骺板(图 1-13)。骺板处软骨保持分裂、增生能力,在骨干两端继续进行软骨内成骨过程,使长骨不断增长。到 17~20 岁,软骨细胞逐渐失去增生能力,骺板完全被骨组织代替,只留下线性痕迹,称之为骺线(epiphyseal line)。至此,长骨停止增长。

2. 影响骨生长的因素

长骨的生长是通过长骨的骺板不断增生和骨化实现的。影响骨生长的因素很多,如遗传因素、营养、运动和睡眠等。遗传因素通过基因调控激素的分泌,其中生长激素很重要,它是促进骺板软骨细胞分裂、增生的主要激素。成年前若生长激素分泌不足,则骺板生长缓慢而导致侏儒症;若生长激素分泌过多,骺板生长过于迅速而导致巨人症。若维生素 C、蛋白质不足,可能影响胶原纤维合成,严重时可导致骨生长停滞。维生素 D 能促进肠道对钙、磷的吸收,提高血钙、血磷水平,儿童维生素 D 缺乏可导致佝偻病,成人维生素 D 缺乏可导致骨软化症。睡眠充足、多运动都有助于生长激素的分泌,从而促进骨的生长。

三、结缔组织

髋部周围的韧带、关节囊等结缔组织是致密结缔组织(dense connective tissue)。致密结缔组织的特点是纤维特别丰富、粗大,排列致密。致密结缔组织的细胞主要是成纤维细胞。根据纤维的种类和排列方式将致密结缔组织分为规则致密结缔组织、不规则致密结缔组织和弹性致密结缔组织 3 种类型。

1. 规则致密结缔组织

规则致密结缔组织是以胶原纤维为主的致密结缔组织,主要构成腱和腱膜。大量胶原纤维平行排列成束;腱细胞位于纤维束之间,顺胶原纤维长轴平行排列。腱细胞的细胞核较长,着色深;细胞发出的薄翼状突起伸入纤维束之间。腱细胞是形态发生改变的成纤维细胞(图 1-14)。

2. 不规则致密结缔组织

不规则结缔组织也是以胶原纤维为主的致密结缔组织,如真皮的网状层、巩膜、某些器官的被膜。其纤维束的走向与各器官的机械负荷互相适应,有一定的规律性。纤维之

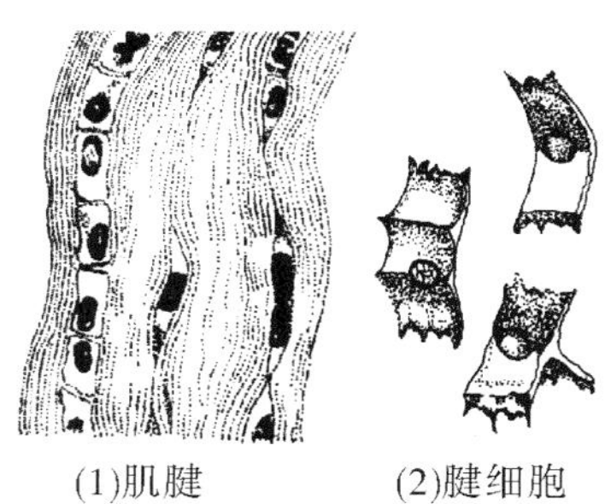

(1)肌腱　　(2)腱细胞

图 1－14　规则致密结缔组织

间含少量的基质和成纤维细胞。

3. **弹性致密结缔组织**

弹性致密结缔组织是以弹性纤维束为主的致密结缔组织，如椎弓间的黄韧带，以适应脊柱运动。

（鲜思平　李开南）

第三节　髋部的解剖学

一、髋骨

髋骨为不规整形板状骨，由三个部分组成，上为髂骨，前下为耻骨，后下为坐骨，三骨会合于髋臼。两侧的髋骨在体前部由耻骨联合连接，其内侧面与骶尾骨共同组成骨盆。髋臼下部，耻骨与坐骨形成一个近椭圆形的孔，称闭孔，大部分为闭孔膜所覆盖。上部闭孔切迹处留一小缺口，闭孔神经和血管由此通过。髂骨和耻骨上支在前面的联合处形成明显突起的髂耻隆起。髂骨和坐骨的连接部分不太明显，在闭孔下部的缩窄部分相当于耻骨下支和坐骨下支的连接点。

(一)髂骨

髂骨呈扇形，扇面向上，柄向下与坐耻骨相连接。扇面即髂骨翼，翼上缘称髂嵴，呈 S 形。

髂嵴内外缘锐利，称内外唇。前部内唇有腹横肌及腰方肌附着。外唇有阔筋膜张肌、背阔肌、腹外斜肌及臀中肌附着。内外唇之间的中间线为腹内斜肌附着处。肌肉附着处有许多骨孔由营养上述肌肉的血管进入骨内，参与骨的营养。髂嵴前后两端均有明显隆起部分，前为髂前上棘，是缝匠肌及阔筋膜张肌一部分的起点及腹股沟韧带的止点。其下 5 cm 处有股外侧皮神经后支越过。髂前上棘的下方，另有一个隆起称髂前下棘，是股直肌直头的起点。髂嵴最高点，外唇向外隆起称髂结节，在髂前上棘后上方 5 ~ 7 cm 处。髂后上棘位于臀后部小凹内，为部分骶结节韧带起点，其下方有髂后下棘。髂骨后缘在髂后下棘以下部分为坐骨大切迹，参与构成坐骨大孔。

髂骨翼外侧面前部外凸，后部内凹并参与骶髂关节构成。此面有 3 个隆起，即臀前线、臀后线、臀下线，将臀面分为 4 个区域：臀后线之后为臀大肌和骶结节韧带的起始处；臀前、后线之间区域为臀中肌起始处；臀前线之下与髋臼之间区域为臀小肌起始处；臀小肌附着处与髋臼缘之间窄长部分为股直肌反折头及髂股韧带的起始处。

髂骨内侧面分前后二部。前部为髂窝，光滑凹陷，构成大骨盆的后外侧壁。后部为耳状关节面，与骶骨的耳状关节面构成骶髂关节。下方有弓状线将翼体分开。

髂骨外侧面的骨密质较内侧面为厚。自骶髂关节至髋臼，骨小梁呈纵形排列，与压应力和弓状线相一致，压力骨小梁与张力骨小梁垂直相交。

（二）坐骨

坐骨位于髂骨的后下方，略呈勺状，分为体和上、下支。坐骨体为坐骨的上部，构成髋臼的后下部。坐骨上支呈三棱柱形，向后下终于坐骨结节，上支后缘坐骨棘之下部分为坐骨小切迹。坐骨下支起自上支下端，向前上内方弯曲连接耻骨下支。上下支移行处后部肥厚且粗糙，称坐骨结节。

坐骨体的外侧面有闭孔外肌附着。内侧面光滑，组成小骨盆侧壁的一部分，有闭孔内肌附着。后面为髋关节囊的附着部，其下有闭孔切迹。坐骨上支的前缘形成闭孔的后界。坐骨结节为坐位时支持体重的重要结构，呈卵圆形。屈膝伸髋的股后侧肌群均起于坐骨结节的粗糙面上。坐骨结节的外侧缘尚有股方肌起始点。

（三）耻骨

耻骨亦呈勺状。位于髋骨的前下方，也分体和上、下两支。耻骨体构成髋臼的前下部分，与髂骨连接处粗糙隆起，称为髂耻隆起。耻骨上支自耻骨体向前、内、下方，它的内端以锐角转折，移行为耻骨下支。上支、下支移行处的内侧有耻骨联合面，与对侧构成耻骨联合。耻骨上缘称耻骨梳，向前到耻骨结节。其内面为耻骨嵴，直达中线。支下面有闭孔沟。

5 个内收肌均起始于耻骨体和耻骨支，向下放射状止于股骨嵴等处。腹直肌止于耻骨上缘，其又为锥状肌起始处。陷窝韧带及反转韧带附着于耻骨梳，其前的耻骨结节为腹股沟韧带的内侧起点。

（四）髋臼

髋臼是容纳股骨头的深窝，位于髋骨中部外侧面，髂前上棘与坐骨结节连线中间，为半球形深凹窝，占球面的 170°～175°。髋臼的直径平均 3.5 cm，骨臼口朝向前下外方，将髋臼外侧面分为前、后两部分，前部向前向内倾斜，后部向后。

髋臼由髂骨体、坐骨体和耻骨体三部分构成。髂骨体构成髋臼顶，占 2/5 的臼面积；坐骨体构成髋臼后壁和臼底，也占臼面积的 2/5；其余髋臼前壁占臼面积的 1/5，由耻骨体构成。

髋臼的边缘前部低下后部隆起，非常坚实。髋臼下部有深且宽的缺口，称髋臼切迹，向上与髋臼窝相连。臼窝粗糙面是股骨头韧带的附着处。髋臼切迹的缺损部有髋臼横韧带横过，将髋臼形成一个圆杯。其周边尚镶有一圈盂缘，为软骨构成，以加深髋臼深度，使髋臼的面积超过股骨头球面的一半，将股骨头包纳于其中。单纯骨性髋臼只能容纳股骨头的2/5，而软骨盂唇本身则包绕股骨头1/4以上，两者共同作用使髋臼紧抱股骨头1/2以上。

髋臼的顶部厚且坚强，人体负重力线从骶髂关节向下传递于坐骨大切迹之前，再至髋臼顶部，使之成为一个强有力的负重点，直立行走时其将体重传达到股骨头。髋臼的后下部至坐骨结节部分为另一负重点，在坐位时传达体重。

髋关节面呈半月形，为透明软骨所覆盖，称月状面，位于髋臼的周围，其上部和后部因承受巨大的应力而增厚增宽。月状面在髋臼切迹处中断。髋臼的底部凹陷粗糙，延至髋臼切迹，称髋臼窝，不被关节软骨覆盖，被股骨头韧带所占据。此部不与股骨头相接，也称非关节部分。髋臼窝位于Y形软骨之下，正对股骨头的中心。直立时，股骨头的上部关节面突出于髋臼边缘之外。髋臼窝的壁非常薄，骨板几乎透亮。

髋臼的上1/3为髋臼顶部，是髋关节主要负重区，最为重要，厚而坚强；髋臼后1/3能维持关节稳定，亦较厚。这两部分只有相当大的暴力才能引起骨折。坐骨神经贴近髋关节的后面，该部骨折移位或手术时，有损伤神经之可能。髋臼下1/3与上后部相比，显得较薄弱，易因较小暴力而断裂，但对髋关节功能影响相对较小。

（五）闭孔

闭孔为坐耻骨之间的大孔，多半近似三角形，少数呈卵圆形。上界为耻骨上支下缘；下界为坐骨下支的上缘；外侧为坐骨上支坐骨体前缘及髋臼切迹的边缘；内界为耻骨下支的外侧缘。闭孔的边缘锐利，活体上为闭孔膜所封闭。

闭孔动静脉及闭孔神经由闭孔管通过。闭孔管为一纤维性管道，长2～3 cm，从骨盆前壁斜向前下内，止于耻骨肌的深面。上界为耻骨上支下缘的闭孔沟；下界为硬而无弹性的闭孔膜。闭孔神经通过闭孔管之后分为前、后两支，主要支配股内侧肌群，另有关节支支配髋关节膝关节，并有感觉支支配大腿、小腿内侧及膝关节内侧。闭孔管正常仅容一指尖，内口充填脂肪组织。

二、股骨近端

股骨近端包括股骨头、股骨颈、大转子、小转子、转子间、转子下等部分。

股骨头呈圆形，约占一圆球的2/3，方向朝上、内、前，其上完全为关节软骨所覆盖，顶部稍后有一小窝，称股骨头凹，为股骨头韧带附着处，内有少量细小血管，股骨头由此可获得少量血液供应。股骨颈稍向前凸，中部较细，股骨头位于股骨颈的内上端。股骨头下方骨性部分并非来自骨骺，而是股骨颈的伸延部，呈舌状。

股骨颈的下部有两个隆起，外侧为大转子，内侧为小转子，其上及其附近有许多肌肉附着。大转子呈长方形，位于股骨颈的后上部，其内下部与股骨颈及股骨干以松质骨相连。上部为转子窝，有闭孔外肌肌腱附着。大转子外侧粗糙，自后上斜向前下有一微嵴，为臀中肌臀小肌附着处。大转子上端游离缘后面有梨状肌、闭孔内肌附着；相当于髋关节中心水平面。下缘有股外侧肌附着。小转子为锥状突起，在股骨干的后上内侧，髂腰肌附着于其上。大、小转子之间,前面有转子间线,后面为转子间嵴。前者比较平滑,是关节囊及髋关节的髂股韧带附着处。后者呈嵴状隆起,是诸外旋肌的附着处。股骨转子部骨结构以松质骨为主。

股骨颈与股骨干之间形成一内倾角度,称颈干角。其可以增加下肢的活动范围,并使躯干重力由较窄的髋关节负重部传达至较宽广的股骨颈基底部。此角儿童较大,并随年龄增大而减小,成人平均127°,其范围在110°~140°。一般说来,男性颈干角小于女性。

股骨两髁间连线的平面与头颈轴线之间所构成的角,称前倾角,平均为13.14°。一般认为系髋关节外旋肌力量大于内旋肌力量,由其牵拉所致。前倾角系指股骨头颈轴对股骨髁或膝关节踝关节的横轴向前扭转的角度。

股骨头、股骨颈骨小梁的排列与负重功能有关。在额状切面上可见:股骨头的骨小梁按压力线排列,与髋骨的骨小梁压力线相一致,通过股骨颈内侧终于股骨干内侧缘的骨皮质;股骨头、颈部的骨小梁张力排列线,呈拱形向外下,终于外侧皮质。在股骨上端冠状切面上可见:与股骨上端内侧的股骨距的骨小梁相接的内板层系统,即压力骨小梁曲线,向上通过股骨颈至股骨头关节边缘,成扇形。起自外侧骨皮质的外板层系统,向上向内弯曲通过股骨颈上部,与股骨头压力骨小梁系统相交叉;在转子平面形成第三骨小梁系统,起自股骨外侧骨皮质,在颈干结合部与张力骨小梁相交叉。股骨上端额状面显示:小转子以上骨皮质虽较薄,但骨小梁形成坚强的内负重系统。小转子以下,股骨干有厚且坚强的骨皮质,而髓腔内骨小梁较少且弱。

股骨距指位于股骨颈干结合部内侧内后方、小转子深面部位的多层致密骨质构成的纵行骨板。沿小转子的前外侧垂直向上,上极与股骨颈后侧的骨皮质相融合;下极与小转子下方的股骨干后内侧骨皮质相融合。股骨距的行走方向前方与耻股韧带在小转子前方附着处骨嵴相一致,后缘与臀肌粗隆走向一致。

三、髋关节

髋关节是典型的杵臼关节。不但构造最完善,其结构也既坚固又灵活。位置最深,很稳固。具有以下特点:髋关节以负重为其主要功能,同时又具有相当广泛的运动范围,为适应其功能,构成髋关节的骨骼大而坚强,关节囊韧带坚韧且厚,关节周围肌肉丰厚有力。

(一)髋臼

髋臼呈倒杯形,约占球面的2/3。负重关节面部分呈马蹄形,称月状面,较厚,被覆以关节软骨;不负重部分为非关节面,位于马蹄形二臂之间,较薄,称髋臼窝。髋臼横韧带恰将髋臼切迹缺口封闭,形成一个完整的球凹。股骨头韧带、动脉及神经通过此处的小孔进入髋关节内。髋臼的非关节面,通常被可移动性的脂肪所占据,随着关节内压的增减而移动。在屈曲髋关节时移动脂肪被吸入,而在伸髋时又被挤出。髋臼及髋臼横韧带周边为纤维软骨构成的盂缘所镶嵌,借以增加髋臼的深度。盂缘口小倾斜,可将股骨头包纳于髋臼内。

（二）股骨头

股骨头朝向上内前方，除顶部稍扁平之外，全体呈球形，约占圆球体的 2/3。除股骨头凹之外，均为关节软骨所覆盖，但并不均匀一致。股骨头的关节面比髋臼的关节面大，此可以增加活动面积和范围。相比之下覆盖髋臼的软骨则少得多，呈倒置马蹄形，髋臼窝内所包含的脂肪垫被覆以滑膜。故股骨头在任何位置上，总有一部分对着髋臼窝的软组织，而不接触髋臼关节软骨。平时股骨头的前部、上部、后部边缘不被髋臼所覆盖，仅在髋关节极度屈曲或伸展时，股骨头周围的这部分软骨面始与髋臼关节软骨面相接触。股骨头的关节软骨面分为 3 部分：覆盖压力骨小梁部分，为压力负重区，其与髋臼软骨面相关节；覆盖于压力负重区的内侧部的为内侧非压力负重区关节软骨面；覆盖于压力负重区外侧边缘部分的关节软骨面，称周围非压力负重区。

（三）髋关节囊

髋关节囊近侧附着于髋臼边缘盂缘及髋臼横韧带；远侧前面止于转子间线，后面止于转子间嵴内侧约 1.25 cm，相当于股骨颈中外 1/3 交界处。所以股骨颈的前面全部包在关节囊内，而后面有 1/3 不被关节囊包被。股骨头、颈之间的横形骨骺板亦包在关节囊内。关节囊的纤维由浅层纵形及深层横行纤维构成。横行纤维构成坚韧的轮匝带环绕股骨颈部，部分关节囊纤维呈螺旋形、斜形以加固关节囊。关节囊的前后均有韧带加强，前侧的髂股韧带最坚强，在其两支之间薄弱处，覆盖有髂腰肌腱。肌腱浅面内侧有股动脉，外侧有股神经经过，沿髂肌前面下降，被覆髂筋膜，与髂肌同位于肌间隙中。股动脉内侧为股静脉。

关节囊的厚度并非一致，髂股韧带的后面显得特别坚厚，而在髂腰肌腱下则显得薄弱，甚至部分缺如，由髂腰肌腱加强。关节囊后部纤维方向朝外，横过股骨颈的后面。闭孔外肌腱正由股骨颈下部越过，有部分滑膜突出于关节囊的外下，犹如肌腱下的滑膜囊。至股骨颈的动脉大部分都在关节囊的股骨颈附着部进入。

（四）髋关节的韧带

（1）髂股韧带　位于关节囊之前，紧贴股直肌的深面，呈倒置 Y 形，与关节囊前壁紧密相连，长而坚韧，起于髂前下棘及其后 2 cm 的髋臼缘，向下分为二歧，外歧止于转子间线的上部，内歧止于转子间线的下部。二歧之间韧带甚为薄弱，有时形成一孔，因髂腰肌被覆其上，其下滑膜即与关节腔相通。髂股韧带纤维走行方向是向下向外，甚为坚强。

（2）坐骨囊韧带　位于关节囊后面，略呈螺旋形，较薄弱。起自髋臼的后下部，向外上经股骨颈后面，移行于关节囊轮匝带，止于大转子根部。

（3）耻骨囊韧带　位于髋关节囊的前下方，起于髂耻隆起耻骨上支闭孔膜等，斜向外下，移行于关节囊的内侧部，止于转子间线的下部，与髂股韧带二支形成 N 字形。

（4）轮匝带　为关节囊在股骨颈深层纤维的环状增厚部分。环绕股骨颈中部，在股骨颈后部纤维较浅。

（5）股骨头韧带　为关节囊内的三角形纤维带，扁平状，起于髋臼横韧带和臼切迹，止于股骨头凹，为滑膜所包被，并与覆盖髋臼窝内脂肪的滑膜及臼横韧带的滑膜相连续。由闭孔动脉后支发出的头凹动脉由髋臼切迹进入股骨头韧带，随韧带进入股骨头。

（五）髋关节周围的肌肉

直接覆盖在关节囊和关节韧带上的有以下肌肉：在关节囊上面覆有臀小肌；关节囊下面有闭孔外肌、髂腰肌腱；关节囊前面由内向外依次为耻骨肌、腰大肌和髂肌、股直肌。股直肌直头、反折头覆盖在髂股韧带上。股直肌外面为阔筋膜张肌。关节囊的后部有许多小的外旋肌，如梨状肌、上下孖肌、闭孔内肌及股方肌等。髋关节外侧，臀中小肌及阔筋膜张肌均是有力的外展肌，同时帮助外旋。大转子上面的隆起对于附着其上的肌肉起着杠杆作用。

四、髋部的断面层次解剖

（一）髋臼上方的断面解剖

1. 经第 4 骶椎的横断层

此断层经第 4 骶椎，髂腰肌居髂骨体前内侧，其前内可见髂外动、静脉走行。股直肌和阔筋膜张肌出现，居髂骨体的前外侧。梨状肌正在穿越坐骨大孔，其前方可见坐骨神经和臀下动、静脉的断面（图 1－15）。

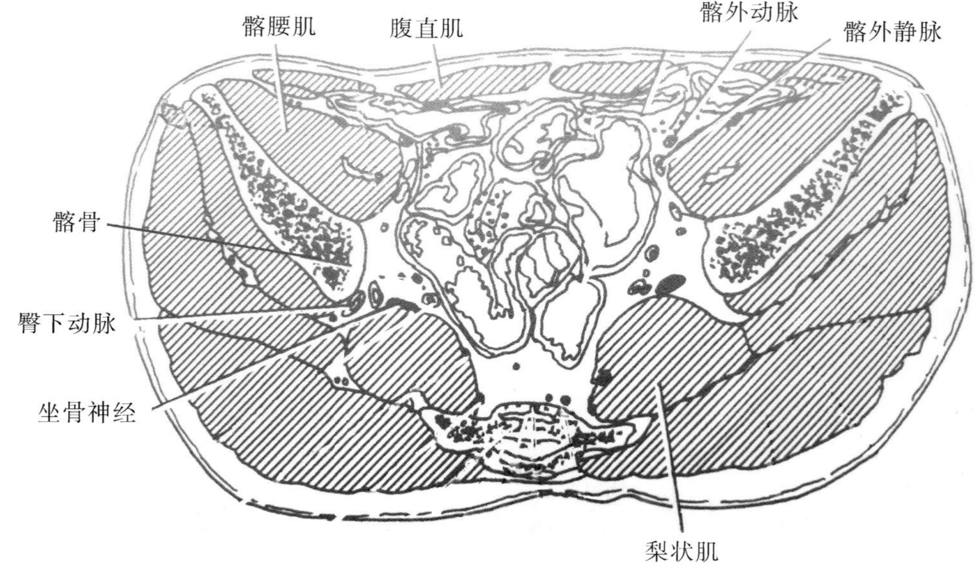

图 1－15　经第 4 骶椎的横断层

2. 经第 5 骶椎的横断层

此断层经第 5 骶椎和髋臼顶部，闭孔内肌首次出现，其内侧可见闭孔内动静脉断面，坐骨大孔已成为梨状肌下孔，坐骨神经和臀下动、静脉正在向外穿行（图 1－16）。

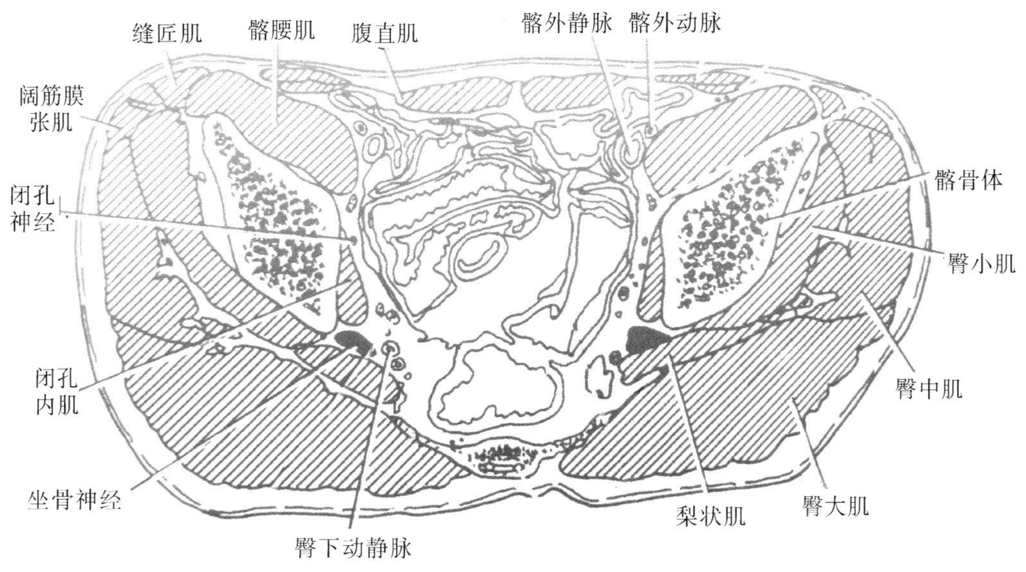

图1－16　经第5骶椎的横断层

(二)髋关节的断面解剖

1. 经股骨头的横断层

此断层经股骨头，髋臼的前方为耻骨，后方为坐骨。髋关节出现，其前方为大腿前群肌的断面，后方主要为臀小肌、臀中肌和臀大肌(图1－17)。

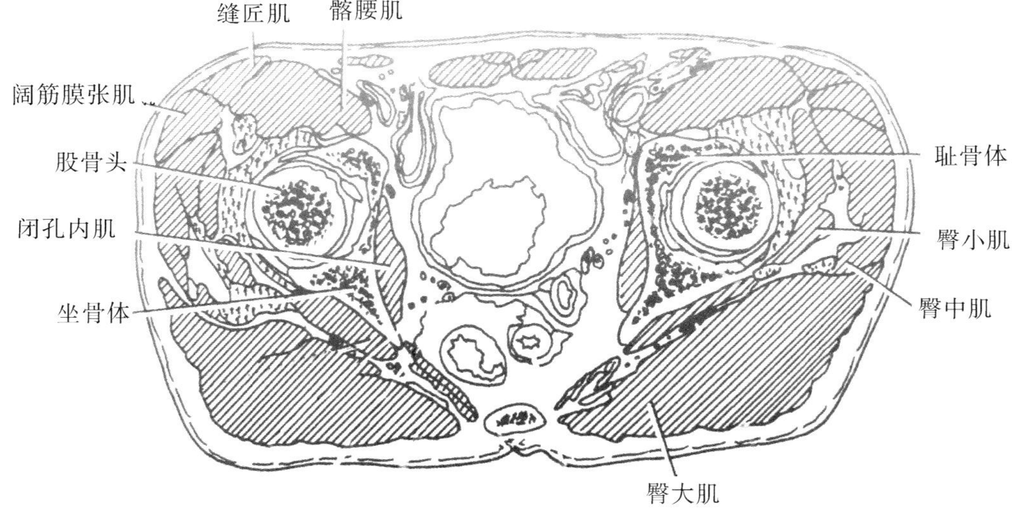

图1－17　经股骨头的横断层

2. 经股骨头韧带的横断层

此断层经股骨头韧带，耻骨体前方髂外动、静脉已移行为股动、静脉，其前方可见精索正在穿越腹股沟管，闭孔内肌断面增大，经内侧可见闭孔血管前行。尾骨肌出现，连于尾骨与坐骨棘之间(图1－18)。

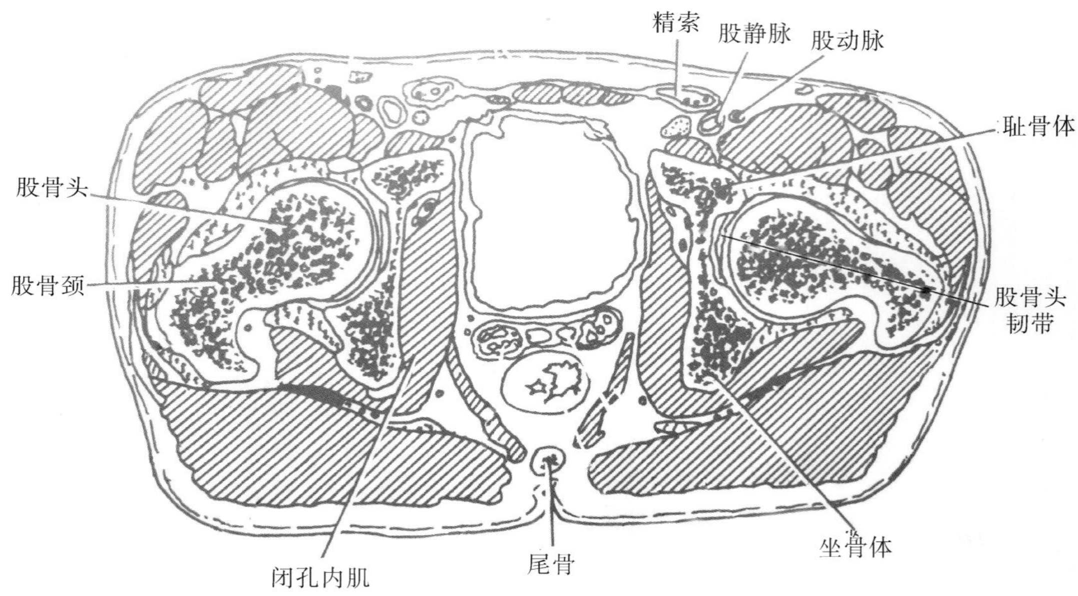

图 1－18　经股骨头韧带的横断层

3. **经大转子尖的横断层**

此断层经大转子尖，圆形的股骨头位于前内侧，其外侧被臀大肌和臀小肌包绕，此断面不显示股骨颈（图 1－19）。

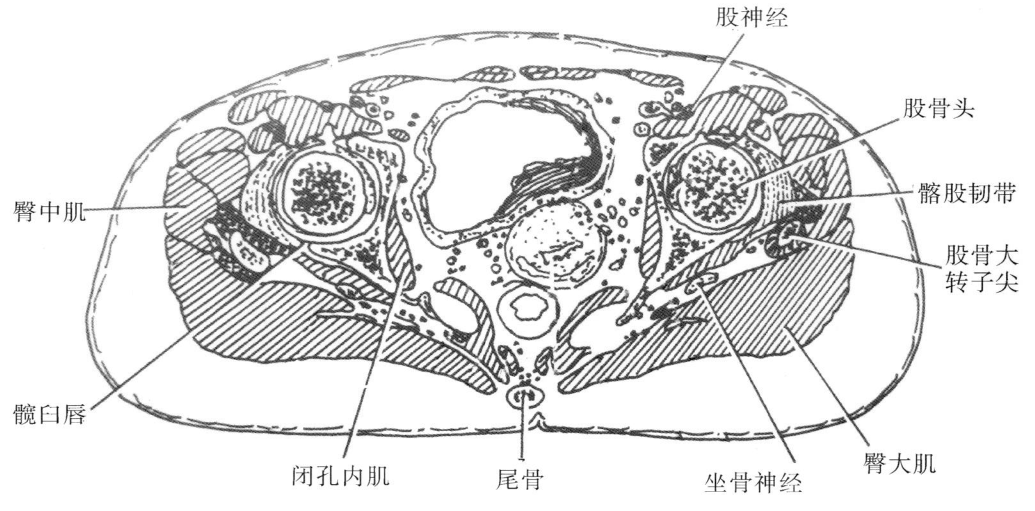

图 1－19　经大转子尖的横断层

4. **经尾骨的横断层**

髂骨表现为前方的耻骨支和后方的坐骨结节。闭孔出现，其内可见闭孔血管（图 1－20）。

5. **经耻骨联合上份的横断层**

耻骨支与坐骨结节之间为闭孔，被闭孔内外肌所封闭（图 1－21）。

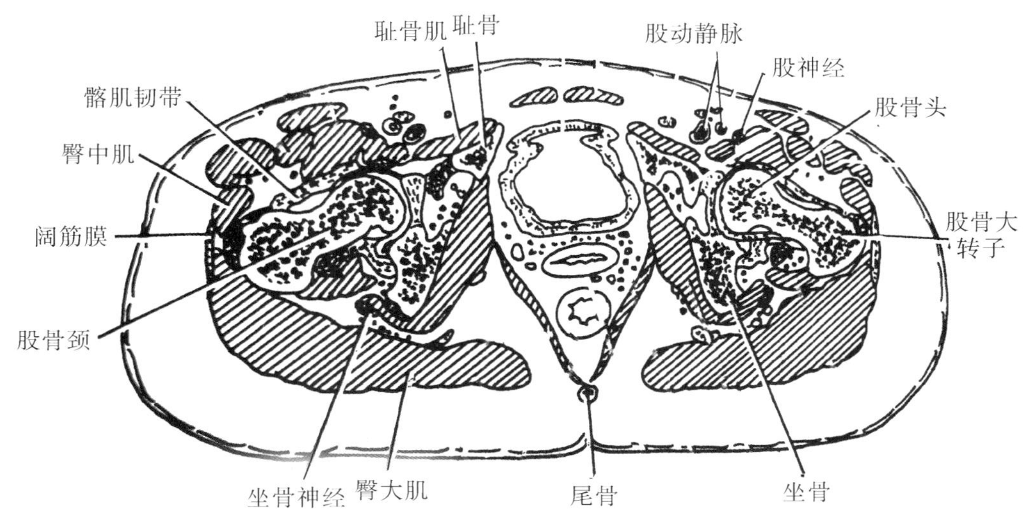

图 1－20　经尾骨的横断层

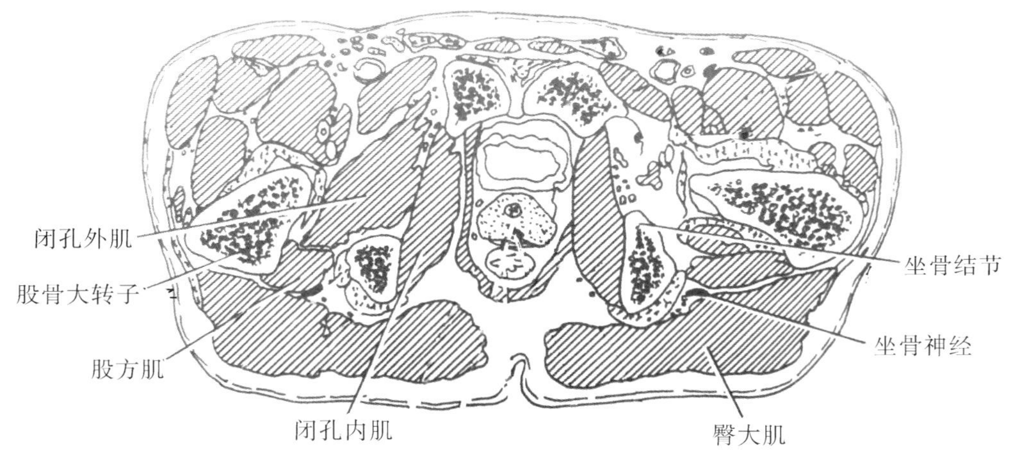

图 1－21　经耻骨联合上份的横断层

6. 经耻骨联合中份的横断层

此断层中 1/3 可见大转子和股骨颈的下份，以及股骨头下份少部，髂股韧带和坐股韧带分别经过股骨颈的前、后方。后 1/3 为臀大肌所占据。前 1/3 有髂腰肌、股直肌、股中间肌和股外侧肌（图 1－22）。

（三）股骨近端的断面解剖

1. 经耻骨联合下份的横断层

此断层股骨头已消失，仍可见小部分大转子和股骨颈。臀大肌横截面积变小，髂腰肌和股外侧肌横截面积增大。股动、静脉位于髂腰肌前方，坐骨神经紧贴坐骨结节外后方（图 1－23）。

2. 经耻骨下支和坐骨结节的横断层

此断层已见股骨干上段和小转子，坐骨神经位于臀大肌、股方肌、半腱肌和半膜肌腱

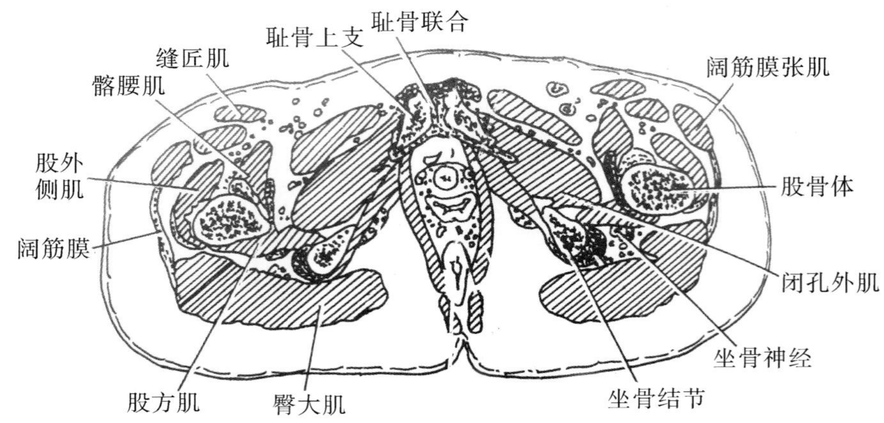

图 1－22　经耻骨联合中份的横断层

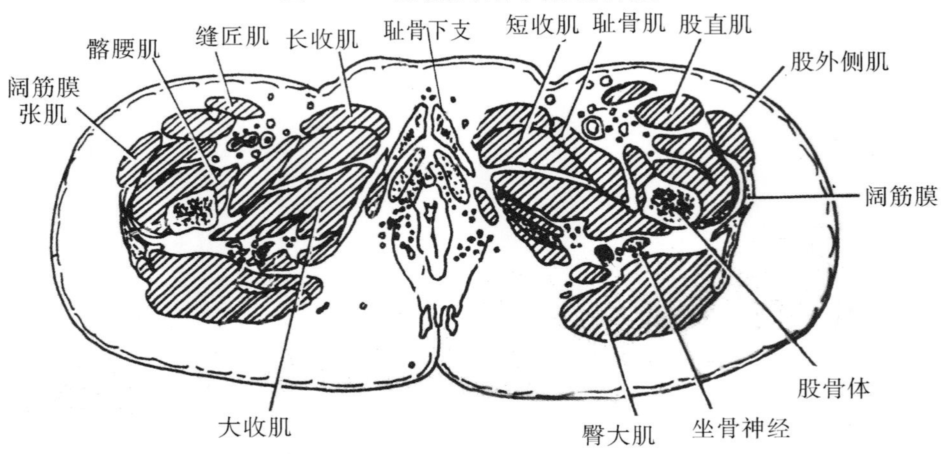

图 1－23　经耻骨联合下份的横断层

形成的三角形区域中(图 1－24)。

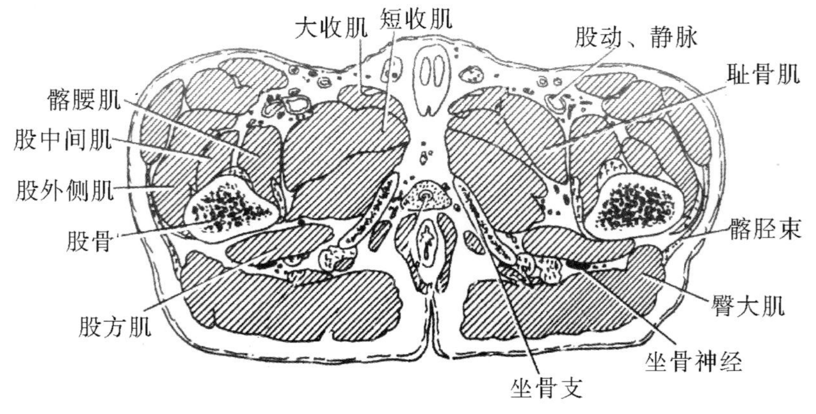

图 1－24　经耻骨下支和坐骨结节的横断层

（汪学军　陈太勇）

第四节　髋部的血供系统

一、髋骨的血供系统

(1)闭孔动脉　闭孔动脉经过闭孔沟后,位于闭孔外肌的深面,其分支在肌肉的附着处形成一血管环。在髋臼窝,有丰富分支分布于脂肪、滑膜及髋臼,进入股骨头韧带内的动脉仅为闭孔动脉髋臼支的一个终支。

(2)臀上动脉　臀上动脉供应髋臼的上部、纤维性关节囊上部及大转子的一面。当臀上动脉从坐骨大切迹穿出时,一支下行,供应髋臼后缘及关节囊后部;另一支沿髂骨横行,在臀小肌下供应此肌,并分数支至髋臼的上部,这些血管的分支下降,终于近侧关节囊。臀上动脉及臀中肌的分支在此肌下越过,并发出一终支至股骨。降支至大转子上面及外侧面,该处为臀下动脉、旋股内、外侧动脉的共同分布区。

(3)臀下动脉　臀下动脉在梨状肌之下及坐骨神经内侧,除了发出众多大的分支至臀大肌之外,尚向后发出两个主支至髋关节的深部结构。横支越过坐骨神经,并发支供应该神经,当其越过该神经不久,一支向下,供应髋臼缘的下部、后部及邻近纤维性关节囊,本干继续向外在闭孔内肌、孖肌及梨状肌之间,从这个动脉有众多小支分布于附着点、臀中肌及大转子的上后缘。在坐骨神经内侧,一支至深部,突然向下,在神经及髋臼后部之间,这个支以后朝前围绕坐骨,在髋臼下部和坐骨结节的切迹中,在闭孔外与闭孔动脉吻合,供应髋臼的下部。

二、股骨近端的血供系统

1. 头凹动脉(Fovelara)

该动脉又称股骨头韧带动脉,发自闭孔动脉或旋股内侧动脉,或同时起自两者,在髋臼横韧带下沿股骨头韧带至股骨头。股骨头韧带内均有头凹动脉,但大小不同。各作者对此动脉是否供应骨化中心以及在成人是否供应股骨头存在不同看法。

Hyrtle 认为儿童头凹动脉不进入松质骨,仅分布于头凹表面,经毛细血管与头凹静脉相吻合,而不进入股骨头内,对股骨头营养无价值。Sappey 认为,头凹动脉对发生中的股骨头的营养起重要作用。Mazzarella 认为,新生儿的股骨头为头凹动脉所营养,2 岁后尚为关节囊动脉的支所供应。Schmorl 认为,早在 2 岁,头凹动脉因血管壁部分增殖、肿胀及萎缩而开始闭塞,此为生理性闭塞。从 2～30 岁,这种情况无改变。30 岁后,血管腔只留有一窄隙,或完全不能通过。Schmorl 认为,2 岁以后,由头凹动脉进入股骨头的血液持续减少。但在 2 岁以前对生长的股骨头血供有重要性。Langer 亦认为血管经股骨头韧带进入发生的股骨头,对骨化中心有重要性。Walmsley 观察 100 例股骨头韧带,无一例有较大的血管,此动脉并不供应骨化中心。大部分头凹的小孔为进入头凹软骨的韧带纤维孔道,而非血管开口。

Wolcltt 应用注射法发现:①在幼儿及儿童期,发生中的股骨头骨化中心接受来自旋股内侧动脉的关节囊动脉的血供;②股骨头韧带动脉不进入儿童股骨头内,骨头生长营养,仅在韧带附着处有很小血管;10 岁时,当骨化中心长大并接近头凹时,血管开始进入;③股骨头韧带动脉、关节囊动脉及骨干滋养动脉直至股骨头骨化接近完成时,始进入薄的软骨区相互吻合,以后股骨头韧带动脉闭塞。

Trueta 认为,在供应股骨头的三组动脉中,从出生到 3 ~4 岁,股骨头韧带动脉不参与股骨头的营养。4 岁后,干骺血管重要性减少,最后消失,而股骨头韧带动脉尚未参与,唯一血供为外侧骨骺动脉。8 ~9 岁时,股骨头韧带动脉参与供应,但干骺的血液仍被阻止。最后,在青春期,干骺动脉活跃,骺板愈合,遂具有成人的血供。

在成人期,Nussbaum 发现,股骨头韧带中有血管,但甚少参与股骨头的血供。Candler 发现股骨头韧带中均有血管,其中 75% 有头凹动脉,直径在 0.2 ~1.5 mm,其余者很小,硬化或不显著。股骨头韧带内的血管与股骨头的血管相吻合。Nordenson 发现正常股骨头韧带内 70.5% 有相当大小的血管,其余 29.5% 动脉很小,或不进入头内,股骨头韧带动脉随年龄增长而硬化,闭塞的机会也增加。Wolcott 对成人股骨头、颈血循环的研究发现,80% 股骨头韧带内至少有一个主要动脉进入头内,并与关节囊动脉相吻合,在老年人亦是如此。大约 20% 的成年人,其股骨头韧带动脉不进入股骨头内,股骨头韧带动脉仅达头凹,以后经同名静脉返回。根据股骨头韧带动脉大小及分布区域的一致性,可以得出结论,凡动脉真正进入头内者,将供应股骨头的大部。Tucker 在成年人中发现,头凹动脉的大小及排列有甚多变异,进入股骨头内者约为 70%,其他则不能很好显示。成人头凹动脉进入股骨头内者约为儿童的一倍,血管直径平均为 0.326 mm,其大小较儿童增加约 80%。

2. 支持带动脉(Retinaculara)

支持带动脉即关节囊动脉,后一名词易被误解为动脉走行于纤维关节囊内,因而采用支持带动脉这一名词,可以强调与股骨颈支持带纤维相关。

Howe 的材料显示,供应关节囊的动脉不进入股骨,而供应股骨的动脉不经过关节囊壁层。由旋股外侧动脉发出经前面以及旋股内侧发出经后面的动脉只在靠近关节囊附着的骨骺处穿入。支持带动脉靠近骺软骨板处进入股骨颈,为供应生长股骨头的主要来源。Hyrtle 认为,生长儿童股骨头的骨骺从支持带动脉接受血供。Chandler 发现在骺软骨板愈合前,从股骨头韧带动脉及颈动脉的支接受血供,后者位于沿股骨颈的滑膜反转皱襞内。骺软骨板愈合后,股骨颈小血管即与股骨头小血管相吻合。Tucker 认为支持带动脉起自旋股内、外侧动脉,在转子窝有囊外吻合,参与者有臀下、股深、闭孔及旋股动脉。旋股动脉位于纤维性关节囊远侧的表面,其分支在外侧穿入纤维性关节囊,沿股骨颈内行,位于滑膜反转皱襞的深部,与支持带纤维相贴。这种血管一般成组排列,偶尔亦有分散孤立者。支持带动脉主要有三组,即后上、后下及前动脉。前两组为旋股内侧动脉的分支,沿股骨颈上、下缘走行。如从内侧看,股骨头颈后上动脉位于 11 及 2 点钟间,后下动脉在 5 ~7点钟间,此两组动脉虽然可延展至股骨颈之前,但一般在其后面。这两组动脉大小一致,后上组一般较大,偶尔为骨骺的仅有血供来源。前组最小,最不恒定,系旋股外侧动脉的分支。支持带动脉位于滑膜之下,有时位于滑膜反转皱襞内,在其行程中发出许多支至股骨颈,与骨干滋养动脉相吻合。上支持带动脉的分支特别多,其至股骨颈基底者行程较直，支持带动脉在颈中部的分支相当活动，与接近软骨的固定情况明显成对比。后上支持带动脉不穿入骺软骨，但在其周围越过骺软骨板而朝向股骨头中心。在股骨头内，支持带动脉彼此吻合，并与滋养动脉和头凹动脉相吻合。

一般均认为，旋股内侧动脉为供应股骨头血供的主要来源，所有作者均发现旋股内侧动脉的终支恰在股骨颈的后上及后下，由关节边缘进入股骨头内。儿童时，这些分支向近侧行走，在骺板之上，以后急剧成角，抵达骨化中心。

Wolcott 对新鲜尸体（胎儿 8 月至 15 岁）注射，发现股骨干滋养动脉甚至在胎儿时期即与关节囊动脉吻合，关节囊动脉亦很早在头颈交界处发出几个相当大小血管，以后围绕骺软骨板，越过软骨，当其进入股骨头的软骨后，立即呈 45°朝向骨化中心。后上及后下关节囊动脉均发支供应骨化中心，但并非在所有人均同时供应。Wolcott 认为，关节囊动脉为股骨头的骨化中心唯一来源，关节囊动脉及股骨头韧带动脉之间的吻合，直至骨化中心扩展到一定程度（在头凹处，关节囊动脉及股骨头韧带动脉仅隔一薄软骨）才发生，在 12 ~ 14 岁。成人 20% 的股骨头韧带动脉不进入头内，无此种吻合。Wolcott 发现，成人经关节囊有两组动脉恰在头下区远侧进入股骨颈后，立即改变方向呈 40°，朝向股骨头中心，与股骨干滋养动脉同为供应头颈的主要来源。

Judet 将成人股骨颈的血供分为四组：①上组动脉。在所有血管中最重要，经股骨颈上缘进入，起于旋股内侧动脉或与旋股外侧动脉、闭孔动脉及臀下动脉的吻合处。这种吻合紧位于转子窝附近。上组动脉在关节囊外面走行，在股骨颈附着处，供应股骨头、颈的 3 ~ 4 个动脉直接向内，以后行于覆盖股骨颈上缘的滑膜深面，沿股骨颈走行，恰在到达股骨头的关节软骨边缘时，进入骨内，供应头的 2/3 或 3/4，此即 Trueta 所谓的外侧骨骺动脉。在上组动脉间，吻合数量多而规则，可在骨的内外，但总靠近起始处。在股骨颈内，上组动脉行程规律，直行向下外至股骨骨干，当抵达股骨颈中部时，在松质骨间朝所有方向分支，终支向可远至股骨颈下缘皮质。②下组动脉。由旋股内侧动脉起始，沿关节囊附着处走行，从这个动脉有 2 ~ 4 个分支向内，在行程第一阶段，一般位于滑膜皱襞及骨之间。下组动脉又分为两群：外下群血管较小，由 2 ~ 3 个小支形成，在关节囊皱襞起始，进入股骨颈下部皮质内，此处皮质极厚，它们供应皮质，并经过皮质与上组的分支相吻合。内下群紧邻股骨头的关节软骨边缘穿入，直行向上，立即分为许多分支，又形成两组，一组向内上供应头下 1/3 或 1/4；另一组向内，供应股骨颈的下内部，这组血管与上组及下组的外下群相吻合。③颈前、后动脉。与上、下组动脉不同，行程不规则，不供应股骨颈的松质骨，仅终于皮质，形成一厚的周围网。这组血管由细小动脉构成，从旋股内、外侧动脉发出，起始在骨与滑膜之间，从股骨颈基质，朝向股骨头，在股骨颈后面下半部比较规则，在前面仅有一细小动脉，向上内。在股骨颈不同组动脉有许多吻合，每组又与邻近相吻合，上组及下组的内小群与股骨头的动脉相吻合，在原来骺软骨板处，尚可以看到一组大致平行的吻合。有些股骨颈的上组动脉，穿入股骨干上部，与股骨干滋养动脉相吻合。转子有其固有血管，众多小动脉穿入皮质，在抵达松质骨时即分支，靠近外侧的上端，有 2 ~ 3 个分支，深入松质骨的中心。这些动脉作星状排列，在所有方向发出分支，供应松质骨，又终为众多小支，供应皮质深层。

Judet 认为，几乎所有股骨颈的松质骨单独由上组动脉供应，此动脉仅供应较少皮质部分，而下部皮质同时由三组动脉供应。在股骨颈的不同血管组间，有丰富的骨内、外吻合，动脉供应并不受骨小梁排列影响，仅转子及股骨颈头骺软骨板残留区除外。股骨颈动脉与年龄变化不大，老年人的血管大小、走行及吻合，与壮年人无异，仍然保持正常血供。

3. **干骺动脉**(Metaphyseala)

干骺端内部有许多小血管，特别紧邻骺软骨板下方，小血管数目最多。干骺动脉在股骨颈中部深入骨内，在骨化中心骨化之前，干骺动脉位居骺软骨板之上，且不穿过骺软骨板，骨化以后，此血管乃供应干骺端。

骺软骨板是骨骺与干骺端之间的血流屏障，虽然颈升动脉既分支供应骨骺，也分支供应干骺端，但是两者的血管吻合只在骨的表面而不在骨内。在新生儿，颈升动脉在股骨颈表面的分支只供应干骺端，而不会穿过骺软骨板的中央进入骨骺，而颈升动脉的其他分支可自周围延伸向上，穿过股骨头软骨成分终止于骨骺。

上干骺动脉一般有 2 ~4 个，自股骨颈上面进入，与大部分关节软骨有一定距离，直行向上，朝向骺软骨板，下干骺动脉经关节软骨下缘进入骨内，常有一支较大，呈短螺旋状。

干骺动脉在进入骨骺前，在滑膜下常彼此吻合，Hunter 称为关节血管环(Circulus articuli Vasculosus)，在股骨颈前侧，关节血管环缺如，在上下部，关节血管环最明显，该处主要动脉进入干骺内。

4. **股骨滋养动脉**(Nutrienta)

股骨滋养动脉不穿过骺软骨板抵达股骨头。在成人，股骨滋养动脉向近侧行走，经股骨颈至头。Howe 发现，股骨滋养动脉在股骨干髓腔的上端终为众多小支，但从不分布于髓腔以外，其对股骨大转子、头、颈的血供相对不重要。

5. **骨髓小血管**

骨髓小血管的排列与其所在所置(骺或干骺)无关，但与骨髓性质(黄、红)有关。在儿童及少年，红髓在股骨上端及干骺肉眼均可看到，但在成人，仅局限于干骺及关节软骨与股骨头凹下面的骨骺，大部分骨骺被脂肪所占据。

骨髓小动脉及其分支的直径一致，直行，转换方向时角度突然改变。骨髓内薄壁血管以窦状隙(Sinu - Soid)形式出现。窦状隙的大小虽较一般毛细血管大几倍，但其壁薄如毛细血管壁，窦状壁的壁是否具有开口，形成开放循环，但不能肯定。

骨髓静脉起自毛细血管，窦状隙较宽，行程与动脉相当，但较规则。在某些区域，如干骺部由窦状隙引流的小静脉大的薄壁静脉；较小直径的小静脉有时有并行静脉，或作螺旋状围绕动脉，或伴随另一静脉离开，可能在骨内存在动静脉吻合，但尚不能证实。

窦状隙为骨髓内主要血管床，相当于其他血管的毛细血管。Doan 认为，这种毛细血管当骨髓活动增加时将开放(如贫血)。

6. **有关股骨近侧血供的实验及观察**

Cella 对不同年龄的狗、猫、兔切断股骨头韧带，发现股骨头韧带动脉对骨化发生并非必不可少，仅在年幼动物骨化中心形成前，特别在最初形成时期起作用。随动物年龄加大，这些血管的重要性减少。当骨化中心形成后，立即阻断此血管，除股骨头围绕股骨头韧带附着处小的区域外，其他无变化。股骨头骨化中心自旋股动脉的分支接受血供。Wolcott 对幼犬切断股骨头韧带，仅在股骨头韧带附着附近稍呈扁平凹陷。Stewart 发现单独切断狗的股骨头韧带股骨头骨化中心无明显变化。根据上述,可以看出股骨头骨化中心的血供,主要为支持带动脉,而非股骨头韧带动脉。

Stewart 等在成年动物阻断头凹动脉并不引起股骨头缺血性坏死,但在年幼动物则可以引起,这说明在骺软骨板愈合后,股骨颈、头动脉发生丰富吻合,这些颈支对成人股骨头的血供亦起重要作用。

Juder 在手术中结扎不同组动脉或切断关节囊时,发现结扎股深动脉及旋股动脉开始并不减少至头、颈的血供,在所有病例,主要动脉均充盈。在髋关节手术中,切除前、后关节囊一条,对股骨头、颈血供均无影响。围绕关节囊,动脉吻合丰富,结扎大量周围的动脉不致严重影响股骨头的血供。如在股骨颈上缘剥离关节囊附着处,引起滑膜下走行血管的撕裂,将严重减少血供。

7. 股骨近侧血供的小结

文献上对供应股骨头的三个主要动脉并无争论,一般认为支持带动脉为供应股骨头骺及成年股骨头的主要血供来源,问题只是每个血管的相对大小和重要性以及不同年龄头凹动脉的变化。在儿童期,头凹动脉只有少数具重要性,但这种重要性,在成人时有所增加。对儿童股骨头骺来说,股骨滋养动脉不占重要,但对成人,则作为补充血供。

幼儿及儿童期发生中的股骨头骨化中心,由关节囊动脉接受血供。儿童股骨头韧带动脉不进入股骨头,亦不供应生长的股骨头,仅有极小动脉伴随股骨头韧带经其附着处的纤维组织至股骨头凹区。股骨头韧带动脉、支持带动脉及股骨滋养动脉之间,一直到股骨头骨化几乎完成时才发生吻合。

股骨上端由股骨滋养动脉、支持带动脉及股骨头韧带内的头凹动脉供应,但在很大程度上受旋股内侧动脉的骨骺外侧动脉支配,后者沿股骨颈,在关节边缘进入股骨头,这些动脉遭受损伤,则股骨头缺血性坏死的发生率大大增加。

三、髋关节的血供系统

1. 髋关节的血供

髋关节的血供由臀上、下动脉,旋股内、外侧动脉供应,但是以旋股内侧动脉最为重要(图 1-25)。有时也接受股深动脉及阴部内动脉的关节囊支供应。

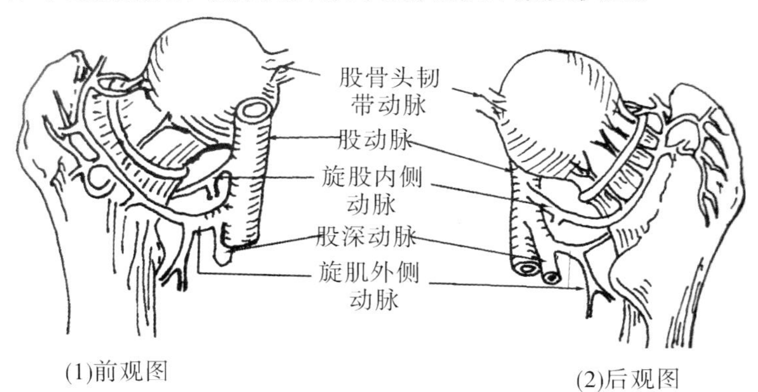

图 1-25　股骨头颈的血供

旋股内侧动脉起自股动脉的内侧或者后侧，有时也起自股深动脉。旋股内侧动脉先向后行于髂腰肌、耻骨肌之间，然后位于内侧关节囊与闭孔外肌之间，发出内侧颈升动脉（下支持带动脉、内侧干骺动脉）和到闭孔外肌之肌支。旋股内侧动脉以后继续在关节囊外向后在转子间嵴发出后股骨颈升动脉，在此区尚发出分支与臀上动脉吻合。在囊外动脉环的外侧部，旋股内侧动脉的终支延续为外侧股骨颈升动脉，行于关节囊后面附近，在闭孔外肌腱浅面，斜行经过转子窝。外侧股骨颈升动脉供应股骨头、颈和大转子，是一条很重要的动脉，在 3 ~ 10 岁时尤其如此（图 1 – 26）。

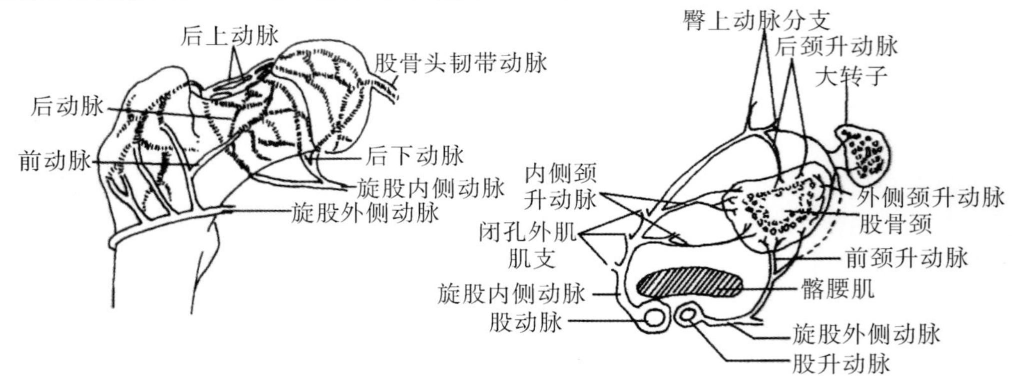

图 1 – 26　股骨头、股骨颈动脉分布

各股骨颈升动脉分为囊壁段和颈段，囊壁段在股骨颈基底关节囊附着处，从关节囊的各面穿过关节囊囊壁，其平均数目为：前面为 2.0，内侧面 2.0，后面 1.4，外侧面 1.1。颈段分支供应骺及干骺端，其越过股骨颈中部的血管平均数为：前面是 2.7，内侧面为 3.4，后面为 2.4，外侧面为 4.1。

旋股内侧动脉在转子窝、小转子的近侧，发出 3 ~ 4 个小血管，在此区再发出至股骨头的后下支，其在闭孔外肌以下经过时，穿过关节囊附着于股骨颈基底处。此动脉被一厚的滑膜层所保护，沿股骨颈向上，与其他两个小的血管在关节边缘供应股骨头，从这些血管发出的小分支，分布于此区的滑膜层。

当旋股内侧动脉在充满脂肪的转子窝向上行走时，众多小支在转子窝进入小孔，供应股骨头基底。在闭孔外肌下缘，1 ~ 2 个相当大的转子支绕过大转子的后外侧面，血管主干在闭孔外肌的面上向上行走，至股骨颈的上面，此后在深处被闭孔内肌及上、下孖肌总腱及其上的大转子尖所保护。当此血管抵达短而扁平的颈上部时，2 ~ 3 个大支在靠近与大转子相接处进入股骨颈，在同一区域，3 ~ 4 个大血管穿过外侧关节囊附着处，向近侧稍增厚的滑膜层下于股骨头上部的关节软骨边缘进入 4 ~ 5 个大孔。这些血管一般口径均比较大，数目亦恒定。闭孔动脉经过闭孔沟后，位于闭孔外肌的深面，其分支在肌肉的附着处形成一血管环。在髋臼窝，有丰富分支分布于脂肪、滑膜及髋臼，进入股骨头韧带内的动脉仅为闭孔动脉髋臼支的一个终支。

在髋臼后部，从臀下动脉发出一支，常与闭孔动脉血管环相连，从这两个动脉有几个分支进入髋臼下部的孔内，在闭孔环的前内侧部。约 1/3 的标本，可以清楚地看到臀下动脉与旋股内侧动脉参与组成外闭孔环。

臀下动脉供应髋臼的上部、纤维性关节囊上部及大转子的一部。当臀上动脉从坐骨大切迹穿出时，一支下行，供应髋臼后缘及关节囊后部；另一支沿髂骨横行，在臀小肌下供应此肌，并分数支至髋臼的上部，这些血管的分支下降，终于近侧关节囊。臀上动脉至臀中肌的分支在此肌下越过，并发出一终支至股骨。降支至大转子上面及外侧面，该处为臀下动脉、旋股内、外侧动脉的共同分支区。

臀下动脉在梨状肌之下及坐骨神经内侧，除了发出众多大的分支至臀大肌外，尚向后发出两个主支至髋关节的深部结构。横支越过坐骨神经，并发支供应该神经，当其越过神经不久，一支向下，供应髋臼缘的下部、后部及邻近纤维性关节囊，本干继续在闭孔内肌、孖肌及梨状肌之间，从这个动脉有众多小支分布于这些肌肉的附着点、臀中肌及大转子的上后缘。在坐骨神经内侧，一支至深部，突然向下，在神经及髋臼后部除小部分通过股骨头韧带外，大部分自关节囊进入。旋股外侧动脉与关节囊甚贴近，沿转子间线上行，有穿支进入关节囊，沿股骨颈走行，供应股骨头与颈的前部。旋股内侧动脉在转子间嵴沿颈部发出后上组，其分支进入头部，此血管如遭到损伤，将引起股骨头缺血性坏死及继发损伤性关节炎。

2. 关节软骨与血管的关系

正常关节软骨无血管，但在其深部和骨连结处及边缘与毛细血管相接，软骨下骨与这部分的血供并不形成障碍，由骨髓动脉发出的毛细血管前动脉经软骨下骨的管道在钙化软骨的深面形成宽阔的毛细血管环。毛细血管后小静脉由此环经软骨下骨管道返回骨髓。

在软骨深面与骨交界处有规则排列的毛细血管系统。在正常关节软骨周围的滑膜下组织，未看到毛细血管特异排列。毛细血管系统朝向软骨，可以认为软骨下有血供通过软骨，紧靠软骨的钙化区可以看到软骨下板的管道及其终末。

四、股骨头不同发育期的血供变化特点

Trueta 对生长发育期股骨头的血供研究，分为五个阶段（图 1－27）：

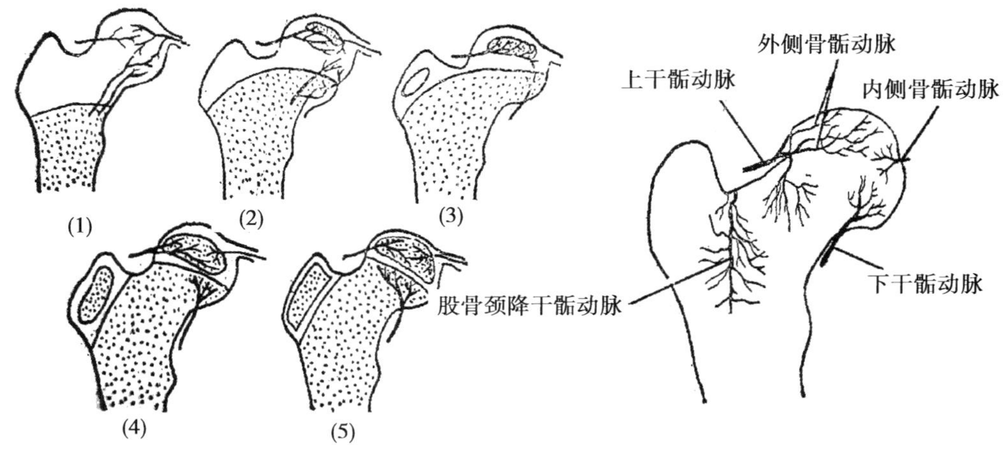

图 1－27　股骨头、颈生长发育期及成人的血供

（1）出生时　血管至股骨头的外侧，水平方向朝内，其他至骨化的骨干，有时可看到头凹动脉。由干骺端来的动脉有 10～15 个，纵行向上，越过以后形成骺板处，形成下干骺

动脉及外侧骨骺动脉。这些动脉最后分为许多毛细血管前小动脉及毛细血管,如泉水喷散,以后再聚集为一个单一的大的静脉,与动脉伴行。

(2)幼儿期(4 月至 4 岁) 股骨头骨骺的血供,一部分来自干骺动脉,越过骺软骨板处,但外侧骨骺动脉亦甚重要。此时头凹动脉并不参与股骨头的血供,出生时出现者迅速消失,出生后 4 个月,正相当股骨头骨化中心出现时期,骨骺的血供不由其供给。

(3)中间期(4 ~7 岁) 来自干骺的血供减少,甚至可以忽略不计,因其被骺软骨板所阻。此时外侧骨骺动脉为唯一来源,位于股骨头的后外侧。头凹动脉仍未参加。

(4)少年前期(7 ~10 岁) 头凹动脉伸入股骨头骨骺,与外侧骨骺动脉吻合,但干骺动脉仍不供应。

(5)少年期(10 ~17 岁) 17 岁左右,骨骺愈合,此时股骨头与颈即具有成人三组血供来源。

Crock 对儿童股骨上端的血供从三个平面分析:①股骨颈囊外动脉环:主要由旋股内、外侧动脉构成;②由股骨颈表面囊外动脉环的分支——颈升动脉发出干骺动脉及骨骺动脉,根据其部位,分为前、后、内、外颈升动脉;③头凹动脉。

Chung 亦从三个平面对发育的股骨颈端血供进行研究,发现有两个侧副动脉环供应股骨头及颈,一为关节囊外动脉环,始终保持不变;一为关节囊内或滑膜下动脉环,在转子间切迹越过关节囊。儿童的关节囊壁肥厚,关节囊与大转子之间的间隙甚为狭窄,外侧颈升动脉容易遭受损伤而引起栓塞,外侧颈升动脉在越过关节囊后供应其大部分。在滑膜下,颈升动脉发出干骺支及骨骺支,后者穿过软骨膜,供应股骨头骨化中心,但从不越过骺软骨板。

滑膜下动脉环口径较小,如主要血管闭塞,不足以维持股骨头血供。男孩的囊内动脉环不完整者较女孩更为多见。在 3 ~10 岁,股骨颈中部前侧及内侧血管较少,这可能是容易产生股骨头缺血性坏死的原因。

五、髋部骨折和病变与血供的关系

1. 儿童头凹动脉及支持带动脉的重要性

股骨头的骨化中心完全由支持带动脉供给,仅少数有头凹动脉参与。引起缺血性坏死的血管阻塞性疾患主要发生在支持带动脉,而头凹动脉仅对骨化中心供应附加血运。儿童骨骺较成人更加依赖于支持带动脉,4 ~7 岁时因头凹动脉缺如,干骺动脉也可缺如或发育不良,这可说明儿童的缺血性坏死更为常见。Trueta 认为此时唯一剩留的外侧骨骺动脉如因损伤或炎症被阻塞,即可发生 Legg – Perthes 病。

(1)股骨头骨骺缺血性坏死(Legg – Perthes 病) 本病为股骨头骨骺的缺血性坏死,又名为 Legg – Calve – Perthes 病、扁平髋等。股骨头骨骺的骨化中心在 1 岁以后出现,18 ~19岁骨化融合。在这年龄阶段中均有可能发病,是全身软骨病中发病率较高,且病残也较重者。由于各种原因所致成人股骨头缺血性坏死,不包括在本病范畴。

Burrows 认为静脉栓塞可能引起此病,但更多人认为系动脉栓塞,可能与损伤有关。对股骨头骨骺营养来说,如血管来源较多,则比较安全,相反如仅有一个来源,则危险性较大。后上组动脉在髋关节强力外展及外旋时容易遭受髋臼及盂缘的压迫,有这样血供的人更容易发生 Legg－Perthes 病。

病因：本病的原因尚不清楚，多数学者认为慢性损伤是重要因素。外伤使骨骺血管闭塞，从而继发缺血坏死。股骨头骨骺的血供情况，从新生儿到 12 岁有明显变化，在 4～9 岁期仅有一条外骺动脉供应骨骺，此时血量最差，即使是较轻外伤也可发生血供障碍。此外，有人发现本病早期均有关节囊内压力增高现象，故推测这种压力变化是骨骺血运障碍原因之一。但关节囊内压力增高与滑膜的炎症有关，而滑膜炎可是原发性，也可继发于本病，故尚不能肯定其因果关系。

病理：股骨头发生缺血后，可有以下四个病理发展过程：①缺血期。此期软骨下骨细胞由于缺血而坏死，骨化中心停止生长，但骺软骨仍可通过滑液吸收营养而继续发育，因受刺激反可较正常软骨增厚。这一过程可延续数月到年余，因临床症状不明显而多被忽视。②血供重建期。新生血管从周围组织长入坏死骨骺，逐渐形成新骨。如致伤力持续存在，新生骨又被吸收，被纤维肉芽组织所代替，因而股骨头易受压变形。此期可持续 1～4年，是治疗的关键。如处理得当，能避免髋关节的畸形。③愈合期。本病到一定时间骨吸收可自行停止，继之不断骨化，直到纤维肉芽组织全部被新骨所代替。这一过程中畸形仍可加重，且髋臼关节面软骨也可受到损害。④畸形残存期。此期病变静止，畸形固定，随年龄增长最终将发展为髋关节的骨关节病而出现新的问题。

（2）先天性髋关节脱位　先天性髋关节脱位复位后引起的骨骺碎裂与缺血性坏死有关，这种变化不像由直接损伤引起。血管及骨化中心位于软骨头内，不易损伤，后上组动脉最易遭受损伤。正常关节固定于完全外展、外旋亦可发生碎裂，但关节不固定时不会发生。位于股骨颈及髋臼外缘的血管遭受压迫的程度视外展角度、髋臼后唇的突出程度及内收程度而定，手法复位轻轻伸展内收肌股骨作 45°外展时，对支持带动脉可视为安全位。如内收肌很紧张、切断肌腱较应用股骨颈后上面作为支持点强力牵引似对股骨头血供更为安全。

（3）儿童外伤性髋关节脱位　Trueta 描述股骨头骺血供由外侧骨骺动脉及头凹动脉供给，前者自后外方进入骨骺，儿童外伤性髋关节向后脱位，将引起股骨头缺血性坏死。一般损伤后 5 月内，近侧股骨骺将恢复其 X 线密度，不引起碎裂或萎陷，但在 Legg－Perthes 病则恢复较慢，一般总遗留股骨头、颈的畸形。Pongeti 认为 Legg－Perthes 病的缺血性坏死系由于骺软骨板的原发病变引起，而在损伤性髋关节向后脱位，患者的骺软骨板良好，经合理治疗，其股骨头坏死可在相当时间内恢复。

（4）股骨头骨骺滑脱　青少年 11～15 岁时，股骨头上端干骺血供活跃，恰在骺板愈合以前，可发出骨骺滑脱。股骨头缺血性坏死在股骨头骨骺滑脱亦为常见并发症，逐渐进展，也可因为急性损伤后强力手法或手术复位引起。

儿童股骨头骺板抗剪力强度随年龄发生变化，但与周围的软骨膜复合组织有关，如后者被切除，则减弱，使股骨头骨骺滑脱的力量不需要很大，说明单纯机械损伤即可致病。这种缺血性坏死系由于头凹血管切断或破裂所致。对滑脱骨骺，头凹动脉可能为主要血供来源。但另一方面，支持带动脉损伤未修复，更常发生缺血性坏死，如头骺滑脱缓慢发生，支持带动脉可不致损伤。当骺软骨板及股骨头骨骺滑行向下后，血管可避免牵引损伤，特别当滑脱系逐渐或轻微发生，血管可伸长，适应于新位置；但如滑脱迅速发生，血管则易损伤,后下组动脉较后上组动脉易被累及,强力手法复位较逐渐牵引更易损伤。

2. 成人支持带动脉及头凹动脉的重要性

有的文献中认为股骨头血供随年龄增加而减少。而 Trueta 发现无年龄变化,这个发现很重要,因过去认为年老患者的软骨退化及骨关节炎发生与此有关,这些变化并不伴随或发生在普遍缺血之前。

成人骨骺愈合后,接受附加血供来源,支持带动脉仍占主要,但头凹动脉更增加其负担。头凹动脉变异很大,有时缺如。很多作者认为股骨颈骨折后,其主要血供中断,股骨头的存活依赖于头凹动脉。Judet 认为此动脉并不随年龄增加而减少血供,Nordenson 甚至认为有所增加。Claffey 认为,在成人,当骺板愈合不久,在外侧骨骺血管、头凹血管及下干骺血管间存在丰富吻合,骨骺愈合后,这些血管与从股骨颈的血管以及越过骺线的血管吻合增加。整个股骨头周围由下述三个动脉的分支供给:①头凹动脉:老年人头凹动脉仍旧开放,但头凹动脉的开放并不能说明当所有其他动脉血供中断后,它还能维持股骨头存活;②下干骺动脉:位于股骨颈的前下面;股骨颈骨折后,由于远侧断端外旋,一定遭受损伤,但由于它与周围血管存在广泛吻合,这种损伤并不重要;③外侧骨骺动脉:在 6~8 岁以前,外侧骨骺动脉几乎供应股骨头全部血运,仅在此以后,由股骨头韧带来的动脉始供应股骨头内侧的一定部分,两者之间的吻合始终丰富存在,外侧骨骺动脉至少供应股骨头外 2/3。

(1)股骨颈骨折

1)股骨颈骨折与股骨头缺血性坏死。股骨颈骨折后,股骨头的存活决定于剩留的血供,后者又决定于最大移位程度。很明显,所有股骨颈内血管均断裂,血供完全依赖于支持带动脉及头凹动脉。骨折线纵行时,移位最大,横位时,特别有断端嵌插时,移位最小。骨折与骨干骨构成的角不仅可以估计移位程度,亦可作为支持带动脉损伤程度的依据。骺动脉特别是外侧骨骺动脉在所有动脉均存在,股骨颈内收型骨折较外展型骨折更易发生股骨头坏死,在前一种情况下,外侧骨骺动脉更易遭受断裂。

血管损伤程度与断端移位成正比,骨折断端轻度前移,大部分后上动脉无改变。移位程度与骨折线斜行有关,如骨折线与骨干纵轴呈锐角(小于 40°),移位显著,如此角度大,移位中等度,不足以引起支持带动脉断裂,后一种骨折较前一种更易愈合。股骨颈移位程度愈严重,股骨头坏死率越高,内收型骨折中,如骨折部位属头下型或颈中型,骨折线较高,外侧骨骺动脉多于骨折远端进入骨内,采用大重量牵引进行复位时,由于可使原移位处于松弛状态的外侧骨骺动脉受到牵扯,造成更多损伤,因而增加了股骨头坏死机会。早期负重不是促成股骨头坏死的主要因素,但负重与头的塌陷则有直接关系。当坏死的股骨头在修复期,其爬行替代过程尚未完成时,负重可造成头塌陷。

股骨颈骨折按骨折线的部位,可分为:①股骨头下骨折;②经股骨颈骨折;③股骨颈基底骨折。在头下型骨折,由于旋股内、外侧动脉的分支受伤最重,因而影响股骨头的血液供应也最大;基底部骨折,由于对两骨折段的血液供应的影响最小,故骨折较易愈合。

Nordenson 在股骨颈骨折的病例中,发现股骨头韧带中的动脉较正常为大。Phemister 指出,部分坏死的头可从头凹动脉重新获得血供。

有明显移位的骨折,不论骨折线的位置及方向如何,近侧断端失去大部分血供,剩留者不足以维持骨组织的存活,因此,近侧断端除非接受股骨颈的血供始能愈合。

股骨颈的主要动脉来自股骨头及股骨颈动脉的分支，如股骨颈骨折（头下骨折或邻近头的横过股骨颈的骨折），上组动脉的主要部分以及内下组受到破坏，遗留的仅为 2～3 个，属于上组动脉，在转子近侧进入颈内，朝向骨干。

股骨颈骨折后，颈的大部分缺少正常血供，两个接触断端血供亦不良，如果复位不正确，固定不完全，负重过早，将引起假关节形成及股骨颈的吸收。

股骨颈骨折因血供部分由头凹动脉供应，有的完全由其供应，有的仅供应头凹的一个局限区，后者当支持带动脉断裂后，将会引起坏死。Tucker 报告一例股骨颈骨折后 4 个月死亡患者，其支持带动脉完全断裂，但头凹动脉完整，头内侧 1/3 存活，其他 2/3 死亡，由存活部分接受血供，在死亡骨小梁有新骨沉积。成人完全再生缓慢，一般不完全，特别当缺血性坏死区域较大，除非头凹动脉较大，可维持头的存活。合理整复及固定亦可帮助近侧断端重新获得血供，但必须防止对头凹动脉的损伤。

2）股骨颈骨折穿针引起的股骨头缺血性坏死。Linton 认为，Smith－Petrson 针引起的缺血性坏死远较用 Nystrom3 个小针为多，前者达 39.5%，后者为 9.3%，原因是任何穿针靠近头凹者可能破坏头凹动脉，同时股骨头前部的血供来自支持带动脉的后组。较大的穿针可能破坏骨内动脉，而应用 Nystrom 或 Austin－Moore 针，因插针位于周围，损伤较少。Smith－Petrson 针入偏心插入，避免插入头凹区，这种危险将减少。

在股骨颈骨折，凡骨折线越垂直，愈合越差，原因是不稳定，Pauwels 角越大，越容易移位。但此仅能说明愈合的速度及质量，而不能说明股骨头的血供情况。事实说明，骨折线斜行、横行或垂直均能损伤外侧骨骺血管，远侧断端移位极少引起外侧骨骺血管损伤。穿针局部引起的血供中断不足以影响股骨头的存活。

（2）外伤性髋关节脱位　在这种情况下，大多数股骨头韧带断裂，来自头凹动脉血供断绝，缺血性坏死的出现率首先决定于支持带动脉的损伤，其次是支持带动脉与滋养动脉的吻合的出现率。儿童从干骺端至骺端无血管越过骺软骨板，在成人则有这种吻合，因此，在髋关节外伤性脱位后，如在支持带动脉与滋养动脉之间无足够吻合，同时支持带动脉又断裂，儿童发生缺血性坏死必然较成人更为常见。

（3）股骨转子部位骨折　股骨转子部位的结构主要是松质骨，周围有丰富的肌肉，血供充足，骨骼的营养较股骨头的优越得多，这些解剖学上的有利因素为股骨转子间骨折的治疗创造了有利条件，易获得骨性愈合。

（鲜思平　李开南）

第五节　髋部的运动肌群

一、髋部的屈曲肌群

髋关节的屈曲运动是髋部的主要运动方式，是发挥髋部功能的主要体现形式。髋部的屈曲肌群是屈曲运动的主要动力装置。这些肌群包括：髂腰肌、股直肌、缝匠肌、阔筋膜张肌、耻骨肌及臀中、小肌前肌纤维(图 1 －28)。

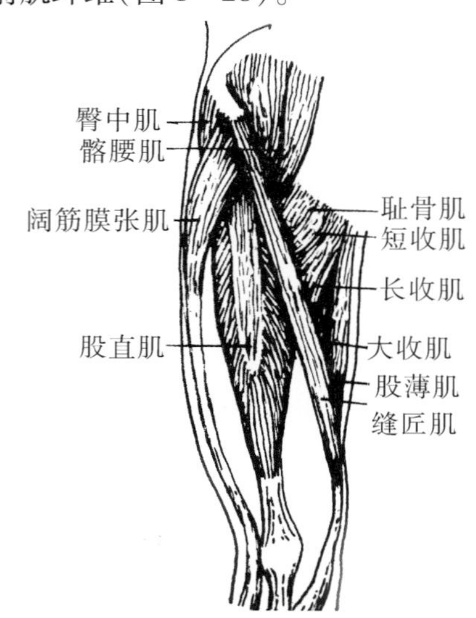

图 1 －28　髋部的屈曲肌群

1. **髂腰肌**

髂腰肌是屈曲肌群中的主要肌肉,由髂肌和腰大肌组成。髂肌起于髂窝即髂骨的内面,腰大肌起于胸 12 椎体下份。腰椎 1 ~4 椎体侧面及其横突前方,两肌汇合后经腹股沟韧带下外 1/3 部分穿出,由髋关节前外方向内下方,止于股骨大转子。在小转子处髂腰肌肌腱与小转子之间有一不恒定的髂腰肌腱下滑囊。髂腰肌上被覆以髂筋膜。如果将髂腰肌近端固定,那么肌力方向是从下后向上前,使大腿在髋关节处屈曲并外旋,如果将髂腰肌远端固定,那么肌力方向是从后上向前下方,使骨盆和躯干前屈。弯腰、抬腿、跑步及下蹲等动作都要有此肌肉的收缩。髂腰肌由胸 12 到腰 4 脊神经支配。

2. **股直肌**

股直肌为股四头肌的一组肌肉。它的起点由两个部分组成,直头部分起于髂前下棘,与股直肌肌肉方向一致,反折头部分起于髋臼前上缘上方,该部分覆盖髂股韧带的侧部,与直头部分成直角或钝角汇合,形成一厚且长的呈纺锤形的双羽肌。股直肌的远侧部分与股四头肌各组分相融合成一坚强的股四头肌腱,止于髌骨上端。股直肌具有强有力的屈曲髋关节的作用。当膝关节屈曲位时,更能充分发挥其屈曲髋关节的作用。股直肌由股神经支配,有旋股外侧动脉降支供血营养。神经血管进入肌肉的血管门体表投影多位于髂前上棘至收肌结节连线上的中 1/3 交界处。

3. **缝匠肌**

缝匠肌为全身最长的肌肉,平均长(529 ±8. 48)mm,宽度为(25. 23 ±0. 82)mm,厚(10.5 ±0. 66)mm。它起于髂前上棘,斜向内下方,跨越大腿前方及内下方,下端变成扁平之薄腱,越过股薄肌及半腱肌的表面,止于胫骨粗隆的内侧及胫骨上端前缘内侧。该肌肉收缩时能使大腿及小腿屈曲,并使已屈曲的髋关节外旋、外展。缝匠肌由股神经支配,供血血管较多,上部肌肉约 20 cm 长部分的血供主要由股深动脉和旋股外侧动脉的分支供给。由于这一血管特点,该肌其上部分常可用转移肌瓣和肌皮瓣使用。

耻骨肌、臀中肌、臀小肌、阔筋膜张肌等屈曲髋关节的作用较弱。

二、髋部的伸肌群

作为髋部屈肌群的拮抗肌伸肌群在人体运动中发挥着重要作用，如从坐位到站立、登高上楼、跳跃等。髋部伸肌群包括：臀大肌、股二头肌、半腱肌、半膜肌、大收肌坐骨部(图1－29)。

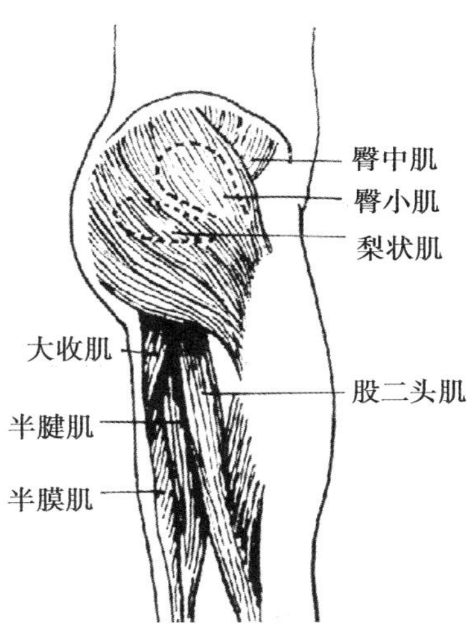

图1－29　髋部的伸肌群

1. 臀大肌

臀大肌是躯体中最大的一块扁肌，肌肉粗壮有力，丰厚强大，其上覆盖的深筋膜较薄弱，肌肉呈菱形。臀大肌起点广泛，主要肌肉起于髂骨臀后线以后的髂骨臀面，并以短腱起自髂后上棘，臀后线以后的髂骨臀面，骶骨下部与尾骨的背面以及两骨之间的韧带，腰背筋膜和骶结节韧带。其肌纤维粗大，平行向外下，大部分移行于髂胫束的深面，小部分止于股骨的臀肌粗隆。由尾骨尖至股骨干上、中1/3交点连线代表臀大肌的下缘，自髂后上棘划一线平行于上述之线，所构成的菱形即代表臀大肌的表面投影。臀大肌上缘长(108.7 ±1.0)mm，下缘长(126.1 ±2.7)mm，臀大肌起端宽(116.6 ±3.3)mm，止端宽(116.5 ±2.1)mm。臀大肌上缘厚(1.2 ±2.6)mm，下缘厚(23.9 ±2.9)mm。横断面积为66 cm^2，近端固定时，臀大肌的拉力方向是由前外下向后内上，使大腿和髋关节伸展，并内收且内旋。其外上部肌肉收缩还可使大腿外展。远端固定时，臀大肌拉力方向是由后内上向前外下，使骨盆后仰和使前屈的躯干回复到直立位。臀大肌覆盖臀中肌的后部，其他臀肌及臀血管、神经。臀大肌与坐骨结节之间有一滑囊，称为大转子滑囊。这些滑囊具有保护和减少摩擦的生理功能，但被压迫和过分受到刺激，易引起炎症。臀大肌由臀下神经分支支配，血液供应主要来自臀上动脉和臀下动脉，前者供应该肌的上1/3，后者供应该肌其余的2/3。

2. 股二头肌

股二头肌、半腱肌、半膜肌同属大腿后侧肌肉，合称股后肌(腘绳肌)。这三块肌肉均起自于坐骨结节，止点均越过股骨，止于小腿骨。腘绳肌均能伸髋屈膝。股二头肌长头起于坐骨结节上部的下内压迹，短头起于股骨粗线外侧唇的下部外侧肌间隙，下端合为一腱，止于腓骨小头，为腘窝之外界。股二头肌除能伸髋屈膝外，尚有使膝关节部分外旋的功能。

3. **半腱肌**

半腱肌与股二头肌长头同起于坐骨结节上部。在缝匠肌与股薄肌肌腱深面及下方止于胫骨粗隆的内侧面。半腱肌居于半膜肌所成之槽内。

4. **半膜肌**

半膜肌起于坐骨结节的上外压迹，止于胫骨内侧髁后的横沟及腘肌筋膜，并向上扩张为膝关节囊后侧的腘斜韧带。半膜肌之腱膜上窄下宽，外缘成索状，肌腹的内侧面略向后，与浅筋膜及皮肤相连。半膜肌和半腱肌构成腘窝的上内界。该肌除能伸髋屈膝外，尚可微使膝关节内旋。

5. **大收肌坐骨部**

大收肌坐骨部起于坐骨结节的下部，在股骨下 1/3 止于收肌结节，其与大收肌斜行部及股骨下端内侧围成收肌裂孔。

上述半膜肌股二头肌、半腱肌、均起于坐骨结节，止于小腿。大收肌坐骨部虽止于收肌结节，但其延长部达膝关节胫侧副韧带，可视为间接止于小腿骨。它们在功能上均能伸髋屈膝，并能分别协同臀大肌伸髋，协同腓长肌屈膝。在直立位，尚能支持骨盆于股骨上，防止躯干向大腿弯曲。在正常人，由于这些肌肉较短，除非先屈曲膝部松弛腘绳肌，否则不能充分屈曲髋关节，如伸直膝关节，由于腘绳肌紧张，成人只能屈髋到 80°，儿童 90°。腘绳肌为骨盆后部稳定结构，其瘫痪时可由于肌力不平衡，造成骨盆前倾，腰部前凸增加，腰肌无力，并发膝反张，行走困难。股后肌群接受 L4 ~ 5、S1 ~ 2 的神经支配，大部分属于坐骨神经胫侧分支，主要血供来源为穿动脉，特别是第一穿动脉，股后肌群中如切除某一肌肉，可由协同肌代偿其功能，对功能影响不大。上述肌肉均可用作肌瓣。半膜肌和股二头肌长头均可作成肌皮瓣。

三、髋部的内收肌群

髋部的内收肌群包括大收肌、长收肌、短收肌、耻骨肌及股薄肌等（图 1 – 30），运动范围约 45°，前屈时运动范围增加，后伸时因受对侧大腿的阻止，运动范围减少。骑马时并腿，游泳时夹水都要用内收肌群。两腿越是处于外展位再内收，内收肌越能发挥作用。

1. **大收肌**（L2 ~5）

大收肌起止坐骨结节，坐骨下支及耻骨下支的前面，向外扩张，止于股骨粗线全长及内侧髁上嵴的上部，大收肌近侧固定时，拉力方向向后向上，使髋内收和后伸。远侧固定时，拉力方向由后内上向前外下，使骨盆后倾和侧倾。按照大收肌的起止点和肌纤维方向可以分为：横行部、斜行部、坐骨部（垂直部）三部分，横行部分和斜行部分又合称前部，由闭孔神经后支支配，坐骨部又称后部，由坐骨神经支配。

2. **长收肌**（L2 ~3）

长收肌起于耻骨体和耻骨上支前面上部，止于股骨粗线内侧唇中 1/3。为长的三角形扁肌，其内侧缘前倾，构成股三角的内界，长收肌参与构成收肌管，股动脉有相当长的一

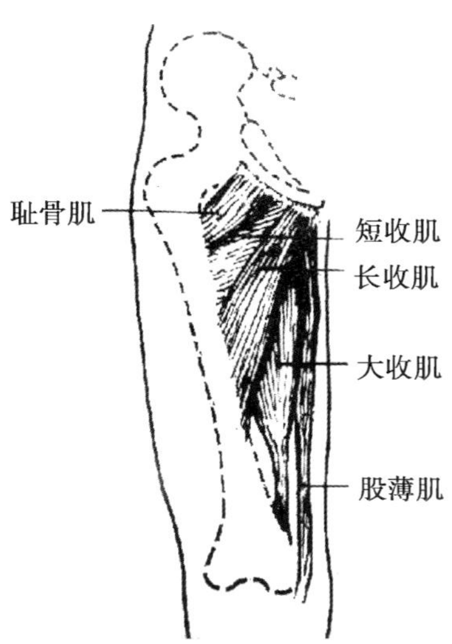

图 1－30　髋部的内收肌群

段在收肌管中行进。长收肌由闭孔神经前支支配。

3. 短收肌(L2～4)

短收肌起于耻骨体及下支的前面,止于股骨粗线内侧唇上 1/3。肌腹较短,位于大收肌之前,长收肌及耻骨肌之后,多由闭孔神经前支支配,少数受后支支配。

4. 耻骨肌

耻骨肌起于耻骨上支及耻骨梳,向下外后斜行,绕过股骨颈向后,止于股骨耻骨肌线。其位于长收肌之上,受股神经支配。偶由闭孔神经分支支配。

5. 股薄肌

股薄肌位置最浅,位于大腿内侧,以宽而薄的腱起于耻骨弓,下端细薄,肌腱尾呈扇形,行经于缝匠肌与半膜肌之间,止于胫骨内髁,被缝匠肌覆盖。成年人股薄肌呈条索状,肌腹平均长 325 mm,宽 26.18 mm,厚 6.56 mm,肌腱长约 112.78 mm,该肌与内收肌作用一致,缺少此肌,对大腿及髋关节的内收运动不受影响。股薄肌由于位置表浅,自身肌肉功能次要,主要血管神经束位置恒定、单一,因此可用作带血管蒂的肌转移或肌皮瓣游离移植,重建肢体肌肉功能或填充局部组织缺损。该肌血供主要来自股深动脉。由闭孔神经前支支配。

内收肌群除耻骨肌由股神经、大收肌坐骨部由坐骨神经分支支配之外,其余肌由闭孔神经支配。内收肌群除了内收髋关节外,耻骨肌、长收肌、短收肌、大收肌还能屈髋并能外旋髋关节。股薄肌还能使膝关节屈曲及内旋。另外内收肌尚有稳定骨盆的作用,内收肌在近端固定时,尚可使髋关节内旋。内收肌在额状面上对抗外展肌起平衡作用。

四、髋部的外展肌群

髋部的外展肌群有:臀中肌、臀小肌、臀大肌的一部分、阔筋膜张肌和缝匠肌。髋部外展肌群在单足着地时对保持身体在额状面上的平衡起重要作用,对人体正常直立行走时稳定骨盆、保持躯干平衡也发挥着重要作用。其中以臀中肌和臀小肌最为重要(图 1－

31）。

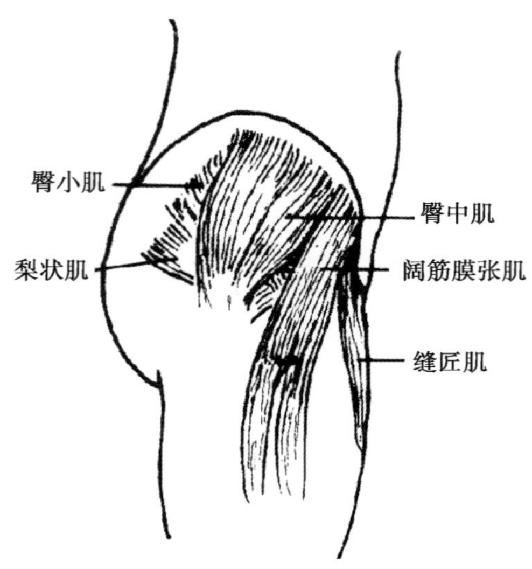

图 1－31　髋部的外展肌群

1. **臀中肌**（L1～S1）

臀中肌起于臀后线及臀前线以前的髂骨臀面、髂嵴外唇及阔筋膜，起点面积大，形成扇形扁平肌束，止于股骨大转子尖端的上面和外侧面，其前部肌纤维尚能屈髋与内旋，后部肌纤维则能伸髋与外旋。臀中肌前部由阔筋膜张肌覆盖，后部为臀大肌所盖。而在两肌之间的臀中肌浅面仅覆盖有臀筋膜和皮肤，臀中肌的主要功能是外展髋关节，当近侧固定时，拉力方向由外下向内上，使髋外展，当远侧固定时，可使骨盆和躯干侧屈。臀中肌止点处大转子部位常有 1～2 个滑囊，可引起炎症等病变。

2. **臀小肌**（L4～S1）

臀小肌起于臀前线以下与髋臼以上的髂骨背面。渐成扁腱，止于大转子的上面和外侧面，臀小肌位于臀中肌的深面，其深面为髋关节上部和髂骨。前肌纤维较厚，覆盖股直肌的两头。臀中肌和臀小肌对维持髋关节的稳定性，防止股骨头脱位起着重要作用。当下肢悬空下垂时，臀中肌和臀小肌能防止关节囊拉长和肢体下落。当双下肢站立时，臀中肌和臀小肌能防止股骨头自髋臼脱出。一侧下肢站立时，站立侧臀中、小肌能防止骨盆朝对侧下倾，保持躯干平衡。

正常时，如一侧下肢屈髋、屈膝离地，另一侧下肢站立，骨盆即向站侧倾斜，站侧髂前上棘降低，此称为 Trendelenburg 征阴性。如站侧有髋脱位、股骨颈骨折或臀肌瘫痪时，骨盆不向站侧倾斜而向对侧倾斜，结果站侧髂前上棘升高，此称为 Trendelenburg 征阳性。当股骨颈骨折、髋关节脱位时，与臀肌瘫痪时一样，由于大转子上升，肌纤维松弛，肌收缩无力，结果使大转子与骨盆之间距离改变，臀中、小肌纤维外展稳定的作用丧失，体检时也可以出现 Trendelenburg 征阳性。

臀中、小肌血供均来自臀上动脉的深支，同受臀上神经支配。

3. **阔筋膜张肌**（L4～5）

阔筋膜张肌起于髂前上棘及髂嵴外唇前 2.5 cm 处，被覆以阔筋膜，行于缝匠肌与臀中肌之间，肌腹呈梭形，其肌纤维向下后方行走，在股上、中1/3处移行为髂胫束。阔筋膜张肌、臀大肌与髂胫束在臀部形成浅层肌层。阔筋膜张肌的外展作用较弱，单独收缩具有内旋作用，与臀大肌一起收缩有伸膝作用。该肌由臀上神经下支支配。血供由纯皮动脉、肌皮动脉穿支及束皮动脉供应。阔筋膜张肌可做成用途广泛且可靠的肌皮瓣。

五、髋部的内旋肌群

在髋部肌群中不存在单独起内旋作用的肌肉。主要起内旋作用的肌肉有臀中肌、臀小肌前部及阔筋膜张肌，由于这部分肌纤维走行于髋关节前外方，收缩时可以可引起大腿内旋，并可因大收肌、内收肌来增强。屈髋时，内旋受坐股韧带及关节囊后部螺旋状纤维本身的限制，伸髋时则受髂股韧带的限制，故髋关节的内旋运动较弱，内旋的肌力也较弱（图1－32）。

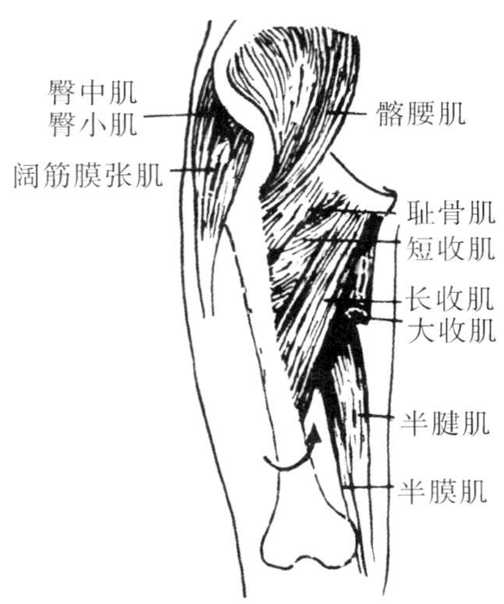

图1－32　髋部的内旋肌群

六、髋部的外旋肌群

髋部的外旋肌有梨状肌、股方肌、闭孔内外肌、上下孖肌以及起外旋作用的臀大肌后部、内收肌上部、缝匠肌等（图1－33）。屈髋时髂腰肌亦起外旋作用。因此，髋部外旋肌较内旋肌数量多、力量强、活动范围大。这是与人类直立行走有关。为使人体直立行走时保持稳定，常需采用“八字”步姿势，使髋关节外旋。

1. 梨状肌（S1～2）

梨状肌大部起于第2～4骶椎前面骶前孔外侧，出盆后，尚有起自骶髂关节囊、骶棘韧带和骶结节韧带的附加纤维加入，几乎充满坐骨大孔，由此出骨盆后移行为肌腱，紧贴髋关节囊的后上部，向外止于大转子上缘的后部。梨状肌的体表投影：尾骨尖与髂后上棘的中点到大转子尖的连线。梨状肌出盆处宽度平均为39 mm，在臀部的长度为（93.66±10.02）mm，梨状肌上缘与臀中肌，下缘与上孖肌相邻，多数以筋膜移行，少数以肌纤维相连。前面内1/3为骶丛和骨盆。外2/3为臀小肌，下为坐骨体。梨状肌后面内1/3紧邻骶髂关节下部，外2/3以丰富的疏松结缔组织与臀大肌为邻。梨状肌肌腱止端下方为髋

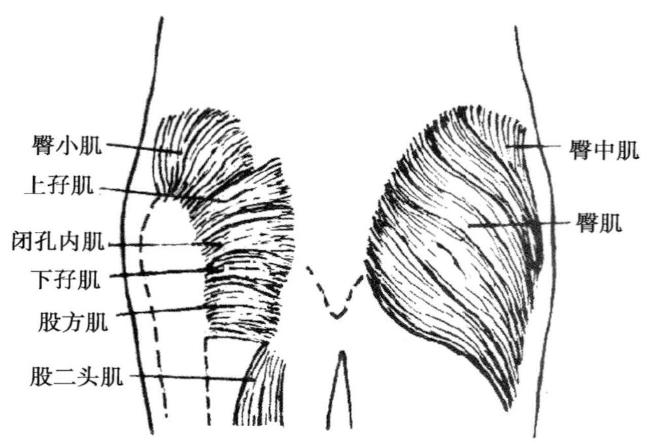

图 1-33 髋部的外旋肌群

关节囊，两者之间可有大小不等的滑膜囊，当滑囊炎时，可刺激梨状肌而使其挛缩，引起坐骨神经痛。

梨状肌的形态可不相同，常因坐骨神经穿过而被分解为完全的二肌腹二肌腱、二肌腹一肌腱或一肌腹二肌腱。梨状肌为臀部一主要标志，其上缘有臀上动脉及臀上神经穿出，在其下缘有臀下动脉、臀下神经、坐骨神经、阴部内动脉、阴部神经及股后侧皮神经等结构穿出。梨状肌在屈髋时能外展髋关节，伸髋时能外旋髋关节。

2. 股方肌（L5～S1）

股方肌起于坐骨结节的外侧，止于股骨大转子后面的股方肌结节。股方肌的下缘与坐骨结节下缘在同一平面，越过小转子的后面，股方肌由股方肌上、下动脉营养，由骶丛分支支配。

3. 上、下孖肌（L5～S1）

上孖肌起于坐骨小孔的上缘坐骨棘，下孖肌起于坐骨小孔的下缘坐骨结节。位于闭孔内肌腱的上下缘。上、下孖肌均位于梨状肌之下，股方肌之上，介于两者之间，止于转子窝，由骶丛分支支配。

4. 闭孔内肌（L4～S2）

闭孔内肌为贴于小骨盆侧壁的三角形扁肌，起自闭孔膜周围的骨面及膜内面。其肌束向坐骨小切迹集中，肌腱与坐骨间有恒定的闭孔内肌坐骨囊。肌腱经坐骨小孔而入臀深面，最后越过髋关节的后面，止于转子窝的内侧面。

5. 闭孔外肌（L5～S1）

闭孔外肌与闭孔内肌相对应，起于闭孔膜外面及闭孔周围骨质，止于转子窝。起外旋作用。

除上述外旋肌起外旋髋关节的作用之外，另有内收肌上部、臀大肌后部、缝匠肌等亦协助髋外旋以保持人直立行走时的稳定。

（李开南）

第二章 髋部的生物力学

人体髋关节属于球窝结构,具有内在稳定性,通过髋关节头、臼软骨面相互接触传导重力,支撑人体上半身的重量及提供下肢的活动度。在众多的可动关节中,髋关节是最稳定的,其结构能够完成日常生活中所需的大范围动作,如行走、坐和蹲等。球窝关节排列紊乱可导致关节软骨和骨内的应力分布发生改变,引起退行性关节炎等损害,并因关节承受巨大的力而逐渐加剧。对髋关节生物力学分析和了解有助于对髋关节疾病的认识和疾病的诊治,例如应力分布的改变、关节退化的产生、髋关节的损伤和股骨颈的骨折、人工髋关节等与之密切相关。

一、髋关节解剖特点

1. 髋关节解剖结构及特点

髋关节由环形的股骨头与杯状的髋臼组成(图2-1),髋臼位于髋骨外侧面中下部,由髂骨体、坐骨体及耻骨体共同构成,呈半球形深凹,朝向前、下、外方,直径约3.5 cm。髋臼周缘衬有环形的关节盂缘加深髋臼。其特点如下:①髋臼窝深,髋臼窝容纳2/5股骨头,股骨头深陷于髋臼内,关节面接触紧密。髋臼关节软骨为透明软骨,厚约2 mm,呈半月形分布于髋臼的前、后、上壁,称月状面。中央无关节软骨覆盖的粗糙面称髋臼窝,由脂肪组织充填,该脂肪组织被覆滑膜,称哈佛森氏腺。它可随关节内压力的增减而被挤出或吸入,从而维持关节内压力的平衡。②关节囊厚而坚韧,囊外有韧带加强,其中以囊前壁的髂股韧带(图2-2,2-3)最为坚强,由于直立时身体重心落在髋关节后方,髋股韧带可防止躯干过分后仰,对维持身体直立姿势有一定作用,同时限制了大腿向后伸的幅度。

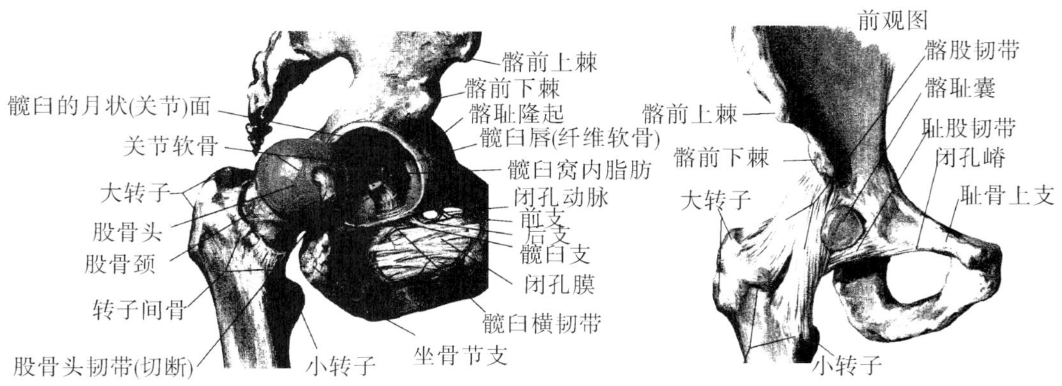

图2-1 髋关节结构

图2-2 髂股韧带(前面观)

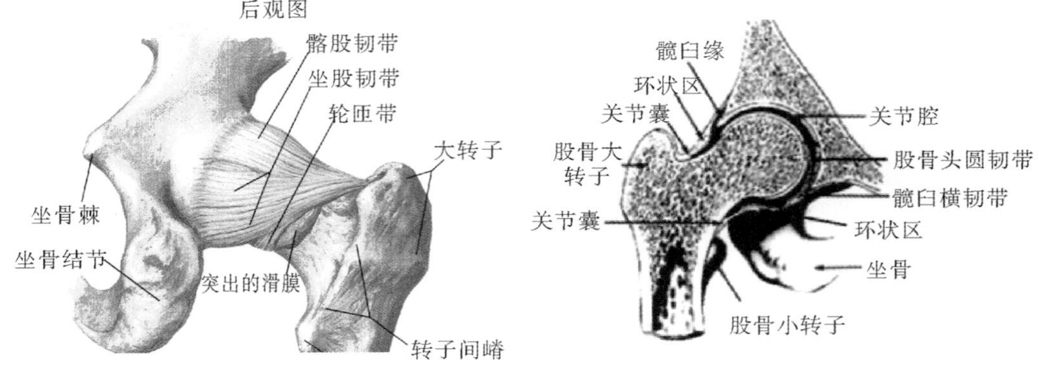

图 2－3　髂股韧带(后面观)　　　图 2－4　髋关节冠切面

2. 股骨颈干角与前倾角

股骨上端骨结构的股骨颈与股骨干有两个主要角度——颈干角和前倾角。股骨颈与股骨干之间的角度即颈干角(图 2－5),成人约 110°～140°。颈干角使股骨干偏离骨盆,使附着于大转子外展肌保持应有长度和张力,增加了下段的力量和活动度,同时不影响髋关节的活动范围。并使体重亦在较宽的基础上,符合下肢关节具有的负重和稳定的功能要求。股骨干偏斜所致的髋外翻(≥140°)和髋内翻(≤110°)(图 2－5)都将改变与髋关节有关的力,均将影响髋关节负重、活动度和稳定性。股骨颈长轴与股骨远端两髁横轴之间的夹角为股骨颈前倾角(图 2－6),通常在 12°～15°,前倾角大于 15°会使一部分股骨头失去髋臼的覆盖而使部分股骨头裸露于髋臼外,走路时为维持髋关节稳定性,将使下肢处于内旋步态,前倾角过小,则将出现外旋步态。

髋臼向前倾斜的程度与颈干角及前倾角三者之间的关系:髋外翻时股骨颈前倾角加大,髋臼位置较平,而在髋内翻时前倾角变小,髋臼倾斜度较大。

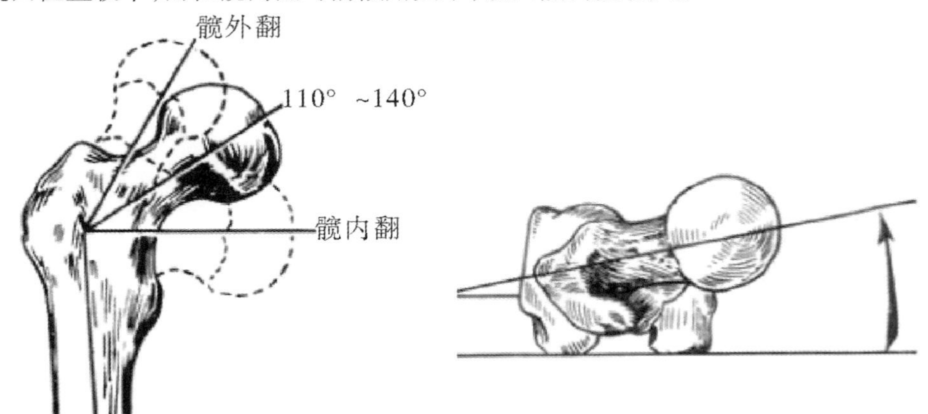

图 2－5　股骨颈干角及髋内、外翻　　　图 2－6　股骨前倾角

3. 股骨上端结构

股骨上端骨小梁的排列具有一定的规律,位于小转子深面的多层致密骨构成纵形骨板,即股骨距,它位于股骨颈干连接部的内后方,是股骨干后内侧骨皮质的延伸部分,是股骨颈内部负重系统内侧骨小梁的基点,它向上呈扇形展开直达股骨头关节面,承受着架于

股骨头上端的压应力，而从股骨干外侧骨皮质向上，向内延伸成弧形分布的骨小梁主要承受着张力，它与压力骨小梁在股骨头部相会，另外，从小转子平面内侧骨皮质另有一组向外向上的骨小梁，与张力骨小梁相交，在这三组骨小梁系统之间有骨密度较稀疏的区域——Ward 三角（图 2－7）。因此，长期以来人们都将股骨上端的负重结构与街灯或起重机相比较，即股骨颈上承受张力而股骨颈下线承受压力。从解剖上可以看到，骨小梁的排列是使轴线正好沿着关节压力的作用线，既避免了骨小梁承受剪力，又最大限度降低了弯矩，使力的传导沿着骨小梁向下传递处于轴力为主的十分有力的力学状态。

股骨头负重的关节面上的反作用力与内侧骨小梁系统相平行，说明该系统对负重有重要性，外侧骨小梁系统还有对抗附着于大转子的外展肌所产生的压力作用。此外，股骨颈内侧骨小梁系统直接通向股骨头关节面负重区，该处骨小梁最粗，即使在骨质疏松的患者，这组骨小梁仍存在并承担负重功能，在股骨颈骨折或人工髋关节置换手术中均应保留股骨距。

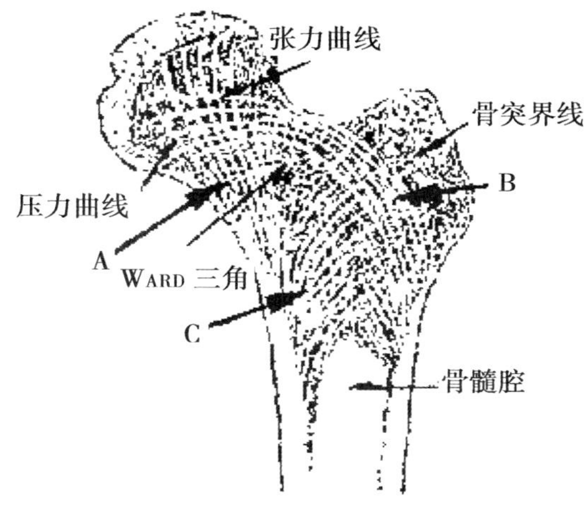

图 2－7 股骨上端应力结构

二、髋关节静力学

根据人体不同的运动状态进行力学分析是进行髋关节力学分析的重点，先讨论静止状态下的力学分析。

1. 双足站立相

在正常状态下，髋关节各个方向的力保持平衡。双足对称站立时，体重平均分布到双下肢，每髋承担除下肢重量之外体重的 1/2。此时人体的重心位于胸 10 与胸 11 之间的椎间盘的正中矢状面和水平面上。此重心的垂直线正好与比侧股骨头旋转中心连线的中点相交（图 2－8）。从理论上说，此时无须任何肌力就能保持平衡，但是这种平衡是不稳定的。如果髋关节支撑是对称的，那么每侧髋关节承受 1/3 的体重。

2. 单足站立相

在静息状态下，一侧髋关节承受的压力约为体重的 20% ～31%，单足静止站立时，承载侧髋关节支撑头部、躯干、双上肢及对侧下肢，即约 81% 的体重。此时人体的重心位置发生变化:在水平面向上下移至腰椎3与腰椎4之间椎间盘平面。在冠状面上向下不负重侧移动2.5 cm;在矢状面上重心位于承载侧髋关节旋转中心的冠状面附近(图2-9)。单足站立时,体重K使负载侧髋关节偏心受力,并使骨盆倾斜。为保持髋关节稳定,需通过外展肌力M以达到平衡。力K的力臂为h,力M的力臂为h。上述两力的力矩应该是相等的,即存在着下列等式关系:K h, = Mh

此时髋关节承受力K和M的总和力R为:

$$R = \sqrt{K^2 + M^2 + 2KMCos(\hat{KM})}$$

$$Sin(\hat{KM}) = \frac{Msin(\hat{KM})}{R}$$

其中($\hat{KM}$)为力K与M的力线所形成的夹角,KR是力K与力R的力线所形成的夹角。力K的力臂大约是M力臂的三倍,故合力R大约为总体重3倍以上。合力R的力线与力K和M的力线相交于一点,并通过股骨头中心。因此髋关节面的摩擦系数极小,故合力R的力线在与关节表面相交时与关节面呈正切关系。在正常髋关节,R的力线相对于地面垂线的倾角约为16°。

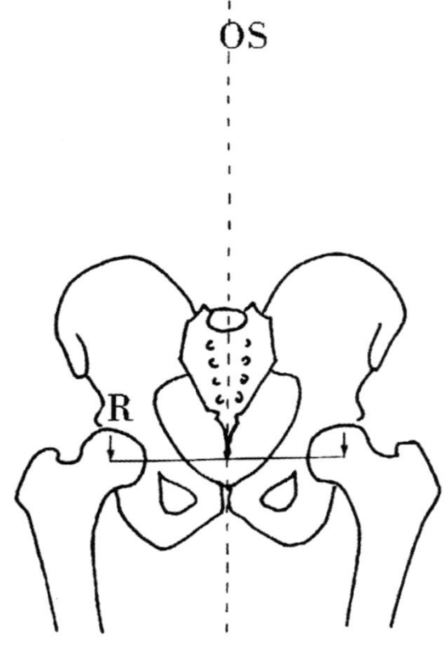

图2-8　双足静止对称站立时的重心(S)及作用于一侧髋关节的力(R)

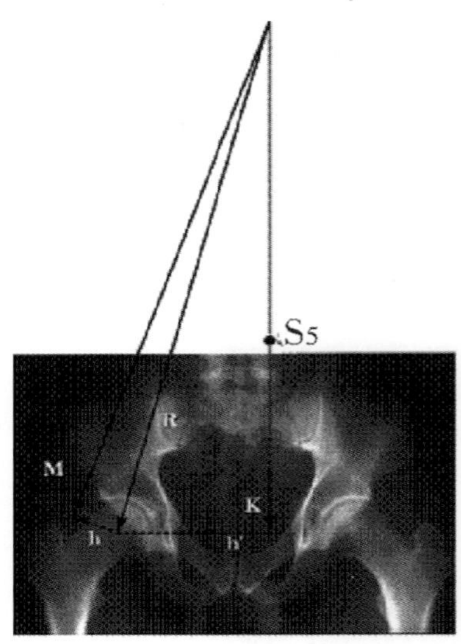

图2-9　单足静止站立。M为外展肌力,S5为重心,K为体重(头部、躯干、双侧上肢、一侧下肢)的垂直力,h为M的力臂,R力为K和M的合力,h,力为K的力臂。

一侧下肢负重时,髋关节负担为除去一侧下肢重量的体重加上外展肌肌力。此时在负重髋关节股骨头上部一处形成类似平衡杠杆系统中的支点。为了保持身体平衡,需要外展肌紧张,发挥平衡作用。若重心远离负重髋关节,则承力增加;若重心移向负重之髋关节,则承力减少;重心全部移到负重的髋关节上,则外展肌承力为零,髋仅承受部分体重之压力。

3. 髋关节的负载

股骨头与髋臼的受力状态：正常关节应力分布的形式，决定于通过关节所传递的全部力的大小和位置，正常关节的摩擦系数很小(0.008 ~ 0.02)，平行于关节面的力(剪力)可以不计。股骨头与髋臼的负荷形式主要是压力，经关节软骨面传递至邻近关节的软骨下松质骨，在髋臼关节面，压应力从髋臼的凹面向外放散，由宽大的骨盆骨骼来分担，其单位面积所受的压应力就显得较小。在股骨头正相反，当压力从股骨头凸面呈放射状向内传递时，其应力增高。又因股骨颈的横切面比股骨头的横切面小，应力经股骨颈传至股骨干时，股骨颈骨小梁承受的压应力要比股骨头为大。距离旋转中心的力臂又很少，考虑这一因素后，关节反应力可达 6 倍体重，所有跨越关节的肌肉或多或少对关节产生一定压力，特别当关节疼痛或病理性张力增加时，则关节受力更大。应该指出上述计算是假设各力均作用于冠状面，且只有外展肌力参与躯体平衡，但在矢状面上重力能落在髋关节后面一定距离，这样就需要屈肌参与平衡。

三、髋关节的运动学

髋关节是一个球轴承的运动结构，主要动作可分解为在三个互相垂直平面上的运动：矢状面上的屈伸、冠状面上的内收外展，以及横断面上的内外旋转。这三个平面动作的范围不同(图 2 - 10)，髋关节最大幅度的活动在矢状面，前屈幅度为 0° ~ 140°，后伸幅度为 0° ~ 10°。在冠状面，外展幅度为 0° ~ 45°，内收幅度为 0° ~ 30°。在横断面，当髋关节屈曲时外旋 0° ~ 50°、内旋 0° ~ 40°；髋关节伸直时由于软组织的约束功能而使旋转角度较小，内外旋则分别为 40°和 50°。行走时髋关节屈伸动作约为 40° ~ 50°，内收外展及内、外旋动作约为 5° ~ 5°。上楼梯时活动范围较大，屈伸活动范围为 67°，内收外展及内外旋动作分别为 28°及 26°。而在跑步时，矢状面上的屈伸动作范围会增加。

由于在正常个体之间存在着年龄和体质的不同，髋关节平均运动范围有较大差异。一般说来，对侧肢体可能是最好的对照标准，不同年龄组的运动也不一致。

髋关节最大屈曲运动发生在小腿置于对侧大腿上系鞋带时或俯身拾物时，髋关节最大伸展运动发生在下坡时，最大内收内旋运动发生在上下小汽车时，最大内收内旋运动发生在打高尔夫球时。

健康人完成日常动作大约需要 160° ~ 170°的总活动度。不同年龄组的步态和日常动作是有差异的。日常动作大约需要髋关节屈伸 100°，内外旋 20°和内收外展 20°。髋关节的关节表面活动可以认为是股骨头在髋臼内的滑动。球与窝在三个平面内围绕股骨头旋转中心的转动产生关节表面的滑动。假如股骨头与髋臼不相适应，滑动将不平行于表面或不沿表面切向，而使关节软骨受到异常应力导致压缩或分离。

人体的步行运动是一种自然周期性的位移运动，可分为负重相和摆动相。在摆动相后期，下肢因足跟着地而前移时，髋关节屈曲最大。在站立相开始有两个负重高峰，一个高峰是足跟着地时，约为体重的 4 倍；另一个高峰在足尖离地以前，可达体重的 7 倍。在摆动相关节变成屈曲，并于足跟着地前再次达到屈曲最大值 40°，图 2 - 11 的曲线给出了一个步态周期中髋关节在矢状面的活动幅度。并标出了一个步态周期中膝、踝关节的运动范围。步行速度越快,髋关节受力越大,当跑步或跳跃时,股骨头上所受的载荷约为体重的10倍。

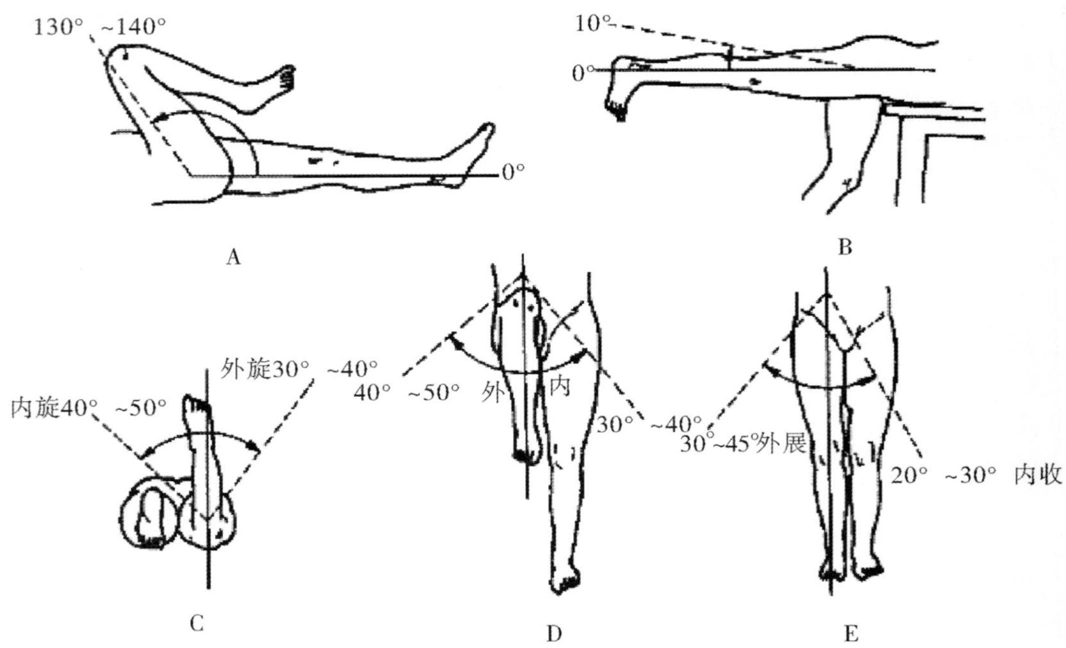

图2-10 正常髋关节运动范围

A. 屈曲;B. 后伸;C. 伸髋位,内旋和外旋;D. 屈髋位,内旋位和外旋位;E. 外展和内收运动范围,同时标出膝和踝的运动范围以作比较。

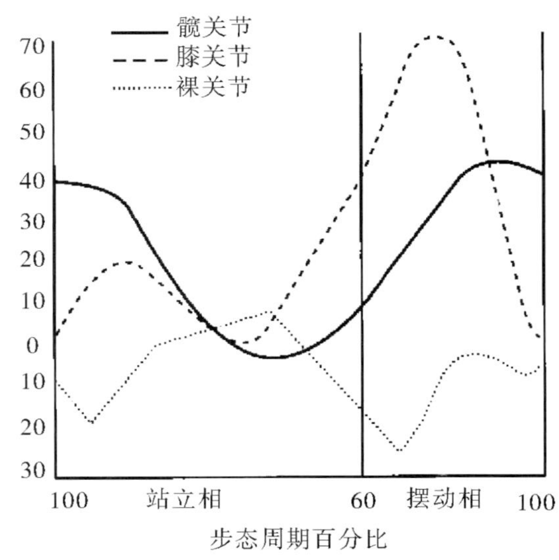

图2-11 走平路时,一个步态周期中髋关节在矢状面内的

髋关节三维方向的运动,需要球形股骨头以及与其完全相适应的髋臼的配合。这是保持髋关节具有正常活动的必要条件。早期扁平髋患者的伸屈活动度仍属正常,这是因

为沿股骨头横轴所作的横截面,其外形仍属圆周的一部分,而其他方向的活动,则由于头部变形而丧失,仅保留如肘关节那样的一个铰链关节的伸屈活动度。扁平股骨头旋转活动时关节面间产生犁的作用而使软骨磨损。外展活动也可因突出髋臼外方的股骨头与髋臼相顶而受限。

四、髋关节的动力学及其生物力学特征

1. 正常髋关节、股骨颈的应力分布

正常关节应力分布的形式取决于通过关节所传递的全部力的大小和位置,其摩擦系数可以忽略,因此,平行于关节面的力(剪力)可以不计。股骨头及髋臼主要承受压力,在髋臼关节面,压应力从髋臼的凹面向外放散,而在股骨头则正相反,由凸面呈放射状向内传递。

作用于股骨头的合力与股骨颈的轴线不平行,所以在股骨颈和股骨干的应力分布情况也有变化,在已形成的弯矩作用下,其应力分布在股骨颈内下方是压应力,在股骨颈外上方则是张应力,这些应力随着从关节向颈基底部逐渐增大。因合力的一个分力仍然沿着颈轴方向,所以整个股骨颈还承受一定的压应力,它加大了股骨颈内下方的压应力,减少了颈外上方的张应力,因此压应力总是大于张应力,最大压应力位于股骨颈的内侧缘,越靠近股骨颈的中性轴,压应力与张应力越小,股骨颈中性轴处于0。

外展肌产生的力一般作用于在转子间平面,使之向上,因为股骨颈是偏心位,外展肌产生的弯矩,其结果是增加外侧的张应力及内侧的压应力。作用在股骨干任何平面的合力,来自部分体重和作用于该平面的肌力。这表明股骨在接近额状面的平面承受着弯应力,从髋至膝,弯应力递减,在膝部由纯应力来代替。

2. 股骨头的应力分析

髋关节的组成之一股骨头外下方的股骨颈是股骨上最易发生骨折的部位,在这里的应力状态变化特别剧烈。对股骨及股骨头的应力分析非常复杂,王以进等对股骨头进行了二维和三维有限元分析,得出结论:①人体股骨静态时应力、位移最小,动态时以后蹲时相的应力和应变最大。达到临界状态时股骨颈的最大拉伸主应力为3.35 kg/mm^2,最大压缩主应力为12.44 kg/mm^2,法向应力为 −16.36 kg/mm^2. 这就说明股骨轴颈处受力最大,是最易发生骨折的部位。②人体站立时股骨的应力状态与运动时有较大的区别,两者相差4倍多,且单腿支撑时的股骨应力比双腿支撑时大6倍左右。③人体股骨的负载主要由骨密质承担,松质骨中的应力较小,只占骨密质的4% ~10%。但是,骨小梁的分布完全符合力学上的规律性,受力较大的地方骨小梁分布较密集,且分布的规律与主应力的分布相一致。④从股骨应力分布曲线的形状和数值来看,股骨载荷先通过髋关节,而后达到股骨本体上,特别是股骨内侧承载力比外侧强,这是由于股骨距存在的缘故。

3. 髋关节受力分析

髋关节在不同位置时受力情况不同,双足站立时,作用于每个髋关节的力约为整个体重的1/3,此时身体重心位于两髋关节连线中点之上,同时受重力及外展肌的拉力;单足站立和行走时,由于人体重心在两侧股骨头连线之后,重力对关节产生扭矩作用,此时外展肌产生反向力矩以维持平衡,股骨近段不仅受到压应力和张应力,还接受横向环行应力

和剪切应力，实际上作用于股骨头上的力量应为体重 W 和外展肌力 M 的合力 R（如图 2－12所示）。根据静力状态下各力矩的总和与各力的总和必须等于零的原则，在重力 W 的方向、大小、作用点，以及外展肌力 M 作用方向、作用点均已确定的情况下，很容易按下列公式算出外展肌力 M、股骨头载荷应力 R 的大小，即 $M = W \cdot B/C$，$R = Ry/^{\sin\theta}$，（注：$Ry = My + w$，$My = W \cdot B/A$）

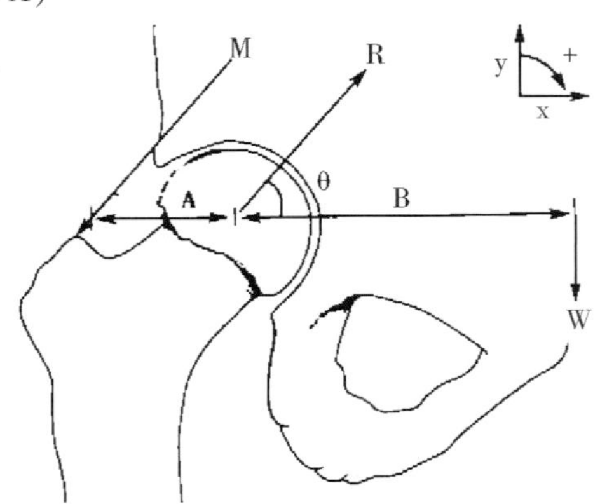

图 2－12　髋关节受力分析图

一般情况下，体重的力臂约为外展肌力臂的 2.5 倍，因此外展肌力必须接近体重的 2.5 倍，才能使单腿站立时保持骨盆平衡。这样作用于股骨头上的合力至少在负荷体重 3 倍以上。

髋关节接触压力的变化：从坐位站起时对后壁的压力最大（18 MPa），行走单腿负重期时平均压力为 3 ~ 5 MPa，行走摆动期时平均压力为 0.5 MPa，行走时的峰值为 5 ~ 10 MPa。

做各种动作时，常需要髋部肌肉平衡体重，因此会对髋关节产生相当大的压力。因为在此过程中，若以髋关节为支点，则从支点到身体重心的力臂远大于支点到髋部肌肉的力臂，髋部肌肉的力量远大于人体重量，因此关节受力便会大于体重。髋部肌肉除了增加稳定性外，还可以调节股骨的受力状态。正常人站立时，若肌肉（如臀中肌）未紧张，股骨颈将受到一个弯曲力矩，会在上方产生张应力，在下方产生压应力。因此，若负荷过大，很轻易产生张应力破坏。而肌肉产生的收缩作用，会抵消上方张应力部分，避免股骨颈骨折。

正常行走时髋关节的动作平衡且有节奏，耗能最低。双髋轮流负重，重心左右往返移动约 4.0 ~4.5 cm。髋关节在步态周期过程中会有两个受力波峰，分别在足后跟着地及趾尖离地时。缓慢行走时，惯性力作用可不计，视与静力学相同。但髋关节在快速运动时，受加速和减速的作用，受力会增加。合力等于体重加惯性力，包括地面反冲力、重力、加速度、肌力等，一般认为是体重的 3.9 ~6.0 倍。在走路时（速度为 1.5 m/s），髋关节最大受力约为 2.5 倍体重，而当跑步时（速度为 3.5 m/s），关节最大受力约为 5 ~6 倍体重。髋关节通过头、臼软骨面相互接触传导重力，负重面为以负重中心为极点的股骨头上半球与半球形臼的重叠部分。具有弹性的关节软骨将应力分散传递到各作用点。正常的股骨颈的应力分布为合力通过颈中心的偏下方，内侧有较高的压应力，外侧有较高的张应力。通过经典的梁测试原理计算、光弹性试验、有限元力学分析结合数学分析、应变仪或骨表面涂布应变敏感物质后测定等均证实股骨颈上部头颈交界处所受张应力最大。当髋关节畸形时应力分布改变:髋内翻时内侧压力、外侧张力均增大;髋外翻时,随外翻程度增加张应力逐渐减小以至消失。当合力通过颈中心时,内、外侧承受平均压力。为分析髋关节的受力情况,假设整个身体集中于一点,称之为身体重心。静止站立时,重心与双髋的共同轴在同一冠状平面上,位于第二骶椎的前方。正常行走时,髋关节双侧轮流负重,重心左右往返移动。因此髋关节受力会因运动方式不同而受力不同。有实验表明,当髋关节承受2000次载荷时,软骨会遭到严重的振动、形成溃疡,使软骨和骨发生不可逆性变形,造成骨的广泛损伤。老年人髋关节的活动量1年约一百万次,如此高负荷、高频率,产生退行性关节病也是可以理解的。通常,作用于髋关节的力可分为张应力、压应力、弯曲应力和剪切应力四种。这些力的作用通过体重负荷和肌肉收缩作用综合表现。

4. 髋关节生物力学特点

髋关节为适应竖立行走、劳动的需要,其力学性能优良,具有下列生物力学特点:①股骨上端形成多平面弯曲角(颈干角、前倾角),与骨盆和下肢呈多曲结构。其骨小梁呈多层网格状,应力分布合理,受力性能最佳,自重轻而负重大。②具有自动反馈控制的特点,以适应张应力和压应力的需要。按照 Wollf 定律,股骨上端具有独特的扇形压力骨小梁系统和弓形横行的张力骨小梁系统(图7);在转子平面又形成另外的骨小梁系统。可根据受力大小通过人体自动反馈系统作用增加或降低骨小梁密度,使骨组织以最小的重量获得最大的功效。③髋关节生物力学结构具有变异性。骨小梁组织结构的数量和质量受个体职业、活动状况、内分泌、物质代谢、营养、年龄、疾病等诸多因素的影响。④股骨干的力学轴线是自股骨头的旋转中心至股骨内外髁的中点,股骨上端承受的剪切应力最大,所以股骨颈多因剪切应力而骨折,大转子以下多因弯曲和旋转应力而骨折。髋关节生物力学体系处于动态平衡之中,随时可以调整保持身体重心的稳定。骨小梁的分布和骨截面外形均适应外力作用的需要,能最大限度地防止弯曲应力的作用。

5. 髋关节软骨的生物力学特性

关节软骨面具有控制关节活动、传递负荷、使关节负荷分散以减小接触应力和磨损、稳定关节等功能。髋关节负重面由两层薄的透明软骨构成,其间有一层软薄的滑液相隔,关节软骨厚度为一般2~7 mm之间,呈海绵状结构,含孔率约为80%。由于软骨有一定程度的可塑性,髋臼的软骨面呈马蹄形,正常受力时,臼和头的软骨面能有相应的应变,即臼的马蹄开大,头的负重曲线半径延长并稍变扁。此种应变属于弹性应变。卸载后可恢复原状。这种正常的应力与应变的关系,可使头与臼呈同心圆发育。关节软骨因负重增加而变形的程度随年龄增大而增加,亦即关节软骨的顺应性将随年龄而增大,所需负荷使关节软骨而完全接触股骨头的力量随年龄而减少。年龄大,黏弹性减小,使关节软骨而易于变形。因此,老年人软骨的退变而破坏,常导致骨性关节炎的发生。

髋关节负重时,髋臼前、后部的软骨面承担主要压力,而髋臼顶部受力最小,股骨头表面亦总有一部分不对着髋臼软骨面,因此股骨头关节面可分为负重部分以及面对臼窝和边缘的非负重部分,当人体处于行走的摆腿相时,股骨头仅有前方和后方与髋臼软骨面有接触,即使在足跟着地时股骨头亦仅有70%($27\ cm^2$)的软骨面受压,有统计表明,临床所见骨关节炎患者的退行变,有71%发生在非负重区,26%同时发生在非负重区和负重区,而仅 3% 发生在负重区,这是由于非负重区缺乏正常的压力,不能通过负重从滑液获得足够的营养供应。

关节软骨能承受多少应力幅度取决于关节负荷的总值和如何将负荷分散于关节软骨上的接触区。在接触区内任何过度应力集中将成为组织退化的主要原因,许多常见的情况可引起关节软骨上的过度应力集中,而使软骨衰竭,多数这些应力集中是由于关节面不平导致接触区变得异常小。这种关节不平整的原因包括继发于髋臼发育不良、股骨头滑脱、股骨头缺血坏死晚期畸形、关节内骨折等。从大体上看,应力施加的部位和关节面上的应力集中对关节有深远的影响,关节面上的高接触压力将减少滑膜润滑的可能性,以后的真正粗糙端的面对面接触,将引起显微应力集中,这将导致以后更多组织的破坏。不论什么原因,关节软骨的破坏会中断组织的正常负荷能力,从而破坏关节运行时的正常润滑程序,润滑的功能不全可能是骨关节炎病因的基本因素。软骨下骨的力学特性:软骨位于比较厚的松质骨垫子上,减少软骨承受压力,就需要把负荷分布可能大的接触面上,关节负重时软骨和骨骼变形。虽然软骨比其下面的松质骨柔顺 10 倍(比较不硬),但软骨薄,实际变形的总量有限,软骨下的松质骨虽较硬,却很厚,能发生足够的变形和最大限度的负重接触面,使关节极大地适应负荷。关节软骨主要是负重面,且把承受的压力传递给下面的骨床。骨髓部的软骨下松质骨有两种作用:①负重大时由于骨骼变形,关节获得最大的接触面,负重面积也最大。②松质骨排列呈放射状,把大部分的应力向下传给股骨干。因为软骨下骨对关节适应负重有重要作用,软骨下骨若失去顺应性,关节应力就增加,导致关节软骨的应力高度局部集中

发育性髋关节脱位时髋关节软骨生物力学变化:有研究观察到,髋臼顶为主要受力区,股骨头受力方向与骨小梁走行一致,且与纵行板成角近 90°。正常儿童髋关节受力分布靠近髋臼顶部,应力分布均匀,负重区单位面积压强基本相等;髋臼发育不良(DDH,CDH)时,髋关节压力明显增加,为正常的 2~3 倍,受力面趋于髋臼边缘,甚至呈点状,这种变化随髋臼指数的增大而愈加明显。有学者认为关节软骨长期处于高应力状态将造成退行性变,而髋臼发育不良时生物力学的变化会导致髋臼软骨退化而发生退行性骨关节炎。因此,恢复正常髋关节结构及生物力学功能,可促使髋臼正常发育。

正如 M. Matta 等指出的那样,髋关节软骨具有一定的代偿能力,只要能维持头臼良好的对应关系,即使关节面稍有不平,单位面积压力改变不大,关节软骨均可代偿,不出现明显退变。另一方面,几乎所有的髋臼骨折病例中,其股骨头均有或大或小的关节软骨脱落,软骨下骨损害甚至头的部分压缩骨折,而这些改变 X 线片虽不能显示,但与头坏死及骨性关节炎的发生关系密切。

五、髋关节病理生物力学

正常髋关节应力分布形式,取决于通过关节所传递的力的大小和方向。当作用于髋关节的力及作用方向发生改变时,髋关节、股骨颈及股骨上端骺板等所承受的应力也发生相应变化,这些应力变化的结果可导致相应的骨结构改变。

股骨头和髋臼关节面之间的接触不完整时,会产生局部压力过大,软骨受到破坏,从而导致创伤性骨关节炎的发生。由于主要负重区在股骨头和髋臼顶之间,所以他们之间的完

整性对于判断预后很重要,压力集中在局部,从而产生骨关节炎。髋臼骨折后,即使解剖复位并愈合,头臼之间的正常生物力学关系也会丧失(不负重下,头和髋臼顶也全接触)。

1. 髋内翻患者(如图2-13所示)

由于股骨大转子上移,外展肌力M的力臂h相应变长,为了平衡力K所需的外展肌力M减小,同时大转子上移使力M的作用方向发生改变,使力M和K的相交点X下移,并使力M和力K的力线所形成的夹角MK增大,力M的减小和MK夹角的增大使合力K减弱,同时合力R的力线与地面垂线的倾角增大,结果使合力R的力线向髋臼内侧发生移动,由于髋臼软骨负重面增大和合力R减小,其髋臼软骨负重面上的压应力比正常小。

2. 髋外翻患者(如图2-14所示)

由于股骨大转子下移,外展肌力M的力臂h相应变短,需要较大的外展肌力M才能平衡力K,同时外展肌力M的作用方向也发生改变,使力M和K的相交点X上移,并使力M和力K的力线所形成的夹角MK减小,力M的增大和MK夹角的减小使合力R增大,同时合力R的力线与地面垂线的倾角减小,结果使合力R的力线向髋臼外侧发生移动,髋臼软骨负重面上的压应力大于正常。

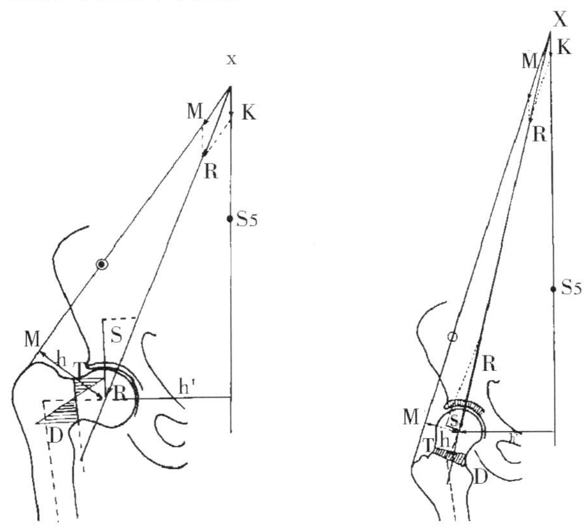

图2-13 髋内翻时髋关节的受力分析 图2-14 髋外翻时髋关节受力分析

3. 髋臼骨折的创伤力学

髋臼骨折是由驱使股骨头滑出髋臼或突入骨盆的暴力所致。因此任何发生髋臼骨折都应考虑是否同时伴的股骨头关节面和关节囊韧带的损伤,髋臼骨折的类型取决于受伤时股骨头的位置以及暴力的大小、方向和作用速度。暴力常作用于四个部位:

(1)屈曲的膝关节前部,暴力通过股骨干轴线传导至股骨头,根据下肢不同的收展位置,产生不同形式的髋臼后部损伤,股骨内收位时可能仅致股骨头脱位,伴或不伴髋臼后唇骨折;股骨外展时可致髋臼后壁骨折,可并后脱位,外展大于15°时,后柱常被破坏。

(2)股骨大转子外侧部:暴力沿股骨颈轴线传导,外旋时导致髋臼前部骨折,内旋时导致后部骨折。

(3)足底部:伸膝状态下,通过膝关节传递到髋部,如髋关节呈中立位或内收位,可致髋臼顶部负重区破坏，愈后不佳。

(4)腰骶区后部：受伤时髋关节处于屈曲位，股骨头作为一个铁砧，暴力从后方直接作用于腰骶部，产生髋臼后部损伤。

由于高能量损伤越来越多，损伤机制也越来越复杂，常常是几个不同来源的暴力同时作用而造成复杂的骨折类型。

六、髋关节生物力学在临床上的应用

1. 髋关节生物力学在髋臼骨折的临床应用

正常成人髋臼外展角约为40°~70°，前倾角约为4°~20°（男性女性间无显著性差异），该前倾角的存在使外展角在屈髋活动时减小得较缓慢，从而保证了髋臼对股骨头较好的覆盖。Quesnel T 等将股骨颈相对于额状面的角度称为“相对前倾角”，通过精确测量发现在行走过程中自单足负重期开始至单足负重期结束，该角度自24°后倾逐渐变为15°前倾。在此基础上进一步研究了相对前倾角、髋臼方向与髋臼关节面压力方向的关系，结果提示三者显著相关。对该三者关系的研究有助于对髋关节应力分布的深入理解。

HarnroongrojT 通过生物力学测试指出：髋臼前柱提供的平均最大力量为2015.401352.31 N，刚度为301.5798.67 N/mm，髋臼后柱提供的平均最大力量为759.431229.15N，刚度为113.19122.40 N/mm。即在骨盆环稳定性中，前柱所起作用约为后柱的2.75倍。髋臼前柱看似纤细，其强度却大于看似粗壮的后柱，这可能与其特殊的解剖学外形及骨小梁排列有关。该结论为波及双柱的髋臼骨折内固定治疗提供了理论依据。后柱及后壁在髋关节稳定性中亦起重要作用，可以阻挡髋关节后脱位并分散髋关节压应力。Olson 指出：在完整的髋臼中，关节接触面积48%分布于臼顶，28%分布于前壁，24%分布于后壁。将后壁关节面的27%切除，将使髋臼上方的关节面接触面积及压力显著上升，而髋臼前后壁的接触面积及压力显著下降。在将髋臼后壁骨折块解剖复位内固定后，这些变化仅能部分恢复正常。为了进一步验证髋臼后壁骨折块大小对髋臼应力分布的影响，Olson 等将髋臼后壁50°弧范围内的关节面作1/3宽度，2/3宽度及3/3宽度的分级切除，结果发现臼顶关节面的相对接触面积均比完整髋臼显著提高，分别为64%、71%、77%。分级切除后的关节面绝对接触面积均比完整髋臼显著减小。该试验提示：后壁骨折可显著改变关节面的接触情况，即使是较小的缺损也可以对关节接触面积有较大的影响。Olson 等指出：这种情况可能是由于关节面接触情况及负载的改变导致股骨头轻度脱位。另外，后壁的部分缺损会影响髋骨在负载时的变形情况。Keith 通过 CT 测量指出：后壁骨折累及后壁的30%以下时，髋稳定性不受累。若超过40%，则稳定性受累。其中，后壁边缘1/3骨折时对髋关节生物力学影响最大，因此对后壁边缘性骨折应尽早手术治疗 Olson 等对髋臼横断骨折的移位情况进行了生物力学评价，指出：髋臼骨折的移位有台阶状移位和裂缝状移位两种，或者两者联合出现。对于波及关节面的横断骨折，两种移位均可引起髋臼上方最大压力的显著提高，可是在裂缝状移位时，髋臼上方的接触面积增大，而在台阶状移位中，接触面积减小，2~4 mm 的台阶状移位可使关节面压强由正常时的9.55±2.62 MPa 升高至21.35±11.75 MPa，故台阶状移位对髋臼的应力分布影响更大。因此，为减少和避免创伤性髋关节炎的发生率，对累及髋臼负重顶区的骨折台阶状移位 2 mm，裂纹状移位 3 mm 时即应手术，解剖复位。

Dalstra M 等通过骨盆的三维有限元分析表明，骨盆负荷的传导主要是通过骨皮质，皮质的应力大约是松质骨小梁应力的 50 倍，在髋臼骨折的情况下，由于骨质中断，这种应力只能通过内固定物（钢板或拉力螺钉）来传导，而钢板或拉力螺钉的弹性模量与正常骨质有很大的差异，因而即使采用解剖复位内固定髋臼与股骨头之间的力学传导也不能恢复正常。王庆贤等通过研究发现双柱内固定（前柱单钢板加后柱单钢板内固定或前柱拉力螺钉加后柱单钢板内固定）同单柱内固定（前柱单钢板内固定或后柱单钢板内固定）相比，前者能增加臼顶负重区负重面积，降低臼顶负重区的平均应力及峰值应力。从生物力学的角度看，对于髋臼横断骨折，双柱内固定（前柱单钢板加后柱单钢板内固定或前柱拉力螺钉加后柱单钢板内固定）优于单柱内固定（前柱单钢板内固定或后柱单钢板内固定）。

Ferguson SJ 等通过人体髋关节有限元模型深入研究了盂唇的生物力学作用并指出：盂唇对髋关节滑液起密封作用，使滑液均匀分布于头臼之间的间隙，使压力在关节软骨表面呈均匀分布，若失去该密封作用，关节软骨层内固态基质的应力明显升高，从而证明关节盂唇可通过密封作用防止滑液由关节间隙榨出，保护关节软骨。因此，切除髋臼盂唇虽没有显著改变髋臼负重顶区、前壁和后壁负重面积、平均应力和负重，但破坏了髋臼盂唇的生理功能，对髋臼盂唇的撕裂应进行修补或重新固定。

2. 髋关节生物力学在股骨颈骨折治疗中应用

股骨颈骨折按骨折作用力的方向和着力点可分为外展型骨折和内收型，外展型骨折是在股骨干急骤外展及内收肌的牵引下发生的，股骨头多在外展位，而内收型骨折是在股骨干急骤内收及外展肌群牵引下发生的，股骨头呈内收位。Pauwel 角对股骨颈骨折的分型及预后的判断有重要意义，Pauwel 角越小，骨折稳定性越好，愈后越好。Pauwel 角小于 30°，骨折处承受的剪力较小，大于 70°时，剪力较大而使骨折线逐渐增宽，上折端呈内收且有旋转，下折端向上移位，愈合困难，愈后不佳，临床上常采用空心螺钉固定股骨颈以减小剪力作用，术中使钉与股骨颈纵轴成 20°角左右的方向由外下向内上紧贴股骨距进入则力学效果更好。

3. 髋关节生物力学在人工髋关节设计中的应用

人工髋关节的力量传递路线由骨盆开始经股骨头、股骨颈、股骨柄传至近端股骨。良好的力量传递可避免股骨应力遮挡现象，使股骨柄和股骨近端骨干充分贴合，让股骨柄更稳定。影响股骨柄力量传递的因素有股骨颈干角、偏心距（股骨头的偏移量）、近端吻合度及远端稳定性。大部分接受髋关节置换的患者均有肌肉松弛现象，而偏心距的增加可有效增加外展肌群力臂，使外展肌群在同样的施力状态下对髋关节产生更大的力矩；且软组织张力的增加可使髋关节更稳定，降低置换后髋关节脱位的发生率。外展肌力臂增加后，做相同的动作时，肌肉施力会相对减小，对关节造成的力量会降低，从而减小超高分子聚乙烯衬垫的磨损，降低骨溶解发生率。股骨颈干角一定时，股骨柄假体的头颈段越长，力臂和力矩越大，越有倾向使髋关节假体弯曲或断裂。假体放置于髓腔后，由于颈干角的存在而有一定的内翻倾向，假如假体内缘锐利，应力向下传导时会形成应力集中，对股骨内侧皮质产生切割作用，使骨水泥发生断裂，导致假体松动。颈干角大于 140°时髋关节呈外翻位，弯矩减小，轴向载荷成比例增加，轻度外翻位可以缩短外展肌作用的力臂。对骨水泥固定的股骨柄而言,其表面特征与假体的稳定性有重要关系。股骨柄颈领可将股骨柄承托住,防止股骨柄下沉,并可提供定位作用。

人工髋关节如欲达到适当的力量传递,吻合度是一个重要的考虑因素。近端吻合会减小应力遮挡效应,使股骨柄适当传递力量给四周股骨,不至于产生骨再吸收现象;而远端吻合可增加股骨柄远端的稳定性。如何达到近端及远端皆吻合的设计,则有赖于与股骨几何外形的配合,保持股骨柄与骨之间的稳定,避免人工髋关节置换术后的并发症。髋关节活动中作用于股骨头及其四周部的力有压缩力和弯曲力,二力的联合作用影响股骨上段的应力分布。人工髋关节置换术后的应力遮挡和应力集中,是引起关节柄松动、下沉的最主要原因之一。在导致人工髋关节松动的诸多因素中还包括原髋关节结构的完整性和连续性,这种结构上的完整性和连续性的改变可能是人工髋关节松动的最根本原因之一。重建这种结构的完整性和连续性是改善人工关节应力分布的重要内容,也是人工髋关节优化设计中不可忽视的重要因素。此外,增加髋臼骨与髋臼外帽由上向下的抓合力,使髋臼外帽和髋臼之间紧密结合,可延长人工关节的寿命。

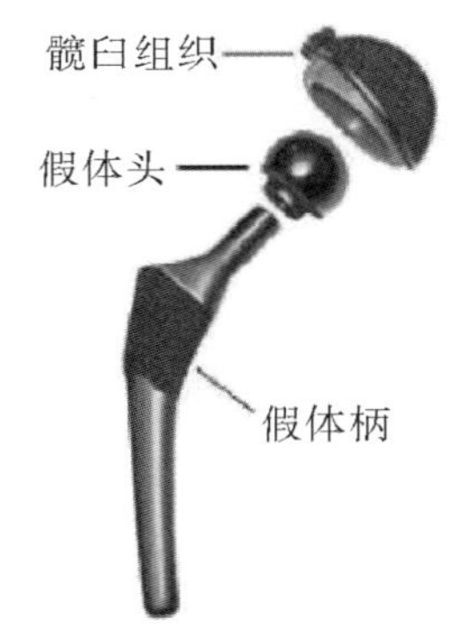

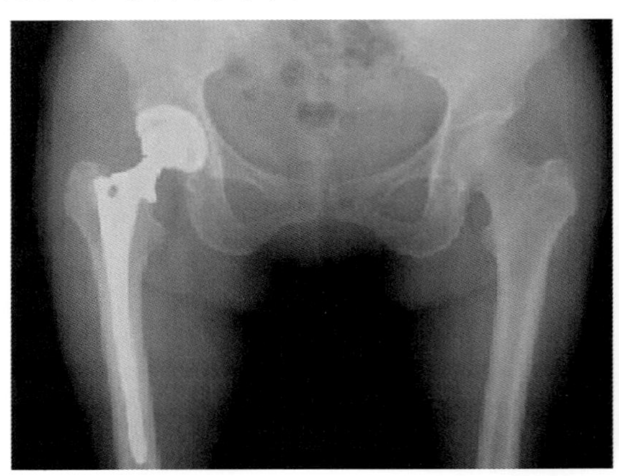

图 2－15　人工髋关节及置换术后 X 线片

不同假体头直径、聚乙烯内衬厚度和假体头材料的头臼模型接触分析的结果显示,髋臼内衬的应力随假体头直径的增大逐渐减小;而内衬厚度和假体头材料对内衬应力的影响很微弱。步态周期中,应力的变化过程显示,脚掌踏地时刻内衬上的应力最大;支撑相的应力水平明显高于摆动相;整个步态过程中应力的集中区域为髋臼后上 1/4 处。髋关节置换后假体及股骨上的应力分析结果显示,置换后,股骨上的应力比置换前有明显的降低,应力在股骨下端 1/3 处最大;假体颈部产生较大的应力集中;假体柄长对股骨及假体上的应力影响不大,而随着颈干角的增大,股骨上的应力略有升高,假体颈部应力明显降低。

目前的研究表明应力遮挡的程度与植入假体的刚度有关,假体刚度越大,应力遮挡越严重。由于应力遮挡,造成置换术后假体周围骨量的变化,导致假体周围骨质疏松,皮质骨变薄,假体松动,股骨易于骨折,再次手术的难度增大等。低弹性模量的钛合金假体在界面股骨侧产生的应力明显高于钴铬合金假体,而假体上的应力则低于钴铬合金,使用材料弹性模量较低的假体可有效地降低应力遮挡。髋关节置换后,股骨上的应力比置换前有明显的降低,应力在股骨下端 1/3 处最大;假体颈部产生较大的应力集中。假体柄长对股骨及假体上的应力影响不大，而随着颈干角的增大，股骨上的应力略有升高，假体颈部应力则明显降低。. Shirandami 实验证实低模量的钛合金应力集中比钴合金低 20%，使用材料弹性模量较低的假体可有效地降低应力遮挡。Huiskes 也证实假体的刚度越低，界面应力越大，而界面应力过大是产生假体微动主要因素，并通过三维有限元分析，证实假体材料在 40 GPa 时，应力遮挡最小、界面应力最适合。

髋臼假体内衬的接触应力直接与磨损相关，尺寸设计备受关注。一般认为，减小内衬内径会增加内衬接触应力，但同时也降低了运动过程中的滑动摩擦距离，反之，增大内衬内径，假体头直径增加，滑动摩擦距离也相应增加。Barbour 研究结果表明，相对于直径 32 mm 的假体头，直径 22 mm 的假体头的内衬产生更低的磨损率。

髋臼假体的安装方位具有明显的生物力学效应，适当的前倾角和外展角的配合会达到最优的运动范围和假体稳定性。Thomas 等认为外展角范围为 25°~45°，最佳值为 35°，此时的内衬受力最低，磨损情况最轻。

髋关节置换前后股骨应力的大小及分布不难发现，置换后：①应力集中区仍然分布在股骨干的前外侧与后内侧，且分布形状及变化趋势与置换前大体相同，从近端到远端应力逐渐增大，在远端达到峰值后又逐渐降低；②两侧的应力集中区域相对置换前整体下移，更加靠近于股骨底端；③除股骨底部的小部分区域应力略有增加外，从近端到应力峰值附近的大部分区域的应力水平比置换前有所降低，股骨干前外侧的应力最大值从 138.5 MPa 降低到 105.8 MPa，降低了约 23.6%，后内侧的应力最大值也从 120.7 MPa 降低到 91.3 MPa，降低了 24.4%，而近端股骨距处的应力则比置换前有近 50% 的降低；大部分载荷被假体承受，产生了应力遮挡，术后多年股骨距处的应力仍无法达到正常化④股骨正内侧的股骨颈附近区域无局部应力集中。

5. 髋关节生物力学在髋关节疾患中的应用

在先天性或继发性髋关节脱位时，关节压力集中在髋臼边缘的一个小范围内，此处的应力超过正常值许多倍，产生一系列相应的退行性变和变形，变形的结果使应力更加集中，从而产生更严重的变形，造成恶性循环。从生物力学观点对髋关节疾患的处理有两种方法：①增加髋关节负重面积。②减少髋关节负重。临床上通过股骨转子间内、外翻截骨术来缩短力矩，减少外展肌拉力以减轻髋关节负重。此外减轻患者体重也可获得良好效果，体重每减轻一磅，髋关节承重可减少将近三磅。另一有效的方法是使用拐杖或手杖以抵消患髋外展肌肌力，减少髋关节承重跛行。此外，扶拐对股骨头坏死也是有益的，可大大减少患髋负重，有利于新生骨小梁逐渐在合理的生物力刺激下通过自身反馈作用，重新按张应力和压应力作用方向排列成坚强的阵列，从而有利于减轻股骨头塌陷发生。

6. 髋关节生物力学在髋关节术后功能锻炼中的应用

髋关节周围肌肉收缩时对髋关节压力颇大，因此术后在关节功能位适当牵引患者，使肌肉处于松弛状态，有利于髋关节功能恢复；仰卧直腿抬高和俯卧位伸髋时，髋关节受力颇大，超过体重重力，因此在髋部手术后应避免做上述动作；另外，当患者在髋关节术后下床行走时，健侧扶拐杖能抵消患髋外展肌的作用力，大大减轻患髋负重，因此在术后早期应提倡，对老年人必要时可终生扶拐。

（刘　雷）

第三章 髋部的物理检查

髋关节是下肢诸关节中最重要的关节之一。髋关节通过骨盆上接脊柱，下连下肢，它不仅有传递体重的作用，而且在跨步时操纵躯干重心，有使身体向前移动的作用。髋关节的特点是稳定、灵活、承受重力。另外，髋关节对骨盆和脊柱也有很大的影响。髋部结构包括髋臼、股骨头、股骨颈和大小转子，其解剖结构复杂、位置较深、活动方向多，这给诊断和治疗带来很多麻烦。由于人类直立行走，所以髋关节也是下肢最易受累的关节之一，它的损伤和疾病常造成严重的功能障碍。髋关节解剖结构复杂，对髋部解剖、生理功能，运动幅度，以及X线所见等必须有充分的了解和掌握。掌握正确的髋关节检查方法是很必要的。髋关节周围的软组织丰富，脊椎病变也可牵涉髋部，因此必须充分显露，按望、触、扣、听、动、量的程序检查。

第一节 髋关节病变概述

一、髋关节的疼痛特点

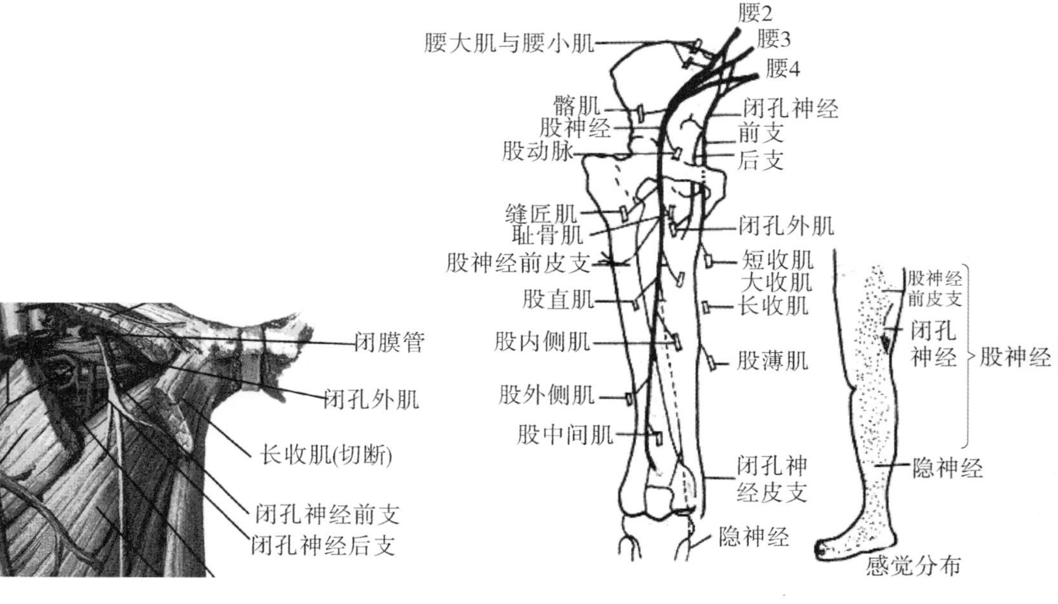

图3－1 闭孔神经解剖走行

图3－2 闭孔神经示意图

髋关节病变引起的疼痛，位于腹股沟部、大腿前面和膝部内侧，其解剖基础是沿闭孔神经前支放射（图3－1，图3－2）。

髋关节结核或一过性滑膜炎患儿，常有夜啼或哭诉膝部疼痛，医生如不了解髋关节疼痛的特点，只检查膝关节，就会漏诊早期髋关节病变。

脊椎病变也可引起牵涉性“髋痛”。但主要表现在臀部及大腿外、后侧，常被误诊为髋关节疾病。真正的髋痛常因走路增多而加剧，而脊椎病变引起的髋痛则无妨碍，而在咳嗽、打喷嚏时加重，甚至放射到足底或小腿外后方。

二、髋部病变的常见年龄

列于表3－1，对诊断很有帮助。

表3－1 髋部常见病的好发年龄

年龄（岁）	常见疾病
0～2	先天性髋关节后脱位
2～5	髋关节结核
5～10	股骨头骨软骨病
	髋关节一过性滑膜炎
10～20	股骨头骨骺滑脱
20～50	创伤或炎症引起的关节炎
>50	骨性关节炎或骨折

第二节 望诊

一、髋部局部检查

为了全面检查髋关节和有关区域，最好让病人脱去长裤，身着三角短裤，这样才能有足够的显露，以便观察髋关节前部、腹股沟、髂前上棘、股三角区、大转子及臀后等部位（图3－3）。从而可以观察到髋关节运动机能障碍程度和疼痛性质的反应，如需要借助别人的帮助才能脱去长裤，这说明病变是比较严重的。病人脱去衣服时，要注意观察是否有疼痛或动作不灵便的特殊表现，在相当多的病人中，是以不太灵便、但又不太疼痛的动作来代替平常的灵便动作。检查时患者卧位或站立位进行，左右对比，观察髋前后有无肿胀、畸形；观察臀部、大腿、小腿肌肉有无萎缩，肢体长度是否对称。对于能行走的患者，还需要观察站立姿势、行走步态以及有无骨盆倾斜。

（一）卧位检查

髋部肿胀多见于髋关节和/或周围软组织急性炎性疾病。检查腹股沟及臀部有无脓肿和窦道,并初步确定脓肿、窦道是否来自脊柱或骨盆;髋关节慢性感染使髋关节处于屈曲、内收、内旋畸形;有时为了区别髋的屈曲畸形和腰椎代偿性前凸,须让患者卧于硬板床上,以观察腰段是否前凸,如腰段空虚,检查者的手可以插入腰脊柱后方(图3-4)。

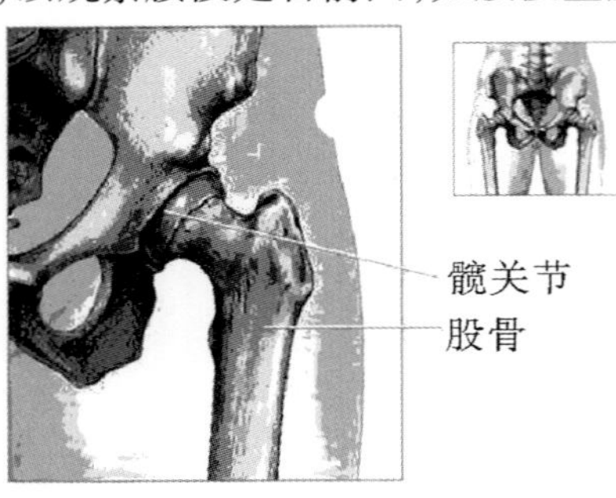

图3-3　髋部骨性结构

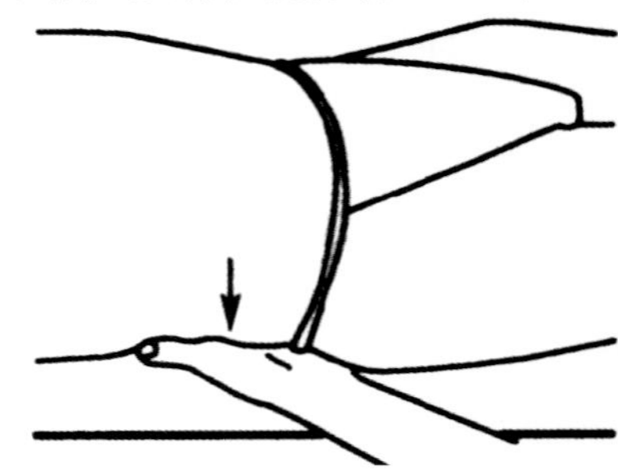

图3-4　髋部卧位检查

（二）站立位检查

髋关节损伤或疾病可引起步态改变,望诊时首先要注意患者的步态。观察髋部皮肤有无擦伤、色泽变化、疱疹、窦道,注意髋部异常的肿胀、膨隆、皮肤皱褶的增多或减少。观察髋关节周围有无瘢痕及窦道,软组织是否对称,有无异常隆起或塌陷。

1. 站立位前方检查

让病人双足并拢直立,由正面观察两侧髂前上棘是否在同一水平上,两侧腹股沟是否对称。如果骨盆向右倾斜,同时有代偿性腰椎左弯则提示右髋关节有外展畸形。结合触诊比较双侧髂前上棘和髂嵴是否对称。不对称时应考虑是否有脊柱畸形、髋内翻或髋外翻畸形或双下肢不等长情况,髋内翻患者,大转子异常突出。但要鉴别这两者中哪是原发的。先天性髋关节脱位时,臀部向侧方突出,会阴部加宽。观察有无肌萎缩:肌萎缩常见的原因有继发于慢性感染、废用性肌萎缩、脊髓灰质炎后遗症。观察有无髋部旋转畸形:常见于髋关节骨关节炎(图3-5)。

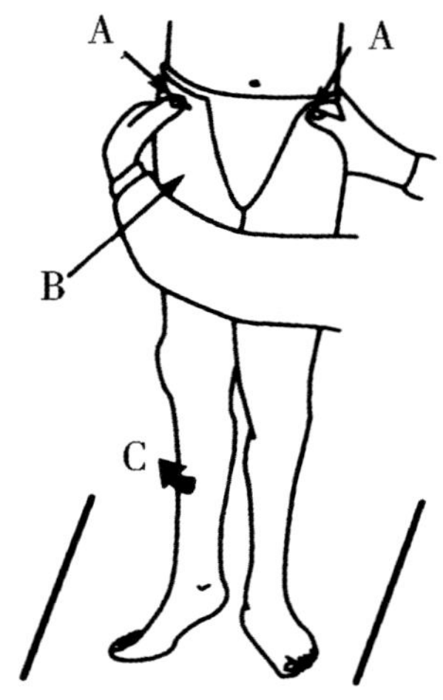

图3-5　髋部站立位前方检查

2. 从患者侧方观察(图 3－6)

脊柱的力线受骨盆的影响,骨盆的力线取决于髋关节的变化,故骨盆和脊柱的力线改变,一般能反映髋部病变。腰脊柱的前凸畸形,常因髋关节屈曲畸形所致。髋关节屈曲畸形的病人在直立时,就明显表现出腰脊柱产生代偿性前凸,若将髋部屈曲畸形解决或再加大屈髋角度使之达到一定位置时,则腰椎前凸即消失,这个检查方法实质是立位的 Thomas 检查方法;如脊柱已僵直,在直立时唯有依靠屈曲的髋关节和马蹄足的办法代偿之,使足尖着地。

腰椎曲度是否正常。臀部是否向后方凸出,先天性髋关节脱位时可见这种表现(图 3－7)。髋关节屈曲挛缩或后脱位时,腰椎有代偿性前凸〔图 3－8〕。对于双侧髋关节先天性脱位的病人,由于髋部的重心改变,必须借助于脊柱前凸的增加,骨盆向前倾斜角度加大,方能使力线垂落于髋臼后方的股骨头上,这样就形成明显的臀部后凸畸形。大转子局部有肿胀包块,呈半球形突起,若皮肤色泽不变,临床上常见于大转子结核或大转子滑囊炎。

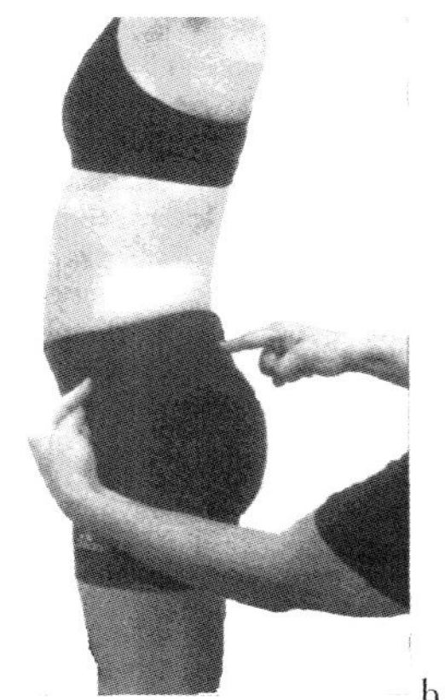

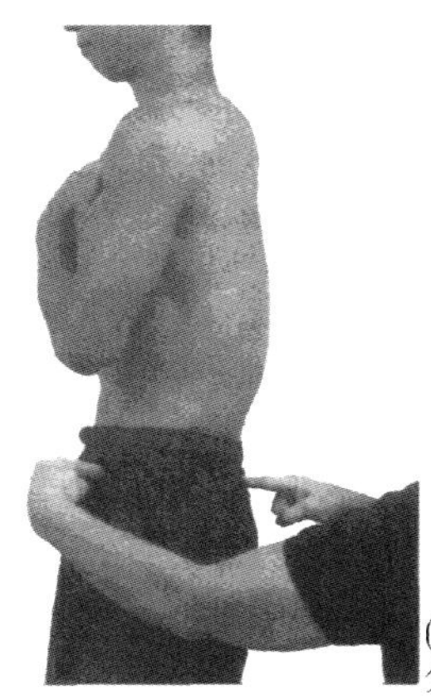

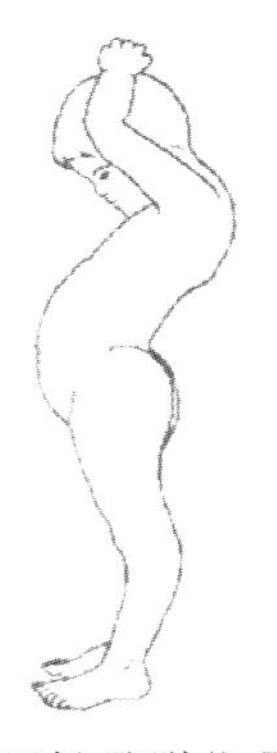

(1)先天性髋脱位,臀部分凸 腰椎代偿性前凸

(2)左髋后脱位或屈曲挛缩畸形 腰椎代偿性前凸

图 3－6 髋部站立位侧方检查　图 3－7 臀部后方凸出畸形　图 3－8 腰椎代偿性前凸

3. 从患者后面观察

在髋后部望诊时首先要观察两侧臀大肌是否丰满对称,往往髋部有慢性疾病,或长期疼痛,使下肢不能负重,结果出现臀大肌废用性萎缩,表现患侧臀部变得平坦。臀部上方、髂后上棘之上的两个凹陷的小窝是否在同一水平上,观察两侧股骨大转子位置有无上移。如有一侧臀部高突,则常见于髋关节后上脱位,股骨头占据位置所致,临床上我们还能看到臀部出现索条状沟凹,并伴有臀肌萎缩,这是由于臀筋膜挛缩或臀大肌纤维索条形成所造成的特有外观形态。在臀部上方两侧髂后上棘之上,可以看到两个稍微凹陷的小窝,正常时它们在同一水平线上,如不在同一水平线上则表明有骨盆倾斜。另外还要对比两侧臀横纹是否对称,如果不对称,皱褶增多加深、升高,如双侧大转子向外突出,髋部增宽,会阴部也增宽,则要考虑为双侧先天性髋关节脱位。如果有双侧髋内翻畸形,不但颈干角变小,且大转子上移,臀部变短,会阴部也增宽。若两侧坐骨结节部高凸,不对称,可能是坐骨结节滑囊炎或有坐骨结节结核。

二、髋关节畸形的检查

髋关节畸形常见于先天性疾病如髋内翻、髋外翻畸形、先天性髋关节脱位。臀肌挛缩系后天性疾病，其他如急慢性化脓性髋关节炎、髋关节脱位、髋部骨折而产生多种畸形。

1. 髋关节屈曲、内收、内旋畸形

髋关节后脱位时，患肢短缩，活动受限并弹性固定，呈现为屈曲、内收、内旋畸形（图3－9）。

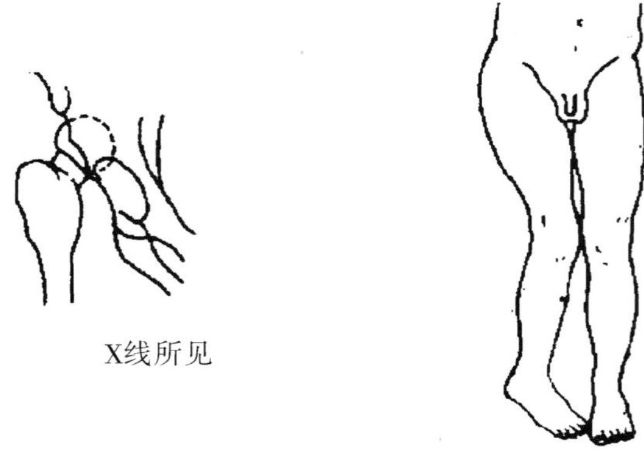

图3－9　右髋关节后脱位，患肢屈曲、内收、内旋畸形

2. 髋关节屈曲、外旋、外展畸形　髋关节前脱位时，患肢短缩，弹性固定，并呈现为屈曲、外旋、外展、相对短缩畸形（图3－10）。

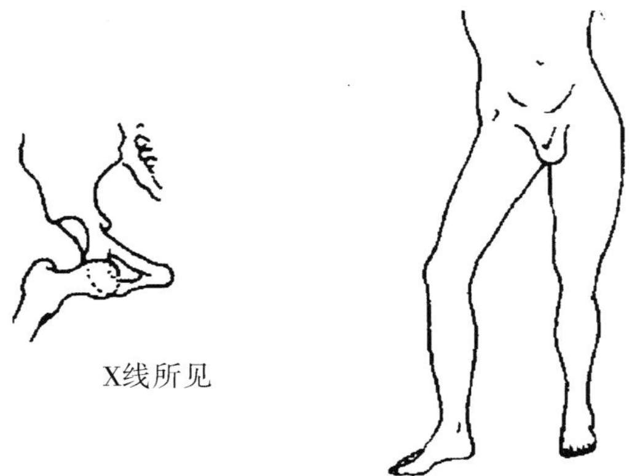

图3－10　右髋关节前脱位，患肢屈曲、外旋、外展、相对伸长畸形

3. 髋内收畸形

先天性髋内翻时出现无痛性跛行、大转子增大，髋关节活动特别是髋外展活动受限。

4. 髋外展畸形

先天性外展性挛缩，由于外展肌群挛缩，患肢呈外展位，肢体较健侧长。

5. 髋关节屈曲、内收、挛缩畸形

髋关节急性或慢性感染的早期，患者出现局部肿胀、压痛、松动、屈曲、内收、内旋畸形，因该体位髋关节腔容积最大，改变体位会引起关节囊内压力增加，疼痛加重。晚期关节囊挛缩而产生屈曲内收挛缩畸形。

三、肢体短缩

1. 肢体短缩

肢体短缩对检查髋关节和下肢有无短缩非常重要。真性短缩患者，受累侧肢体实际长度短于对侧肢体，可能由于股骨大转子以上或近端病变（A）或转子间以远病变所致（B）。

2. 真性短缩

（1）肢体真性短缩的转子间以上原因有：A 髋内翻（如股骨颈骨折、股骨头骨骺滑脱、Perthes 病、先天性髋内翻）；B 关节软骨消失（由于感染、关节炎所致）；C 髋关节脱位（如继发于发育性髋关节脱位）（图 3－11）。

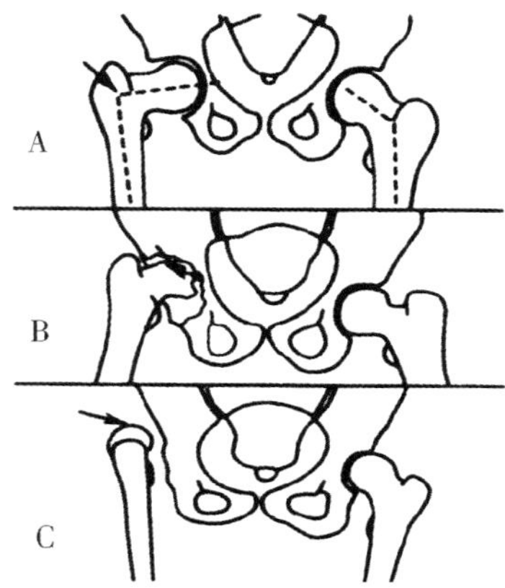

图 3－11　肢体真性短缩原因示意图

（2）股骨转子间以远肢体真性短缩的检查：膝、髋关节屈曲，双足跟并拢，然后比较双膝关节的位置：A 提示胫骨短缩；B 表示胫骨短缩（图 3－12）。

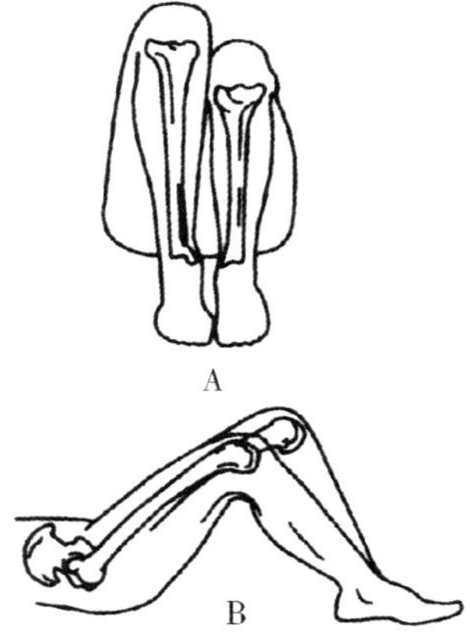

图 3－12　股骨转子间以远肢体真性短缩的检查

（3）肢体真性短缩的股骨转子间以远最常见原因：胫骨陈旧性骨折、股骨陈旧性骨折、骨骼生长发育受影响（如脊髓灰质炎、骨或关节感染、骨骺损伤或部分遗传性疾病等）（图 3－13）。

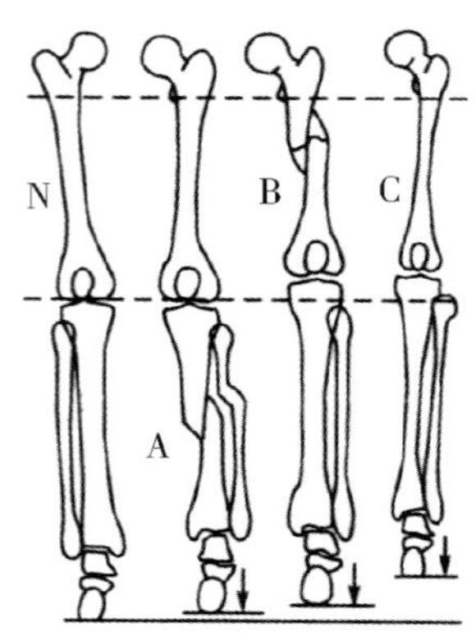

图 3－13　真性短缩的股骨转子间以远常见原因

3. 相对短缩

一侧肢体过长而另一侧肢体相对短缩非常少见。可因血管过度增生而刺激骨骼的生长所致(如儿童长骨骨折以后、骨肿瘤)、髋外翻(如脊髓灰质炎后遗症)。有时外观短缩但肢体实际长度并未发生改变,是由于髋关节的内收挛缩所致,可以通过骨盆倾斜来代偿。一侧肢体的短缩可以被另一侧足的足跟抬起代偿,或通过对侧膝关节屈曲代偿,但在多数情况下有骨盆倾斜代偿肢体不等长,而骨盆倾斜又被腰椎侧凸代偿。

四、髋关节的步态检查

髋部疾病引起的病理步态及其机制列于表 3－2。医生应尽可能地掌握它们,就很易记住而用于临床。此外,一侧髋关节病变引起疼痛或不稳定时,患者常在对侧借助手杖或拐减轻疼痛。双侧髋关节病变时,多用双拐行走。髋关节屈曲受限的患者(挛缩或者强直)穿脱裤袜需要屈膝进行。

检查时应从前方、侧方和后方观察步态。步态分析需要有一定的临床经验,要试图去评估步幅和行走中每一侧足着地所用时间以及引起疼痛可能的原因、关节僵硬程度、肢体是否有短缩,臀肌肌力是否正常等因素。拖步步态或顿步步态(足底以一种非常有力的方式着地行走)见于外伤后脊髓损伤综合征患者,行走时双足间距加大。

(一)跛行

主要见于髋关节疾患及下肢任何部位的疼痛。行走时患肢不敢用力负重,负重相时间缩短,患肢迅速起步,形成保护性跛行。当双下肢不等长,一侧肢体短缩超过 3 cm,行走时骨盆及躯干倾斜,常以足尖负重或屈曲对患膝关节代偿而出现跛行。

(二)步态异常

髋关节疾患时,可出现多种异常步态:①双侧臀中肌麻痹行走时骨盆两侧交替起伏,躯干左右摇摆,恰似鸭子走路,称为鸭步;②单侧臀肌失效,行走时不能固定骨盆,健侧骨盆上下起伏让躯干摆动以维持身体平衡,造成臀肌失效;(图 3－14)③髋关节强直,行走时患肢向前迈步,须转动躯干,然后才有起步,行走时非常呆板,故称呆步;④后脊髓损伤综合征患者，行走时双足间距加大，每一只脚在摇摆中拖拉于地面行走，又称为拖步步态。

表 3－2　髋部常见病理步态的机制和病因

步态	机制	病因
鸭步	髋关节不稳定	双侧先天性髋关节脱位，或臀中小肌麻痹
单侧摇摆跛行	单侧髋关节不稳定	单侧先天性髋关节脱位，或臀中小肌麻痹
躯干前倾，手扶大腿或膝部	股四头肌瘫	小儿脊髓灰质炎后遗症
躯干后倾，手扶臀部	臀大肌瘫	小儿脊髓灰质炎后遗症
单侧屈髋、屈膝、垂足	单侧髋关节屈曲位挛缩或强直	髋关节结核或强直性脊柱炎
身体向一侧倾斜上提并旋转另一侧骨盆	一侧髋关节伸直位僵直畸形	各种原因引起的髋关节伸直位强直畸形
一侧负重时间变短，步幅明显变小	负重时疼痛	单侧髋关节炎症

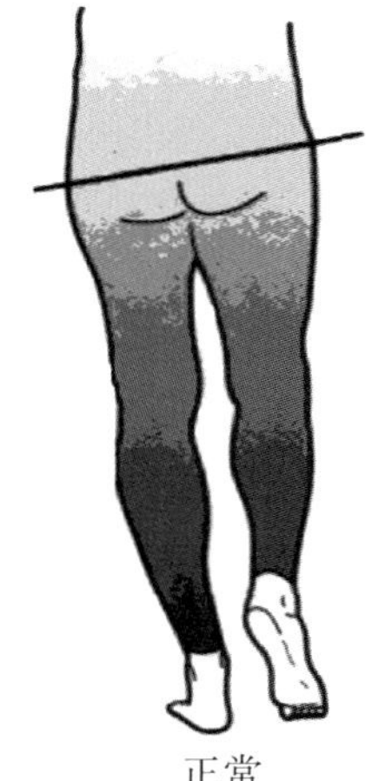

正常

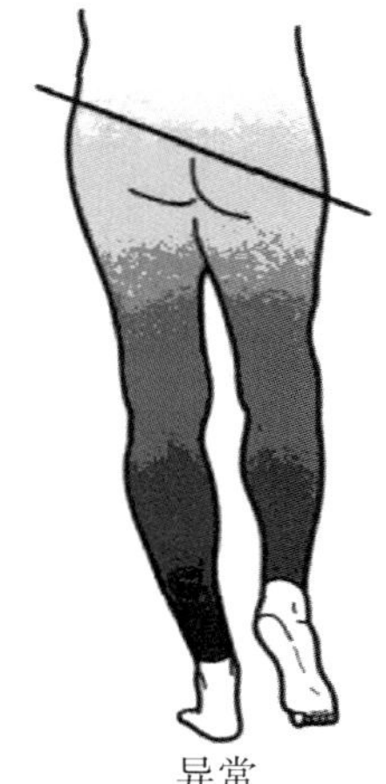

异常

图 3－14　髋关节不稳定

第三节　触诊

触诊主要检查局部有无肿胀、压痛，有无波动感，有无异常隆起。立位或卧位均可检查，要看病人在哪种体位下更舒服些。但可能有些检查应该在立位姿势下进行，因为在不负重的情况下，有些病态易被忽略，而在负重时可以表现得更明显。

一、压痛点

注意有无压痛及波动以及何处最明显，尤其是腹股沟中部与大转子外侧。

二、异常骨隆起

如在臀部摸到突出的骨隆起，腹股沟空虚，考虑是否为髋关节后脱位。如耻骨和闭孔部有异常骨隆起，腹股沟丰满，可疑为髋关节前脱位。

三、特殊体表标志的触诊

髂嵴：患者仰卧位，检查者双手伸开拇指触及双侧髂嵴、示指放在腰部检查髂嵴高度是否对称。髂嵴高度不对称见于下肢长度不对称、骨盆倾斜或骶髂关节异常（图 3－15）。

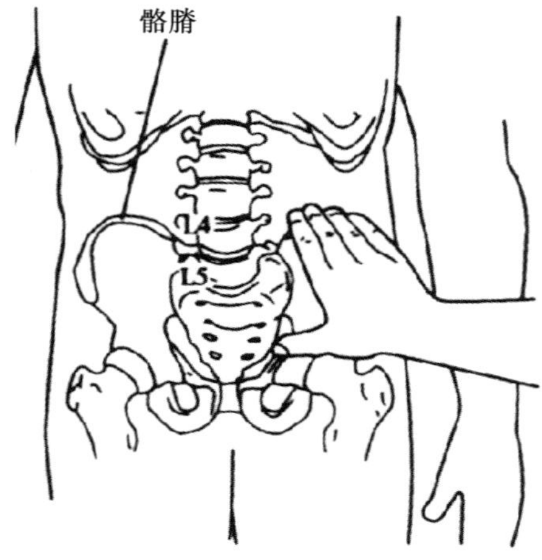

图 3－15　髂嵴触诊

髂前上棘：检查者双手呈倒八字，拇指放于耻骨支上，余指指腹触及的最突出部即是髂前上棘。髂前上棘左右高度不对称可能是由于髂骨旋转、髂前下棘撕脱或曾有过髂骨取骨术所致（图 3－16）。

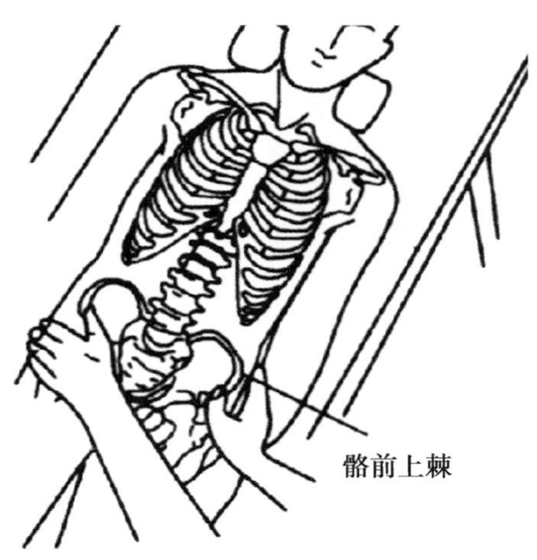

图 3－16　髂前上棘触诊

耻骨结节：检查者伸开手中指位于脐部，手掌置于腹部，手根部恰好位于耻骨结节的上方。用手指触摸双侧耻骨结节是否对称，有无分离及上下错位。正常耻骨结节可有触痛，如果左右高度不对称或前后方向不对称，可能存在骶髂关节半脱位或脱位；如果距离不等或分离，可见于外伤性耻骨联合分离（图 3－17）。

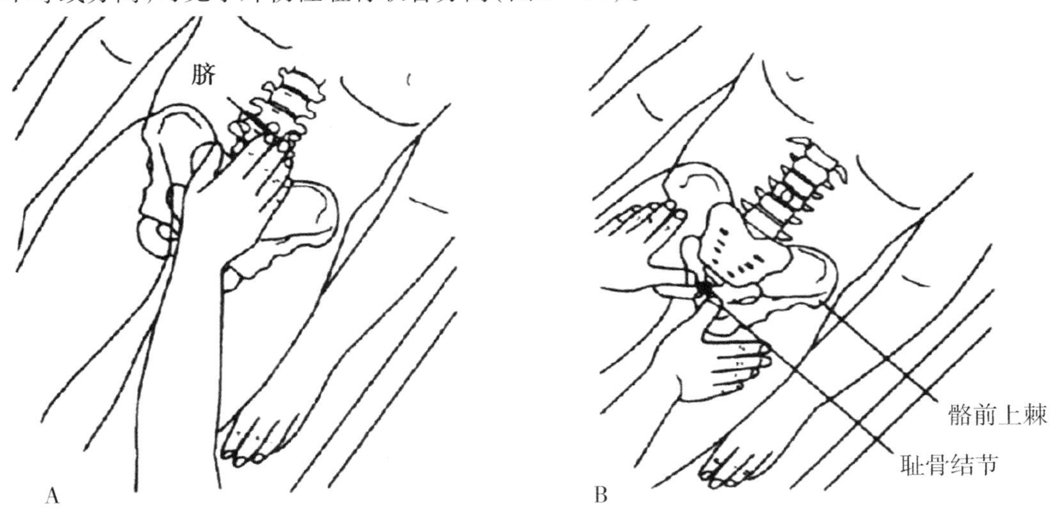

图 3－17　耻骨结节触诊

大转子：检查者手置于髂嵴，沿骨盆外侧向远侧触及一小的平台，此时手掌置于大转子顶部确定其高度。大转子后上部表浅，易触及，前外侧由于有臀中肌和阔筋膜张肌覆盖，骨性突起难于确定。正常大转子顶点与耻骨结节平齐。高度的不同可能由于髋部骨折或骨折畸形愈合、发育性髋关节脱位或其他先天性异常。大转子突出部压痛可能存在大转子滑囊炎或梨状肌综合征。如果在患者负重位检查大转子高度不等，则可能是由于下肢不等长所致（图 18）。

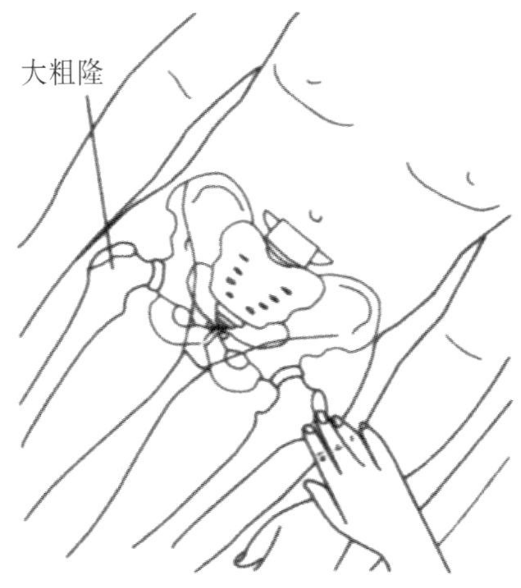

图 3－18　大转子触诊

坐骨结节触诊　触及坐骨结节区检查局部是否有压痛，若该处有压痛或可触及囊性肿物既提示有坐骨结节滑囊炎存在。运动伤时由于发生腘绳肌起点损伤，局部可出现压痛，特别是儿童。运动损伤伤及髂前上棘、髂前下棘比较少见（图 3－19）。

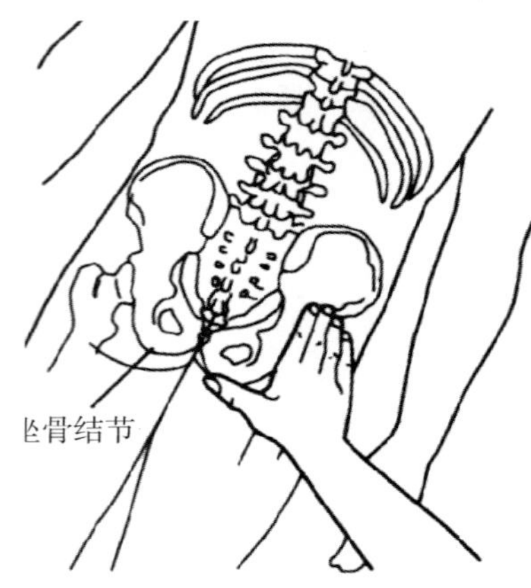

图 3－19　坐骨结节触诊

四、髋关节前部的触诊

髋关节位置较深，在进行触诊时，必须仔细体验局部软组织的柔韧性和弹性，并宜询问其有疼痛和疼痛的程度及性质，其最可靠的方法是与健侧对比，软组织的韧性增加，常提示关节周围的炎性浸润改变，而弹性的增加则可能关节内有积液。

腹股沟中点下 2 cm 是髋关节的前壁，如触之隆起、饱满，说明有髋关节肿胀；如触到凹陷，则是股骨头脱出；其压痛多见于：髋关节炎症、股骨颈骨折、风湿性关节炎、股骨头无菌性坏死、髋关节结核。

触及长收肌的起点，在运动损伤时（长收肌扭伤）和髋关节骨关节炎内收肌挛缩时局部可有触痛。触及小转子后外旋下肢，触诊髂腰肌止点，在运动伤时由于髂腰肌扭伤此处可有压痛。

股三角检查时最好取仰卧位，被检一侧的下肢屈膝，足跟放在对侧膝关节上。这种体位使髋关节处于屈曲、外展、外旋位。股动脉大约在腹股沟韧带中点的下方通过，在该韧带的下面，脉搏有力。股神经位于股动脉外侧，耻骨上支下缘是闭孔神经出口部。患有闭孔神经痛的病人，在此部位有特别敏感的压痛点，并有向闭孔神经降支或后支的放射痛。另外还要注意腹股沟淋巴结有无肿大，对判断髋部炎症及肿瘤有重要意义。

五、髋关节侧方触诊

侧方主要有股骨大转子，如该处有压痛，说明大转子部有病变，如滑囊炎。坐骨神经位于大转子和坐骨结节的中点。检查时病人侧卧背对检查者，髋关节伸直时，坐骨神经被臀大肌覆盖，屈曲时臀大肌移开。因此，要摸清大转子和坐骨结节，找到两者连线的中点。如果检查者在该处用力向下压迫软组织，病人会有明显的疼痛反应，如腰椎间盘突出症，梨状肌综合征或坐骨神经本身的直接损伤（如注射部位不当），都可出现坐骨神经触痛。弹响髋的患者，可触到阔筋膜在大转子上的滑动感。

六、髋关节后方触诊

大转子后上部位正是髋关节的后壁，触按其有无压痛，有无肿胀。梨状肌起自骶骨前面，出坐骨大孔止于大转子后部。在髂后上棘与尾骨尖之间画一连线，该连线中点至大转子尖连线表示梨状肌下缘。因坐骨神经在梨状肌下缘或上缘或肌腹间穿出，故梨状肌痉挛时，梨状肌综合征的病人，可压迫坐骨神经出现症状，此时可触及呈条索状的梨状肌，梨状肌部位压痛明显。另外还要触摸臀大肌有无萎缩，这对临床诊断有重要意义。如果在臀大肌的下方摸到球形的股骨头，这是髋关节后脱位的征象。

髂后上棘在臀部上方的小凹陷的下方，在皮下很容易摸到。坐骨结节位于臀部中央，大约在臀皱襞的水平，触摸时要求髋关节屈曲，这时很易摸到。

第四节　叩诊和听诊

一、轴向叩击试验

患者仰卧，下肢伸直轻轻叩击足跟或大转子处，如出现髋部疼痛，则应怀疑股骨颈嵌插骨折或其他异常，此时应进一步拍 X 线片排除或明确骨折或其他异常。

二、骨传导音检查

听筒放在耻骨联合上，用中指如叩诊一样对比敲打两侧髌骨，除嵌入性骨折外，骨折侧有明显的骨传导音减弱。

第五节　动诊和量诊

准确的测定髋关节运动范围并不简单，因常有骨盆运动及脊柱的代偿运动的影响。检查时，医生必须用前臂及手放在双侧髂骨嵴上固定骨盆，以察别髋关节运动是否伴有骨盆的移动而造成假象。髋关节的活动方向有前屈、后伸、内收、外展、内旋、外旋六种。又有受外力作用的被动运动，和受自身肌力作用的主动运动的功能，检查时就要检查关节的这两方面功能，为了防止脊椎的代偿动作，一腿屈曲。另一腿伸直；一腿外展，另一腿也外展。这样，两腿互作反方向的动作，防止骨盆的伴随动作，以免测出度数不准确。

一、髋关节伸直运动检查

1. 髋关节主动伸直功能检查

患者仰卧位，将患侧髋关节屈曲，嘱其将患肢放回检查床以检查髋关节主动伸直功能。

2. 髋关节伸直功能检查

检查髋关节较小的伸直功能丧失，特别是另外一侧功能正常时。让患者翻身俯卧，检查者一只手固定骨盆。分别抬起双侧下肢,然后对比双侧下肢活动幅度。正常后伸范围:50°~20°。仅伸直功能丧失是髋关节融合最早出现的体征(图3-20)。

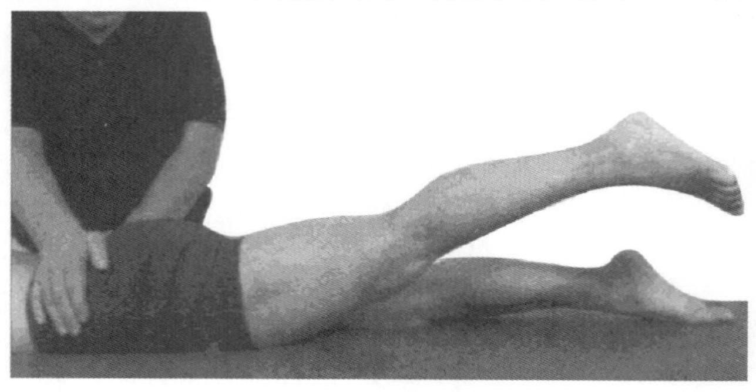

图3-20 髋关节伸直功能检查

3. **髋关节伸肌检查**

髋关节伸肌是臀肌及其肌腱。臀大肌连接股骨和髂胫束,是最强有力的伸髋肌。伸髋肌检查时患者俯卧并伸直膝关节的情况下或在侧卧位屈膝伸髋消除重力情况下抬高检查侧大腿,并在屈膝关节的同时伸髋关节,在膝关节屈曲位时该动作由臀大肌单独完成。在髋关节伸直时予以一定的力阻抗出现疼痛见于臀大肌或腘绳肌痉挛或坐骨结节滑囊炎,亦见于腰椎滑脱、椎间盘突出等。

二、髋关节屈曲运动检查

1. **髋关节主动屈曲运动检查**

患者仰卧位,嘱其主动屈髋,膝关节尽可能靠向胸部,不会引起骨盆后部旋转。

2. **髋关节屈曲运动检查**

健侧髋关节屈曲使腰椎前屈消失,并且稳定骨盆,让患者保持这一姿势。然后屈曲患侧髋关节,一只手检查在屈髋过程中骨盆有无进一步移动(图3-21)。正常屈曲范围:>120°。髋关节屈曲范围的记录方式是:屈髋:30°~90°或屈曲固定畸形30°,屈曲至90°。

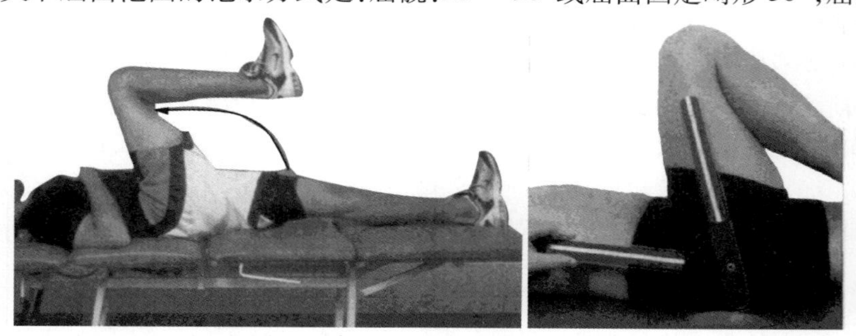

图3-21 髋关节屈曲运动检查

3. **髋关节屈肌检查**

髋关节周围最有力的屈肌是腰大肌和髂肌,两者通过共同的肌腱止于小转子。缝匠肌、股直肌和阔筋膜张肌辅助髂腰肌屈髋。患者坐立位或仰卧位屈髋时在膝关节正上方施以向下的力对抗屈髋或在侧卧位情况下,嘱患者轻抬上侧的腿并屈髋两种方法检查屈髋肌。髋关节屈曲时出现腹股沟处疼痛可见于髂腰肌滑囊炎或腹部疾病。

三、髋关节外展活动检查

1. 髋关节外展活动检查

在检查中如果有骨盆倾斜，将对髋关节的运动范围造成错觉，因此在检查前首先用示指和拇指抓住对侧髂前上棘，同时用前臂固定对侧骨盆。固定骨盆的另外一种方法是使对侧下肢置于检查床边并屈曲下垂，然后稳住检查侧髂前上棘使骨盆不发生移动。固定骨盆以后，向外移动下肢并记录移动范围（图 3－22）。正常外展范围：40°。在髋关节屈曲 90°位开始检查髋关节外展功能，在怀疑有髋关节骨关节炎或先天性脱位时这种检查有特殊的价值。

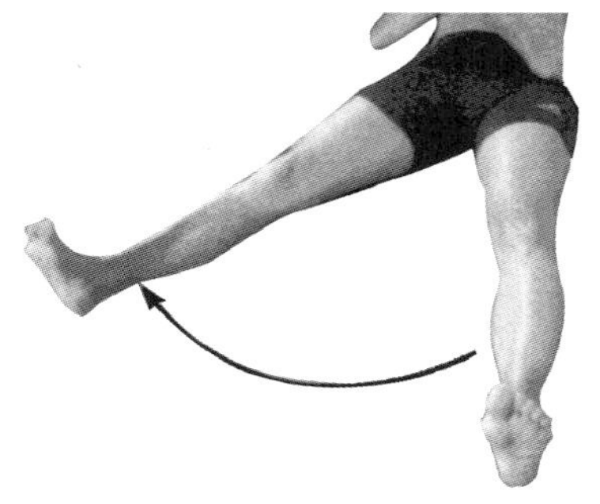

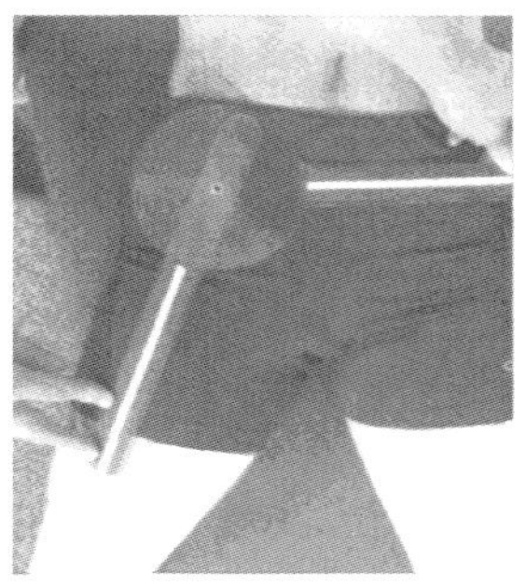

图 3－22　髋关节外展活动检查

2. 髋关节外展肌检查

臀中肌是主要的外展肌，臀大肌和梨状肌辅助外展，股骨颈的存在增加了外展肌的力矩，从而加强臀中肌的功能。髋关节外展肌的功能并不是使大腿远离中线外移，而是在单侧下肢站立时阻止骨盆向站立侧大腿内收。检查时患者侧卧位对侧下肢略屈髋屈膝，检查侧髋关节中立位并伸直膝关节。检查者一手固定骨盆防止骨盆前后滚动，让患者抬起大腿，检查者在大腿远端予以一定的力对抗以检查臀中肌肌力。髋关节外侧疼痛导致外展受限可见于大转子滑囊炎。臀中肌肌力下降导致髋关节外展无力，表现为典型的 Trendelenburg 步态（图 3－23）。

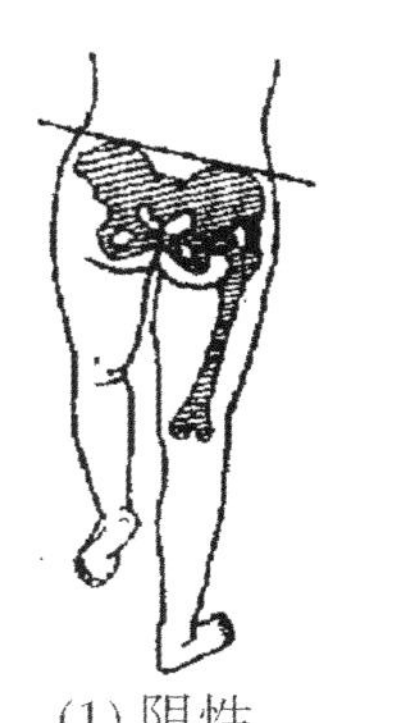

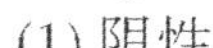

(1) 阴性

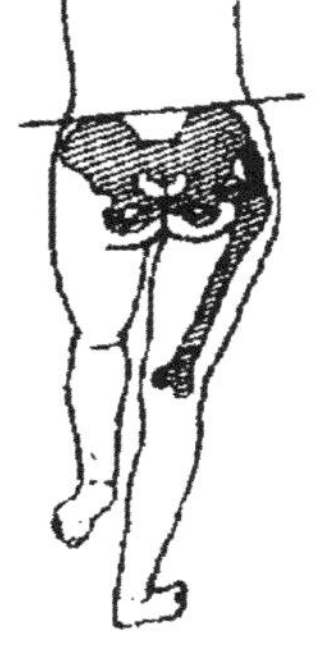

(2) 阳性

图 3－23　Trendelenburg 步态

四、髋关节内收运动检查

1. 髋关节内收运动检查

检查时最好有一位助手抬起健侧下肢，使患侧下肢在完全伸直位内收时不受影响，不会发生阻挡。在无助手的情况下，可以在健侧下肢上方交叉来完成内收检查。将所检查的下肢轻度屈曲，在大多数情况下对检查结果的精确性影响不大（图 3－24）。如果髋关节是正常的，下肢可以越过对侧大腿。同样内收功能可以在髋关节屈曲 90°位开始进行检查。正常内收范围：25°。

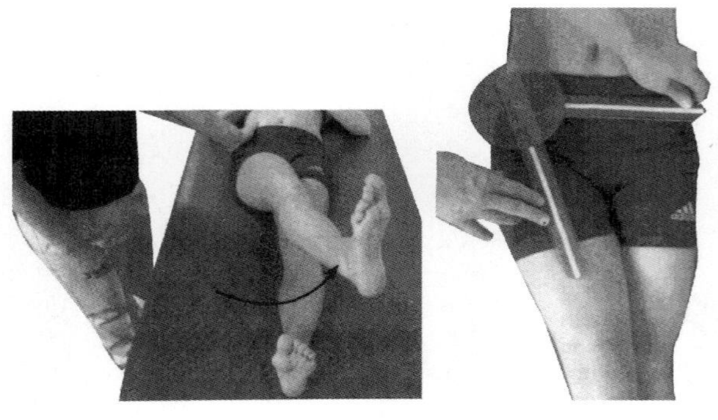

图 3－24　髋关节内收运动检查

2. 髋关节内收肌检查

髋关节内收肌有大收肌、长收肌、短收肌、股薄肌，而大收肌是最强大的内收肌。腘绳肌、臀大肌、耻骨肌和一些短外旋肌也参与内收。内收肌在内收髋关节的同时稳定骨盆，在行走时防止下肢外展滑移。内收肌的检查在患者侧卧，脊柱、髋、膝关节处于中立位进行，嘱患者抬起检查侧下肢，检查者一只手在膝关节下面正上方施加一定的阻抗或在患者仰卧位消除重力的影响下髋关节主动或被动外展位，然后让患者使下肢向中线回收检查内收肌肌力，同时在对抗阻力时出现疼痛可见于长收肌肌腱炎或长收肌撕裂。

五、髋关节内旋运动检查

1. 髋关节屈曲 90°位内旋运动检查

髋关节内旋功能检查通常在屈曲 90°位进行，检查者一只手握住膝关节以稳定屈曲的髋关节，然后向外移动足部使髋关节内旋（图 3－25）。检查时检查者心中一定要明确，足部外移使髋关节内旋。通过比较下肢和中线的位置来测量内旋范围。检查时应双侧对比，内旋幅度减小在髋关节疾病是很常见。正常髋关节屈曲 90°位内旋范围为 45°。

2. 髋关节内旋肌检查

髋关节内旋肌有臀中、小肌、阔筋膜张肌，其中臀小肌、阔筋膜张肌是主要的内旋肌，髋关节内旋协同肌有半腱肌和半膜肌。髋关节内旋肌肌力比外旋肌肌力要小。内旋肌检查在患者坐于检查台双膝屈曲位，检查者一手握在患者踝关节上方，患者用力向外侧旋转小腿以远离对侧下肢，或患者仰卧髋、膝关节中立位以抵消重力情况下进行检查，患者用力向内旋下肢以使足内侧面可以接触到床面。在对抗情况下出现疼痛常见于髋关节关节炎。

六、髋关节外旋运动检查

1. 髋关节屈曲 90°位外旋运动检查

髋关节位置同检查内旋时的位置相同，但在检查外旋时双足应向内移动（图 3－25）。同样的方法测量髋关节外旋。正常在 90°屈曲位时外旋范围为 60°，大多数髋关节炎性疾病时外旋受限。

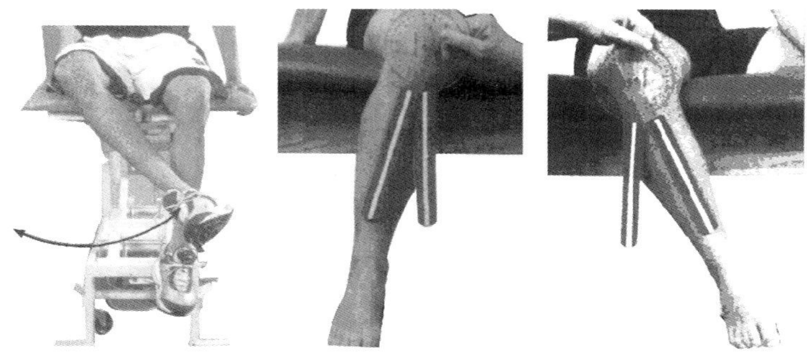

图 3－25　髋关节内/外旋运动检查

2. 髋关节外旋肌检查

髋关节外旋肌包括梨状肌、闭孔内肌、闭孔外肌、上、下仔肌，此外股方肌、耻骨肌也参与外旋，外旋肌检查在患者坐立于检查台双膝屈曲，检查者握住患者小腿踝关节上方，向上、向对侧膝部旋转小腿或在患者仰卧位髋、膝关节处于中立位抵消重力的影响下让患者外旋下肢进行髋关节外旋检查。梨状肌功能障碍情况下，外旋时予以一定的对抗可引起疼痛，此时有必要进一步进行梨状肌试验确认。

3. 梨状肌试验

该试验常用于在髋关节外旋中隔离梨状肌。患者仰卧位髋、膝关节屈曲，检查者将患者大腿和膝关节推向内侧并让患者向检查者的胸部对抗用力，在此位置下用力外旋抵抗阻力，出现疼痛时为梨状肌试验阳性（图 3－26）。

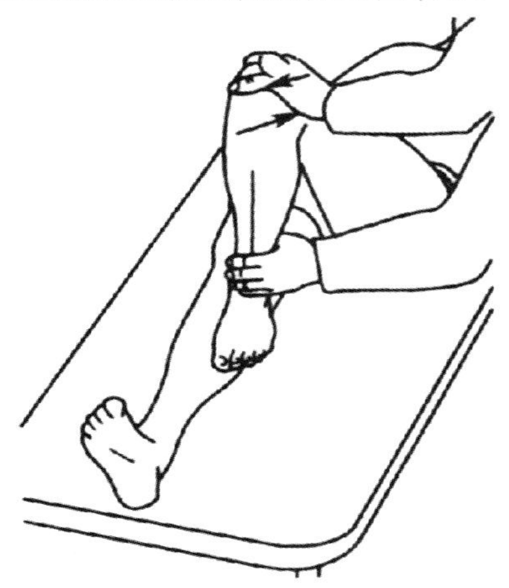

图 3－26　梨状肌试验阳性

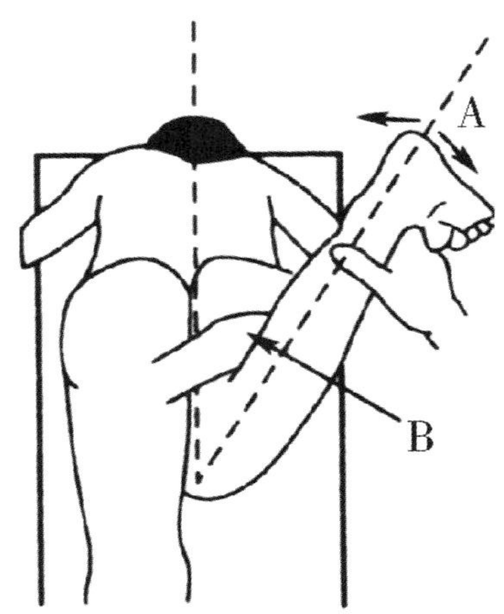

图 3－27　股骨颈前倾角的检查

七、股骨颈前倾角的检查

股骨颈前倾角的检查应在患者俯卧，检查者一手握住患者腿部(A)，左右摆动患者下肢，另一只手触摸大转子突出部。(B)当大转子转向正侧方时，此时下肢轴线与垂线间的夹角就等于前倾角(图3－27)。这种方法是临床上测量股骨颈前倾角最精确的方法。

第六节 髋部测量

股骨大转子向上移位在各种伤病中较为常见，股骨大转子向上移位的测量适用于诊断股骨颈骨折、髋关节脱位和髋关节结核或化脓性关节炎股骨头已被破坏时。检查方法有三种：

(1)Shoemaker线　在大转子尖和髂前上棘之间画一连线，向腹壁延伸。正常情况下，该沿线在脐或脐以上与中线交叉。如因伤或病使大转子上移，则此沿线在脐以下偏中线相交(图3－28)。有时不一定画线，只要同时触摸两侧大转子尖端和髂前上棘，凭自己感觉即可测定。

(2)Bryant三角　患者仰卧，从髂前上棘画一垂线，再从大转子尖画一水平线，并将髂前上棘与大转子尖连成一线，即成一三角形。测量三角形的底线，正常约为5 cm，可与健侧对比(图3－29)。如大转子尖向上移位，则此底线较健侧为短。

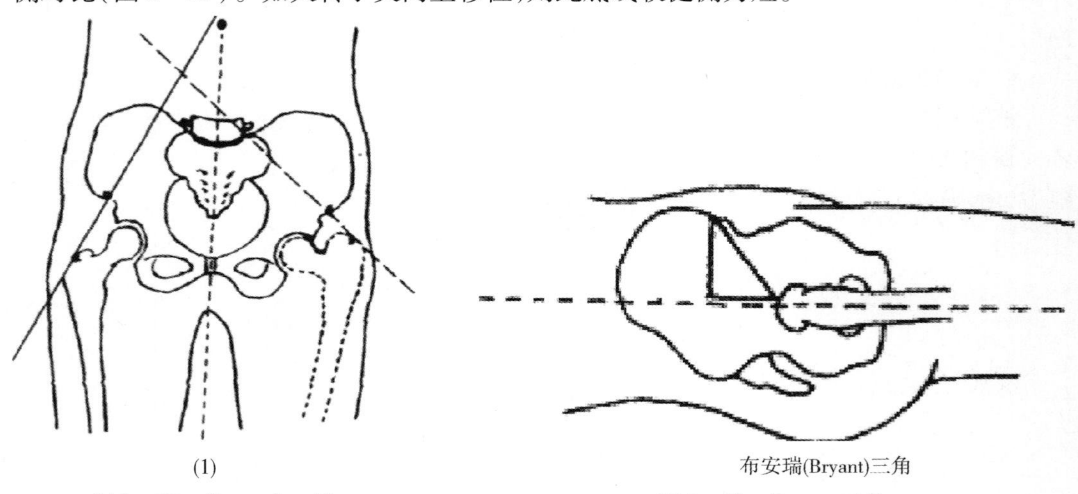

图3－28　Shoemaker线　　图3－29　Bryant三角

(3)Nelaton线　患者仰卧，髋半屈曲，在髂前上棘和坐骨结节之间画一连线。正常此连线通过大转子尖(图3－30)。

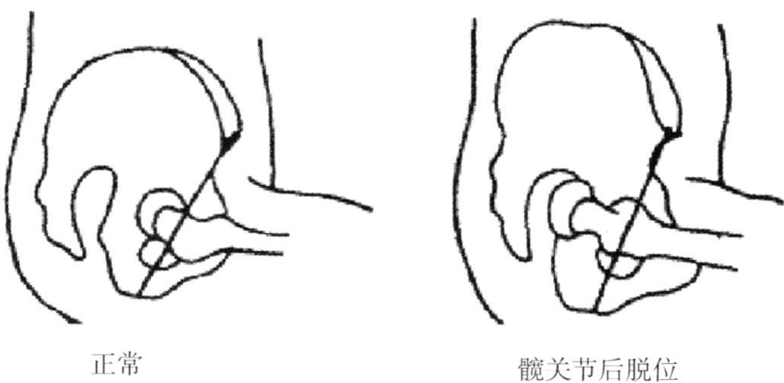

图 3－30　Nelaton 线

第七节　特殊检查

1. 骨盆挤压分离试验

患者仰卧位，从双侧髂前上棘处对向挤压或向后外分离骨盆，引起骨盆疼痛为阳性。见于骨盆骨折。须注意检查时手法要轻柔以免加重骨折端出血（图 3－31）。

2. Gaenslen's 试验

患者仰卧，屈健侧髋、膝，并让患者自己抱住；病侧大腿垂于床缘外。检查者一手按健侧膝，一手压患侧膝，出现骶髂关节疼痛为阳性，说明腰骶关节有病变（图 3－32）。

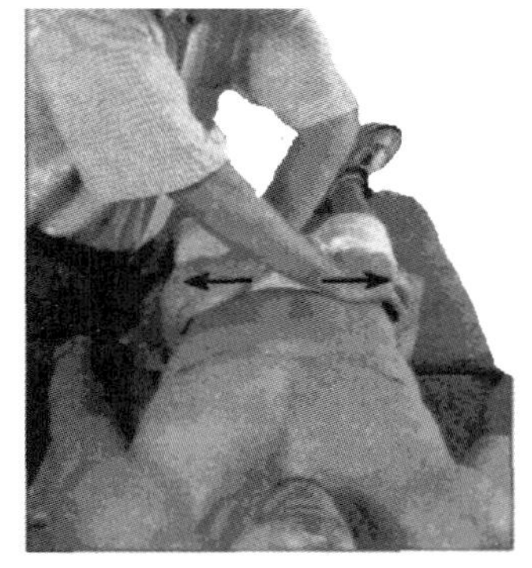

图 3－31　骶髂关节分离挤压试验

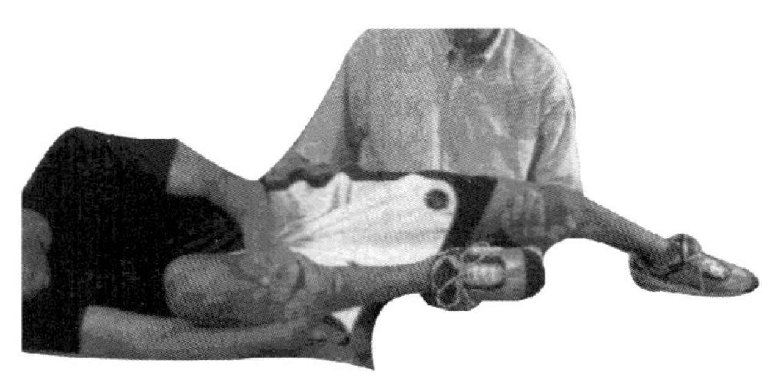

图 3－32　Gaenslen's 试验

3. Ober's 实验

患者健侧卧位，患侧在上，屈曲健侧髋、膝关节并使腰部伸直。检查者立于患者背后，一手扶住患侧髂部固定骨盆，另一手扶住患侧下肢，在先屈曲的情况下外展患侧髋关节，再尽量使髋关节过伸，然后放下患侧下肢，如果患侧下肢不能下落，或者患侧骨盆伴随患侧下肢下落而活动为阳性（图 3－33）。提示髂胫束挛缩引起髋关节屈曲外展畸形。臀肌挛缩、髂胫束挛缩多见。

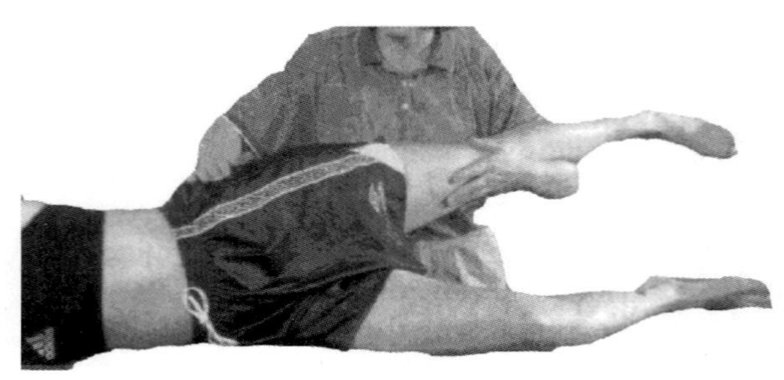

图 3 - 33　Ober's 实验

4. Trendelenburg **试验**

当单腿站立时，通过髋关节外展肌的作用将身体重心向站立侧偏斜，骨盆倾斜并且通常肢体悬空侧臀部抬高（图 3 - 34），髋关节病患者骨盆倾斜会更大，并且保持此姿势达 30 秒钟。让患者用患病侧肢体站立，任何支持物（如拐杖或手杖）一定要在站立侧。让患者将悬空侧肢体再抬高一些，避免躯干过度活动（通过 C7 的垂线不应该超过站立侧足），如果骨盆向悬空侧倾斜低于水平线或不能维持该姿势达 30 秒钟，则为阳性。此试验不适用于小于 4 岁的儿童，疼痛、协同或平衡能力较差者会出现假阳性。Trendelenburg 试验阳性见于：①臀肌麻痹或肌力减弱（如脊髓灰质炎、肌萎缩性疾病）；②臀肌抑制（由于髋关节疼痛所致）；③髋内翻所致臀肌肌张力下降；④发育性髋关节脱位。大约有 10% 的患者出现假阳性。

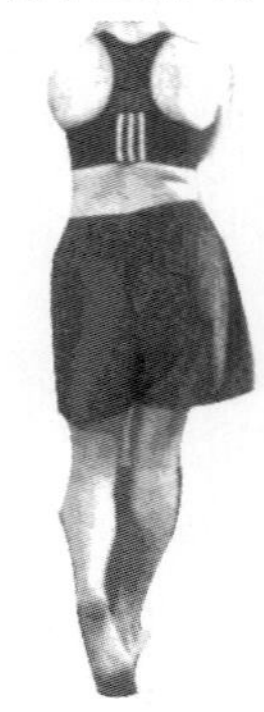

图 3 - 34　Trendelenburg 试验

5. Patrick's **试验**

屈曲 90°位时髋关节外展范围会有一定程度的变化。屈曲 90°位检查者用手使髋关节外展时，髋关节处出现疼痛为髋关节骨性关节炎最早出现的体征。检查时（以右侧为例），屈曲双膝双髋关节，将右足置于左膝上，然后轻轻下压右膝关节。这一检查又称为 Faber 征（屈曲、外展、外旋）（图 3 - 35）。

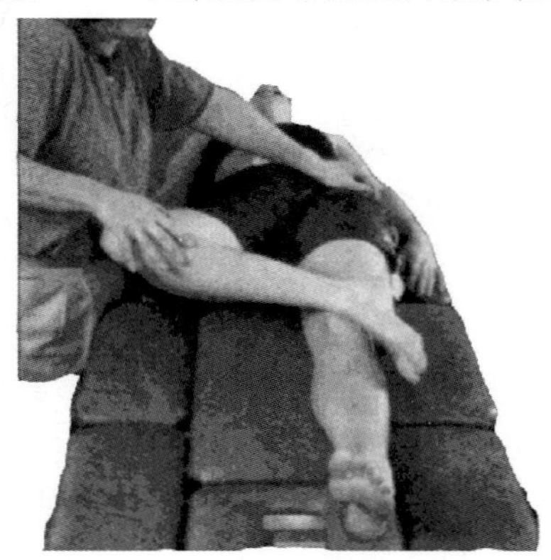

图 3 - 35　Patrick's 试验

6. Thomas 征

患者平卧于硬板床上，尽量屈曲健髋、健膝，双手抱住膝部，使腰椎平贴床面。正常对侧下肢不离床面，如对侧髋关节有屈曲畸形，该侧下肢即不能与床面接触，其翘起的角度即髋的屈曲畸形角度。另一种检查方法是检查者一只手置于腰椎后面，可检查在平卧时有无腰椎前屈增加，健侧髋关节完全屈曲时，用手可感觉到腰椎前屈完全消失。如果患侧髋关节从检查床上抬起，则表明该侧髋关节丧失伸直功能（或描述为髋关节屈曲挛缩畸形）。任何功能丧失度应该进行测量和记录。该试验通常称之为 Thomas 试验（图 3 - 36）。

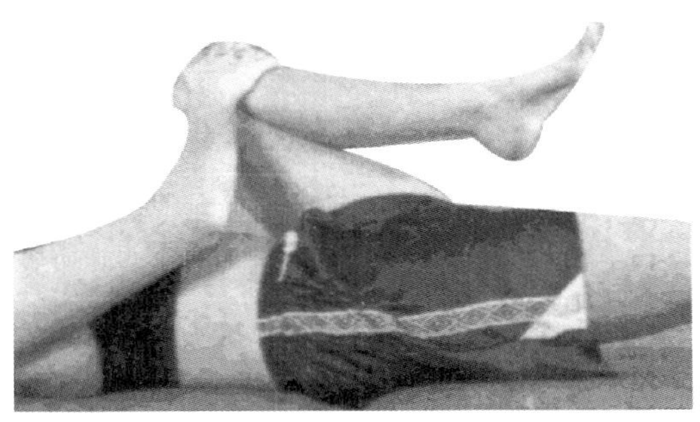

图 3 - 36　Thomas 试验

7. Ortolani 试验

此试验必须在患儿完全放松的情况下进行，最好在患儿进食以后进行检查才具有临床价值。患儿屈髋，检查者手握住膝关节，拇指顶于大腿内侧，其余手指置于大转子处。将髋关节屈曲至 90°，拇指和其他手指分别顶住大腿内侧和大转子，然后轻轻外展双髋关节。如果有髋关节脱位，当髋关节接近于完全外展位时可感觉到股骨头滑人髋臼内。当髋关节脱位时可触及弹动的声音，但是使关节脱位的动作并不一定必须检查（图 3 - 37）。注意：关节外展受限可能使髋关节有其他病变，并且为不可复位性脱位。Ortolani 试验阳性表明新生儿髋关节不稳定（NIH），且通常是使用矫形支具治疗的适应证。

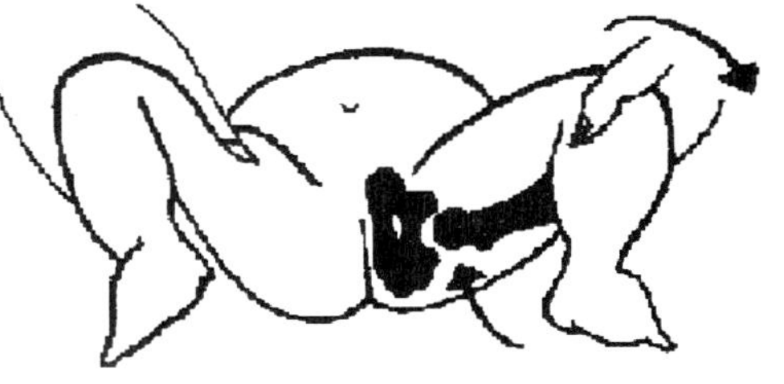

图 3 - 37　Ortolani 试验

8. Barlow 激发试验

如果 Ortolani 试验阴性，并不表明髋关节就稳定。为进一步确定可进行 Barlow 试验。检查者用一只手于耻骨联合和骶骨尖处固定骨盆，另一只手轻柔的向后方施压试图使髋关节脱位。应进行双侧检查。如果感觉到股骨头向后侧半脱位，则通过其余手指向前推动大转子或加大外展角度可能使股骨头复位（图 3 - 38）。关节复位动作同样应手法轻柔。如果 Barlow 试验阳性（Ortolani 试验阴性），应每周检查一次，如果超过 3 周髋关节持续不稳，则是使用矫形支具进行治疗的

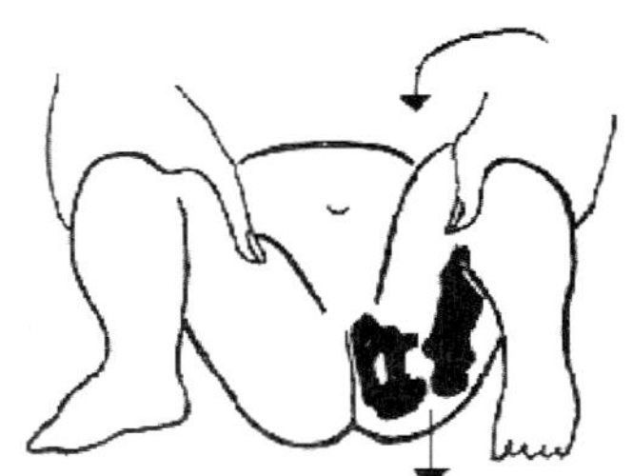

图 3 - 38　Barlow 试验

适应证，或进一步进行超声和 X 线检查。

9. 望远镜征

检查者一手固定骨盆，另一只手沿股骨轴线推拉大腿，肢体有异常移动提示该侧有发育性髋关节脱位（DDH）（图 3－39），应进行双侧检查对比。

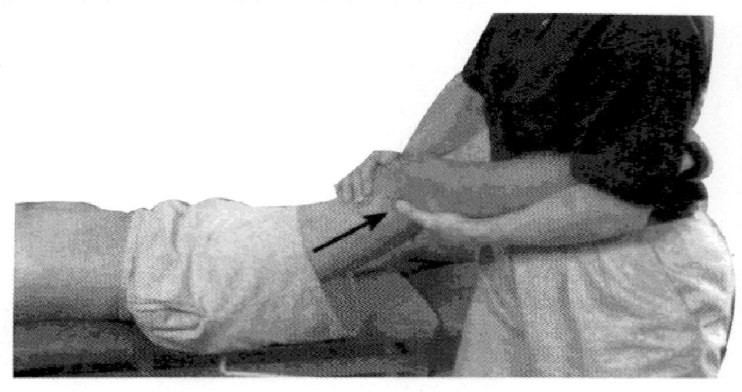

图 3－39　望远镜征

第八节　髋部常见疾病检查

一、髋关节炎症

1. 急性化脓性髋关节炎的检查

由于金黄色葡萄球菌以及乙型溶血性链球菌等，经血源性感染或直接感染所致。髋关节剧痛，同时可伴同侧膝关节疼痛。但是由于髋关节位置较深，周围软组织丰厚，所以一般在髋部不会出现明显肿胀、皮温升高及压痛。髋关节一般处于微屈曲位，内旋受限明显，且内旋患髋时关节疼痛加剧，因为内旋可使关节囊容积缩小囊内压力增加。可行髋关节穿刺检查：在股骨颈前倾的情况下，通过大转子上方进针进行髋关节穿刺，或者可以在髋关节前方进针，进针点位于腹股沟韧带稍下方、股动脉外侧。

2. 髋关节一过性滑膜炎的检查

早期局部表现与急性化脓性髋关节炎相似，但是无全身症状。可行髋关节穿刺检查予以鉴别。

3. 髋关节骨关节炎的检查

由于外伤或老年性退变，关节软骨逐渐磨损脱落。脱落的软骨在重力作用下通常堆积于关节囊内下方。受累髋关节早期外观无变化，当疼痛达到一定程度影响患肢活动后，可能出现髋关节周围肌萎缩或肌痉挛，严重者出现屈曲内收畸形。一般无肿胀，但过度活动后可出现轻度肿胀。关节周围可有压痛；有时可出现 Thomas 征阳性，髋关节外展受限且外展时疼痛加重。关节活动无受限或部分受限，活动时可有摩擦音或摩擦感。早期无轴心叩击痛，后期骨赘增生过大时可有各个方向撞击痛。X 线检查可明确诊断。

二、股骨颈骨折和转子间骨折的检查

1. 股骨颈骨折

股骨颈骨折除少数嵌入性骨折外，患肢多呈典型的外旋畸形（一般外旋40°～60°）。因骨折位于关节囊内，骨折远端由于关节囊和髂股韧带的稳定作用，附着于大转子的臀中肌、臀小肌和臀大肌以及附着于小转子的髂腰肌和内收肌的共同作用下，患侧肢体处于外旋畸形。如果外旋角度达到90°，应怀疑股骨转子间骨折。患肢功能部分或完全丧失，腹股沟韧带中点下方有压痛，患肢有纵向叩击痛。股骨颈骨折除嵌入性骨折外，骨传导音均明显减弱。患肢可存在短缩，Bryant三角底边较健侧缩短。外展嵌插性骨折，有时可屈髋关节或步行，仅感局部疼痛。容易被忽视或检查时动作过大时加大骨折移位。

2. 股骨转子间骨折

股骨转子间骨折属关节囊外骨折，因此有明显的血肿和皮下淤血，大腿根部显著增粗。压痛点位于大腿上端和大转子附近，旋转痛明显。除肿胀外，其他与股骨颈骨折相似。患肢处于外旋位，因骨折在关节囊外不受髂股韧带束缚，下肢外旋明显和大转子上移，肢体短缩较股骨颈骨折明显。纵向叩击痛和骨传导音减弱。

三、外伤性髋关节脱位

髋关节是人体最大的杵臼关节，周围有强大的肌肉韧带附着，结构稳定，只有在强大的暴力作用下才能导致脱位。根据股骨头脱出的方向不同分为前脱位、后脱位和中心性脱位。最常见的是后脱位，约占85%～89%。

1. 髋关节后脱位

脱位侧髋关节呈屈曲、内收、内旋短缩畸形。伤后由于髋部有血肿使臀部肿大。在臀部可触摸到向后上移位的股骨头。因股骨头向上移位，shoemaker征阳性，Bryant三角关系异常，股骨大转子在Nelaton线之上。被动活动髋关节时引起疼痛使肌肉痉挛。

2. 髋关节前脱位

脱位侧外展、外旋和轻度屈曲畸形位，患侧肢体较健侧肢体稍长。髋关节疼痛，关节功能完全丧失，被动活动时可引起疼痛和肌肉痉挛。髋关节前下方闭孔或腹股沟附近可触及脱出的股骨头。前脱位时，因大转子埋蒙于肌肉深层，有时不易测出其位置关系变化。

3. 髋关节中心性脱位

髋部肿胀和剧烈疼痛，关节活动功能丧失。大转子处可见淤血。患肢短缩程度取决于股骨头突入骨盆的程度。

四、发育性髋关节脱位（DDH）

发育性髋关节脱位发生于围产期，主要为股骨头相对于髋臼的移位（图3－40）。“新生儿髋关节不稳”（neonatal instability of hip，NIH）指出生后的5天内发生的髋关节脱位，或容易引起髋关节脱位或在检查时表现为髋关节不稳的疾病状态。

1. 新生儿和婴儿期发育性髋关节脱位的检查

（1）患儿会阴部增宽，双侧脱位者较单侧更为显著、患侧股内收肌痉挛。

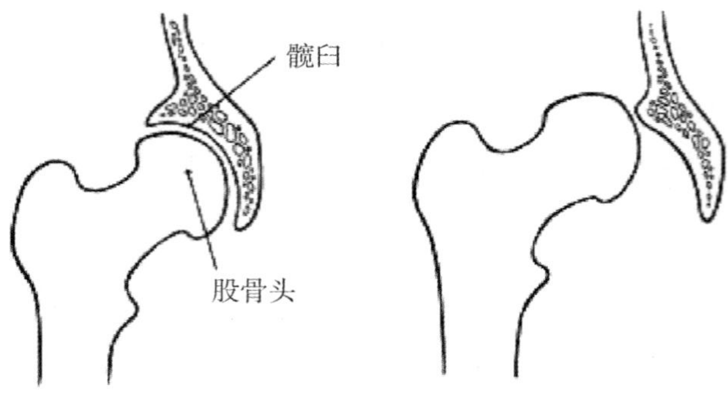

图 3－40　发育性髋关节脱位

（2）患侧髋关节活动受限　健侧下肢活动灵活，伸屈自如，而患侧常处于屈曲位，不愿伸直，无力，牵拉时可以伸直，当松手后又呈屈曲位，也可呈伸直位外旋或双下肢呈交叉位。少数髋关节呈僵硬状态，在牵动患肢时患儿出现哭闹。

（3）肢体短缩　单侧髋关节脱位时，患侧下肢短缩。

（4）臀部、大腿内侧或腿窝皮肤皱褶增多、加深，与健侧不对称，阴唇及臀裂斜向患侧，股骨大转子上移。

（5）牵动患侧下肢时，有弹响声或弹响感。

2. 如发现上述临床表现可进一步作下列检查，以明确诊断

（1）屈髋屈膝外展试验：正常新生儿或 2 ~9 月的婴儿两髋、两膝各屈曲 90°后，可外展两髋至 70° ~90°左右，若不能达到上述外展度，应怀疑有髋关节脱位。若只能外展至 50° ~60°，则为阳性，40° ~50°位强阳性。若听到弹响后髋关节才能外展至 90°者，表示脱位已经复位。检查必须两侧同时进行，这样既固定骨盆又可便于双侧对比。对髋关节活动受限和外展试验阳性者，应进一步进行 X 线检查。

（2）Galeazzi 征：患儿仰卧，双髋、双膝各屈曲 90°时，因髋关节脱位使患侧大腿短缩，所以患侧膝关节低于健侧膝关节，称 Galeazzi 征阳性。该检查只适用于单侧患者，不适用于双侧患者（图 3－41）。

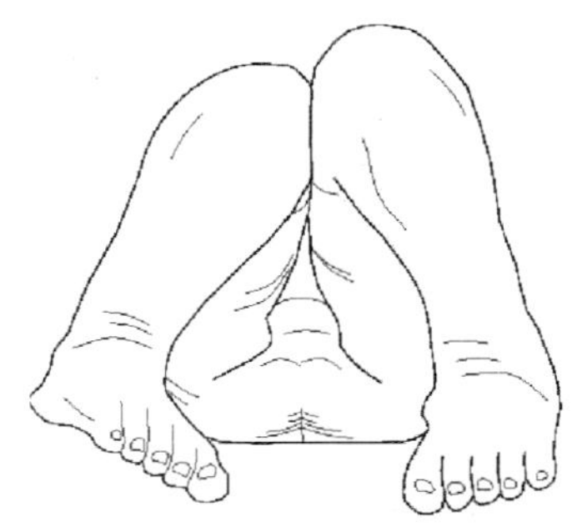

图 3－41　Galeazzi 征表现

（3）Ortolani 试验和 Barlow 激发试验。

（4）外观：站立负重后的主要表现有患儿行走时间较正常小儿晚，单髋脱位的患儿，步态跛行，患侧肢体表现为轻微短缩并有外旋；双侧脱位者，站立时骨盆前倾，臀部后耸，腰部前凸明显，大腿后侧皮肤皱褶不对称，患儿站立时由于关节脱位，会阴间距增宽。行走时由于代偿使腰椎前屈幅度增大。Trendelenburg 试验阳性并行走时步态异常，肩关节摇摆幅度增大。单髋脱位患儿行走时向患侧倾斜，双髋脱位患儿呈左右摇摆蹒跚步态。

(5)髋关节屈曲 90°位检查髋外展幅度，发育性髋关节脱位(DDH)时外展功能受限；双侧发育性髋关节脱位时外展受限更加明显。双侧外展幅度相差 20°，或外展小于 60°时有显著意义，有必要进行进一步检查。此项检查应常规 3 月进行一次，特别对于发育性髋关节脱位(DDH)高危患儿。

(6)尝试在患侧引出望远镜征。检查者一手固定骨盆，另一只手沿股骨轴线推拉大腿，肢体有异常移动提示该侧有发育性髋关节脱位(DDH)。任何时候都应进行双侧检查对比。

(刘　雷)

第四章　髋部骨折的放射影像学检查

诊断髋部骨折应用最多的是放射影像技术。从最初的X线摄片到后来的CT扫描，再到后来虽不使用X线成像但仍被归于放射影像范畴的MRI，髋部骨折的放射影像检查手段逐渐丰富，骨折的显示方式、观察内容都已发生很大变化。本章将根据各种放射影像检查的技术特点，展开放射影像诊断髋部骨折的讨论。

第一节　髋部常用放射影像技术特点介绍

一、X线摄影

自1895年伦琴发现X线并用于医学领域以来，X线摄片在疾病诊断方面一直发挥着重要的作用。它利用X线的穿透性、感光性等特点，在胶片上显示人体不同密度组织的影像，使得不必切开人体组织就能够了解病变成为现实。

由于骨骼和软组织在X线平片上能够形成良好对比对比的影像，外科医生遇到外伤病人需要诊断或排除骨折时，首先想到的便是让患者进行X线摄影。但是普通X线摄影属于平面成像，存在解剖结构重叠、软组织密度分辨率低的局限性，加之创伤患者检查骨关节时往往需要患者变换不同体位，可能加剧患者痛苦甚至加重伤情，因此，传统X线摄影在某些方面已经开始被其他影像检查手段(比如CT)所取代。

迄今为止，在多数情况下，X线摄影仍是诊断骨折最基本和最常用的手段。上世纪90年代以来，随着数字化成像技术的发展，X线摄影的方式也增添了新的内涵。目前，国内多数县级以上医院的普通X线摄影都开始进入数字化影像时代。了解和熟悉传统X线摄片和CR、DR以及床旁摄影的特点，对临床医生、放射科医生根据患者和医院具体情况合理选择X线摄影方式很有必要。

1.传统X线摄片

它的基本成像方式就是“屏—胶成像”，即增感屏—胶片成像。操作时，投照技师在暗室中将胶片装入内侧面贴有增感屏的暗盒中，根据患者不同检查部位选择合适的X线机曝光条件曝光后，再回到暗室中取出胶片，然后进行显影、定影、漂洗、烘晾，最后获得用于诊断的X线照片。设备成本低、价格较低廉和空间分辨率高(对细微病变，比如尘肺结节和某些仅涉及骨纹理的细微骨折的显示效果较好)，是传统X线照片目前仍然保持着的主要优势。但是，传统的“屏—胶成像”方式在操作过程中容易受技师投照水平、暗室条件等很多因素影响，稍有不慎成像质量便大打折扣。比如，投照时选择曝光条件要求准确,过高或过低会使 X 线照片发黑或发白,图像缺乏良好对比,病变显示不佳,甚至遗漏病变,从而影响诊断。另外,暗室红灯的亮度,显影液和定影液的浓度、温度,显影定影时间的长短等诸多因素中只要有一项不稳定,都可以降低照片质量。甚至观片灯的亮度不够都可以影响传统 X 线片显示病变的效果。而且,大量传统 X 线胶片的长期保管对很多医院来说已经是一个令人头疼的话题。因此,传统的 X 线照片"屏—胶成像"方式已经开始趋向于被数字化成像技术取代。

2. 数字化 X 线成像技术

上世纪 90 年代,随着计算机技术的发展,数字化 X 线成像技术开始在临床应用,并以其独特的优势很快获得了临床医生和放射科医生的青睐。医生们期望如 CT 和 MRI 一样不仅可以通过胶片看图像,而且在可以在电脑屏幕上调看普通 X 线图像的愿望得以实现。

数字化影像与传统胶片介质影像相比,主要具有以下几点优势:

(1)曝光条件的宽容度大,优良片率大幅度提高。也就是说通过计算机的后处理可以修正部分投照时过高或过低的曝光条件,容易获得对比良好的图像效果,大大减少重拍几率。

(2)成像时间缩短,工作效率提高,减少患者和临床医生等待报告和图像的时间。在这方面,DR 优于 CR,CR 优于传统 X 线摄片。

(3)显示和诊断病变的能力提高。根据临床需要,数字化图像可以在计算机上进行放大、灰阶和窗位调整、边缘强化、距离和大小测量,甚至数字减影等处理,从而更好地显示解剖结构和病变。

(4)图像使用和传输便捷。数字化图像可以在直接在计算机屏幕上观察,也可以通过激光相机打印出激光 X 线胶片,还可以通过医院 PACS 网络和互联网传输到临床科室、手术室甚至其他医院,满足会诊、手术和教学的需要。

(5)采用硬盘、光盘、磁盘等多种数字媒介方式储存,大大减少了医院保管空间,保存期限延长,极大地方便了影像资料的管理和使用。

目前,数字化 X 线成像技术分为计算机 X 线成像技术(CR)和数字化 X 线成像技术(DR)两大类,以下分别叙述:

(1)X 线计算机成像(Computed Radiology,CR)CR 形成图像的步骤包括两部分:首先,使用 IP 影像板替代装有胶片的暗盒接受 X 线曝光;然后把已经曝光产生图像潜影的 IP 板送入激光扫描器内进行扫描,被激化的潜影变成可见光被读取后转变成电子信号传输到计算机形成数字影像。从工作流程来看,CR 与传统 X 线摄影大体类似,只不过以 IP 板曝光替代了暗盒曝光,以 IP 板的扫描形成图像替代了暗室冲洗胶片,操作时间短于传统 X 线摄片。利用原有 X 线装置,只是变换图像采集模式,从而实现 X 线影像信息从胶片介质向数字化转化,这才是 CR 的主要功绩。从投资角度来看,CR 系统可以利用原有 X 线装置,资金投入远远低于 DR,一套 CR 系统可与多台 X 光机配套使用。另外,使用 CR 系统的 IP 板和移动式 X 光机结合,可以解决不便行走和搬动的外伤、危重患者的床旁 X 线数字化图像获取问题。目前已有公司推出了集移动 X 光机和 IP 板扫描装置于一体的移动式 CR 系统,可以在病人床旁拍摄后在现场就能获得数字化 X 线影像。而 DR 系统目前尚不能够方便地在病房使用。

(2)X 线数字成像技术(Digital Radiology,DR)数字化成像技术在成像原理上分为非直接转换和直接转换两种,本章不予详细介绍,皆统称 DR 技术。DR 与传统 X 线平片和 CR 相比,工作流程发生重大变化。其关键在于信号采集转换装置与 X 线机实现一体化,在操作流程中省略了暗盒或 IP 板的摆放、传送过程,以及胶片冲洗或 IP 板的扫描过程,曝光后数秒之内便可以在计算机屏幕上获得数字化的 X 线影像,极大地缩短了操作时间,工作效率大幅度提高,操作人员的劳动强度大幅度减轻。DR 图像获取以后的图像处理、使用和传输等程序与 CR 相同。与 CR 在图像效果方面相比,DR 因成像方式直接,信息丢失也减少,图像效果更佳。总的来看,DR 代表了目前普通 X 线摄影技术的最高水平。当然,一次性投入资金较高、不便床旁摄影等是 DR 系统目前的局限所在。

3. 床旁 X 线摄影

床旁 X 线摄影技术在临床应用已经多年。它主要适用于因病情危重或伤情特殊而不便搬运到放射科机房投照的患者完成必要的 X 线检查。目前,很多医院都配备并使用床旁 X 光机,其方便性深受欢迎。但是,由于使用的 X 光机功率小、曝光时间偏长、缺乏滤线器、投射角度容易偏差等局限,所以床旁摄片的图像质量往往不如大功率 X 光机获得的图像效果好。当然,前面提到的移动式 CR 系统对上述弊端有所改良,有条件的医院可以考虑配置。另外,床旁摄影在辐射防护方面也存在一些缺陷,投照时要予以考虑,因此,临床医生应该严格掌握使用床旁 X 线摄影的适应证。

二、CT

X 线计算机断层扫描技术(Computed Tomography,CT)的诞生被视为放射学的一次革命,自上世纪 70 年代应用于临床以来,逐渐成为医学影像领域的主要技术,极大地推动了相关临床学科的发展。与传统 X 线检查相比,CT 的优势在于:断面成像,避免了解剖结构重叠,更准确判断病变位置;密度分辨能力强,容易通过测量密度差异来判断病变或不同的组织成分;同一幅图像可分别观察密度差别大的不同组织结构;无创检查,方便易行,常规仰卧体位即可完成绝大多数部位的检查;多层螺旋 CT 技术结合造影剂增强扫描极大拓展了放射影像技术的应用范围。

近三十年来,随着科学技术的发展,CT 从只能逐层扫描的普通 CT,逐步发展到螺旋 CT、电子束 CT、多层螺旋 CT、双源(双 X 线球管)CT。目前,CT 的应用范围从早期只能做简单的颅脑扫描,到现在不仅全身大多数部位、脏器都可以应用 CT 检查,甚至已经可以完成心脏冠脉成像和器官灌注等高难度检查。检查速度从做一次颅脑 CT 检查断断续续扫描长达数分钟,加快到目前完成从头颅到脚跟不间断的全身扫描仅需数十秒。本节重点介绍与髋部骨折诊断关系密切的螺旋 CT(特别是多排螺旋 CT)的相关技术特点。

人体随 CT 检查床沿纵轴移动的同时,CT 球管环绕人体进行连续不断地曝光,探测器连续不断地接受数据用于重建图像—这就是螺旋 CT 工作的基本状况。帮助 CT 实现从“扫描—移床—扫描—移床”方式进步到“扫描移床同步”方式的重要基础是滑环技术的应用。由于螺旋 CT 扫描获得的是连续数据,中间再没有因扫描间隔或不同的呼吸屏气造成的某些层面数据缺失;利用其薄层轴位原始数据进行多平面或三维重建的图像质量明显提高。同时,连续扫描使得扫描时间比普通 CT 大大缩短,脏器的多期增强扫描更为方便,CT 血管成像初现雏形。但是,单层螺旋 CT 要获得大量薄层轴位图像必须在常规层后扫描后调整准直器再进行薄层扫描,存在扫描费时长、设备损耗大、辐射量剧增、难以完成大范围连续扫描等弊端,使其在临床的拓展应用受到很大限制。为了突破这些限制,多层螺旋 CT 应运而生。

多层螺旋 CT(Multi – slice CT,MSCT)指的是使用多排探测器接受 X 线扫描信号,一次扫描即可获得连续的多幅图像的新型螺旋 CT。近年来,多层螺旋 CT 技术发展很快,探测器的数量从两排增加到目前最多的 320 排,探测器覆盖范围从 1 厘米增加到 16 cm。新型高档 MSCT 最快 0.5 秒旋转 360°就能把整个心脏覆盖,时间分辨率已经以十毫秒单位计,心率对 CT 扫描的影响大幅度减少。与单层螺旋 CT 相比,MSCT 不仅扫描速度提升、检查时间缩短,而且一次扫描获得的数据可以根据诊断需要重建出薄至 0.05 cm、厚至 1.0 cm的图像,不必为了获得不同层厚的图像而反复扫描,从而减少了人体接受的辐射量、降低了球管损耗、节约了检查时间。MSCT 在短时间内获得的大量连续的薄层轴位数据,通过软件丰富、功能强大的计算机工作站进行各种重建处理,实现了很多新的诊断功能,极大地扩展了 CT 的应用范围,使 CT 的诊断能力有了质的突破。很多过去被认为不能使用 CT 或 CT 显示效果不好的病变现在用 MSCT 已经能取得很好的诊断效果,比如 CT 心脏冠脉造影显示冠脉狭窄等。甚至 CT 的诊断方式已经发生改变,过去医生在胶片上逐幅阅读轴位图像,现在已经进入以轴位图像为基础结合观察多平面甚至三维动态影像的时代。对于骨关节创伤的患者来说,MSCT 无疑是一种更加先进和方便的诊断手段。对绝大多数骨关节创伤的患者来说,只要操作得当,目前各公司 4 层以上的 MSCT 都可以获得较满意的诊断效果。

那么,在用 MSCT 显示和观察骨折时,除了常规的轴位断面(即与人体长轴垂直的断面)图像外,还有哪些新的显示效果可以利用呢?

1. 多平面重建(Multiplanar reformation,MPR)

MPR 是指使用轴位原始数据在冠状、矢状或其他方向进行重组形成的平面图像。使用的轴位图像层厚越薄,MPR 的显示效果就越好。一般来说,≤2 mm 层厚的轴位数据用于 MPR 多数都能够取得较满意效果。当然,为了保证图像效果,我们主张尽量使用 1.5 mm 以下层厚的轴位数据。用薄层轴位图像重建出来的冠状、矢状图像通常已经可以达到既往直接冠状位或矢状位 CT 扫描取得的效果。实际工作中,我们已经开始使用 MPR 图像替代多数冠状、矢状位扫描。这一点对于有创伤或其他原因不便摆放其他体位进行冠状、矢状扫描的病人来说是很有好处的。用 MPR 方式时,医生可以在工作站上利用图形的推移、旋转等功能对病变或解剖结构实现任意平面方向的显示,而且可以在一个屏幕上同时观察多个平面的图像,操作简单方便。可以说,良好的 MPR 显示效果实现了 CT 扫描的多平面化。目前,对于骨关节创伤,特别是那些复杂关节创伤的病人来说,CT 的 MPR 功能已经成为放射科医生在日常工作中使用最多的 CT 观察方式。临床医生也应该习惯更多地利用 CT 的 MPR 功能观察病变情况。

2. 曲面重建(Curved planar reformation,CPR)

CPR 其实是 MPR 的一种特殊显示方式。它把本来不在一个平面的上某些迂曲、纤细的解剖组织结构由人工勾描出中心兴趣线,由计算机把经过这条曲线的迂曲结构的断面展示在一个平面上。CPR 主要用在 CT 血管造影时显示迂曲走行的血管，比如显示冠脉、颈部血管、肾动脉等。同时，CPR 在消化道病变显示、某些复杂的骨关节结构显示上也能发挥较好效果。

3. **三维成像**(Three - dimensional，3D)

CT 的三维成像技术指的是有别于二维平面影像(包括 MPR、CPR)的以立体直观方式显示解剖结构和病变的 CT 影像技术。除了能应用于临床工作外，它还可以应用于解剖学研究、医学教育等方面。CT 三维成像技术主要包括最大密度投影(Maximum intensity projection，MIP)、最小密度投影(Minimum intensity projecon，MinP)、表面遮盖显示法(shaded surface display，SSD)和容积再现法(Volume rendering，VR)等几种。其中 VR 技术以及相关的模拟手术刀技术(解剖结构分离显示)在立体显示骨关节创伤形态方面的作用最为突出，应用最多。它为外科医生全面准确判断伤情、合理制订手术方案提供了一种直观方便的影像学支持。近年来，螺旋 CT 的扫描数据应用于骨科计算机导航系统实施手术定位，已经取得较好效果。

4. CT **血管造影**(CT Angiography，CTA)

CT 血管造影指的是采用团注方式在短时间内把一定量(通常用量为 80 ~ 150 毫升)的含碘造影剂注入静脉，然后根据血流循环特点选择适当时机对受检部位进行 CT 扫描。血管因血液中碘含量增高而呈高密度。把扫描获得的血管呈高密度的轴位薄层图像在图像处理工作站进行重建处理，即可获得类似于介入方法获得的血管造影图像。这种成像方式称为 CT 血管造影。与传统介入手术获得的血管造影相比，CTA 操作简单，应用方便，创伤小，风险小，目前在临床工作的某些专业中已经广泛应用。不过，在骨关节创伤方面，目前 CTA 的应用好像不多。我们认为，对于怀疑骨折对局部大血管有损伤或者局部血管因外伤出现继发性血管病变时，可以考虑使用 CTA 作为一种方便易行的筛查手段。

三、MRI

磁共振成像(magnetic resonance imaging，MRI)是利用核磁共振原理和计算机技术进行医学诊断的一种医学影像技术。原子核是由质子和中子构成的，质子数或中子数中的任意一个为奇数的原子核称为磁性原子核，其自旋运动能够产生具有一定大小和方向的磁化矢量，所产生的磁场称为核磁。研究发现，把一群磁化矢量各不相同的原子核放进一个强大的外加磁场(主磁场)后，它们就会形成一个与主磁场方向一致的磁化矢量。对这群原子核施加一定的能量影响(射频脉冲)，原有的磁化矢量就会发生偏移变化。这种磁场中的原子核磁化矢量接受某种特定能量后发生偏转的现象就叫做核磁共振。每种元素原子核有自己特定的磁旋比。按照某种元素原子核磁旋比发射特定的脉冲，受激发产生共振的也只能是这种特定元素的原子核。能使原磁化矢量发生 90°偏转的脉冲就是 90°脉冲，能使原磁化矢量偏转 180°与主磁场方向相反的的脉冲就是 180°脉冲。脉冲中断后，因共振而发生偏转的原子核的磁化矢量又逐渐恢复到与主磁场相同的方向，这个过程被称为弛豫。弛豫过程中，原子核群的磁化矢量在与主磁场垂直的平面方向(即横向磁化矢量)发生由大到小变化的过程(横向弛豫)、纵向磁化矢量发生由小到大恢复的变化过程(纵向弛豫)。我们以 T_1 值描述组织的纵向弛豫速度，以 T_2 值描述组织的横向弛豫速度。磁化矢量的横向弛豫过程能够使放置在附近一定位置的线圈(信号接收线圈)产生变化的电流。通过测量电流信号的大小,我们就能够测量出磁场中磁化矢量的大小,从而判断发生磁共振的原子核的电荷类型和含量。我们再把梯度场技术和频率编码、相位编码技术与强大的计算机技术结合起来,就可以测量标定这种特定原子核群在主磁场中的具体方位和分布情况(也就是形成某种特定元素的断面分布图)。想想吧,人体是由各种分子构成的,而分子又是由原子组成的,把人体放进磁场会怎样呢?啊,上帝保佑,人体中最多的^{1}H 就是能够产生核磁的原子核,其磁化率在人体磁性原子核中也是最高的。把人体放进磁共振成像设备中,按照^{1}H 的磁旋比发射射频脉冲实施磁共振成像,我们得到人体特定位置的^{1}H 断面分布图了!因用于人体磁共振成像的原子核为质子(^{1}H),一般所指的 MR 图像即为^{1}H 的共振图像。不同的组织(不管是正常的或有病变的)在质子含量(质子密度)和 T_1值、T_2值上存在着差别,这种差别就构成了 MRI 显示正常解剖结构和病变的基础。

临床医生在查看 MR 图像之前,除了应该了解上述成像的基本原理之外,有几个基本的术语也是应该知晓的。首先是加权成像,然后,就是成像序列。

MR 图像通过调整成像参数,使图像突出组织的某种特性,而尽量抑制组织其他特性对 MR 信号的影响,即为“加权”。T1 加权成像(T1 - weighted imaging,T1WI)是指这种成像方法重点突出组织纵向弛豫差别,而尽量减少组织其他特性如横向弛豫等对图像的影响;T2 加权成像(T2 - weighted imaging,T2WI)重点突出组织的横向弛豫差别;质子密度(proton density,PD)图像则主要反映组织的质子含量差别。质子密度像主要反映不同组织间质子含量的差别。T2WI 主要反映组织横向弛豫的差别。在 T2WI 上,组织的 T2 值越大,其 MR 信号强度越大。T1WI 主要反映组织纵向弛豫的差别。在 T1WI 上,组织的 T1 值越小,其 MR 信号强度越大。在观看 MR 图像时,人们把图像中黑白灰阶适中的信号作为中等信号(通常相当肌肉、脑实质等组织的信号强度,可根据需要通过窗宽窗位技术选择合适的组织信号为中等信号),某种组织或结构相对于中等信号组织在图像中显得发亮、发白的信号,被称为高信号;相对于中等信号组织在图像中显得发暗、发黑的信号,则被称为低信号。需要注意的是,即便是同一种组织,在不同的加权像中其信号强度可以是完全不同的。比如脑脊液,在 T1 加权像中呈发黑的低信号,但是在 T2 加权像中却呈发白的高信号。

MRI 与 CT 相比有什么优势呢?

首先,MRI 没有 X 射线对人体的辐射损伤。其次,MRI 的软组织分辨能力高于 CT,对脑实质的灰白质、神经核团和肾脏的皮质髓质能更清晰显示。在骨关节方面,MRI 能很好显示肌肉、肌腱、韧带、软骨和关节囊的情况。第三,CT 仅成像信息仅组织密度差别一种,而 MRI 能够利用多种组织参数(T1、T2、PD、血液流速等)、不同的脉冲序列及其参数反映组织或病变的信息,还可以通过 MRS(磁共振波谱分析)技术提供组织中的代谢产物的信息,有助于病变性质的认定,成像信息远比 CT 丰富。第四,MRI 没有骨骼伪影影响,对后颅凹、椎管内病变的显示效果优于 CT。第五,多方位成像比 CT 更方便直接。第六,对心脏大血管显示能力高于 CT。

当然,MRI 也有局限和缺点。

第一,成像速度较慢,检查耗时较长。第二,轻微运动容易造成图像伪影,影响诊断效果。第三,对钙化灶显示效果差。第四,多数情况下显示病变敏感性和信息量高于 CT,但完全直接判断病变性质仍有困难,且空间分辨力稍显逊色。第四,MRI 设备昂贵、环境条件要求较高和检查费用高,也是它的局限所在。

除上述局限外,MRI 检查的禁忌证较多。MR 的磁体具有强力磁性,体内有金属成分植入物(心脏起搏器、银夹、金属假体等)或者怀疑体内有金属异物(外伤引入体内的弹片、铁屑等)的病人禁止做 MRI 检查,否则会引发很大危险甚至危及生命;同样,危重、急诊患者因监护和抢救设备不能带入机房所以也不能做 MRI 检查;另外,不能保持制动和配合的患者、幽闭恐惧症患者不宜进行 MRI 检查。

髋部急性创伤的患者首选常规 X 线、CT 检查,并且一般能取得满意的效果,因此一般不需要 MRI 检查,但 X 检查对于准确诊断髋部的疲劳骨折、不完全骨折等具有一定的难度,而 MRI 则对其具有明显的优势。类型复杂的髋臼骨折、继发于骨折的股骨头缺血性坏死等也需要 MRI 检查。

第二节　常用髋部放射检查方法

一、X 线摄影

髋部 X 线摄影采用哪种成像方式根据各家医院设备情况决定。但不论是何种方式成像,投照的体位设计和基本技术都是类似的。以下简单介绍几种基本的和常用的投照体位,供临床医生酌情选择。

1. 骨盆正位

患者仰卧于摄影床,身体正中线对应床面中线,双侧髋部尽量与床面等高以使两侧影像对称,可用压迫带固定下腹。双腿平直,足稍内倾。暗盒(或 IP 板,下同)上缘包髂嵴,下缘包括耻骨联合。球管中心射线对准两侧髂前上棘连线下 3 cm 处垂直射入。使用滤线器。该体位主要显示骨盆全貌。

2. 髋关节前后位(正位)

患者仰卧于摄影床,被检测髋关节中心对应床面中线。下肢伸直,足稍内倾,足尖朝上。球管中心射线对准股骨头中心位置(髂前上棘与耻骨联合上缘连线中点下 2.5 cm)垂直于床面射入。该体位主要显示髋关节、股骨头、颈、大小粗隆和部分股骨上段的正位。若需要同时显示两侧髋关节,除患者需躺于检查床正中外,球管中心线应该对准耻骨联合上缘上方 2.5 cm 处射入。需要注意足内倾的角度,足内倾过度或足外倾分别可能使股骨的小粗隆或大粗隆被遮蔽。另外,在投照髋关节局部时应根据患者个体情况采取适当放射防护措施,避免和减少对性腺区的直接照射。

3. 股骨颈侧位

股骨颈侧位的投照可投照多种方式,此处不一一详述。但是不论采用哪种方式,都必须注意几点。首先,应该尽量选用患者痛苦小的体位,不得为方便投照增加患者痛苦甚至加重伤情;其次侧位要“侧”,尽量反映正位片上不便显示的结构和骨折的前后移位情况;第三,就是注意尽量使球管中心射线垂直于暗盒,减少因角度倾斜造成股骨颈影像的失真变形。

4. 闭孔斜位片和髂骨斜位片

由于髋臼区域骨结构形状不规则,X 线平片影像结构重叠很多,为了在髋关节正位基础上能更好地显示髋臼前、后柱的骨折及移位情况,可以考虑增摄髋关节的闭孔斜位和髂骨斜位两种体位 X 线片,作为常规骨盆正位或髋关节正位片的重要补充。

髋关节闭孔斜位指的是投照时被检测髋部抬离检查床面,使人体冠状面与台面和暗盒呈 45 度角,球管中心射线自髋部前外侧对准患侧髋关节中心垂直射入暗盒。髋关节的髂骨斜位指的是投照时患者的健侧髋部抬离检查床面,使人体冠状面与台面 45 度角,球管中心射线自髋部前内侧对准患侧髋关节中心垂直射入暗盒。但是,投照这两种体位需使患者身体其倾斜,对于已有髋部或骨盆骨折的患者来说会使患者增加痛苦甚至加重伤情,所以通常仅用于稳定型的骨盆或髋臼骨折。也有人采取不挪动患者、仅倾斜球管投射角度的办法来获取髋部的闭孔斜位和髂骨斜位,但是又存在中心射线与片盒不容易垂直、影像失真度高的缺陷。因此,随着近年来螺旋 CT,特别是多排螺旋 CT 在骨关节领域的广泛使用,对髋臼骨折前后重叠结构和骨折块移位的显示有了更加方便、直观的手段,两髋关节闭孔斜位和髂骨斜位的使用频率已经明显降低。有条件的地方,大家更愿意在正位片发现或怀疑髋部有骨折时,直接选择进行 CT 扫描。

二、CT 扫描

1. CT 平扫

CT 扫描已经成为诊断髋部外伤的常规手段。检查的时机可以选择在摄 X 线平片之后,也可以根据患者伤情直接安排。扫描时,患者取仰卧位,人体正中线对应扫描床中线,双下肢自然平放,足尖朝上;双手上举放于头顶或前臂交叉置于胸前,避免因手部与髋部重叠图像生伪影。正位定位像应包括全骨盆(上过髂嵴、下过坐骨下缘),如果先前摄片已发现有股骨粗隆区骨折时,定位像下缘应适当下挪,把股骨骨折线下缘包入。确定扫描范围时,特别是初次和直接接受 CT 检查的情况下,除非已有临床证据仅怀疑髋关节区骨折,扫描上限可置于髋臼顶上方 2 ~ 3 cm 处,扫描下限为坐骨结节,通常 CT 扫描范围应该包括全骨盆,已发现或高度怀疑有多发骨折或髋部骨折大范围累及髂骨翼时更应该如此。根据患者体型胖瘦常规选择 35 ~ 42 cm 扫描野。观察全骨盆成像参数用 10 mm 层厚/10 mm层距。如果主要了解髋臼及附近区域情况则应该使用 5 mm 层厚/5 mm 层距。单层螺旋 CT 要获得薄层图像需在常规扫描后对感兴趣区重新行薄层扫描。如果使用 MSCT 则可以根据需要直接设置 1 ~ 2.5 mm 层厚/1 ~ 2.5 mm 间隔的薄层成像参数,然后用薄层数据重建出 5 ~ 10 mm 层厚的常规轴位图像,不必再次扫描。螺旋扫描的螺距根据需要而定,除非对后续的三维成像效果(包括 CTA)要求较高时采用小于 1∶1的小螺距扫描,一般情况下使用 1∶1.35 螺距扫描即可满足诊断。需要重点观察单侧髋部结构时,可以对感兴趣侧使用小视野放大重建。常规轴位的骨窗图像尽量使用骨程序重建,可以使骨纹理和骨质边缘显示得更加清晰、锐利，但获取用于多平面重建和三维成像的薄层图像则应使用软组织程序或标准程序重建。

需要注意的是，患者从外科或急诊科搬运至 CT 扫描床时，应尽量使用能透过 X 射线的担架或平推车，以便能把患者直接放到扫描床上，从而减轻患者痛苦并避免更大损伤。在患者伤情危重有生命危险时，应该先进行抢救，待其病情相对稳定时方才做 CT 检查。同样，患者有开放性创伤时应该对伤口进行包扎、四肢有骨折时应对骨折部位简单固定后方可行 CT 检查。金属会在 CT 图像中产生强烈的伪影干扰，因此检查时应尽可能去掉扫描区域内的金属物品。因为同样的原因，对扫描部位有金属植入物的患者来说，不论是平面的还是三维的，CT 图像效果都会受到一些负面影响，金属植入物体积越大、密度越高，CT 图像中的伪影就越明显，效果太差的图像甚至不能用于诊断（图 4－1）。也正因为如此，接受过金属物植入手术的患者术后复查时大多首先依靠 X 线摄影（图 4－2）。当然，这类患者做 CT 检查不存在磁共振那样的危险。不过，近期有公司称其最新型的 MSCT 已经具备消除图像中金属伪影的功能。果真如此的话，金属物内固定术后采用 MSCT 扫描三维成像立体显示骨折的复位、愈合的效果将会越来越好。

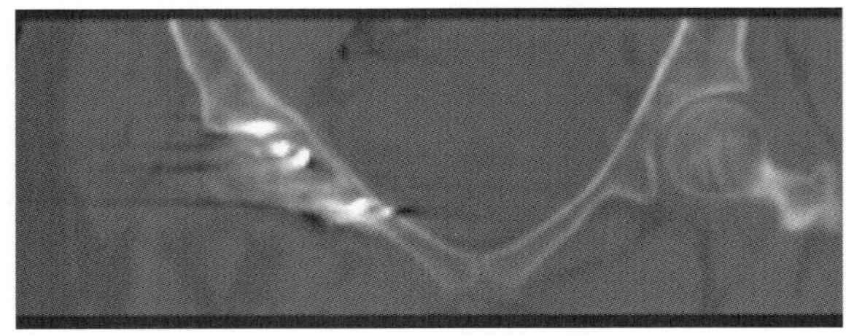

图 4－1　金属伪影影响 CT 图像质量

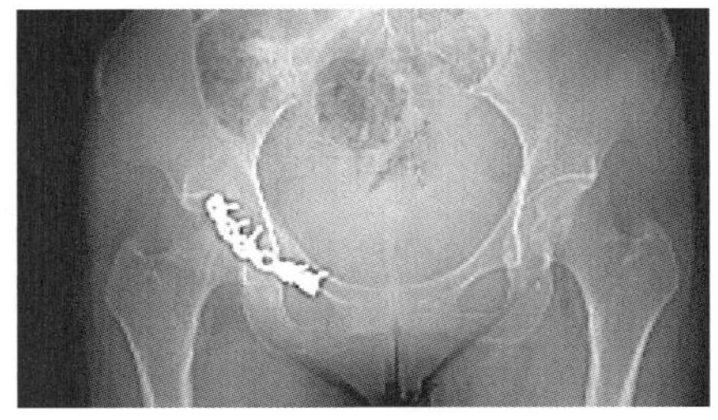

图 4－2　金属植入物在 X 线平片不产生伪影

2. CTA 扫描要求

定位的要求与平扫类似。但是在扫描时应尽量把全部骨盆纳入扫描范围，方向自上向下。扫描参数设置原则：薄层（1～1.25 mm）、小螺距（≤1∶1）、快速（≤1 秒/360）。建议尽量使用非离子型造影剂。在检查前必须了解患者有无禁忌症并完成相应的告知、签署同意书手续。使用高压注射器静脉推注，注射速率 2～3 ml/秒，总量 80～100 ml。除非有丰富经验或相当把握，建议使用造影剂自动跟踪技术启动动脉期扫描（一般说来，动脉期扫描的启动时间应在肘静脉开始注射造影剂后 15～25 秒）。静脉相扫描在动脉期扫描后 45 秒左右开始。造影剂注射过程中须密切观察，患者若发生过敏、造影剂外溢等不良反应，应及时抢救处理。

三、MRI

(1)基本要求和注意事项　患者一般采取仰卧位,双足稍内旋,尽量保持两侧髋关节对称。选择体线圈进行双侧同时扫描,这样有利于双侧对比,采用大 FOV(350 ~ 400 mm)的扫描。对于怀疑髋臼唇损伤的患者,可采取单侧髋关节 MRI 扫描,选择信噪比较高的小表面线圈,使用较小的 FOV(160 ~ 200 mm)以获得更高的空间分辨率。对于股骨头缺血坏死,最好使用大 FOV 双侧扫描,因为股骨头缺血坏死经常同时累及双侧。扫描方位通常采取标准的横断面、冠状面和矢状面。MRI 检查的禁忌证已居本章第一节叙述。

(2)成像序列以及参数选择　SE T1WI 产生的图像信噪比高,对骨髓病变也具有相当高的敏感性,这对诊断早期股骨头缺血坏死非常重要,但常规应避免进行脂肪抑制 SE T1WI 扫描,因为正常骨髓在 SE T1WI 上呈明显的高信号,而骨髓病变大多表现为低信号,脂肪抑制 SE T1WI 会掩盖骨髓病变的信号异常。血管内钆造影剂增强脂肪抑制 SE T1WI 对轻度的骨髓充血性病变非常敏感。SE T2WI(TR/TE = 2000 ms/80 ms)扫描时间长,临床工作中常采取 FSE T2WI,但后者的骨髓信号增高,因此应该与脂肪抑制技术联用,增加对骨髓病变的诊断能力。STIR 序列对骨髓病变及微小的损伤敏感性高,但扫描时间相对较长、信噪比相对较低。2D 及 3D GRE 序列在髋关节 MRI 主要应用于髋臼唇和关节软骨的病变。最常用序列为脂肪饱和抑制 T1 权重 2D 和 3D 扰相梯度回波(FLASH 或 FSPGR),通常用于显示关节软骨的形态改变。髋关节 MRI 造影主要应用于髋臼唇和关节软骨的病变。血管内造影增强扫描主要应用于感染性疾病、关节周围肿瘤性疾病以及关节滑膜性病变。

(朱　丹)

第三节　髋部放射影像解剖

一、X 线解剖

在认识髋部各骨骼正常外形基础上,髋部的 X 线解剖重点在于骨盆正位和/或髋关节正位、髋臼闭孔斜位和髋臼髂骨斜位 X 线片上反映相应骨性结构连续性的几条线的认识。

1. 骨盆正位

通常用于疑似骨盆骨折(包括髋臼骨折)患者的筛查。可全面观察骨盆环的连续形态及各关节间隙的改变。骨盆主要解剖关系,见图 4 – 3。

2. 股骨颈正、侧位

具有较典型的临床体征或骨盆正位片怀疑股骨颈、粗隆间骨折的患者可摄取股骨颈的正、侧位片。股骨颈及股骨粗隆间的解剖关系见图 4 – 4。

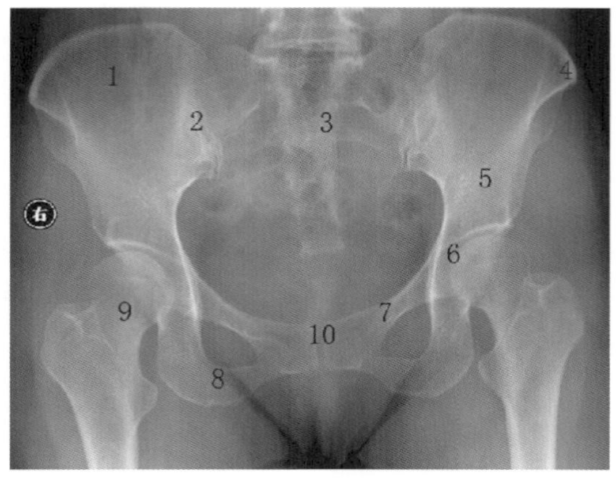

图 4－3　骨盆正位

1－髂骨翼；2－骶髂关节；3－骶骨；4－髂前上棘；5－髂骨体；6－髋臼；7－耻骨；8－坐骨；9－股骨头；10－耻骨联合

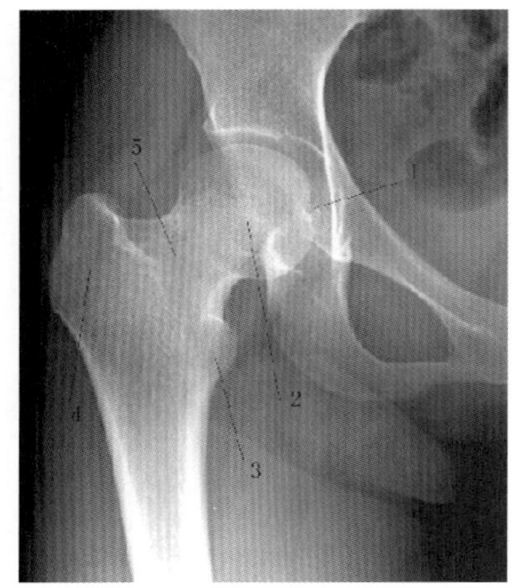

图 4－4　股骨颈正位片

1－股骨头圆韧带凹；2－股骨头骨小梁；3－股骨小粗隆；4－股骨大粗隆；5－股骨颈

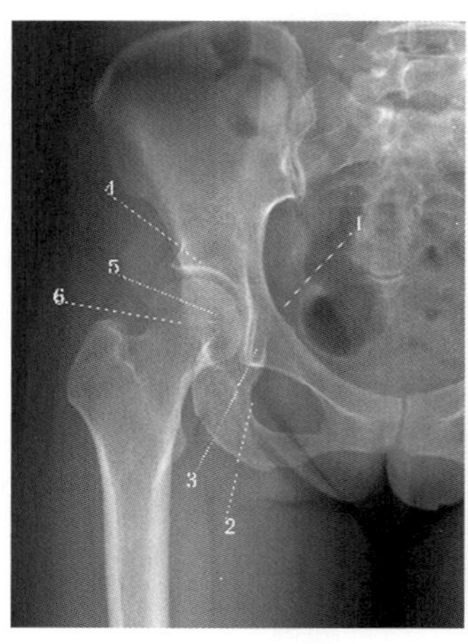

图 4－5　髋关节正位

1－髂耻线；2－髂坐线；3－泪滴线
4－臼顶线；5－前唇线；6－后唇线

3. 髋臼 X 线解剖学

根据髋关节持重的应力关系，我们可以理解髋臼实际上是在一个倒置的"Y"状结构的两柱之间。前柱自耻骨上支经方形区（又称四边体，即髋臼的内侧壁，由髂、耻、坐骨体的盆壁部分组成，以坐骨体的盆壁部分为主）到达髂前上棘或髂嵴。后柱由坐骨结节经髋臼面的后方和臼顶负重面到达坐骨大切迹。髋臼的关节面除了前面提到的内侧壁以外，还有前壁（耻骨体部分）、后壁（坐骨体部分）和顶壁（髂骨体部分）。X 线检查的目的就是显示代表上述结构的解剖学标志。

正位 X 线片可显示以下解剖学标志：①髂耻线：是前柱内缘线，如有连续性中断常提示前柱或前壁骨折；②髂坐线：代表后柱，如该线中断，则提示后柱骨折；③泪点线：可用来判断髂坐线是否内移；④臼顶线：代表臼负重区，此线中断说明骨折累及负重区；⑤前唇线：代表臼前壁，前壁骨折时，可出现此线中断；⑥后唇线：代表臼后壁，此线中断常提示后壁骨折(图 4－5)。

髂骨斜位 X 线片(下称髂斜片)有两个解剖学标志:(1)臼后柱线:如中断或错位可提示为后柱骨折;(2)臼前唇线:为判断前壁骨折的解剖学标志(图 4－6)。

闭孔斜位 X 线片(下称闭斜片)有两个解剖学标志:①臼前柱线:如中断或错位则提示前柱骨折;②臼后唇线:是判断后壁骨折的标志线(图 4－7)。

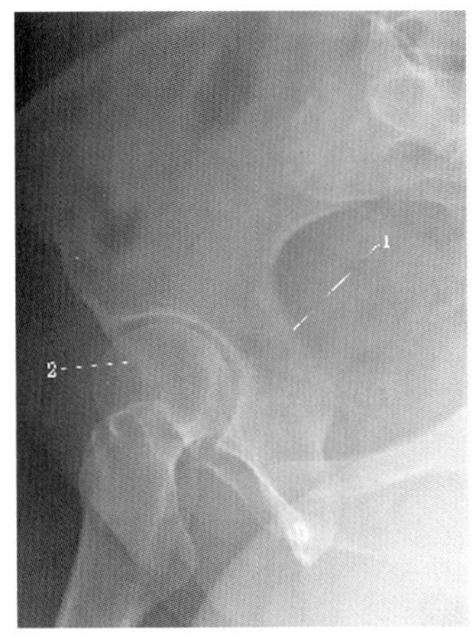

图 4－6　髋关节的髂斜位

1－臼后柱线;2－后唇线

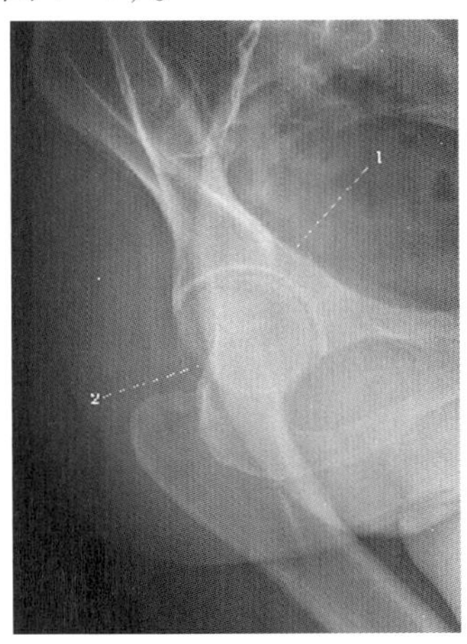

图 4－7　髋关节的闭孔斜位

1－臼前柱线;2－臼后柱线

二、髋臼 CT 解剖

熟悉和认识髋部正常轴位(横断面)断面解剖是通过 CT 图像诊断髋部骨折的基础。在观察 CT 图像时通常需要分别在骨窗和软组织窗上观察骨性结构和肌肉为主的软组织结构,所以我们在描述时尽量同时提供两种窗位图像便于理解。

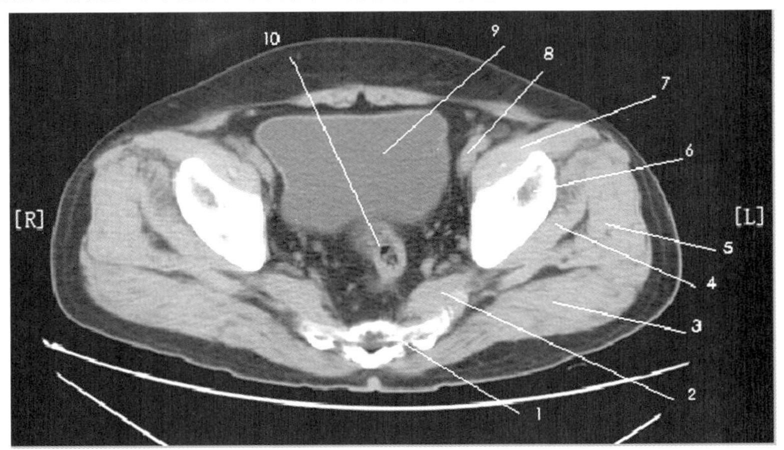

图 4－8　髋部 CT 解剖(软组织窗)

1－第五骶椎;2－梨状肌;3－臀大肌;4－臀小肌;5－臀中肌;6－髂骨体;7－髂腰肌;8－髂外动、静脉;9－膀胱;10－乙状结肠

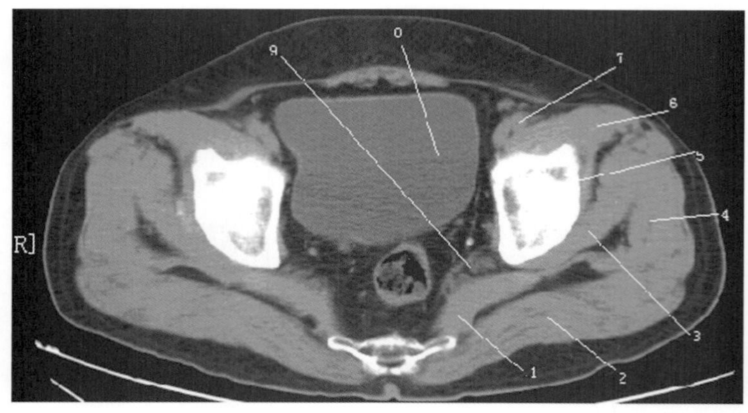

图4－9　髋部CT解剖(软组织窗)—髋臼顶上2厘米层面

1－梨状肌;2－臀大肌;3－臀小肌;4－臀中肌;5－髂骨体;6－髂腰肌;7－髂外动、静脉;8－膀胱;9－骶丛及臀下动静脉

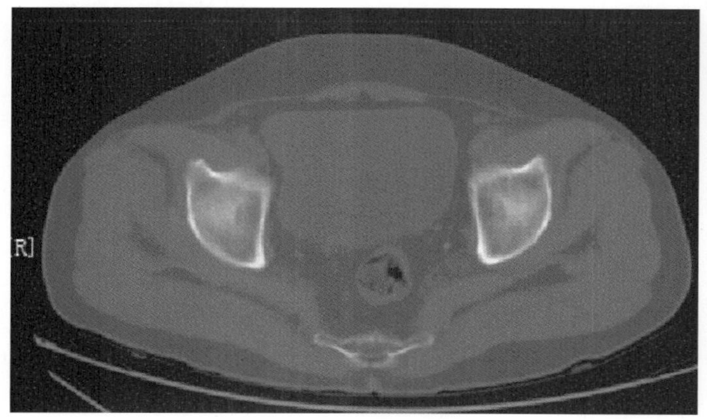

图4－10　髋部CT解剖(骨窗)—髋臼顶层面

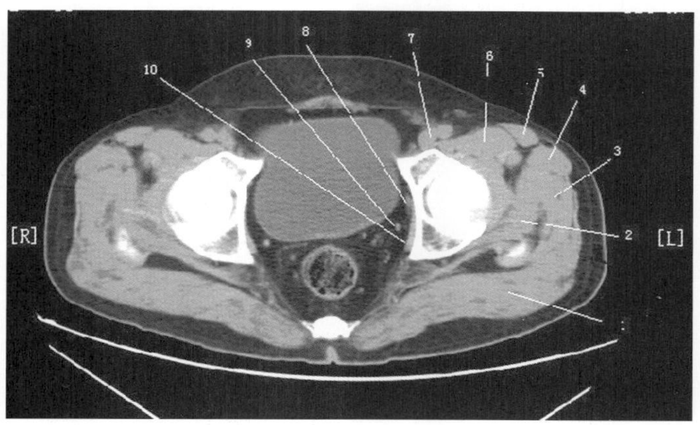

图4－11　髋部CT解剖(软组织窗)—经股骨头上部层面

1－臀大肌;2－臀小肌;3－臀中肌;4－阔筋膜张肌;5－缝匠肌;6－髂腰肌;7－髂外动、静脉;8－闭孔神经;9－输尿管;10－闭孔内肌

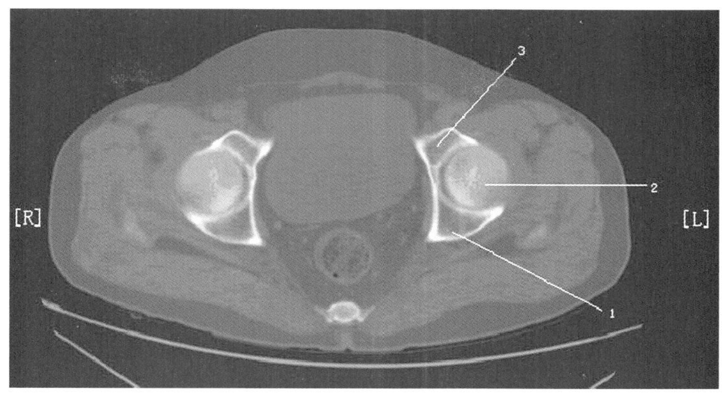

图 4－12 髋部 CT 解剖（骨窗）—经股骨头上部层面

1－坐骨体（髋臼后柱、壁）；2－股骨头上部；3－耻骨体（髋臼前柱、壁）

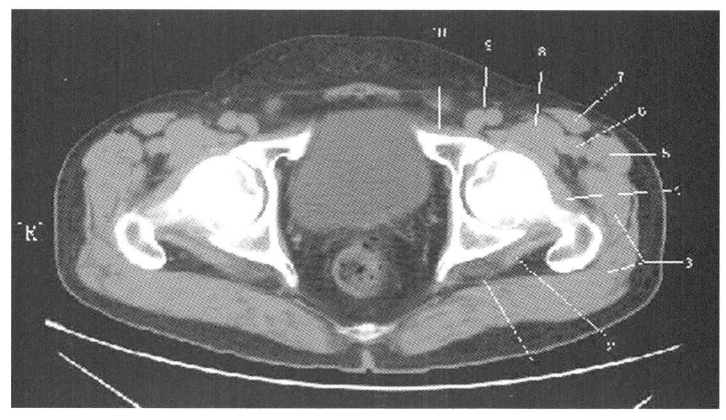

图 4－13 髋部 CT 解剖（软组织窗）—经股骨头中心层面

1－坐骨神经（位置）；2－孖上肌；3－臀肌；4－髋关节囊；5－阔筋膜张肌；6－股直肌；7－缝匠肌；8－髂腰肌；9－髂外动、静脉；10－耻骨肌

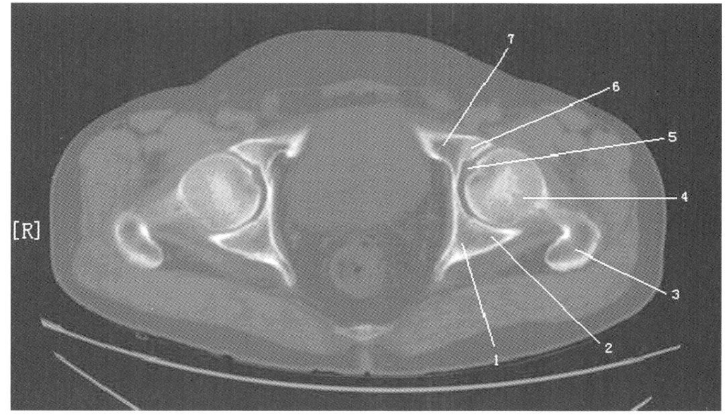

图 4－14 髋部轴位 CT 解剖（骨窗）—经股骨头中心层面

1. 髋臼后柱（坐骨）；2－髋臼后壁（坐骨）；3－股骨大转子；4－股骨头；5－股骨头小凹；6－髋臼前壁（耻骨）；7－髋臼前柱（耻骨）

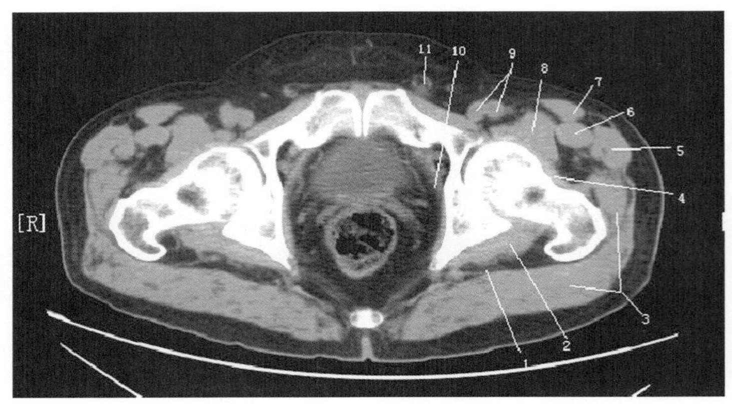

图 4－15 髋部 CT 解剖（软组织窗）—经股骨颈层面

1－坐骨神经（位置）；2－孖下肌；3－臀肌；4－髋关节囊；5－阔筋膜张肌；6－股直肌；7－缝匠肌；8－髂腰肌；9－股动、静脉；10－闭孔内肌；11－精索

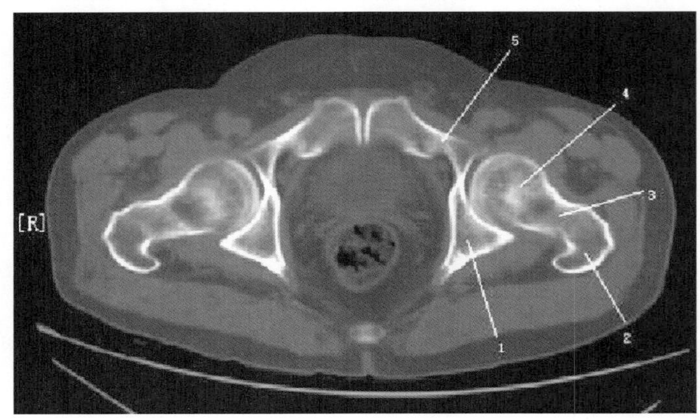

图 4－16 髋部 CT 解剖（骨窗）—经股骨颈层面

1－坐骨；2－股骨大转子；3－股骨颈 4；股骨头；5－耻骨上支

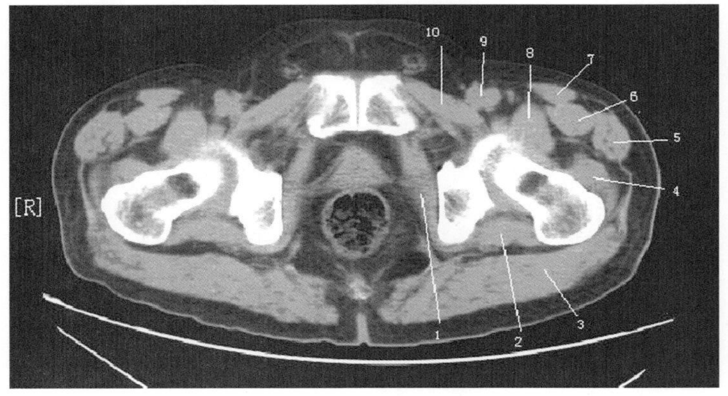

图 4－17 髋部 CT 解剖（软组织窗）—髋臼下方层面

1－闭孔内肌；2－股方肌；3－臀大肌；4－臀中肌；5－阔筋膜张肌；6－股直肌；7－缝匠肌；8－髂腰肌；9－股动静脉；10－耻骨肌

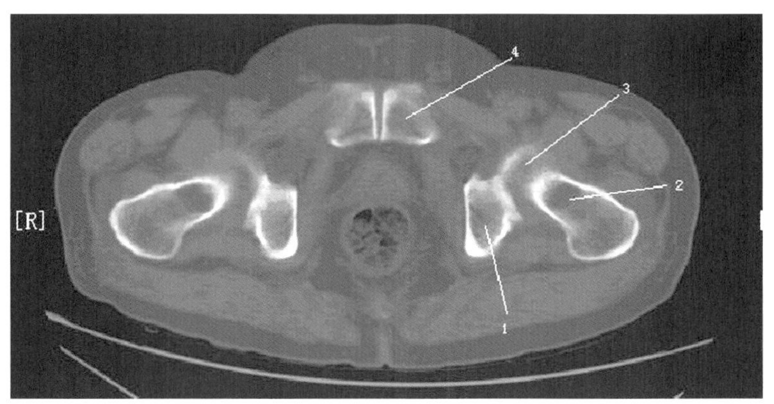

图 4 - 18　髋部 CT 解剖(骨窗)—髋臼下方层面

1 - 坐骨;2 - 股骨颈;3 - 股骨头下缘;4 - 耻骨联合

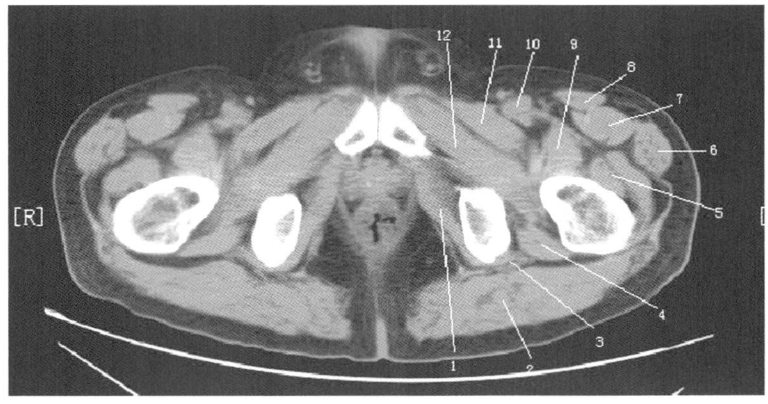

图 4 - 19　髋部 CT 解剖(软组织窗) - 耻骨联合下缘平面

1 - 闭孔内肌;2 - 臀大肌;3;股二头肌长头与半腱肌总腱;4 - 股方肌;5 - 股外侧肌;6 - 阔筋膜张肌;7 - 股直肌;8 - 缝匠肌;9 - 髂腰肌;10 - 股动静脉;11 - 耻骨肌;12 - 闭孔外肌

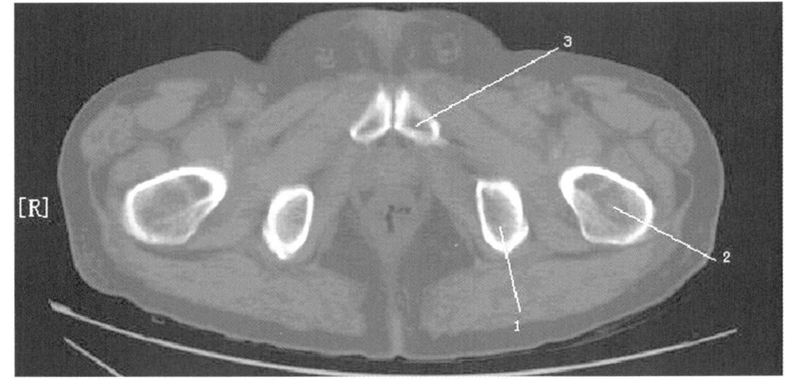

图 4 - 20　髋部 CT 解剖(骨窗) - 耻骨联合下缘平面

1 - 坐骨结节下份;2 - 股骨;3 - 耻骨联合下份

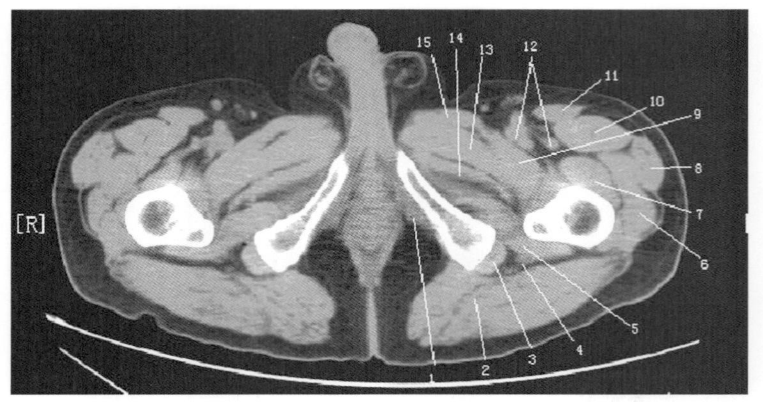

图 4－21　髋部 CT 解剖(软组织窗)—经小转子平面

1－坐骨海绵体肌;2－臀大肌;3－大收肌;4－半腱肌及股二头肌长头腱;5－股方肌;6－股外侧肌;7－股中间肌;8;阔筋膜张肌;9－耻骨肌;;10－股直肌;11－缝匠肌;12－股动静脉、股深动脉等;13－短收肌;14－闭孔内肌;15 长收肌

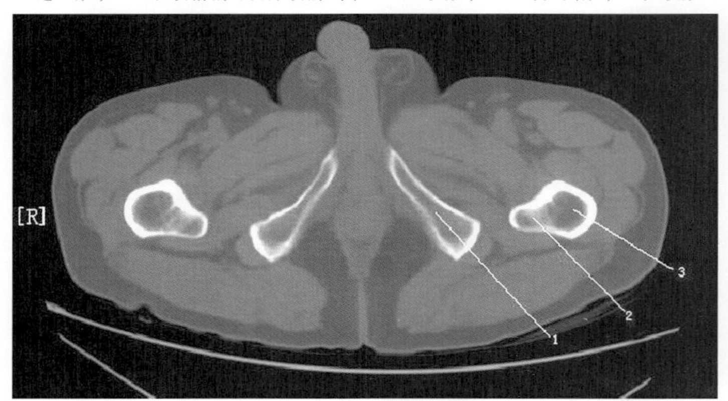

图 4－22　髋部轴位 CT 解剖(骨窗)—经小转子平面

1－坐骨耻骨支;2－股骨小转子;3－股骨

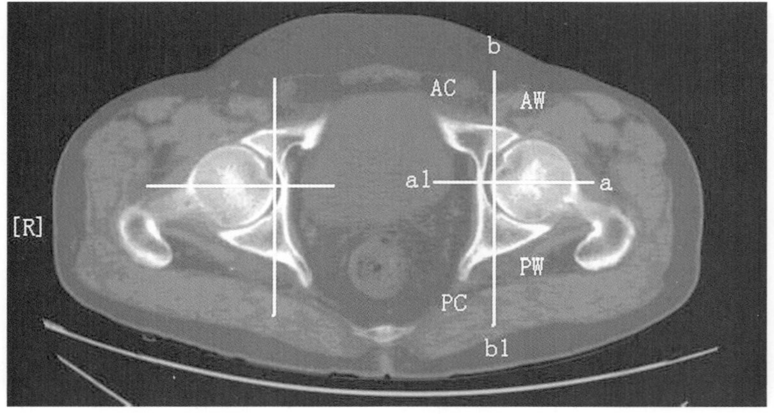

图 4－23　髋臼的壁和柱在 CT 上的划分

髋臼的壁和柱在 CT 上的划分(图 4－23):CT 扫描图像中的前后柱在髋臼中间,被一条线而分开,该线代表髋臼的中间冠状平面。实际上,髋臼壁(“边”或“唇”)是柱的一个成分。

(朱　丹)

三、计算机导航系统的应用

当今时代计算机技术的发展突飞猛进,计算机技术与医学的结合也日益紧密。现代科学技术的发展越来越体现出多门学科的交叉与渗透,在医学领域,近年来发展迅速的手术导航系统,是集立体定向技术现代影像诊断技术微创手术技术电子计算机技术和人工智能技术相结合的产物,在世界范围内已得到迅速推广和发展。近 10 年来,随着计算机技术和精密机械自动控制技术的日益成熟,医学影像设备质量的不断提高,结合计算机医学图像处理及三维可视化医用机器人空间三维定位导航系统和临床手术,由定量诊断手术模拟和预测立体定向导航和远程医疗等组成的计算机辅助外科手术系统已经成为生物工程研究的热门领域之一。

计算机辅助外科的临床应用已有 20 余年的历史,转向计算机辅助骨外科是从 20 世纪 90 年代初开始的。系统能为骨科手术精确术前术中定位,在计算机图形处理工作站上可进行术前模拟操作手术路径规划,在术中可实时跟踪监测显示手术器械病灶儿周边组织内固定物人工假体的相关位置。其优势在于:①更好地计划和模拟手术步骤;②提高手术的准确性;③减少手术创伤,减轻手术痛苦,缩短住院时间,避免长期卧床,缩短术后康复时间,降低医疗费用;④使以往不能治疗或治疗困难的疾病得以治愈;⑤减少术中手术医生和病人放射线辐射剂量。

(一)导航系统的工作原理

手术导航系统也称为图像引导手术导航系统计算机辅助外科手术等,其工作原理是利用数字化扫描技术所得到的病人术前或术中影像信息,通过媒介体输入到系统的核心——计算机工作站中,工作站经过高速运算处理后重建出病人的三维模型影像,手术医生即可操作相关软件,在此影像基础上进行术前计划并模拟进程。实际手术过程中系统动态追踪手术器械相对病人解剖结构的当前位置并显示在病人的二维或三维影像资料上,手术医生通过高清晰度的显示屏从各个方位观察到当前的手术入路及各种参数,从而最大限度地避开危险区,在最短的时间内到达靶点,大大减少病人的失血量与手术创伤以及并发症。

1. 手术导航系统的分类

(1)按交互方式分类　导航系统需要导航工具与手术目标手术医生手术器械以及图像系统之间的交互操作。按照交互方式的不同,将手术导航系统分为主动交互式导航、被动交互式导航、半主动交互式导航 3 种。主动交互式导航系统主要指手术机器人系统,因机器人在灵活性方面难以满足手术的复杂性要求,而限制其临床推广应用。被动交互式导航系统目前占据主要的市场份额,该系统在手术过程中起辅助作用,仅仅控制手术工具的空间运动轨迹,最终的手术操作还要靠手术医生来完成。半主动交互式导航系统目前还处于实验研究阶段,它具有两者的优点。

(2)按导航定位所采用的信号系统分类 导航系统的技术基础是准确的空间定位技术,根据导航定位所采用的信号系统的不同,可分为机械定位导航系统、光学定位导航系统、超声定位导航系统及电磁定位导航系统。机械定位导航系统是最早应用的导航定位系统,精度为 2 ~ 3 mm,优点是技术成熟可靠、可在特定位置夹持手术器械,缺点是系统庞大无法跟踪移动物体、自由运动有限。光学定位导航系统是目前使用最广泛精度最高的手术导航系统,精度为 1 mm,优点是手术器械更换方便、体积小、易操作、可跟踪多个目标、速度快,缺点是易受手术室背景光线和其他反射物的干扰、价格昂贵,该定位技术在骨科应用最多。超声定位导航系统的精度一般为 5 mm,具有价格便宜、校准方便的优点,但易受环境影响,精度差,存在遮挡干扰现象。电磁定位导航系统的定位精度一般为 3 mm,优点是价格相对较低、体积小、不会被遮挡,缺点是工作范围小,易受铁、磁性物质干扰。

(3)按导航系统图像获取方式分类 导航系统图像可分为 X 线导航系统、CT 导航系统、MRI 导航系统及完全开放式导航系统四大类,其中 X 线导航系统又可分为二维 X 线导航系统和三维 X 线导航系统。

X 线导航系统的图像获取依赖 C 形臂 X 光机,系统的关键是对传统的 C 形臂 X 线成像系统进行内部校准,一般是在 C 形臂 X 线的影像增强器一侧安装一个均匀网格分布的目标靶,经过差值算法对荧光透视图像进行几何矫正。在手术中,通过光学定位系统以及 C 形臂 X 线机成像系统,可实时显示线图像解剖、手术工具、C 形臂 X 线机之间的空间位置关系,可预先确定 X 线的透视方位,大大减少手术中医护人员的 X 线辐射剂量;通过各参考坐标系之间的关系,可预先推测手术工具在解剖结构中的行进路径,为提高手术质量和可靠性、节省手术时间提供了很好的辅助作用。二维 X 线导航系统基于二维透视影像,术者可以同时在正位及侧位的影像平面观察导航器械的位置,无需术前计划、术中注册,可随时更新并储存多个影像进行同步导航。三维 X 线导航系统必须使用三维 C 形臂 X 线机,也称术中 CT 系统,可以在术中直接获取三维影像资料,任意选择及调整图像的角度和层面,并在立体图像指引下更准确地放置内植物。

CT 导航系统的图像来自术前 CT 图像。CT 扫描是进行骨组织三维重建的主要手段,最早应用于计算机辅助整形手术以获取三维图像数据。注册技术是其中的关键技术,目的是把病人术前 CT 图像数据、术中从定位器获得的病人解剖结构的形状位置信息及手术器械的位置信息集成到一个共同的坐标系中,手术医生将这些组合信息用于术中准确定位手术病灶区域或用于术中避开危险部位。CT 导航系统包括术前计划和术中手术干预,但存在精确度较低、实时性较差、手术时间较长的缺点。

MRI 导航系统的图像获取依赖术中 MRI 系统。三维 MRI 是在临床广泛应用且较为成熟的脊柱手术成像方法,该系统以 MRI 三维重建数据为基础进行导航,但价格很高,推广困难。

完全开放式导航系统则适合于解剖结构暴露充分的手术。该系统采用非影像定位跟踪技术,手术中以模拟标本的立体几何图像的方法进行导航,既不需要术前扫描,也不需要术中线或超声波图像,只需要手术医生在术中用探针点取解剖结构的特征点即可。这种完全开放式导航系统在前交叉韧带修复和全膝关节置换手术中取得了很好的效果。

2. 手术导航系统的基本配置及工作流程

手术导航系统的基本配置包括:①图像工作站及处理软件,负责储存影像数据、数据处理及处理后的影像显示;②位置探测装置,实质上是一个数字化坐标定位系统;③专用手术工具和手术工具适配器。

图像处理系统硬件采用高档三维图形工作站,运算速度快图形处理能力强可靠性高,软件处理功能强大,包括三维图像模型重建、图像任意旋转、CT 或 MRI 图像融合、叠视、三维模型的切割模式和前方影像预知功能,使医生看到探针所处当前位置前方远处一定距离的三个等间距的平面影像,帮助医生避免伤及病人重要、危险的组织器官。为将图像进行准确的融合,可在解剖结构上选择多个注册点。影像注册方式的目的是将实际的解剖结构和重建三维图像吻合起来,其中包含点融合和面融合两种。点融合的注册点数越多,精确程度越高。在点融合注册的基础上,可以在目标解剖结构表面选择 30 ~ 40 点进行面融合注册,使病人的解剖表面信息与重建的解剖面有更好的对应关系,更精确地重建三维图像。两者的误差会以数字和图像的方式显示在屏幕上。图像工作站配有多种数据输入接口和外围设备接口,充分把影像设备和手术导航系统融为一体。

位置探测装置包括病人做 X 线、CT 或 MRI 检查所携带的定位标志球、导航参考架和探测信号接收系统。定位标志球是基于 X 线、CT 或 MRI 图像融合设计的特征识别球,保证最高的识别精度,系统可在数秒内自动检测识别球体。导航参考架用于注册、切口显露以及导航切除或固定等手术过程,分为有线参考架、无线参考架两种。有线参考架提供主动的注册和定位方式,但必须附带电缆,不利于手术的正常进行;无线参考架提供被动的注册和定位方式,虽然精度比主动方式稍差,但操作更为灵活。主流机型的探测系统采用两个红外线摄像头,对病人及手术器械上的定位球进行空间测量定位。

手术工具和手术工具适配器是指系统提供一套针对各科的手术专用工具,使用时器械测量仪可直接注册手术工具到工作站;工具适配器可以与各类手术器械连接,通过手术工具适配器上的定位标志球,使工作站迅速地测量、注册和识别手术器械,这样普通的手术器械在安装上工具适配器后就可以变成手术中的导航工具。手术导航系统配有专用的病人参考架,实时动态跟踪病人的空间位置变化,防止手术病人与导航系统之间的位置移动,保证手术导航的准确性。

手术导航系统的工作流程包括:手术前通过 CT、MRI、DSA、PET 及 C 形臂等获取人体组织器官的各种图像信息,并根据这些设备的参照系统、人体组织器官的特性建立数学模型;对图像进行分割、重建、融合等处理,使同一部位的不同模式图像能同时显示,并提供表面显示、体显示和任意剖面显示等多种显示方式,进而实现实时导航、术中监控以及制定手术方案或进行手术模拟。立体定位系统是医学图像、手术部位和手术器械之间的桥梁,其意义是导航成像设备系统用来提供人体组织器官的解剖结构信息。医学图像采集及扫描影像是将 C 形臂、CT 及 MRI 等医学影像进行数字化重建,在计算机主处理系统中进行手术前模拟。将 C 形臂的视频输出接口与手术导航系统的视频输入接口用视频电缆相连,将 C 形臂扫描的图像能输到手术导航系统。手术中要不断获取术中数据,如多模图像数据、定位系统的定位坐标、组织器官的位置等;融合多模图像,注册手术器械相对病人的空间位置,进行三维显示;辅助医生执行预定的手术方案,进行手术干预。

3. 手术导航系统的基础技术

(1)图像处理技术　医学图像处理技术负责对病人的手术区域进行扫描,并将术前、术中的各种医学图像融合、处理,便于实时显示。具体为空间三维坐标技术、体素处理技术、伪三维显示技术。采集过程中,图像质量、照片层厚、CT 和 MRI 断层摄片厚度是影响重建图像准确性的重要因素。而在扫描过程中病人活动则可引起一张图片的解剖结构与相邻图片的不一致,即使肉眼难以察觉但在三维重建图像上却非常明显。

快速高精度的三维图像处理系统是手术导航系统实施的重要前提,其涉及的图像分割、图像注册、三维重建、图像显示精度都直接影响着系统性能。图像分割就是把图像中具有特殊含义的不同区域分开来,包括人体从背景中的分离和病灶从人体的分离,分割技术发展至今已在灰度域值分割法、边缘检测分割法、区域跟踪分割法的基础上结合特定的理论工具有了更进一步的发展。三维重建是从二维切片数据到三维几何数据的处理过程,由于手术导航系统是在精确重建人体三维结构的基础上对手术进行指导,所以三维是手术导航系统中的关键因素。

手术导航系统的应用虽然给手术带来了极大的便利,但医生在手术中不得不一边看人体组织的三维显示,一边将三维显示与病人真实的解剖组织进行对照,而近年来增强现实技术的出现,给手术导航系统带来了更直观的方法。增强现实是将计算机绘制的虚拟模型融合到使用者所看到的真实世界景象中,使用者可以从计算机重建的虚拟模型中获得额外的信息,从而对真实环境进行增强。CT、MRI 和基于 X 线透视的导航软件已用于脊柱导航手术,而创伤手术主要应用 X 线透视技术。全关节置换的绝大多数软件是无图像或 X 线透视技术,通过术中触诊和活动病人肢体,找到体表解剖标志和力学轴线的中心,并进行注册。

(2)立体定位技术　导航立体定位系统用来对人体组织器官和手术器械定位,采用立体定位技术连接图像信息和手术目标,直接关系到整个系统的精度和计算机辅助手术的成败。外科导航系统的核心部件是追踪器,它可以识别专用手术器械并判定其位置,对目标的定位依赖的是电磁、声音或光信号。立体定位系统就是确定目标空间位置的系统,它实时获得目标在其测量范围内的三维坐标,连接图像信息和手术目标,是虚拟到现实的桥梁。目前在各种不同的计算机辅助外科手术中,所采用的导航定位的方法主要有光学定位法、机械定位法、超声波定位法和电磁定位法。

机械定位法:是最早应用于计算机辅助外科的定位方法,尽管有些过时,但多轴测量臂系统仍因其稳定性而得到广泛应用。其优点是技术成熟可靠、可在特定位置夹持手术器械,缺点是系统庞大、无法跟踪移动物体、自由运动有限。

光学定位法:是目前最普遍和精确度最高的定位方法。其原理是用至少两个摄像机观察目标的自然表面或特征点,并对至少两幅图像上相同的目标点进行计算,然后重建这些点的三维形状,从而获得被测物的三维位置。光学定位法按光源类型可以分为被动光学定位法和主动光学定位法;按摄像机类型可以分为二维面阵摄像机系统和一维线阵摄像机系统。其优点是手术器械更换方便、体积小、易操作、可跟踪多个目标、速度快,缺点是易受手术室背景光线和其他反射物的干扰、价格昂贵。该定位技术在骨科应用最多。光学定位法的一项新技术是激光技术,可以随时测量出发射激光探头与被照射的皮肤或骨骼间的距离，手术中移动探头用激光照遍目标骨表面，同时跟踪器跟踪激光探头的位置，将激光获得的骨表面地图与术前的三维图像进行对比分析计算就可以实现定位与注册。

超声波定位法：超声波定位法的原理就是超声测距。这一系统由发射器、接收器手术器械和计算机组成。发射器和接收器分别安装在标架和手术器械上。两种结构都是记录声波在发射器和接收器之间不同的传播时间，以固定声速计算发射器和接收器的相对距离，然后以发射器为中心，相对距离为半径做球面，球面的交点就是接收器的空间位置。该系统价格便宜、校准方便，但易受环境影响、精度差、存在遮挡干扰现象。

电磁定位法：由磁场发射器和检测器组成。在手术台下安置一个磁场发生器，磁场覆盖整个手术区域，检测器检测磁场的强度和相位，由此测算出位置和方向。在示踪中不需要相机系统和示踪器来进行导航，电磁波主动发射装置置于病人身上，接收装置置于示踪设备上。其优点是价格相对较低、体积小、不会被遮挡，缺点是工作范围小，易受铁、磁性物质干扰。

目前主流是使用光学红外线定位技术和电磁定位技术。两者各有其优缺点。电磁定位示踪技术不会产生由于使用光学示踪器而引起的视线受限，但系统对工作空间中任何金属物体的引入都很敏感，而骨科手术中常有许多金属器械和内植物。

(3)图像注册技术　医学图像注册是利用信息融合技术将多模图像进行融合的方法，其目的是利用多模图像的信息优势，在一幅图像上表达来自人体的多方面信息，使人体内部结构通过影像直观地表达出来。注册前扫描图像质量、数据模式都会给注册的精度造成影响，而匹配算法本身的误差也是系统精度受影响的因素。医学图像注册是用计算机图像处理技术将各种影像模式投影在一个坐标系下，并融合成一个新的影像模式显示在计算机屏幕上。注册工作可分为术前、术中医学图像注册和术中医学图像、病人、手术器械之间的注册。前者是注册单模图像，使高分辨率图像与反映人体信息的图像结合起来，提供更全面的信息。后者指通过立体定位系统，在手术中确定手术器械与病人的相对关系，并与医学图像整合显示在一起。注册方法按操作可以分为两大类：基于外部特征的注册和基于内部特征的注册。

基于外部特征的注册：病人外部特征指成像时固定在病人身上的标记物，标记物在所有模态图像中都能清晰可视和精确检测。将标记物与其他解剖界标结合起来，获取图像之后，标记物的位置由追踪器持续跟踪。通过这种方式，术中标记物的位置可以与其术前注册图像中的位置比较。这种注册法精确度高但步骤麻烦，无法实现图像的回溯式注册。

基于内部特征的注册：内部特征是人体图像自身的特征，注册通过对准不同图像的内部特征点集完成，具体方法主要包括配对点法与表面轮廓法两种。配对点注册就是术中一台三维定位器持续跟踪目标骨表面已预设好的骨性标记，将这些标记与术前图像上的标记联系起来分析计算，利用人体解剖标志点或图像几何点将多幅图像对准。注册需要选择注册点，并对配对点进行匹配，通过使用注册指示器接触与图像相对应的解剖标志，完成对应点的匹配。表面轮廓法的原理是在图像中找到同一组织器官的曲线，再将对应曲线做局部最佳拟合，从而注册图像。

（二）导航系统在髋部骨折中的应用

髋部骨折通常包括髋臼骨折、股骨颈骨折、转子间骨折和股骨近端骨折。髋部骨折常用的内固定方法包括钢板螺钉、空心钉、动力髋、重建髓内钉等，主要是是向股骨颈、股骨头内打入螺钉。螺钉位置的准确性对于固定十分重要，要达到螺钉位置准确必然采用 X 线透视下操作。计算机导航对于髋部骨折的主要作用是可以使医生在去除 X 线透视后，仍能多方位实行实时解剖定位，按要求准确置入螺钉，从而使螺钉进钉角度合适，不进入髋臼内，在股骨颈、股骨头内的位置均良好，避免导针反复试钻提高手术效果，减少并发症。同时可以准确闭合复位和检查髓内钉的位置，提高闭合锁钉的准确性，有效缩短手术时间。

1. 导航辅助下髋臼骨折内固定术

对于骨折移位者应先行牵引，牵引一周后，复查复位情况，如果骨折间隙在 1 cm 之内，头臼匹配良好，可行导航技术引导下的经皮闭合穿钉。前壁前柱损伤手术时采用仰卧位，后壁后柱损伤手术时采用俯卧位。将注册架安放于对侧的髂嵴，扫描后 3D 图片传入至导航工作站，显示髋臼骨折情况。设计进钉点、进钉方向、进钉深度。然后在导航实时监测下实施置钉操作。闭合导航的方法是在一定的适应证之内操作，为达到最佳效果，有的情况下可以采取闭合穿钉与开放手术相结合的方法。

2. 导航辅助下空心钉固定治疗股骨颈骨折

导航空心钉固定主要适用于新鲜的 GardenI 型股骨颈骨折。一般取仰卧位，采用硬膜外麻醉，同侧髂骨或同侧股骨注册，以股骨颈为中心三维 C 形臂 X 线机扫描、采集、传输数据至导航工作站。设计螺钉的进钉点及方向，钻置钉通道，置钉。

3. 导航辅助下动力髋治疗转子间骨折

动力髋主要适用于稳定的转子间骨折的内固定，部分不稳定的股骨颈及范围较小的转子下骨折也可选用动力髋固定。手术也采用仰卧、硬膜外麻醉，同侧髂骨或同侧股骨注册，三维 C 形臂 X 线机扫描、采集、传输数据至导航工作站。设计进入股骨颈拉力螺钉的进钉点及方向，进钉部位紧靠股骨距，以便加压缩小骨折间隙。钻置钉通道，置钉。

4. 导航辅助下髓内钉治疗转子间骨折

髓内固定治疗髋部骨折主要适用于严重粉碎的不稳定转子间骨折。多数类型的转子下骨折也适合髓内固定。髓内装置的优点在于保留骨块的血运，减少手术失血量和对骨折周围环境的干扰。采用仰卧、硬膜外麻醉，骨折复位，透视，图像传输，在骨折下方股骨下段处安放注册架以注册，在导航下寻找最佳进钉点并置导针，沿导针置入主钉，安放示踪器及工具并探测进钉点及方向，置入拉力螺钉，然后置入远端锁钉。

（汪学军）

第五章 髋部手术入路

第一节 髋臼手术入路

一、Kocher—Langenbeck 入路

Kocher—Langenbeck 入路可以显露髋臼后面的骨性突起(后柱),从坐骨至坐骨大切迹包括直视整个髋臼后壁,经过坐骨大切迹可以触及四方体的表面,了解四方体和前柱骨折复位后的情况。坐骨大切迹还提供安放复位钳的通道。该入路中,臀上神经血管束会限制髂翼上部的显露。

患者可采用侧卧位或俯卧位。这两种体位的差别在于骨折的类型,侧卧位常用于后壁骨折和简单的后柱骨折。对于髋臼横形骨折,由于肢体重量常妨碍骨折的复位,故俯卧位较适宜。术中要保持膝关节屈曲 90°和髋关节伸直位。这样有助于降低坐骨神经张力。

【手术步骤】 病人患髋向上侧卧,如果使用了骨科手术床及股骨髁上牵引,应保持膝关节至少 45°屈曲,以避免过度牵拉坐骨神经。

1. 在大转子上切开皮肤,向近侧延伸到距髂后上棘约 6 cm 处(图 5-1)。如果有必要,切口可以向大腿外侧远端延长 8cm。沿皮肤切口切开浅筋膜并沿臀大肌纤维方向钝性劈开臀大肌(图 5-2)。保护臀下神经支配臀大肌前上部分的分支,避免造成外展肌无力。

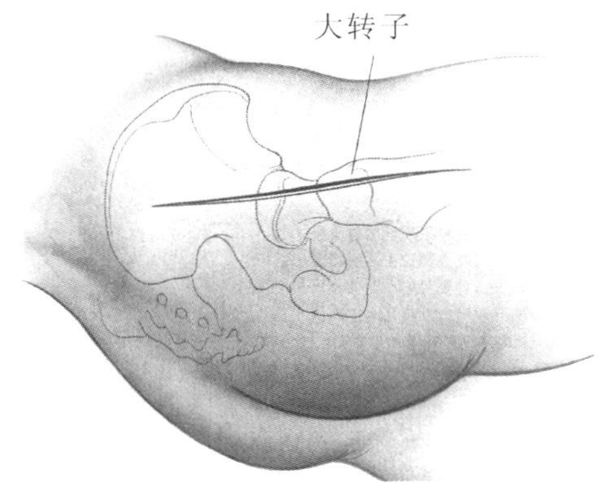

图 5-1 以大转子为中心的纵向切口

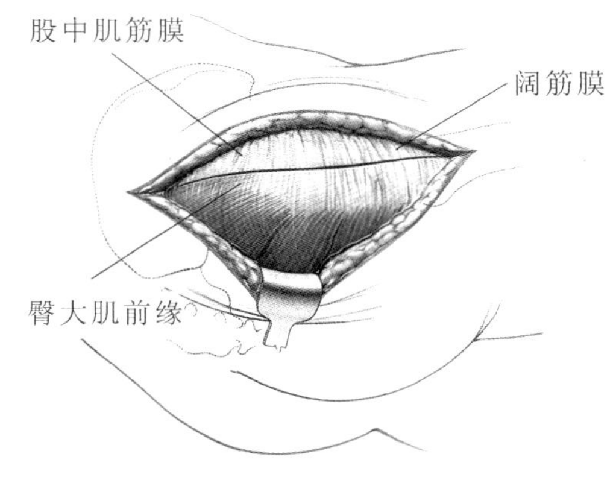

图 5-2 切开浅筋膜

2. 辨别梨状肌、上下孖肌和闭孔内肌，将其松解并从大转子间窝的止点向上翻转，显露髋臼后壁上半部，牵开闭孔内肌和上下孖肌联合肌腱后，有助于显露坐骨小切迹并保护阴部神经血管束（图5－3）。

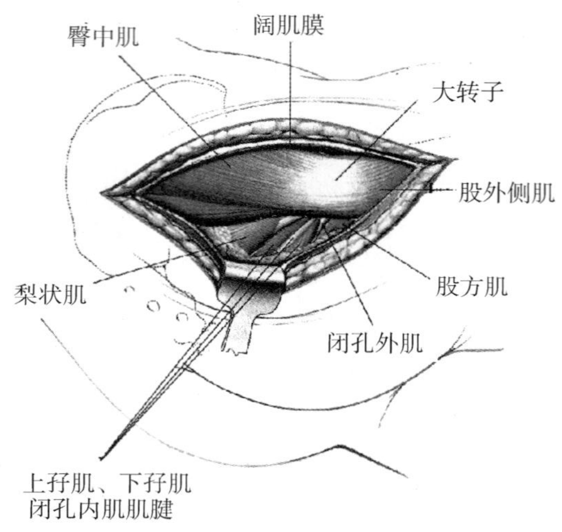

图5－3　显露深部肌肉

3. 辨别并保护股方肌上面的坐骨神经（图5－4）。旋股内侧动脉的升支位于股方肌孔下。保留股方肌的完整以保护旋股内侧动脉的升支。臀大肌在股骨上的腱性止点可以切开以增加显露。然后，将臀中肌与臀小肌从髂骨后外侧骨膜下剥离。可以在髂骨坐骨大切迹上插入两个斯氏针将这两块肌肉挡开。在坐骨大切迹出口处辨明并保护臀上血管及神经。此时前后柱都得到显露。

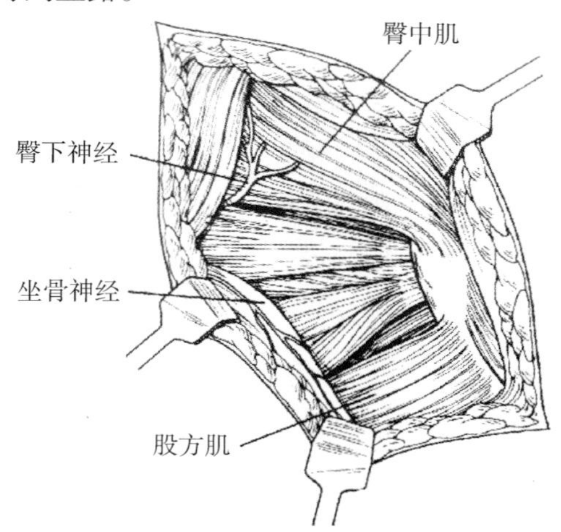

图5－4　显露保护坐骨神经

后路手术入路取决于骨折类型，通常为后壁骨折，后柱骨折，横形骨折和T型骨折。

二、髂腹股沟入路（Letournel 入路）

该手术入路由 Letournel 于上世纪60年代提出，可直接显露髂骨翼、骶髂关节前方、整个前柱和耻骨联合。该入路要显露三个解剖“窗口”：第一窗口是髂窝内窗，位于髂腰肌外侧；第二个窗口位于髂腰肌和股外侧神经内侧以及髂血管外侧，可显露骨盆缘和四方体；第三窗口位于股血管内侧，可显露耻骨上支和耻骨后间隙。

【手术步骤】 患者仰卧位，患肢股骨髁上行骨牵引。对于对侧耻骨上下支骨折的病人则不宜采用牵引，因为来自会阴后方的压力会造成骨盆前环的畸形。如需要施行侧方牵引，则可在大转子穿过牵引螺丝钉，并连接至牵引床侧方的支架上。

1. 于耻骨联合上方 2 cm 开始，向侧方沿腹股沟韧带走行至髂前上棘。沿髂嵴方向向后方延伸到达髂嵴中后 1/3 交界处（图 5－5）。

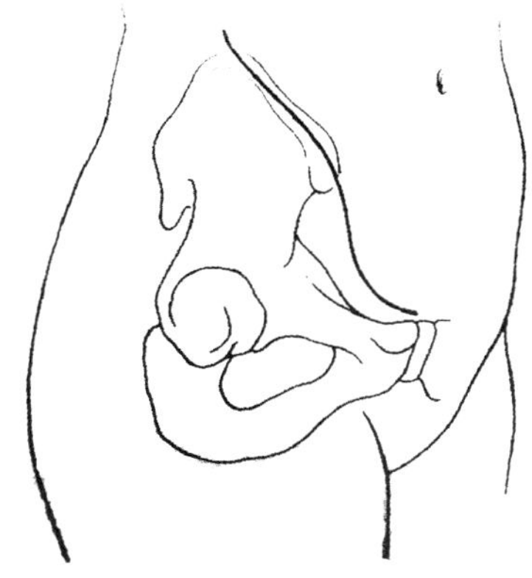

图 5－5 髂腹股沟入路切口

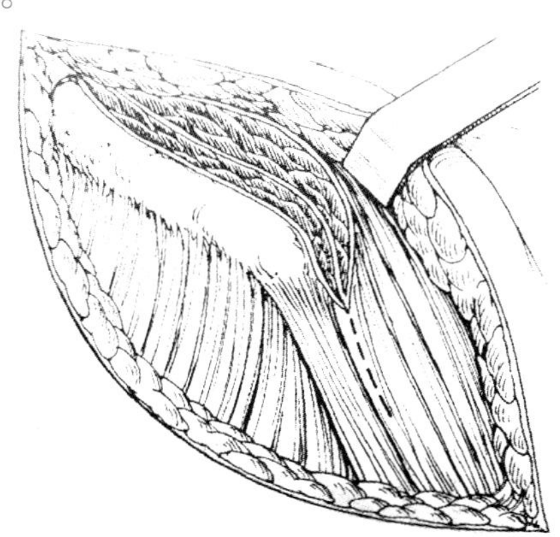

图 5－6 沿皮肤切口切开腱膜

2. 锐性分离外展肌和髂肌在髂嵴的止点。将髂肌从髂骨内板做骨膜下剥离，向后剥离达骶髂关节前面。继续向前切开浅筋膜到达腹外斜肌腱膜和腹直肌腱膜。沿皮肤切口锐性切开腹外斜肌和腹直肌腱膜（图 5－6），达腹股沟环外侧近端。

3. 牵拉并翻开腹外斜肌腱膜远侧端和腹直肌相连的筋膜，打开腹股沟管，辨别并保护股外侧皮神经，它靠近髂前上棘并在其内侧 2～4 cm 左右（图 5－7）。辨别精索或圆韧带及髂腹股沟神经，钝性松解这些组织并用橡皮条牵开，然后沿腹股沟韧带方向小心切开腹股沟韧带，保持它有 2～5 mm 韧带附着于腹内斜肌，腹横肌及腹横筋膜。特别注意避免损伤腹股沟韧带下的结构。在腹股沟韧带上松解了腹内斜肌和腹横肌共同起点后，即可进入腰大肌鞘。继续保护腹股沟韧带下股外侧皮神经。为了向内侧获得更好的显露，向外侧牵开精索或圆韧带，显露腹横筋膜和联合肌腱，分离腹内斜肌和腹横肌的联合腱及腹直肌肌腱存耻骨上的附着点，显露耻骨后间隙。

4. 腹股沟韧带下的结构包括在两个腔隙内。肌肉腔隙在外侧包含髂腰肌，股神经和股外侧皮神经。脉管腔隙在内侧，包括髂外血管和淋巴管。由髂耻筋膜或腰大肌鞘隔成两个腔隙。

5. 继续在髂腰肌下向外侧松解，直至肌肉及附近的筋膜与其下方的骨盆边缘完全游离。用橡皮条将下方的髂腰肌、股神经及股外侧皮神经牵开。用手指在髂外血管及淋巴管间从外向内钝性分开。同时在血管的内后方探查闭孔动脉及神经。有时闭孔动脉不是从髂内动脉而是从腹壁下动脉上分出。如果发现是变异的闭孔动脉，则可钳夹，结扎并分离之，以避免因牵引造成动脉撕裂伤。将第三条橡皮条包绕髂外血管及淋巴管，保持血管

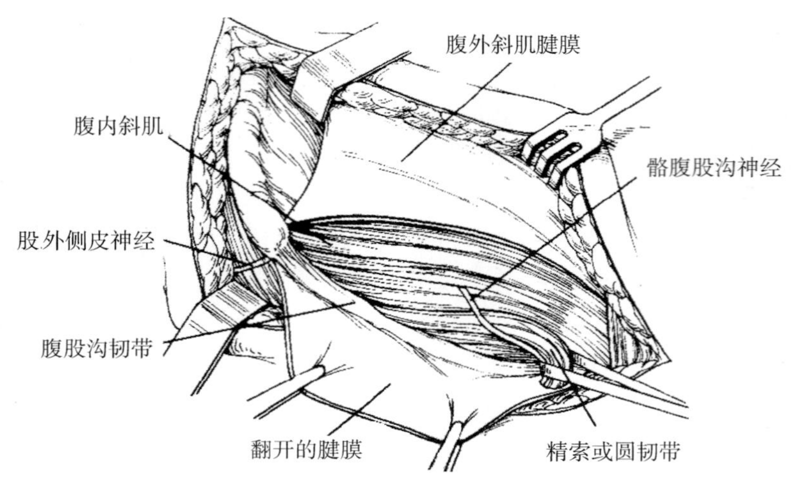

图 5-7 牵开筋膜保护股外侧皮神经

及淋巴管周围蜂窝组织的完整性。如欲显露髂窝及邻近的骨盆的边缘,将腰大肌及股神经向内侧牵开,由骨膜下推开髂肌到骨盆的四方体。在沿四方体向近端分离时,要避免损伤髂内血管。

6. 为了进一步显露耻骨支,向外侧牵开髂血管,并松解耻骨肌的起点。为获得远至耻骨上支的外侧缘,髋臼的前壁,四方体及闭孔上缘的整个骨盆边缘的入路,可向外侧牵开腰大肌及股神经,并向内侧牵开髂外血管(图 5-8)。为获得闭孔上缘及耻骨上支的显露,可将髂外血管向外牵开。牵拉髂外血管时,要经常检查髂内动脉的搏动情况,如果发现动脉搏动中断,就要适当减轻牵拉力。

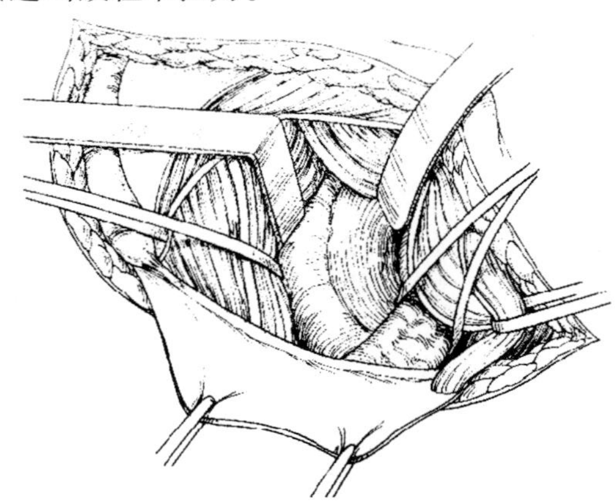

图 5-8 显露保护股神经和髂外血管

7. 显露耻骨上支内侧缘及耻骨联合,向外侧牵开精索或圆韧带。

8. 在关闭切口前,将一个负压吸引管放入耻骨后间隙和四方体上的髂窝,将腹直肌肌腱与耻骨骨膜修复,再将腹横筋膜、腹内斜肌、腹横肌与腹股沟韧带修复。原位缝合分隔髂腰肌、腹肌筋膜及腹外斜肌腱膜的髂耻筋膜。

因为本入路不能直视髋臼关节面,手术的每一步骤,包括所有骨折碎片的准确复位关系到手术的预后。每一骨折线都需仔细冲洗和清理,以去除血肿和小的碎片。通过骨折的移位部位冲洗髋关节腔并去除碎骨块。屈曲髋关节可以放松髋关节前方结构，对显露和固定有一定的帮助，股骨头的侧方牵引对方髋臼中心性脱位患者有助于复位骨折。

三、扩大的髂股入路

该入路介于前于由股神经支配的肌肉和后方由臀上、下神经支配的肌肉之间，适用于复杂的骨盆及髋臼手术，双柱骨折及晚期重建病例。其优点可以直视整个髂骨翼的外表面，后柱及后壁，以及髋臼顶部。

【手术步骤】 患者取侧卧位，术中保持屈膝、伸髋以保护坐骨神经。

1. 沿髂嵴后上缘至髂嵴前上缘，再经过大腿前外侧向远端延伸约 15 ~ 20 cm（图 5 - 9）。

2. 确认髋外展肌起点和股肌止点的无血管区域，从髂骨外板骨膜下锐性分离阔筋膜张肌，臀中肌。髂骨翼外表面的肌肉锐性剥离至坐骨大孔上部以及关节囊前上方。注意剥离时必须骨膜下进行，以保护臀上血管神经束。

3. 切口向肢体远端延伸，切开阔筋膜，将其向外侧牵拉以显露股直肌。

4. 在大转子前方确认臀小肌，并在止点处约 5 cm 处切断臀小肌，标记并切断臀中肌约 1.5 ~ 2 m，阔筋膜张肌和臀肌继续向后翻开，显露外旋肌群，于止点处 5 mm 处切断，至此，可完全显露髋臼后柱及髂嵴外侧面（图 5 - 10）。

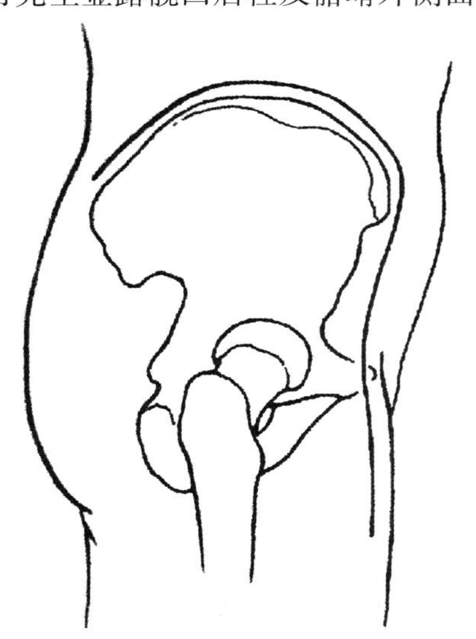

图 5 - 9　扩大的髂股入路切口部位

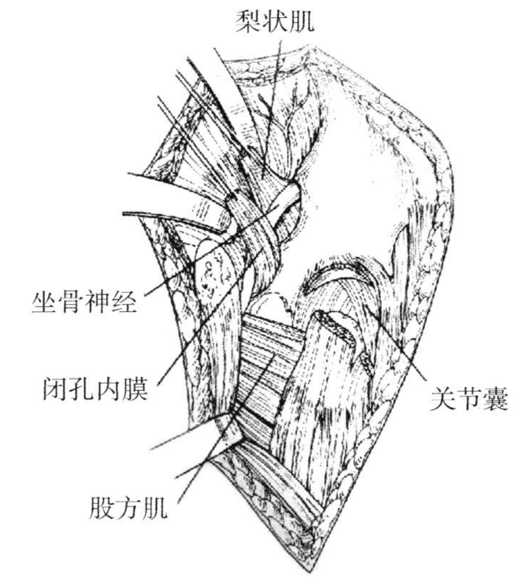

图 5 - 10　显露髋臼后柱

四、"Y"形入路

Y 形入路对髂骨外侧面的显露与扩大的髂股入路相似，但该入路臀上血管神经束不能移动，因此显露髂骨外侧面不佳。而且不能显露骶髂关节。适用于 T 型骨折，双柱伴后壁骨折，特别是高位双柱骨折尤其适用。

【手术步骤】 患者在普通手术台上取侧卧位，如果需要行骨牵引也可以应用骨折床。膝关节至少屈曲 45°，以避免坐骨神经牵拉伤。

1. 先行三叉形切口的纵行部分，由大粗隆的尖端开始向远端切开 6 ~ 8 cm，前上方切口由大粗隆尖端至髂前上棘，后上方切口由大粗隆尖端至髂后上棘。两条斜切口与纵切口之间呈 120°夹角(图 5 - 11)。

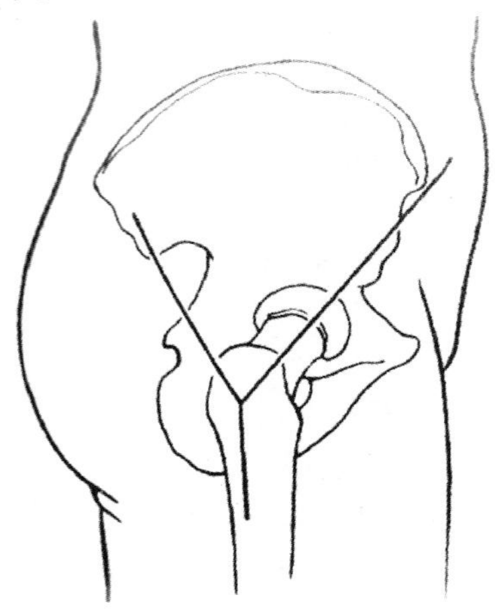

图 5 - 11 “Y”形入路切口

2. 在大腿外侧纵形切口中，沿纵轴方向切开阔筋膜。然后在前上方切口沿切口方向切开阔筋膜及阔筋膜张肌上的筋膜。从阔筋膜张肌上覆盖的筋膜处剥离出阔筋膜张肌的前缘，并将该肌的起点从髂嵴上剥开。

3. 将臀中肌与臀小肌的起点从髂嵴上骨膜下剥离，从前向后及向远端至髋关节囊。然后，沿后上切口切开臀大肌筋膜，并沿臀大肌肌纤维方向劈开臀大肌(图 5 - 12)。

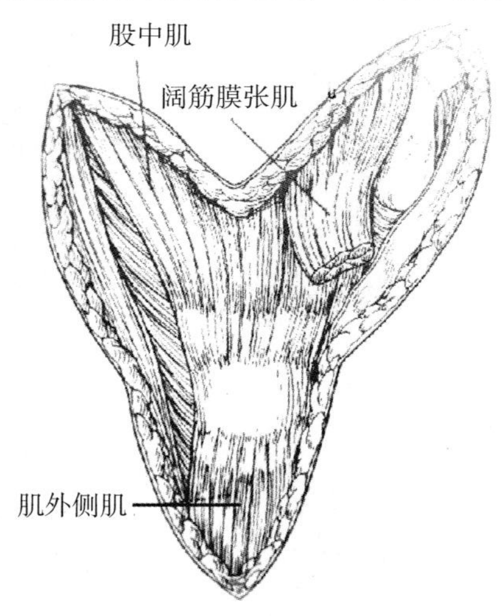

图 5 - 12 “Y”形入路暴露深部肌肉

4. 行大粗隆截骨术，并将截骨块与所附着的臀中肌与臀小肌的止点向近端牵开。从髋关节囊上锐性剥离臀中肌与臀小肌，保留髋关节囊的完整。分离至坐骨大切迹，注意并保护臀上血管。然后在股骨近端分离外旋肌群的止点，包括股方肌的近端 1/3。保留此肌肉的剩余部分及其下方旋股内侧动脉升支的完整。向后方翻开已断离的外旋肌群，以显露髋关节囊的后侧面和后柱。

5. 为显露前柱及髂骨内板，扩展前上切口支至髂前上棘内侧 6～8 cm 处，从髂嵴上方切开腹肌，并从髂骨内板上骨膜下分离髂肌，继续向后切开显露骶髂关节的内侧面（图 5－13）。

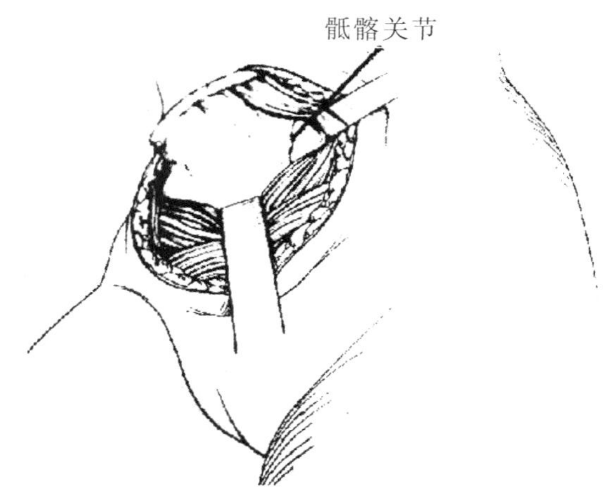

图 5－13 显露骶髂关节

6. 为进一步扩大显露，从髂前上棘切开缝匠肌的止点，并从髂前下棘和髋关节囊上切断股直肌的直头及反折头。在腹股沟外环近端 1 cm 处沿腹股沟韧带的方向切开腹外斜肌腱膜，类似于所述的髂腹股沟入路。小心向近侧推开髂外血管、向外侧推开腰大肌以扩大间隙，然后继续扩大髂外血管与精索或圆韧带的间隙。利用三个解剖窗口，行骨膜下显露耻骨上支及骨盆四方体的表面。沿髋臼的边缘，向前方和后方环形切开髋关节囊，以提供必要的显露。

五、延长的髂股入路（Letournel－Smith Petersen 入路）

Letournel 改进了 Smith—Petersen 切口。髂骨内侧壁的肌肉被推开以便直接获得骨盆内前柱的显露。主要用于前柱骨折移位在髋关节高位骨折时，也可以用于髂骨内、外板同时显露。

【手术步骤】

1. 皮肤切口始于髂嵴上方 1 cm 或内侧 1 cm，向前越过髂前上棘，然后向远端沿缝匠肌的内侧缘到达大腿中段 1/3 处。切开浅深筋膜。经阔筋膜张肌与内侧缝匠肌的间隙，显露股直肌。从髂前上棘处切断缝匠肌的附着点。显露关节囊前方和从髂嵴内侧面剥离髂腰肌，向后可达骶髂关节和坐骨大切迹，向前显露髂前下棘。

2. 小心地保护股神经、股血管及股外侧皮神经分支，切断股直肌的两个起点，并将肌肉拉向内侧，以便显露髋关节囊的前表面及髋臼的前柱。

在这个入路中，应注意保护髂骨翼外表面的肌肉组织。向后及向内侧牵开髂肌及腹部肌肉可以提供包括骶髂关节的髂骨内板的显露。在前侧，耻骨上支可以部分显露，但不包括耻骨联合。如有必要也可以同时显露髂骨外表面。

六、联合入路

联合入路应用时，髂股入路常用于髋关节前方显露，髂腹股沟入路或者改良的 Stoppa 入路也常联合使用，K－L 切口常用于后方显露，该入路适用于横形骨折，T 型骨折以及双柱骨折。

【手术步骤】

患者取“漂浮”体位（即摇摆体位），前方采用髂股入路，髂腹股沟入路或 Stoppa 入路，后方采用 K－L 入路（大转子截骨或不截骨）。

七、Stoppa 入路

前方 Stoppa 入路最早用于股壁疝的治疗，该入路可以提供骨点环的良好显露，与后方入路联合应用，适用于前柱或前壁骨折，横形骨折，T 形骨折，双桡骨折，主要用于关节外骨折，可很好的显露髋臼的前内侧面。

【手术步骤】　患者取仰卧位，消毒范围有利于患髋屈曲内收、外展及旋转。

1. 耻骨联合上 2 cm 横形切口，位于两侧腹股沟管外环之间，纵行切开腹直肌。
2. 向外侧牵开腹直肌及神经血管束并注意保护。
3. 剥离髂肌、注意结扎髂腰动脉的滋养血管。
4. 从前向后性剥离髂耻筋膜和闭孔筋膜，以显露骶髂关节。
5. 进一步剥离腰肌以显露坐骨支持带和四方体。

第二节　髋关节手术入路

一、前侧入路（Smith－Peterson 入路）

通过缝匠肌与阔筋膜张肌间隙显露髋关节。

【手术步骤】　患者取仰卧位，患者垫高。

1. 自髂嵴中点，经髂前上棘转向下沿股骨干纵向切口长约 8～10 cm，切口夹角约 110°（图 5－14）。

2. 切开浅筋膜，辨别缝匠肌与阔筋膜张肌间隙，股外侧皮神经向内牵开，自肌间隙切开阔筋膜，并剥离阔筋膜张肌髂骨止点将其离断。显露股直肌，结扎并切断旋股外侧动脉升支。

3. 游离股直肌，牵开股直肌及髂腰肌，显露关节囊前方，T 形切开关节囊，显露股骨头，颈及基底部。

二、外侧入路（Watson－Jones 入路）

通过阔筋膜张肌与臀神肌间隙显露髋关节

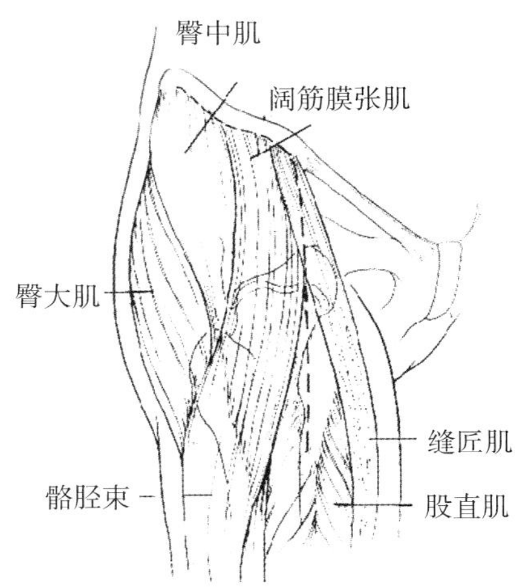

图 5－14　前侧入路切口部位

【手术步骤】　患者取仰卧位或健侧卧位，仰卧位时患侧垫高。

1. 自髂前上棘外下方 2.5 cm 处，行向后下，经股骨大转子向外侧，达股骨大转子基底部下 5 cm（图 5－15）。

2. 辨别臀中肌与阔筋膜肌间隙，切开筋膜，将臀中肌向后牵开，阔筋膜张肌向前牵开。

3. 向下翻转股外侧肌起点，切断臀中肌大转子止点前部，显露大转子基底。

4. 纵行或 T 形切开关节囊，显露股骨头、颈。

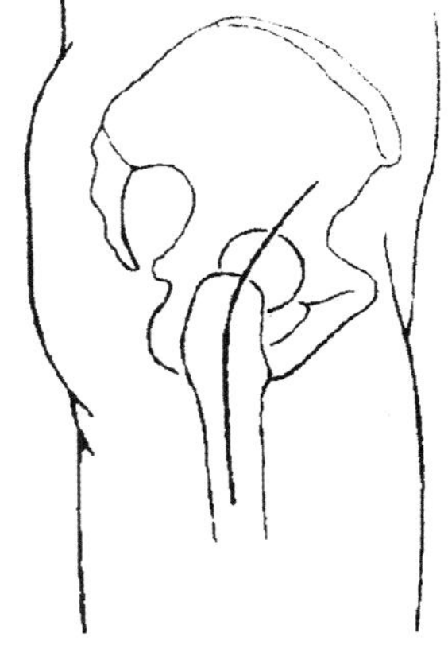

图 5－15　外侧入路切口部位

三、后方入路（改良 Gibson 入路）

【手术步骤】患者取侧卧位，屈髋、伸膝、保护坐骨神经

1. 于髂后上棘 6～8 cm 髂嵴处切开，向远端经过大转子前缘，沿股骨纵行向下 12～15 cm（图 5－16）。

2. 沿髂胫束纤维走行方向，切开髂胫束到大转子，然后顺臀大肌前缘向近端切开（图 5－17）。

3. 内收内旋髋关节，切断大转子下方股方肌（注意保护坐骨神经），切断梨状肌，闭孔内肌，上下孔肌，上述结构一并向后牵开，显露关节囊后方。

4. 在髋关节囊的上部沿股骨颈轴线切开关节囊，屈髋、屈膝并外展、外旋大腿，关节便脱位暴露出来。

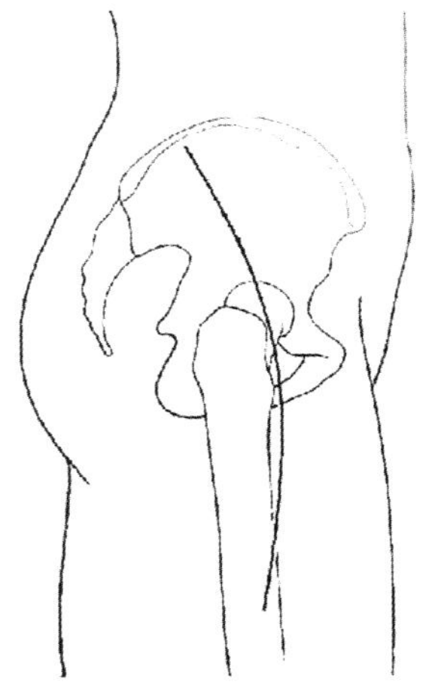

图 5－16　改良 Gibson 入路

四、后方入路（Moore 入路）

【手术步骤】患者取侧卧位

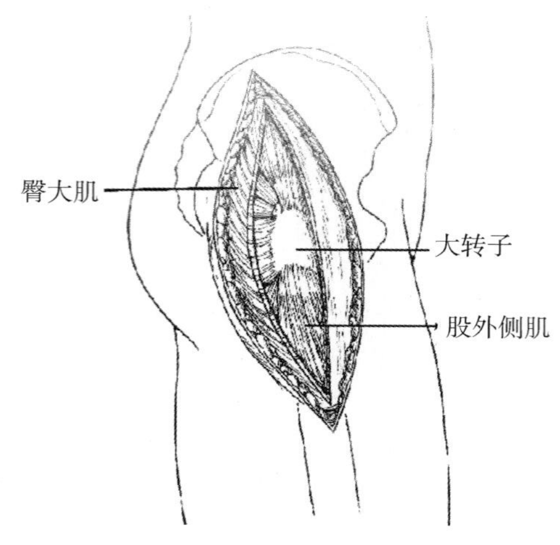

图 5－17　切开臀大肌前缘

1. 自髂后上棘远端 8－10 cm 处，沿臀大肌纤维方向，经大转子后方，沿股骨干纵轴向远端切开（图 5－18）。

2. 切开深筋膜，辨别臀大肌（上段）及髂胫束（下段），切开臀大肌及髂胫束显露股骨大转子及周围肌肉，切断外旋肌群，显露关节囊（图 5－19）。

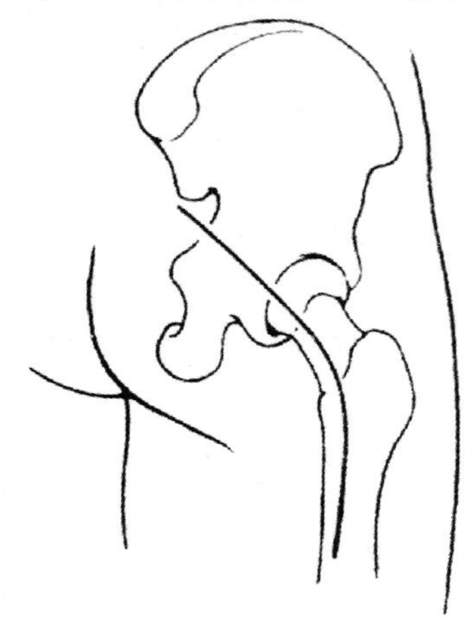

图 5－18　Moore 入路切口部位

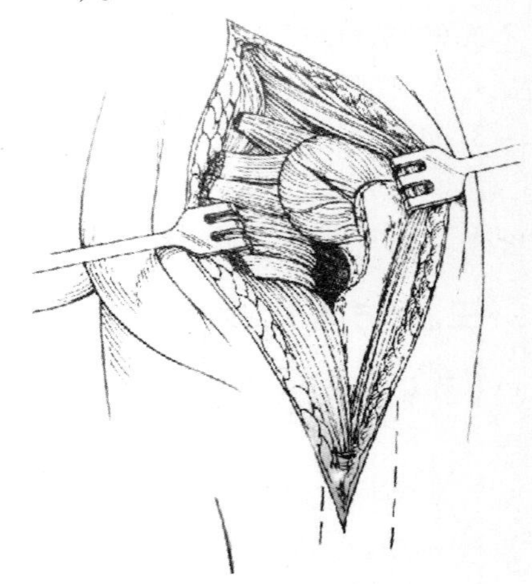

图 5－19　切断外旋肌显露关节囊

3. 切开关节囊，显露股骨颈及股骨头。

第三节　股骨近端手术入路

股骨外侧入路可以显露股骨上 1/3，如切口向下延长，患则可显露股骨全长，该入路可经股外侧肌肉或将股外侧股肉向上翻起，操作简便，是股骨近端常用的手术入路。

【手术步骤】患者仰卧位于骨科牵引床上，以作对抗牵引，如果患者是股骨中上段骨折，则可采用侧卧位，在肢体骨状突起部位，应用软垫，防止皮肤受压。

1. 自大转子顶点上方 2 ~5 cm 开始，向下经大转子中点，沿大股外侧作一似行皮肤切口，切口的长度需根据手术需要而定(图 5 -20)。

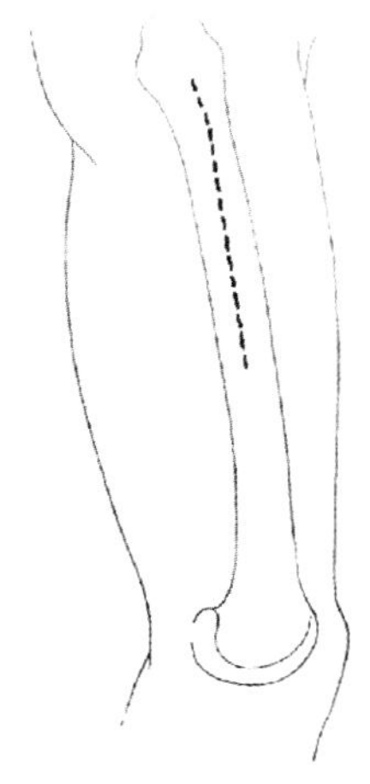

图 5 -20　股骨近端外侧入路切口部位

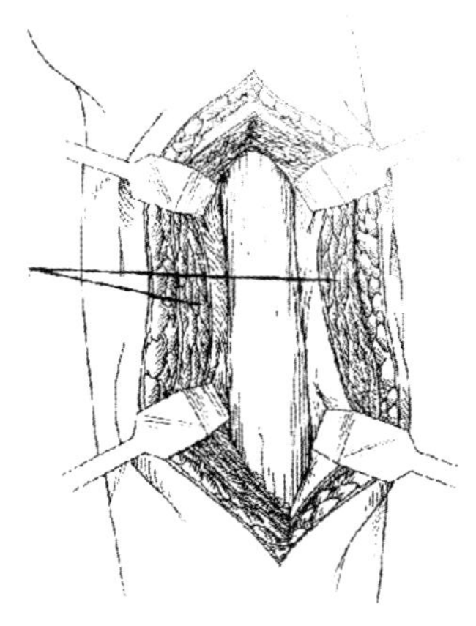

图 5 -21　切开股外侧肌显露股骨干

2. 纵行切开阔筋膜，将阔筋膜和阔筋膜张肌向前牵开，显露肌外侧肌及其大转子下方的起点。

3. 切开肌外侧肌表面筋膜，将四个 Homman 拉钩插入肌外侧肌，前后撑开，使股外的肌沿肌纤维方向分开，注意保护骨膜，显露股骨干(图 5 -21)。在分离过程中注意股深动脉的穿动脉横穿股外侧肌，注意结扎切断。或者是将股外侧肌向上、前翻起，动脉——结扎切断，显露股骨干。该手术入路适用于股骨颈骨折闭合复位内固定，股骨转子间骨折，转子下骨折，以及股骨中上 1/3 骨折患者。

(方　跃)

第六章　股骨颈骨折

股骨颈骨折占全部骨折总数的3.58%,被称之为“尚未解决的骨折”,它常发生于老年人,随着人均寿命的延长,其发生率日益升高。由于股骨颈血液供应和生物力学特点,股骨颈骨折有较高的不愈合率和继发股骨头坏死率。近年来,国内外对股骨颈骨折的诊断与治疗进行了更加深入研究。

第一节　骨折的原因及机理

1. 股骨颈的解剖结构与生物力学特点

股骨颈为锥桶状结构是连接股骨头与股骨干的桥梁。股骨颈与股骨干之间形成两个重要角度——颈干角与前倾角。颈干角:股骨颈与股骨干之间形成的角度,正常为110°~140°,平均127°。颈干角的存在使粗隆部及股骨干远离髋臼,使髋关节可以大幅度活动。前倾角:下肢中立位时股骨头与股骨干在冠状面上形成的角度。由于颈干角与前倾角的存在使股骨颈内侧产生压应力,在股骨颈外侧产生较小的张应力,另外股骨颈还承受一定的剪力。股骨颈内部的骨结构主要有抗压力骨小梁、抗张力骨小梁、股骨距。抗压力骨小梁由股骨头周边沿压缩合力的方向下行,汇合至内侧骨皮质;抗张力骨小梁沿张力方向从外侧骨皮质至内侧骨皮质;股骨距是股骨干后侧骨皮质的延伸,厚度与骨皮质基本相同,位于股骨颈与股骨干连接部的后内方,上极与股骨颈后内侧皮质衔接,下极与小粗隆下方的股骨干后内侧皮质相连。大大地增加了颈干连接部对应力的承受力。股骨上端骨骼形态的发育成形依赖作用于其上的压力。股骨头负重的关节面上的反作用力与内侧骨小梁系统相平行,说明该系统对负重有重要性,外侧骨小梁系统还有对抗附着于大转子的外展肌收缩所产生的压力作用,此外,股骨颈内侧骨小梁系统直接通向股骨头关节面负重区,该处骨小梁最粗,即使在骨质疏松的患者,这组骨小梁仍存在并承担负重功能。从解剖上可以看到,骨小梁的排列是使轴线正好沿着关节压力的作用线,既避免了骨小梁承受剪力,又最大限度降低了弯矩,使力的传导沿着骨小梁向下传递,处于以轴力为主的十分有力的力学状态。这种结构可以使之在不同的载荷下,随压力方向的不同而产生不同的弹性变形,从而可以承受较大的应力和变形。

2. 老年股骨颈的特点

在进入老年以后,在多种因素影响下,肌细胞核、细胞质、细胞器及骨细胞周围的基质发生改变,骨组织表面或成骨细胞层破损,使骨组织的生物反馈调节作用消失,单位体积

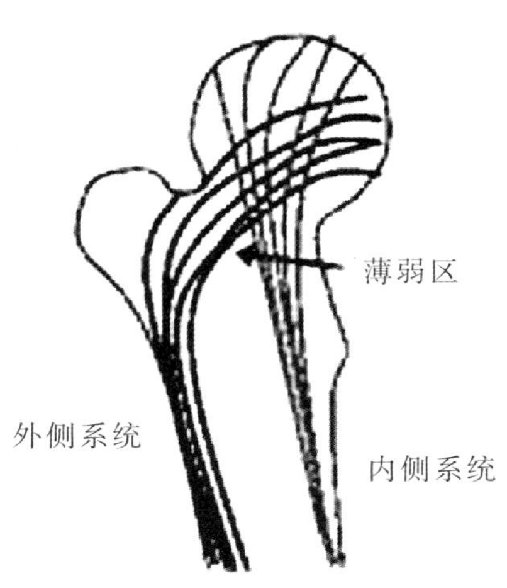

图6-1　股骨颈骨小梁系统

的骨量减少，骨基质有机成分生成不足，继以钙盐沉着减少。在早期表现松质骨骨小梁变细、断裂、消失，骨小梁数量减少，剩余骨小梁负荷加大，发生显微骨折，骨结构遭到破坏。进一步发展，骨皮质内表面1/3逐渐转换成类似松质骨结构，皮质骨变薄，造成骨强度明显下降，骨强度主要包括2个方面：①骨量：指骨的数量或容积，其单位是骨密度（BMD）。②骨质量：指骨品质，包括骨微结构，骨转换率，骨基质的矿化，骨胶原蛋白等。由于骨质疏松患者股骨头颈交界处的骨强度明显下降，从而易发生股骨颈骨折。从生物力学角度考虑，骨质疏松的本质特征是骨生物力学性能下降，从而导致骨折的危险性增加。骨质疏松患者股骨颈逐渐发生退行性变，骨小梁稀疏，张力骨小梁及压力骨小梁减少尤其明显；同时Ward三角区在老年人常常仅有脂肪填充，使此区更加脆弱；再者老年人髋周肌群退变，反应迟钝，不能有效地抵消髋部有害应力从而易发生股骨颈骨折。

3. 发病机制

损伤机制可分为3种：①致伤外力由下而上作用于股骨大粗隆，躯干的重力经过骨盆传递到股骨头，两种剪力作用于股骨颈产生一种成角和旋转的应力导致骨折，并引起嵌插、旋转和错位。②肢体快速外旋，股骨头由于前关节囊及髂股韧带牵拉而相对固定，股骨头向后旋转，后侧皮质撞击髋臼而造成颈部骨折。此种情况下，常发生股骨颈后外侧骨皮质粉碎。③由沿股骨干纵轴方向传导的直接暴力在髋关节处于屈曲外展位、膝关节处于屈曲位时首先造成股骨干骨折，如果股骨处于外展位，由于股骨头受到髋臼的限制，处于稳定状态，残余暴力有可能通过股骨干传达到股骨颈引起骨折形成同侧股骨干合并股骨颈骨折。

老年人因为骨质疏松，常因轻微外伤而发生骨折；儿童和青壮年的股骨颈骨折则多为强大的暴力所致。如儿童和青壮年人的股骨颈骨折仅为轻微外伤或无外伤引起，应首先考虑病理性骨折，如骨囊肿、结核、骨髓炎或骨肿瘤等可能性。

第二节　骨折的分类和分型

一、按骨折发生的时间分型

1. 新鲜骨折指受伤后 3 周以内的骨折。

2. 陈旧性骨折指受伤超过 3 周的骨折。

二、按骨折部位分型

1. 头下型

骨折面完全在股骨头下，整个股骨颈都在骨折远段。这类骨折对股骨头血供的损伤较严重。但骨折复位后，尚可保持一定的稳定性。临床较多见。

2. 头颈型

骨折面的一部分经过股骨头下，另一部分则经过股骨颈。内下方多带有三角形鸟嘴状颈部骨折片。对股骨头血供的损伤仅次于头下型。由于骨折面遭受剪应力而稳定性最差，骨折复位后的稳定性亦差。临床最常见。

3. 经颈型

全部骨折面均通过股骨颈，多发生于青壮年患者。此型少见。

4. 基底型

骨折面位于股骨颈基底，前部在关节囊内，后部在关节囊外，故又称囊外骨折。前三型骨折面在关节囊内，因此又称囊内骨折。基底型骨折局部血运好，股骨头血运损伤较轻，并发症较少。

三、按骨折线走行分型

Pauwels 于 1935 年提出这一分型方法，即根据骨折线与髂前上棘连线的交角（Pauwels 角）的大小分型。Pauwels 小于 30°为外展型；Pauwels 大于 50°为内收型。首倡从力学观点进行治疗。主要是根据骨折线的倾斜度来反映骨折断端所受剪应力的大小。因其是以骨盆为标志，不甚可靠。Linton（1944 年）根据股骨干纵轴的垂线与骨折线的交角（Linton 角）的大小将股骨颈骨折分为 3 型：Ⅰ型 Linton 角 <30°，此型最稳定；Ⅱ型 Linton 角 30°～50°，稳定性较差；Ⅲ型 Linton 角 >50°，最不稳定。

由于股骨头和股骨颈的移位及旋转，往往使骨折线的走行难以判断，而需在复位后方可测量，故该分型方法在临床应用上有一定局限。

四、按骨折段之间的关系分型

1. 外展型

两骨折段之间呈外展关系，股骨头处于相对内收位，骨折远端的外上部分嵌插于股骨

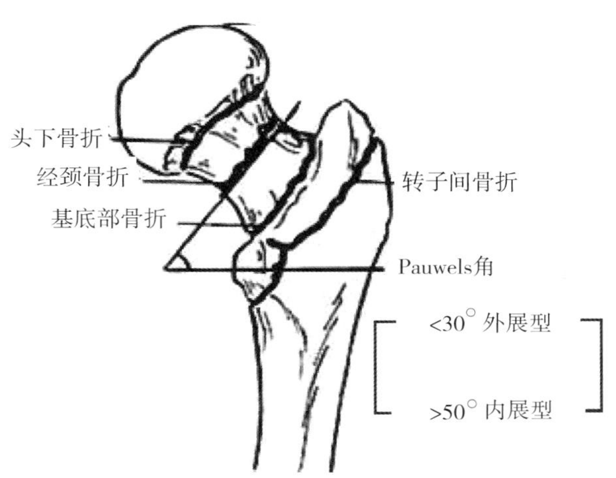

图 6-2　按骨折部位和骨折线走行分型

头内，内侧骨皮质无错位，颈干角增大。x 线侧位片显示股骨头无错位和旋转。又称嵌插型骨折，位置稳定，愈合率最高。

2. 中间型

由 x 线正位片来看，两骨折端亦呈外展嵌插关系，但 x 线侧位片则显示两骨折端在前面出现分离，向前成角。骨折位置不完全稳定，为过渡到内收型的中间阶段。

3. 内收型

两骨折端完全错位，股骨头处于外展位，远骨折端则上移并外旋，呈内收关系，故称内收型骨折。骨折位置最不稳定，愈合率最低。

五、AO 分型

AO 将股骨颈骨折归类为股骨近端骨折中的 B 型(31 - B)。

1. 31 - B1 **型：头下型，轻度移位。**

(1)嵌插，外翻≥15°。

(2)嵌插，外翻<15°。

(3)无嵌插。

2. 31 - B2 **型：经颈型.**

(1)经颈部基底；

(2)颈中部，内收；

(3)颈中部，剪切。

3. 31 - B3 **型：头下型，移位。**

(1)中度移位，内收外旋；

(2)中度移位，垂直外旋；

(3)明显移位。

AO 分型系统是基于其骨干系统分型而建立的。其分型复杂，较难记忆，其严重程度与预后并无明显关系。因此目前并未得到广泛应用。

六、按骨折移位的程度分型(Garden 分型)

Garden 于 1961 年提出是目前国内外常用的分型方法。

Ⅰ型:为不完全性骨折,即“外展型”或“嵌插型”骨折。系骨折远端稍外展外旋,使 x 线片上股骨颈上缘出现嵌插的假象,而内侧头颈交界处骨小梁呈青枝型弯曲,股骨头呈内收并后倾。此型如不予保护将成为完全骨折。

Ⅱ型:完全骨折而无移位或轻度移位。股骨头无倾斜。如不予保护,远折端可继续外旋而移位。

Ⅲ型:完全骨折部分移位。远折端外旋和上移较轻,股骨头部内旋并外展。可由股骨头内侧骨小梁的方向来判断。如未予保护,移位可继续加重。

Ⅳ型:完全骨折完全移位。可因外力本身作用,亦可因Ⅲ型骨折未及时复位,远折瑞持续上移并外旋,使后下支持带自近折端剥离股骨头回复至中立位。如暴力较大,股骨颈后缘可出现粉碎骨块或骨质压缩而缺损。

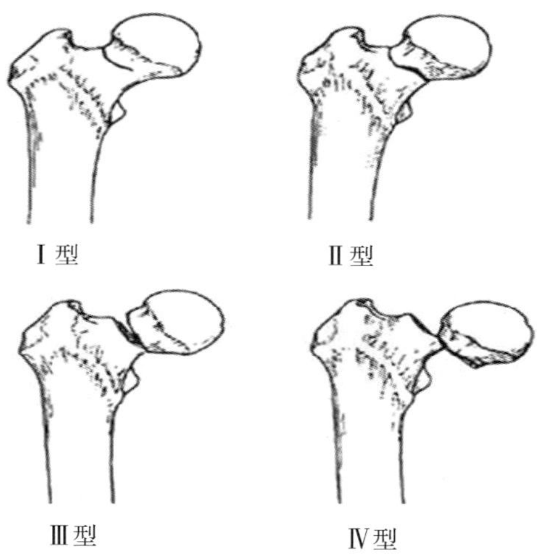

图 6－3　Garden 分型

七、小儿股骨颈骨折分型(Delbet)

根据解剖部位将小儿股骨颈骨折分为:

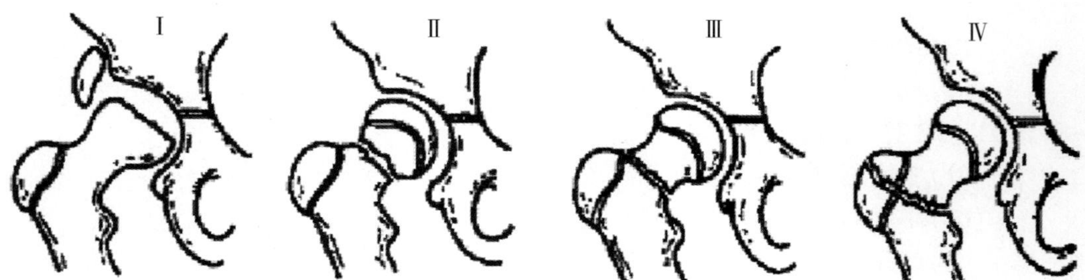

图 6－4　Delbet 分型

Ⅰ经骺骨折，这一类型最为少见约10%，但股骨头坏死的概率约为100%；

Ⅱ经颈骨折，占40%～50%，股骨头坏死率为50%；

Ⅲ基底部骨折，占25%～35%，坏死率为20%～25%；

Ⅳ转子间骨折，约占15%，坏死率<10%。

第三节　骨折的病理生理变化

股骨头血供主要有3个来源：①骨内动脉系统，主要为股骨干滋养动脉；②位于股骨颈基底部的关节囊外动脉环及其发出的颈升动脉系统，主要由旋股内侧动脉与旋股外侧动脉构成；③圆韧带动脉系统。股骨头的血液供应来自旋股内侧动脉主干之终末支后外骺动脉（上支持带动脉），此动脉有2～6小支由股骨头颈交界之外上部进入股骨头，供给股骨头之外侧2/3～3/4；其次是旋股外侧动脉发出的下骺动脉（下支持带动脉），此动脉有1～2支在股骨头软骨内下缘进入头部，供给头之下1/4～1/2；圆韧带动脉（内骺动脉）发自闭孔内动脉，一般供给股骨头凹窝部分；来自股骨上端之骨髓内动脉无独立支达头部。骨折对股骨颈血供的破坏影响了骨的愈合。股骨颈头下型骨折，骨折线位于股骨头下，使旋股内外侧动脉发出的营养血管支损伤，中断了股骨头的血液供应，仅有供血量少的股骨头小凹动脉供血，致使股骨头严重缺血，故发生股骨头缺血坏死的几率很大。股骨颈头颈骨折，骨折线一端位于股骨颈中部，另一端股骨颈头下，常呈斜形，多有一三角形骨块与股骨头相连，骨折使由股骨干发出的滋养动脉升支损伤，导致股骨头供血不足，易发生股骨头缺血坏死或骨折不愈合。经股骨颈中部骨折，骨折线通过股骨颈中段，由于旋股内侧动脉分支、骨骺外侧动脉、干骺端上侧及下侧动脉经关节囊的滑膜下进入股骨头，供应股骨头血液循环，对股骨头血液供应影响不大，因此股骨颈骨折愈合的可能性大。股骨颈基底骨折，骨折线位于股骨颈与大小转子间连线处。由于有旋股内外侧动脉分支吻合成的动脉环提供血液，对骨折部血液供应的干扰较小，骨折容易愈合。

股骨颈关节内骨折包括头下型和经颈型，骨折后局部出血可造成髋关节腔内压力的升高。研究显示：股骨颈骨折后6小时髋关节腔内压力即开始升高，并一直持续到24小时，同时囊内压还与患者体位有关，髋关节伸直位最高，屈曲时明显下降。Beck等将生理盐水注入髋关节腔以观察关节腔内压力的改变及对股骨头血运的影响发现：将10～15 ml生理盐水注入后引起关节腔内压力升高至25～88 mmHg，此时股骨头内动脉搏动消失，而将关节腔内盐水穿刺引流出后，股骨头内动脉搏动恢复正常。有学者采用测压仪对20例GardenⅡ～Ⅲ型股骨颈骨折患者进行患髋关节腔穿刺测压，观察并记录在不同体位及不同牵引重量下囊内压力的改变。结果患髋关节囊内压力在股骨颈骨折后升高。其中髋关节伸直内旋位60°位、伸直外旋60°位、外展30°及60°位，中立位牵引3 kg及5 kg，均较中立位时高，以伸直内旋位牵引囊内压升高最明显；外展角度增大可引起囊内压升高，外展60°较外展30°囊内压升高明显；中立位牵引5 kg较牵引3 kg囊内压力升高明显。结论是股骨颈骨折后患髋关节囊内压明显升高，髋关节外展角度的增大及下肢牵引重量的增加均可引起囊内压的明显增高，从而影响股骨头的血液供给。股骨颈骨折的治疗过程中应避免患髋关节过度外展及牵引重量过大，以免进一步引起囊内压升高，加重股骨头缺血。

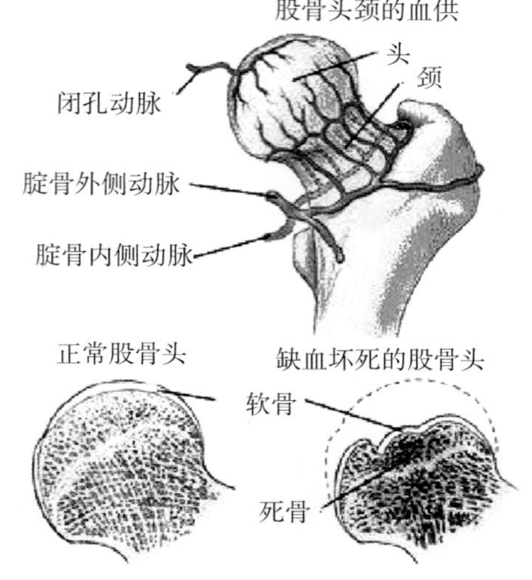

图 6－5　股骨颈血供

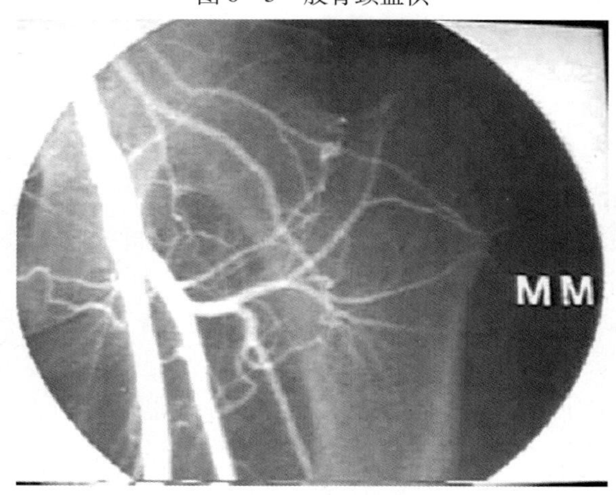

图 6－6　血管造影显示股骨颈血供

第四节　骨折愈合的病理过程

骨折后新骨生成的过程，大体上是骨折端血肿形成，血肿转变为肉芽，纤维组织机化，再形成纤维软骨；纤维软骨首先要有矿物质沉着化，血管进入，成骨细胞也随之而入，刺激成骨作用，同时需胶原纤维合成，最后才能形成新骨。也就是说，纤维软骨必须在矿物盐沉着后才能形成，此时也有软骨介入或骨化。股骨颈属松质骨范畴，在骨折愈合过程中，管状骨与松质骨的愈合有所不同。前者因具有内外骨膜,骨折愈合过程一般通过膜内化骨和软骨化骨进行骨的重建。而松质骨的骨小梁相对较细,小梁之间的间隙较大,血运较丰富。因此,骨细胞需借助扩散作用获取营养,通过骨小梁直接接触进行骨的修复。对于囊内骨折,但因局部无骨膜,骨折后成骨能力较差,愈合过程只有依赖骨髓的成骨作用来完成。由于骨折断端不稳定及血供损害,影响骨髓腔中有关细胞的成骨机能,成骨细胞转变为骨母细胞和软骨细胞数量不足,骨髓中间叶细胞的成骨作用也受阻,或因各种细胞(纤维母细胞、骨母细胞及软骨母细胞)出现规律的失常,杂乱无章地出现在各种不同的骨痂中,尤其是纤维母细胞不能化生为骨细胞和骨组织,而是变为纤维细胞,在骨折断端处形成疤痕,同时,纤维母细胞产生胶原及骨母细胞产生骨基质的功能也受阻,致影响成骨作用。加之,破骨细胞在骨折愈合的全过程中始终处于活跃状态,吞噬功能旺盛,往往将新形成的少量骨组织吞噬、破坏,致骨性骨痂无法形成,而是由最易生长的纤维疤痕将骨折断端衔接起来,十分脆弱,因而无法适应力学和机体功能的需要。因此骨折端的血供及其稳定性在愈合过程中将起决定性因素。股骨颈骨折良好地复位固定不仅是为了实现骨折的愈合,更重要的是使血管再生和股骨头内软骨下骨小梁发生再造。在这种情况下,内骨膜和骨髓干细胞成为参与骨修复的成骨细胞的唯一来源。一旦股骨头血管再生开始,便发生从骨折线向关节软骨下的软骨下骨板的新骨的“爬行”。

第五节　临床表现和诊断

多见于老年人。多有坐倒、滑倒、高处摔伤、撞伤等病史。年轻患者往往有剧烈的外伤史如车祸和高坠伤。

一、症状

患髋,有时疼痛可表现在膝部。不能站立行走。少数患者可以行走,但有髋部疼痛。

二、体征

移位的股骨颈骨折,患肢呈典型外旋、内收、短缩畸形,大转子外突及上移。腹股沟中部压痛明显,纵轴叩击痛阳性,被动活动患髋关节疼痛加重。移位的股骨颈骨折,测量下肢真性长度患侧短于健侧,Kaplan 交点偏向健侧脐下,Shoemaker 征阳性,Bryant 三角底边短缩,大转子在 Nelaton 线之上。无移位的股骨颈骨折,症状轻微,无明显体征,为防止漏诊,需仔细查体和阅片。

三、辅助检查

X 线片:可确诊,但注意必要时要拍双髋平片以防漏诊。患髋侧位片可确定骨折端前后移位、成角、前缘分离、后缘压缩或后缘有否粉碎骨块等,对判断骨折类型、移位情况和选择治疗方法等有重要意义。可疑并发有股骨骨折时应加照股骨全长片,以避免漏诊。

CT 检查:CT 多模式重组可以清晰显示骨折的部位,骨折线的走向、碎骨片的位置,以及关节囊和周围软组织出血、肿胀的情况。其中三维(3D)成像显示骨折区域的表面形态较好,多平面成像(MPR)可以明确显示骨折处的内部细节,最大密度投影(MIP)可以显示骨折部位的立体透明外观。这些对股骨颈骨折制定手术治疗方案具有重要的价值。

MRI 检查:隐性骨折即骨外伤后骨小梁骨折,可伴骨髓出血、水肿,但无骨皮质中断,X 线平片与 CT 检查无确切骨折征象。隐性骨折的 MRI 表现有骨折线、骨髓水肿及合并出血改变。①骨折线:T1WI 及 T 2WI 均为低信号,骨折线宽度在 2 ~ 4 mm 之间,它可为网状、线条及不规则状。它的形成可能与嵌入骨小梁或稍有骨髓移位有关。②骨髓水肿:T1WI 片状低信号、T2WI 高信号,为自由水成分增多所致。有的患者只表现为骨髓水肿,即骨挫伤,而骨折线显示不清。合并出血:呈点状及小斑片状 T1WI 高信号、T2WI 一致性高信号,为血细胞破裂后正铁血红蛋白释放所致。同时应用 MTI 检查可以早期发现股骨头坏死的证据。

核素扫描:股骨颈骨折后很容易损伤滋养股骨头的动脉血管,造成股骨头局部血液供应及代谢低下,并导致股骨头出现早期缺血性坏死,这在骨显像时表现为缺血的股骨头摄取的放射性较健侧减少而呈稀疏、缺损态,患头/健头、患侧头/干及头/髂比值均降低,降低幅度取决于股骨头缺血的严重程度。

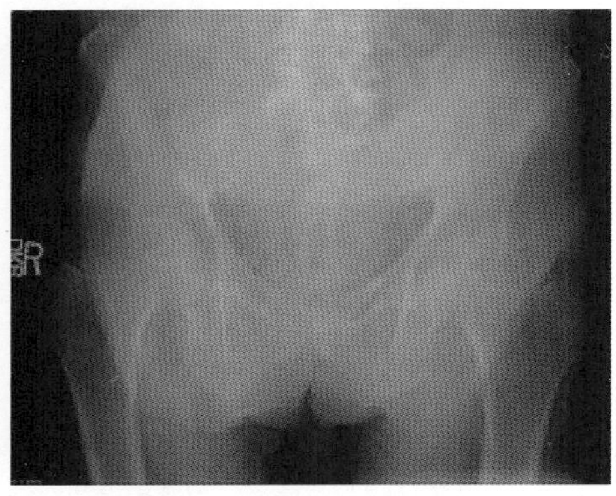

(1)正位片,没看到确切的骨折,左侧头颈交界处可见轻微的骨皮质裂痕;

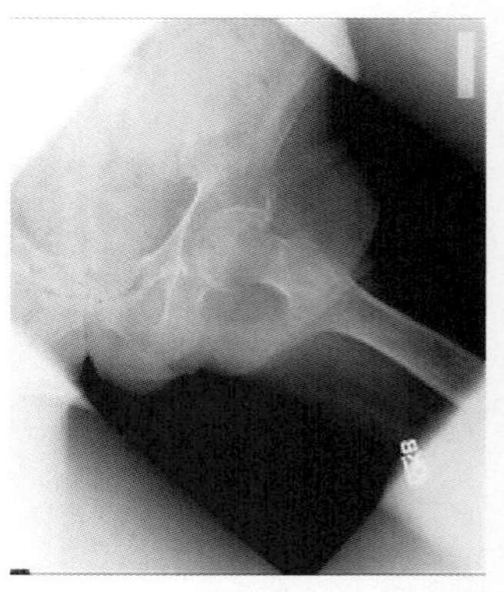

(2)蛙式位,左髋未见骨折

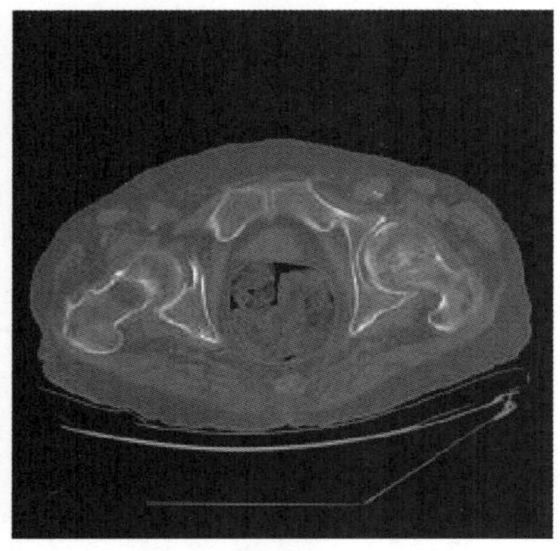

(3)CT. 左侧股骨颈未见骨折

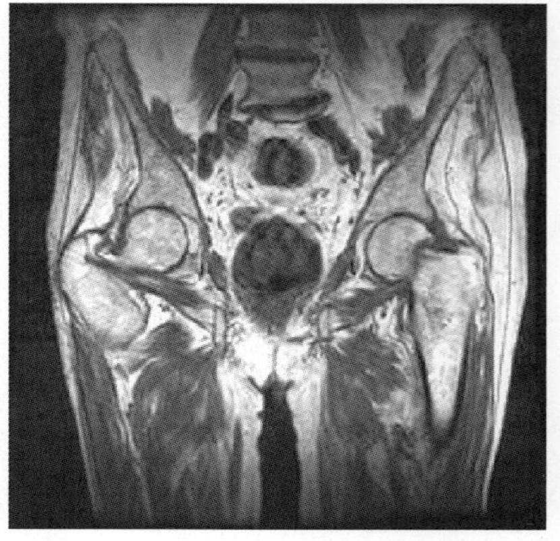

(4)冠状位 T1. 左侧股骨颈头下可见横斜形低密度区

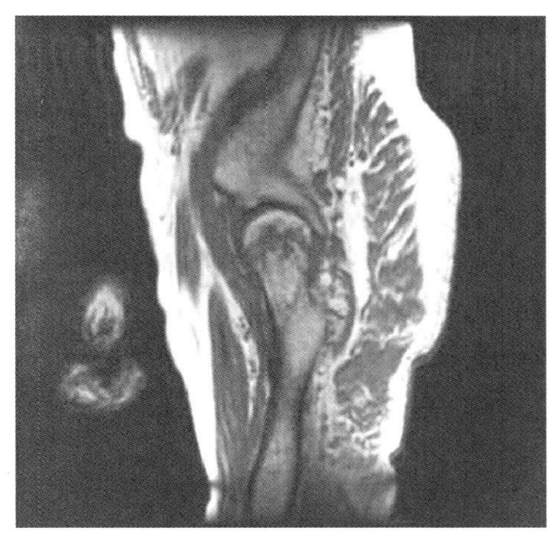

(7)矢状位 T1.清楚地显示股骨颈头下型骨折

图 6－7　MRI 检查发现股骨颈骨折

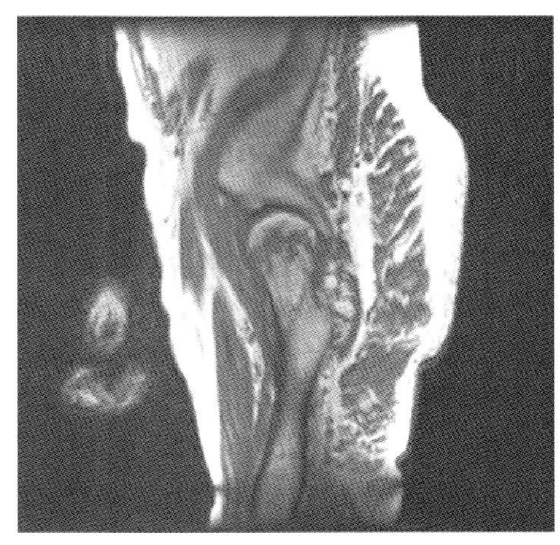

图 6－8　骨核素显像提示股骨颈骨折

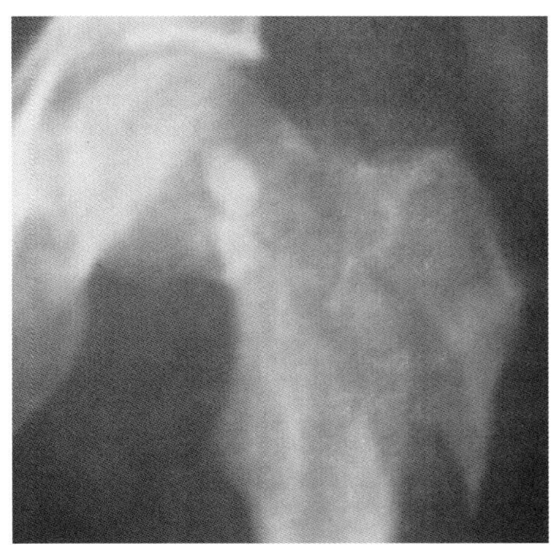

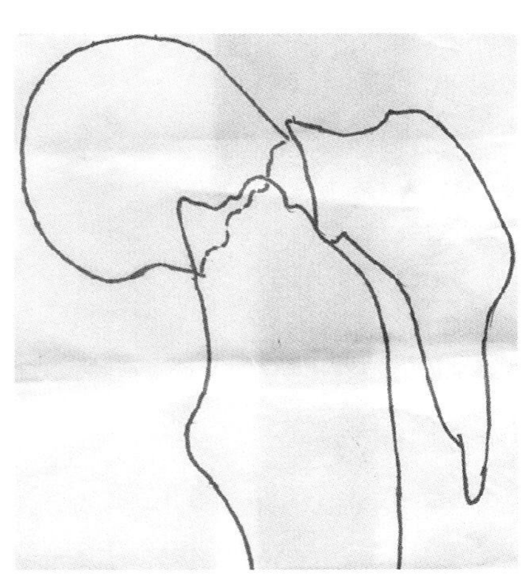

图 6－9　股骨颈骨折合并转子间骨折

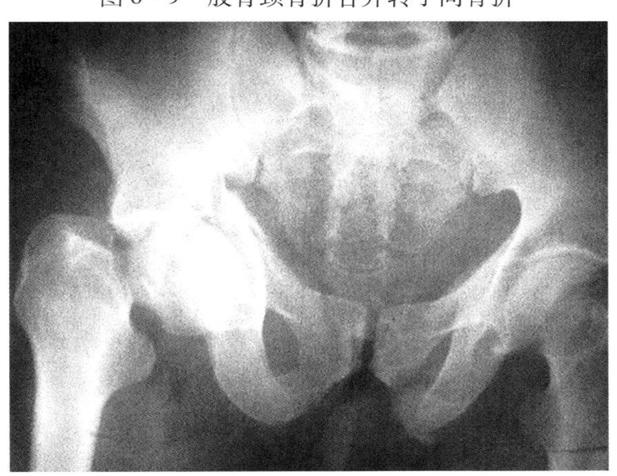

图 6－10　股骨颈骨折合并骨盆环及髋臼骨折

第六节　鉴别诊断

1. 股骨粗隆间骨折

股骨粗隆间骨折和股骨颈骨折的受伤姿势,临床表现大致相同,两者容易混淆,应注意鉴别诊断,一般说来,粗隆间骨折因局部血运丰富、肿胀、瘀斑明显,疼痛亦较剧烈,都比股骨颈骨折严重;前者的压痛点多在大粗隆部,后者的压痛点多在腹股沟韧带中点的外下方。股骨转子间骨折:下肢外旋畸形多达90°;股骨颈骨折:下肢外旋畸形在40°~60°之间X线片可帮助鉴别。

2. 病理性骨折

对于青壮年轻微外伤引起的股骨颈骨折应考虑病理性骨折的可能,例如骨囊肿、骨巨细胞瘤、转移性肿瘤和骨结核等。这类患者受伤前可能有髋部疼痛的病史。对可疑患者应行CT、MRI、核素扫描等检查。

3. 多发骨折

多见于高能量损伤,股骨颈骨折常合并同侧骨干骨折,转子间骨折,股骨头骨折,骨盆环骨折,髋臼骨折。仔细的查体结合X线和CT等检查往往可避免漏诊。

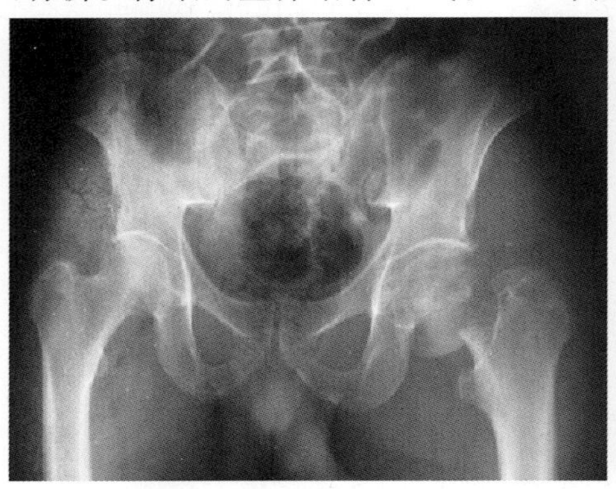
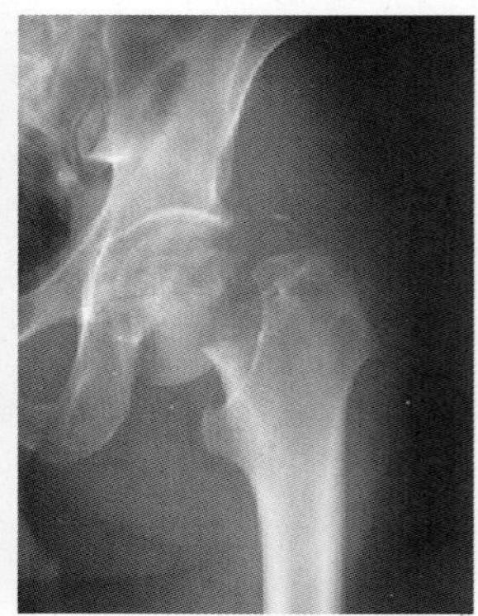

图6-11　股骨颈骨折合并股骨头骨折

第七节　治疗

一、骨折复位

(一)骨折复位的方法

对于有移位的骨折,应早期进行复位,良好的复位能有效缓解疼痛,纠正移位造成的残余血管受压、扭曲，避免股骨头缺血坏死的发生，临床上应用的闭合复位方法有以下几种：

1. Whitman's 法(1914 年)

患者仰卧，背部与骶部置骨折床上，健肢外展 40°固定于足架上，术者以一手握住伤肢足踝中，以另一手握住膝部，沿肢体纵轴方向远牵引，并将患肢内旋至中立位，以后逐渐外展 20°~25°。

2. Leadbetter's 法(1933 年)

患肢屈髋膝 90°位，沿股骨纵轴方向向上牵引下，内旋、内收髋关节，逐渐伸直并外展伤肢于 20°位。其膝部所运动的方向恰如对侧耳轮脚、耳轮、耳轮尾向耳垂的途径。

3. Bozan's 法

即侧方牵引双下肢伸直位，用宽大的带子放置在患肢髂嵴部位，用稍窄带子置于腹股沟处实施牵引，患肢极度内旋。维持侧方牵引的同时，患肢外展并轻度过牵。

4. King's 法

行患肢纵轴牵引，在大腿上段的后侧加压的同时使患肢内旋，长辅以侧方牵引和腹股沟吊带。

5. Wellmerling's

患者仰卧，医生站在患髋的侧面，一前臂放置在大腿前侧靠近腹股沟的部位，另一前臂放置在大腿下面靠近腘窝的部位，双手叩合在一起，用下面的前臂抬高膝关节而用上面的前臂于远折端的近侧部位施加复位压力。由于关节囊紧张及股骨头在髋臼内，因此，这个外力需配合大腿的内旋，方能使骨折复位。

6. Smith's 法

同合书本的动作相类似。患肢外旋位牵引下外展，然后在完全外展的情况下内旋并保持外展，最后外展到与健肢相平行的位置。

7. Mcelfvennv's 法

即过度复位法：在牵引床上用 35~45kg 的牵引来达到股骨干内移和内旋。骨干内移完成后患肢外展，同时在大转子部位向下、向内侧施力，最后患肢内收到中立位。

(二)骨折复位的评价

目前评价复位的标准方法是透视和 X 射线片检查。在侧位像上，仅允许解剖位置存在最轻微的变化；前后位像上，必须保持股骨头和颈的解剖位置或轻度的外翻。Garden 在前后位和侧位透视上利用骨小梁排列方式提出了一个复位可接受的指数即 Garden 指数，在前后位像上，股骨头内侧骨小梁系统的中轴线和股骨干内侧皮质形成的角度应大于 160°而小于 180°。角度小于 160°表明有不可接受的内翻，而大于 180°表明存在严重的髋外翻，由于髋关节匹配不良，将导致缺血性坏死的发生率增加。在侧位像上，Garden 的对线指数要求在正常股骨颈线 160°角的变化在 10°以内。如果股骨头前倾或后倾，股骨线角度小于 150°，说明存在不稳定和非解剖的复位而需要再次手法复位，任何不符合这种严格要求的变化均要再次行手法复位。Garden 证实，如果前位上股骨头的压力骨小梁和股骨内侧皮质的夹角在 155°~180°，则骨愈合的比率增高，而缺血性坏死的发生率较低，在侧位上虽然尽量争取矫正前倾角,但复位在 155°~180°也可以接受。同时还证实无论在哪一平面上对线指数小于 155°或大于 180°,缺血性坏死的发生率都将从 7% 增至 65%,当在前后位像上骨折复位后的角度小于 155°或大于 180°时,缺血性坏死的发生率则相当普遍。

连续两到三次以上闭合复位仍不达到上述复位要求时,即具有手术切开复位或行人工髋关节置换的手术指针。

(三)骨折复位中的注意事项

股骨颈骨折准确的复位是内固定治疗的必要条件,否则就不宜进行内固定,如果在复位不准确的情况下进行内固定,容易造成内固定失败。以下情况股骨颈骨折复位困难:股骨颈头下型骨折伴有严重移位;股骨颈骨折为严重粉碎性;股骨颈的后侧有大的骨折块。因此股骨颈骨折在手术前应该常规进行 CT 检查,了解股骨颈骨折情况,以评估骨折复位的可能性,为制定合适的手术方案提供依据。

二、治疗方式的选择

1. 保守治疗

股骨颈骨折首选的治疗方式是手术治疗,只有少数无明显移位的股骨颈基底部骨折或不能耐受手术的病人,可用持续皮牵引治疗 6 周,老年病人可取半坐位,踝关节、足趾做屈、伸运动,股四头肌做收缩、舒张运动。这些动作既可锻炼肌肉,又可防止深静脉血栓形成。3 个月以后根据情况扶拐下地。一般 6 个月后可脱离拐杖行走。对于老年患者应特别注意防止肺部感染,帮助排痰,保持呼吸道通常鼓励病人加强呼吸功能训练。嵌插性股骨颈骨折可使股骨颈的骨小梁和皮质插入到股骨头松软的松质骨里,这种骨折端具有明显的稳定性,可行保守治疗,但是使用多根螺丝钉固定这种股骨颈骨折将有更加可靠和安全的稳定性,这是由于内固定后几乎 100% 的骨折可以愈合,而不用多根螺丝钉固定的情况下,15% 以上骨折可发生移位。对于无移位股骨颈骨折(Garden)Ⅱ型,由于无骨折嵌插,骨折端稳定性差,如果不进行内固定,那么几乎所有骨折都将发生移位移位,因此对于这类无移位的骨折,采取多根螺丝钉固定后,其发生骨不连和缺血性坏死的几率较低。

2. 手术治疗

(1)单钉类　三翼钉为单钉类内固定物的代表,1971 年由 Smith Pcrterson 首次应用于股骨颈骨折,为提高股骨颈骨折的疗效做了有益的尝试,目前临床应用较少。三翼钉内固定操作简单,手术时间短,为单轴植入股骨颈中心,其钉较短,以冲击力固定,易发生断端移位,且对断端无加压作用,常导致断端分离,也可对头颈产生冲击性损伤,破坏头颈部血液循环,其抗张力、抗压强度及抗旋转性能均较差,在操作中易发生卡壳和骨皮质劈裂现象。Madsen 和 christie 等证实单根大的加压螺钉固定股骨颈骨折后,关节囊内骨折的愈合率较低。

(2)多钉(针)类　广泛使用的有 Knowles 钉、Moore 钉、Deyerlete 钉及多枚克氏针等。此类固定钉直径较单钉细,而且固定时采用比较轻缓的方式钻入,对骨质的损伤程度较小,可以经皮穿钉,具有创伤小、操作简单,具有很好的抗负载抗旋转性能。但同时应注意到，多钉内固定易发生退钉、断钉、钉贯穿关节甚至游走进入盆腔等，近年来时有报道。

(3)钩钉类　HanssonPin 钉于1980年由瑞典学者 Hansson 发明，其直径为6.5 mm，长度为80～150 mm，共12种，分外套及带唇钩可滑动内芯两部分。每次使用2枚，有一套完整的操作工具，整个手术过程必须在C型臂X线机的辅助下进行。陈杨等通过临床比较后认为 Hansson 钉与 AO 拉力螺钉组相近，明显优于可折断式螺钉，对无移位的骨折具有良好的固定效果，而对于移位性骨折，其失败率较高。Rogmark 等报告69例应用 HanssonPin 治疗的患者中，18例固定失败，其失败率为26.1%。

(4)滑动钉板类　此类内固定物由固定钉和一带柄的套筒钢板两部分组成，固定钉可在套筒内滑动，当骨折面有吸收时，钉则向套筒内滑动缩短，以保持骨折端的密切接触(图6-12)，术后早期负重使骨折端更紧密的嵌插，有利于愈合，常用的有 Richard 钉(DHS)主要适用于股骨颈基底部及粗隆部骨折的治疗上。也常常存在一些潜在的问题，如在击入过程中，股骨头可能会发生旋转。即使固定完成后，滑动钉的抗旋转能力也较差。该方法的手术操作难度及手术创伤较大，晚期股骨头坏死率也较高。近年来，这一类的内固定物已较少应用于股骨颈骨折，除非合并有股骨粗隆部骨折。

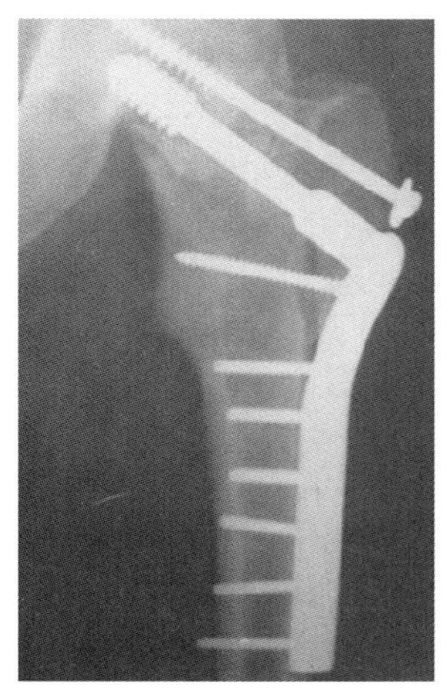

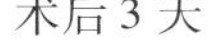

术后3天

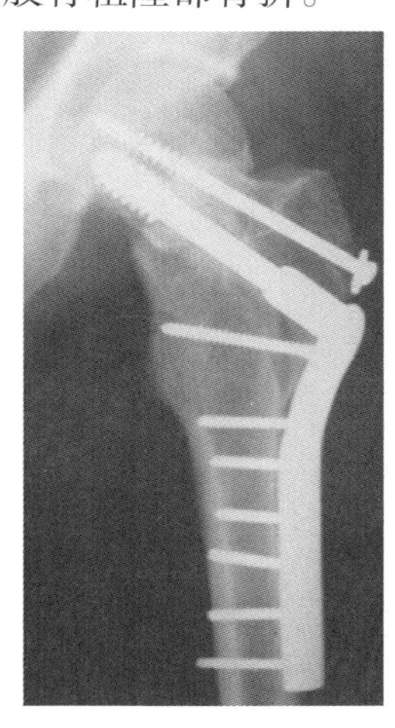

术后1年

图6-12　DHS+中空拉力螺钉治疗股骨颈合并转子间骨折

(5)加压内固定类　加压内固定类近年来应用较多，其主要特点是所用的内固定钉都带螺纹，钉非锤入而是像螺丝钉那样拧入股骨头的，此类内固定物的优点是可以经皮穿刺，创伤小，对股骨头血液循环破坏少，符合微创趋势，由于钉带有螺纹，可使骨折面预先产生压缩应力，通过刺激，可加速骨折的愈合，不易出现松动、游走或退出现象。此类内固定物可分为单钉或多钉式，单钉直径粗，螺纹深，抓持力强，有利于早期负重，但由于是单一固定，其抗旋转性能较差，加之该钉在股骨颈内所占的体积较大，且较粗的螺纹可能破坏髓内血管，影响股骨头的血液循环和骨折愈合，故临床应用较少。多钉者如 Uppsala 螺纹钉、UonBahr 螺纹钉、UIIevaal 螺纹钉、Richard 螺纹钉、加压螺纹子母钉及中空双头螺纹加压钉等，其直径较单针细，因是多钉固定，防旋转功能明显优于单钉(图6-13，图6-14)。

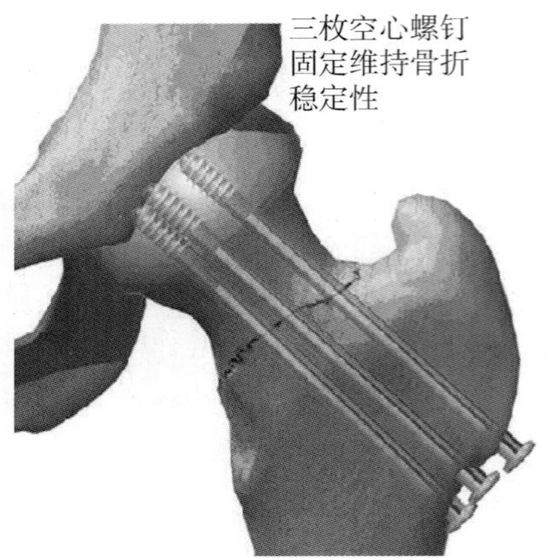

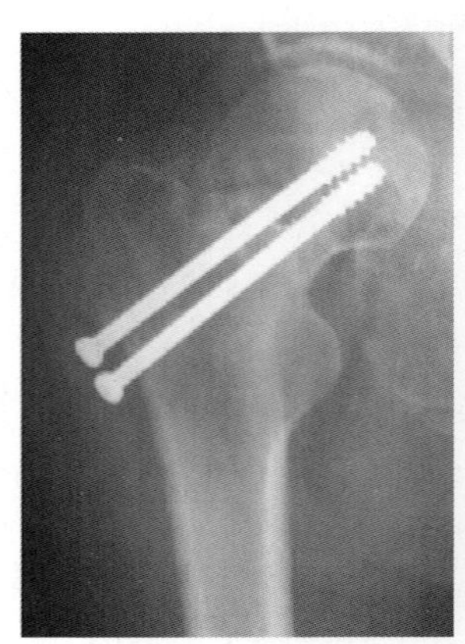

图 6－13　中空拉力螺钉治疗股骨颈骨折

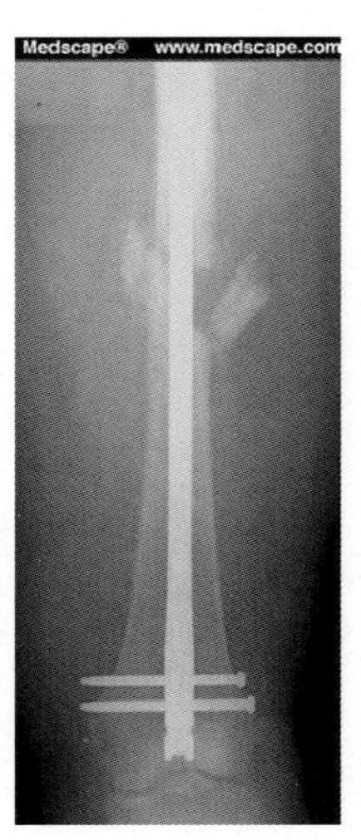

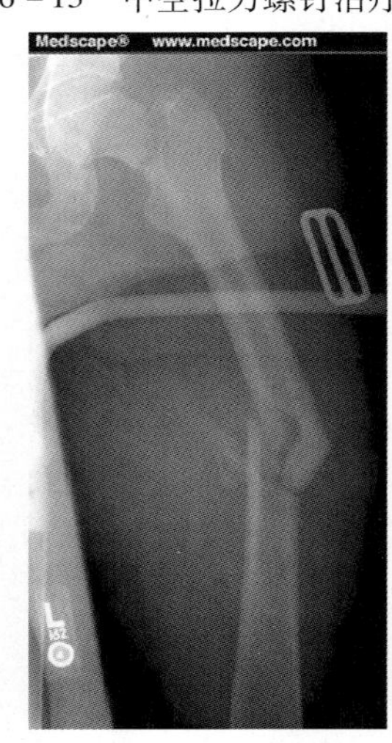

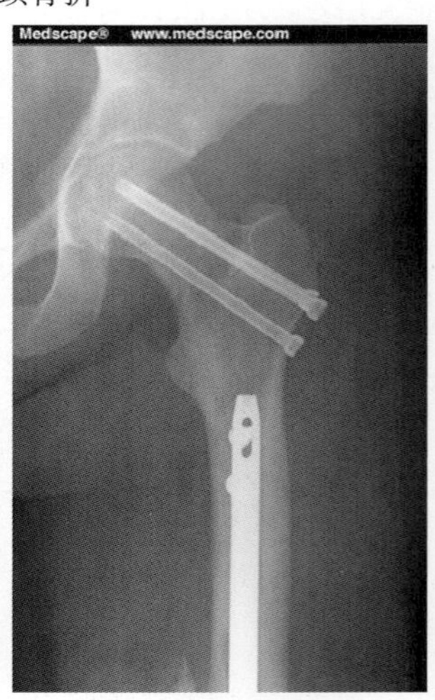

图 6－14　逆行髓内钉＋中空螺钉治疗合并同侧股骨颈骨折的骨干骨折

（6）近年来，国内外学者探索着将可吸收内固定物应用于股骨颈骨折的治疗，可吸收内固定物与金属内固定物相比具有以下明显优点　避免 2 次手术，减少感染机会；因其强度逐渐降低，应力逐渐转移，利于骨折愈合；内固定物在体内 48 小时有自身膨胀现象，使固定物牢固。目前常用的是自身增强型聚丙交酯拉力螺钉（SR2PLLA），Vasenus 等以 21 具人尸体股骨作为标本，分别置入 3 枚 SR2PLLA，并以金属空心拉力螺钉作为比较，通过循环负荷试验，结果显示，SR2PLLA 的最大负荷（2600N）虽不及金属空心拉力螺钉（3400N），但临床应用于 Garden Ⅰ、Ⅱ型股骨颈骨折仍显示有足够的固定强度，Jukkala 等通过临床比较后认为 SR2PLLA 拉力螺钉能够安全地固定 Garden Ⅰ、Ⅱ头下型股骨颈骨折，对于 Garden Ⅲ型的年轻患者亦可使用。

（7）肌蒂骨瓣移植加内固定　该方法主要用于骨折不愈合及股骨颈头下型骨折严重移位的治疗，可使骨折的愈合率提高。肌蒂骨瓣移植有多种，常采用股方肌骨瓣和缝匠肌蒂骨瓣移植较多。带肌蒂骨瓣的优点是骨折愈合率高，无须行血管吻合，骨瓣为松质骨结构，具有一定的抗折性能，可起到加强内固定的作用。但该术式创伤大，手术时间长，固定相对复杂,不适用于老年患者和体质较差患者。

(8)假体置换　近年来,假体置换术成为国内学者广为推崇的治疗老年股骨颈头下型骨折的首选方法,相对于内固定而言,它可以解决由于股骨颈骨折引起的骨不愈合及股骨头坏死等并发症,可以使患者早期下床活动,减少长期卧床带来的多种并发症,尽快恢复正常生活能力,提高生活质量。由于老年移位股骨颈骨折内固定后有较高的失败率,对于移位性股骨颈骨折老年患者宜首选假体置换。常用的假体置换手术主要分两类即人工股骨头置换术和人工全髋关节置换术。两种手术方式的选择要根据病人的全身情况、内科合并疾病、病人下肢功能状态及年龄因素来综合考虑。一般说来,人工股骨头置换术适用于高龄、全身情况不好、内科合并疾病重的病人;人工全髋关节置换术适宜于身体相对健康、病人下肢功能状态好、内科合并疾病少的一般老年股骨颈骨折患者。假体置换手术的适应证:①骨折不能得到满意复位和稳定的内固定;②股骨颈骨折术后数周内固定丧失;③髋关节既往有损伤或疾病;④病理性股骨颈骨折;⑤不可控制的肢体抽搐;⑥陈旧性股骨颈骨折(超过3周以上未治疗、未复位和非嵌插的股骨颈骨折);⑦伴有股骨头脱位股骨颈骨折;⑧病人不可能耐受二次手术;⑨病人有精神损害或精神疾病。

(9)治疗中的几个问题　①手术时间:多数情况下在损伤发生的一刻,供应股骨头血运的部分血管未断裂。但有2个因素可使残余血管闭塞:a骨折处出血引起囊内压增高;b骨折移位使残余血管受压、扭曲。股骨颈骨折后髋关节内压影响的研究得出:体位对囊内压有很大影响:伸直内旋位囊内压最高,外展外旋位最低。因此术前患肢应保持屈曲外旋位,牵引术将升高骨内压,应尽早实施关节抽吸术。早期手术甚至急症手术(6h内手术)。②骨密度与内固定的关系:有研究表明,在骨与内固定复合物中,负荷的75%由骨承担,而内固定物只承担全部负荷的25%。随着年龄的增长,骨质疏松、骨的把持力下降,骨密度值可作为预见股骨颈骨折内固定治疗效果的一个重要指标。③成人股骨颈粗细的估计和内固定物的选择:成人身高与股骨颈最小横截面积成正比的直线相关。过粗的内固定物对骨质的破坏大且增加了骨内压,不利于骨折的愈合。所以在保证内固定强度的前提下,尽量选用体积小的内固定物。④小儿股骨颈骨折儿童骨质坚韧,只有在较大暴力下才会发生骨折,因此骨折移位程度及血管损伤程度较成人严重,同时儿童时期圆韧带动脉供血不足,囊内动脉环多不完整,加之骨骺软骨板的阻隔,血管损伤闭塞极易造成股骨头缺血坏死。必须早期复位固定,手术中应注意对骨骺手术过程中应当注重选择粗细、长度合适的空心钉,把握空心钉头部不越过骺板,末端螺纹必须超过骨折线,手术中应注重使空心钉固定的位置尽可能靠近股骨颈股骨距处,根据股骨颈直径选择2枚~3枚空心加压螺钉。空心钉治疗小儿股骨颈骨折创伤小、治愈率高、疗效可靠。对于靠近股骨头的经颈骨折,固定经常越过骺板,因此采用损伤较小的克氏针,术后应严密观察股骨头的发育情况并向家属交代清楚,定期复查至骺板闭合为止。

三、常用的几种手术方法

1. 空心钉内固定

患者入院后即行患肢持续骨牵引,完善入院检查,积极治疗内科疾患;在病情稳定后择期手术,平均为伤后4天。采用三枚纯钛材料的空心钉,均为半螺纹钉,空心钉的长度

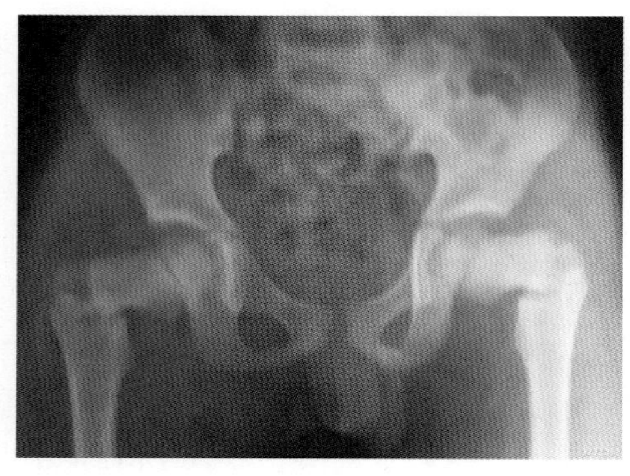
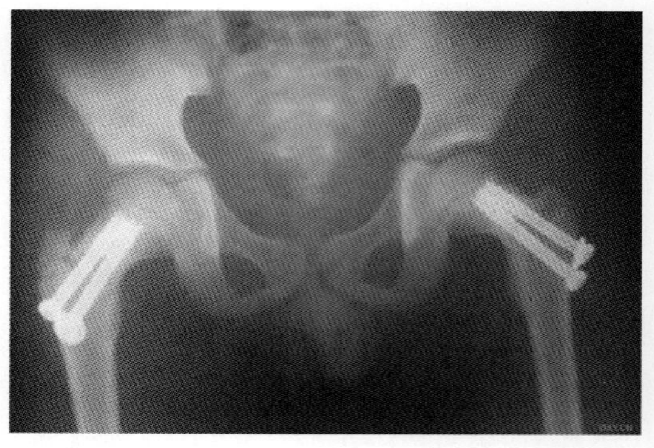

图 6－15　小儿股骨颈骨折的治疗

根据患者股骨颈的长度挑选，空心钉前部螺纹的长度以刚好超过骨折线为标准，整枚空心钉长度以钉尾紧贴骨皮质、钉头至股骨头软骨下 5～10 mm 为标准。手术采用连续硬膜外麻醉或局麻，患者仰卧在有下肢牵引架的骨科手术床上，C 臂线机透视下牵引骨折复位（患肢伸直外展 30°、内旋 45°位，健侧髋外展 30°位，固定双下肢牵引）。行股骨大转子下纵向切口，长约 5～6 cm，分离浅深筋膜及肌肉，暴露股骨大转子下 3～4 cm 外侧骨皮质；在透视定位下，向股骨头方向并与股骨颈纵轴平行打入三枚导针，使第 1 枚导针靠近股骨距，另 2 枚导针在第 1 枚导针上方平行进针，三枚导针在侧位像呈倒品字形，挑选三枚长度及螺纹合适的空心螺纹钉经导针依次拧入，使空心钉沿着股骨颈纵轴方向加压固定。亦可采用闭合打钉的方法，即经皮打入三枚导针，沿导针各切 1cm 长切口，顺导针拧入空心钉。对严重骨质疏松的患者，空心钉尾部应加用垫片。C 臂 X 线机正侧位透视观察骨折位置及各空心钉情况，准确无误后，逐层闭合切口。术后不用外固定，常规抗生素治疗，第 2 天可于床上端坐并适当活动行膝关节屈伸活动，积极行股四头肌收缩锻炼，防止肌肉萎缩。术后 3～4 周可扶拐下地活动，8～12 周据 X 线片示骨折愈合情况，逐步负重行走。

2. DHS 治疗股骨颈骨折

手术在硬膜外麻醉下进行，患者平卧于骨科手术床上，行手法整复配合牵引复位器牵引复位，置患肢于外展内旋 10°～15°，C 型臂 X 线透视机监控，复位满意后，牵引器维持牵引。取大粗隆下外侧直切口，长约 15 cm 左右，切开阔筋膜及股外侧肌，充分止血，显露大粗隆下方骨面，在 C 型臂 X 线透视下选定导针进针点（约大粗隆下方 2.5 cm），在骨面中点使导针与股骨干呈 135°角，沿股骨颈中心轴线钻入股骨颈，使导针直达股骨头皮质下，测量导针长度减去 0.5 cm 作为置钉长度，使用专用工具钻孔和攻丝后拔出导针拧入拉力螺钉，根据选定的侧方套筒钢板长度，将切口向远端适当延长，作股骨外侧面骨膜下剥离，安装套筒钢板，将钢板置入股骨外侧，首先将钢板远侧钉孔钻孔、攻丝并用螺钉固定，再拧入并拧紧套筒加压螺钉，然后再将钢板余孔逐一钻孔并螺钉固定，小粗隆尽量复位，必要时可用拉力螺钉复位并固定。常规缝合切口，加压包扎。术后患肢宜适当抬高，穿丁字鞋置外展位。第 2 天即鼓励患者作患肢肌力锻炼，2 周后可下床不负重活动。对原内科疾病继续进行治疗。

3. 人工髋关节置换术

人工髋关节置换术的优点：①缩短病人的卧床时间，早期下床活动。②早期恢复髋关节运动的功能。③减少内科并发症的发生几率。因此，对于老年患者来说，人工髋关节置换术是一种最有效的治疗手段。有人报道在青壮年股骨颈骨折病人采用人工髋关节置换手术，但应慎重，因为假体置换术的远期并发症仍未完全解决。由于老年人多合并有骨质疏松症，骨质强度下降，因此股骨柄假体多采用骨水泥固定，髋内假体根据骨质情况可选择生物型或骨水泥型。老年人髋关节置换术的手术入路的选择要考虑到切口感染和假体脱位的预防问题。对于一些合并有精神系统疾病、下肢屈曲畸形或肌力不平衡的病人，尤

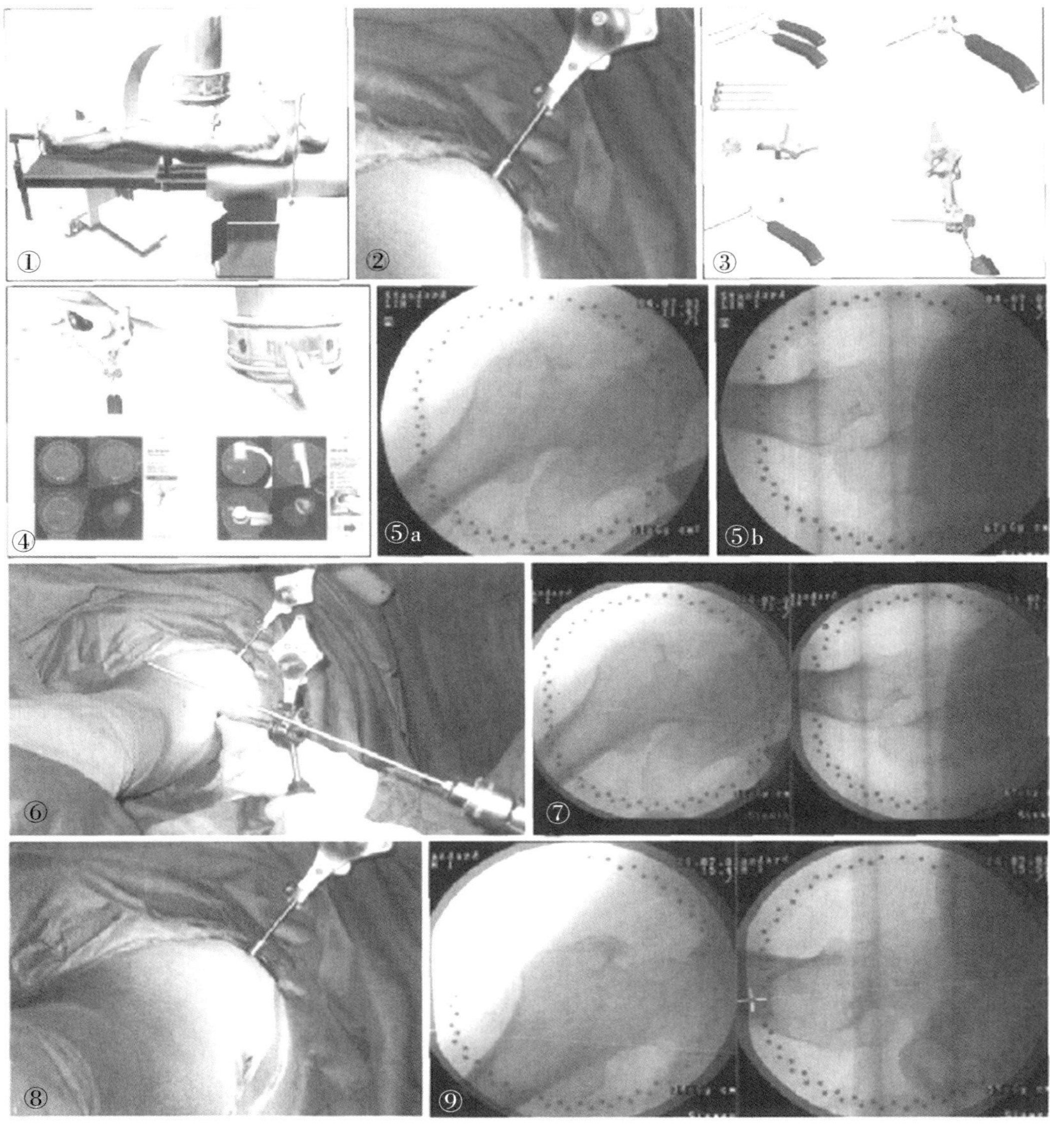

①患者体位 ②患者示踪器的安装 ③套筒、适配器和示踪器的组装 ④示踪器的校准与操作系统的验证 ⑤患侧髋关节正位(a)、侧位(b)X线片 ⑥将校准后的器械移至手术视野，钻袖导向与第一枚螺钉的置入 ⑦器具轴的虚拟延长 ⑧皮肤切口入路 ⑨十字示意器械的尖，虚线为其轴杆

图6-16

其要注意手术入路的选择,以防止术后因入路选择不当而造成的反复脱位。如果存在后脱位的易发因素时,应当选择 Wabson - Tones 或 Hardinge 入路。这种手术入路切口距会阴部较远,对于有大小便失禁的患者,可防止切口的污染。

四、计算机导航在股骨颈骨折手术治疗中的应用

(1)对骨折行必要的闭合复位后,让患者健侧下肢屈曲外展卧于牵引床上,使 C 型臂 X 线机有足够的空间以取得满意的侧位图像。导航系统置于患者的头部。按照标准程序启动导航系统。

(2)患者示踪器的锚定,这一步十分重要。一般将患者示踪器固定于骨盆的髂嵴上,也可固定于股骨骨折的远端。由于患肢处于牵引位,髋关节被牢固固定,因此股骨和骨盆之间不会发生导致导航精确度偏差的相对移动。在髂前上棘做一长 15 mm 的切口至髂骨,用 3.2 mm 钻头垂直于髂前上棘钻透皮质,拧入直径 5 cm 并具有适当长度(通常为 40 cm)的带螺纹锚定针。当针尖接触到皮质时,可以听到清晰的"咔嗒"声。继续拧入1 ~2 圈,直到稳定固定。矫正锚定针上的小交叉杆,使患者示踪器指向定位器摄像头,将患者示踪器固定的位置锁定于锚定针。

(3)万用钻袖万用导向钻袖用于导针的放置。根据软组织的厚度,选择长型(工作轴 160 mm)或短型(工作轴 80 mm)钻袖。使用长型钻袖时,需使用超长的导针。将套筒、工具轴适配器和示踪器组装在一起并锁定于固定的位置。

(4)工具校准、激活透视示踪器及系统确认操作程序参照使用 X 线透视导航手术的标准操作。

(5)导针的置入摄患侧髋关节正、侧位片,将校准后的器械移至手术视野,使导向钻轴贴紧皮肤并与第一枚螺钉的置入方向一致,第一枚螺钉通常靠近足部。切开皮肤,放置导向钻袖至骨面,移去套筒并置入 3.2 mm 的钻袖。通过导航调整进针深度,使其正好达到关节软骨,再根据测量好的进针深度在导针上进行标记,当标记到达钻袖时便可立即停止钻入。设定完成后,便可用电钻钻入导针。需要注意的是导航仪监测的是引导钻袖而不是导针,在钻入导针时,需要握紧引导钻袖。当导针已钻入骨质后,不要再矫正钻袖的方向,否则导针将弯曲并仍旧按照初始的方向前进。

(6)成功置入导针后,即可利用标准的工具校准程序引导螺丝刀拧入加压螺钉。

(7)螺钉置入:通常置入的 6.5 cm 空心螺钉较导针短 5 mm。使用导航系统时,可监测螺钉的置入过程,以确定螺钉是否到位。置入第二或第三枚螺钉时,操作方式与置入第一枚螺钉相同(图 6 - 17 示)。

五、股骨颈骨折内固定治疗的并发症

股骨颈骨折内固定治疗的并发症有:感染;内固定失效;骨折不愈合;股骨头缺血性坏死。

1. 感染

股骨颈骨折内固定术后感染是非常严重的并发症。通常易造成髋关节功能明显损害。有报告这一并发症的发生率在 1% ~14% 之间,引起的原因也很多。病人年龄多在

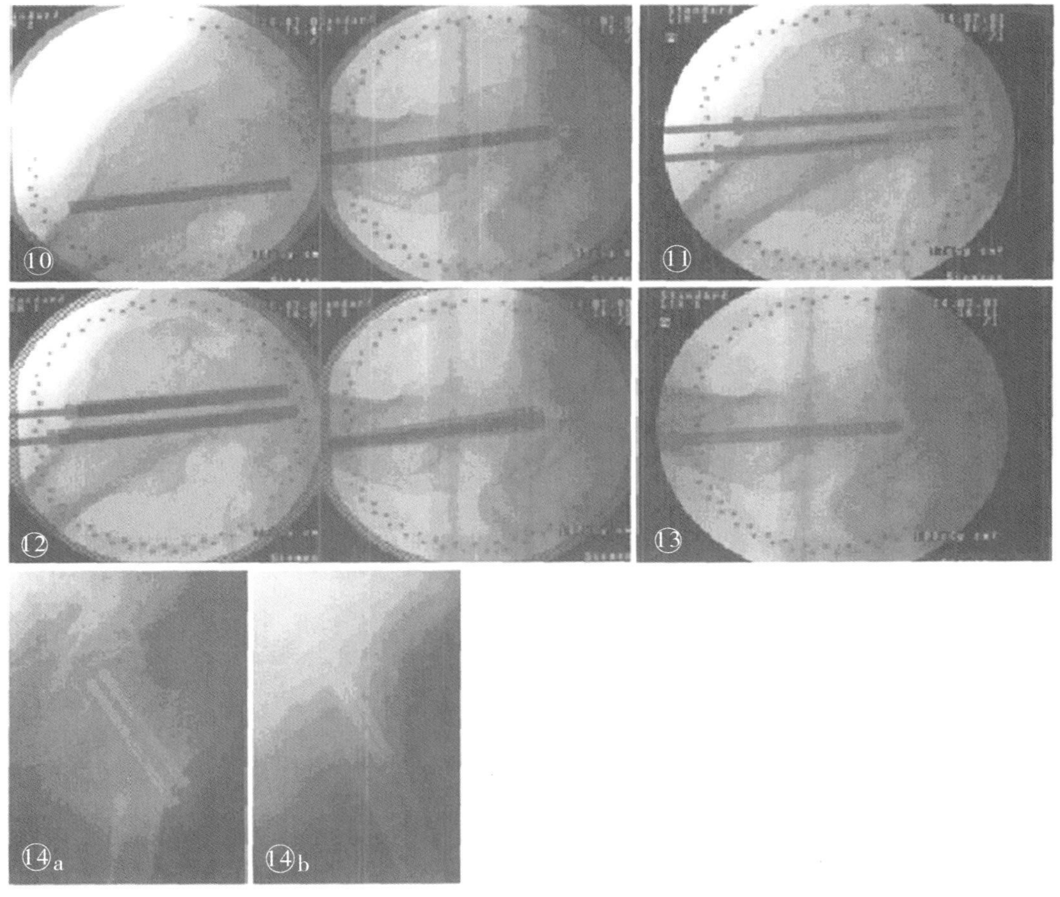

1. 第一枚螺钉的虚拟入路与位置　2. 测量好进针深度后拧入髋螺钉

3. 虚拟与实际髋螺钉固定之间的校正　4. 髋螺钉的最终固定位　5. 术后 X 线片

图 6－17

70～90 岁，甚至更大，常合并有糖尿病或其他器官感染。全身营养状况差。手术切口污染和血肿是重要因素。有些意识糊涂的病人因自行拆除切口敷料而导致伤口污染。伤口持续肿痛，尤其是活动时疼痛加重，红细胞沉降率增快，X 片上关节间隙进行性变窄，股骨头、股骨颈或髋臼周围骨密度的进行性下降以及任何内固定松动的征象等都应考虑到感染的可能。关节腔及其周围穿刺可提供早期诊断。迟发性感染较多见。表浅的感染通常在术后 1～2 周出现，引流和抗生素治疗通常有效。早期的深部感染通常产生急性感染的症状和体征，需要早期积极冲洗引流和合理应用抗生素，一般不取出内固定物。急性感染可以转化为亚急性或慢性感染而长期存在，但这种情况下骨折仍可愈合，骨折愈合后取出内固定物，通常可以同时得到清除。如果感染重而且持续时间长或内固定物周围有松动征象，这时应当取出内固定物。

2. 骨折不愈合

近年来由于股骨颈骨折内固定材料的改进和手术技术的提高，急性股骨颈骨折导致骨不愈合的发生率呈显著下降，但估计仍在 10%～20% 之间。引起骨折不愈合的原因主要是血供不足、复位不良及内固定不牢靠。一般股骨颈骨不愈合的诊断要在伤后一年左右才能明确诊断,CT 和 MRI 能够帮助判断骨折愈合情况及股骨头的血供。

决定股骨颈骨折不愈合的正确治疗取决于病人的年龄和体质状况,股骨头血运、股骨颈的吸收程度和骨不愈合的时间。股骨颈骨折不愈合的手术治疗可分为六类:①换骨术,②截骨术,③人工股骨头置换术,④人工全髋关节置换术,⑤关节重建术,⑥关节融合术。在具体的手术中可同时联用两种和几种方法。一般治疗原则:①儿童或 21 岁以下成人骨不愈合,股骨头已失去血运,可行关节融合术。特殊情况下可行股骨头或全髋关节置换术,改进的全髋成形术即双极关节成形术可能更适合这样的年轻人。②儿童或 60 岁以下的成年人骨不愈合,股骨头有血循时可行成角截骨术或者带血管蒂的骨瓣移植的接骨术。③21 岁 ~60 岁成人,股骨头已无血运,可根据病人的情况和医生的经验,可选择人工全髋关节置换、全髋成形术或关节融合术。④对于 60 岁以上的病人,不管股骨头血运是否存在,通常施行全髋关节置换术,特殊情况下采取人工股骨头置换术。股骨颈骨折不愈合截骨术主要包括两种截骨术,即①在小粗隆上方的移位截骨(MeMurry);②在小粗隆下方成角截骨(Scharzz)。截骨手术就是将骨折面变得水平位,负重线内移,骨不连处的剪力降低,以促进骨折愈合,这些优点在成角截骨术中显得更为突出。截骨术的适应证是儿童和 60 岁以下成年人,当股骨头还有血运、股骨颈完好时,截骨的效果与术前骨不连的力学生理状况有关,有血运的头能够愈合时,术后功能接近正常,骨结构越不正常结果越不理想。截骨术后常规的并发症是畸形愈合或不愈合,主要原因是截骨术后截骨的位置很难维持,因此坚强的内固定和植骨是手术中应当特别重视的方面。

假体置换为治疗股骨颈骨折不愈合提供了一种最有效的方法。既往认为 60 岁以上患者,股骨颈骨不愈合不论股骨是否有活力,最好用人工全髋关节置换术,对于髋关节软骨正常同时具有全髋关节置换术危险性的老年人,也可以采用人工股骨头置换术。目前随着人工关节技术的进步,假体的使用年限延长及并发症减少,人工髋关节置换手术也逐渐在相对年轻的病人中使用。

关节融合术的优点是解除患肢疼痛、负重的稳定,成为有用的下肢。但是对于患肢运动功能影响较大,目前青壮年患者多不接受。这种术式的适应证主要是①股骨颈骨折内固定术后感染伴不愈合。②合并有截瘫或下肢运动功能障碍者。

六、特殊的股骨颈骨折的处理

1. 病理性股骨颈骨折

引起股骨颈病理骨折的原因主要分为良性肿瘤和恶性肿瘤所致,良性肿瘤多为股骨近端的骨囊肿或纤维结构不良,恶性肿瘤分为原发性和转移性肿瘤,青壮年股骨近端的良性骨肿瘤,主张行病变切除,大量植骨,髓内钉固定,如 PFN、ITST 或 Garmma 钉等,多可取得良好效果。老年人股骨近端骨囊肿引起股骨颈骨折,可选择人工髋关节置换手术,但是对合并有糖尿病或其他器官感染的老年人,要警惕骨囊肿存在感染,手术前要穿刺抽取囊肿液进行培养检查。原发性恶性肿瘤,无论青壮年或老年人,只要身体状况许可,均应行肿瘤切除假体置换手术。转移性肿瘤的治疗要根据原发病灶的进展情况来考虑治疗方案。

2. **股骨颈骨折伴同侧股骨干骨折**

股骨干骨折可以伴随有股骨转子下骨折、转子间骨折、有或无移位的股骨颈骨折。往往股骨颈骨折的发现较晚,这是因为医生多被股骨干骨折的表现更明显而忽视了股骨颈骨折的可能。据统计大约有19%的股骨颈骨折发现晚或是在股骨干骨折的治疗过程中发现的,所有因遭受高能量创伤至股骨干骨折的病人应行股骨颈部位的X线检查,在行股骨干内固定后也应常规再对股骨颈行透视检查。股骨干骨折伴有移位的股骨颈骨折其治疗的预后较差,股骨头缺血性坏死率可高达15%,股骨颈不愈合和股骨干不愈合发生率在5%左右。

这种骨折的治疗必须强调股骨颈骨折的稳定性应高于任何类型的股骨干骨折的稳定性,在进行内固定治疗之前首先要对股骨颈骨折行解剖复位。股骨颈骨折的闭合复位能够达到更好的治疗预后,应该强调闭合复位。切开复位采取 watson - jones 入路,将骨折复位后临时用克氏针固定,然后再采用髓内钉或多枚空心钉永久固定。股骨颈骨折伴同侧股骨干骨折的内固定治疗方法有:①股骨颈用拉力螺钉固定,股骨干用钢板固定。②Russell - Taylor 重建钉,通过股骨头内两个连接在头 - 髓针上的自动加压螺丝钉控制股骨颈扭力髓钉固定股骨干骨折。③加长型 PFN、PFNA、ITST 及 Gamma 钉系统等。

(兰　海　李开南)

第七章 股骨头骨骺滑脱症

股骨头骨骺的骨化中心在满 1 岁时出现，在 18 ~ 19 岁时与主骨融合，近年有闭合时间提前的趋势。股骨头骺滑脱症（slipped femoral capital epiphysis，SFCE）又称为骺滑脱症（epiphyseolisthesis），多见于 10 ~ 17 岁的男孩，常有明显的外伤史、以髋痛和跛行为主要临床表现。正位 X 线片股骨头骨骺密度及外形正常，侧位片可见股骨头向后下方滑脱。

该病起病隐匿，轻微的创伤即能引起骨骺分离或慢性滑脱。常常是由于青少年迅速生长期的股骨头骺在外伤的作用下向下后方移位，引起下肢外旋、内收畸形。早期严重后果是股骨头缺血坏死以及股骨头与髋臼的软骨面溶解而导致剧痛及髋关节僵硬。不顺应的关节面，晚期后果是骨关节病。

病因

该病与数种发病因素有关，包括局部创伤、机械因素（特别是肥胖者）、炎症状态、内分泌疾病（如甲状腺机能减退和慢性肾病）、遗传因素等。推测股骨头在病理状态下骺板发生中断，骨骺与干骺端结合减弱，股骨头在下肢负重的情况下骺板发生倾斜，外力作用于已变弱的骺板发生骨骺滑脱。

归纳该病的发病特点：

1. 年龄：10 ~ 17 岁的迅速增长期。

2. 性别：主要为男性，男女之间比例为 2∶1 ~ 4∶1。

3. 体形：多见于生长迅速者，肥胖儿童多见，或体胖伴有外生殖器发育不良的脂肪 - 生殖器综合证（adipo - genital syndrome）。

4. 侧别：左侧多见，左右髋的比例大约为 2∶1；25% ~ 40% 可双侧患病。当双髋受累时，另一侧股骨头滑脱往往发生于一侧股骨头滑脱后的 12 ~ 18 个月内。

5. 外伤：常常可追问到外伤史。

6. 内分泌因素：研究发现骨骺滑脱分离线往往经过骺板的正成熟的肥大性软骨细胞层，此区的细胞间基质强度较弱。前垂体生长素可增加软骨细胞的增生率，性激素尤其是雌激素抑制生长素的分泌，减少骺板的厚度及骨骺生长率。生长期骺板的结构取决于生长素和性激素的水平。脂肪 - 生殖器综合征提示性激素水平低，生长素的比值高。在瘦长而快速生长的儿童，虽然性激素正常，而生长素确过量，这可以解释此种内分泌型易致骺滑脱。

7. 骨膜变薄学说：变薄的骨膜不能耐受剪力的牵拉。

8. 遗传因素：种族因素及家族因素，黑色人种的儿童约是白色人种儿童的两倍。

病理表现

骨骺逐渐向后下方移位，股骨颈上移位并且向前旋到前移位，引起髋内翻及股骨内收外旋畸形。通过邻近钙化软骨层的肥大成熟软骨细胞层而移位。移位所产生的间隙中充满纤维组织、胎生软骨、骨痂，在后下角更加明显。在这期间，股骨头一直由软组织与股骨颈相连，尤其是以后方的骨膜为支持带，血管可通过而到达骨骺。

早期，滑膜肿胀、充血呈绒毛状，镜下可见组织中有丰富的血管，且有小圆细胞环绕血管。在股骨颈与骺板交界处可见脱钙而且血管丰富。几周后，滑膜血管极少，纤维组织增多且无弹性。几月后，裸露的股骨颈上方及前方为纤维软骨覆盖，股骨头后方紧紧地由这一新纤维软骨及肥厚的滑膜相嵌。在生长终止时，骺软骨闭合。移位持续数年后可发生骨关节病。

当出现过度移位时，髋关节外展及内旋受限，主要由于：①纤维软骨过度生长而环绕裸露于颈前部形成的大圆丘冲挤于臼的前上缘。②股骨头后下方冲挤髋关节后束而限制向外活动。

临床表现与诊断

此病往往发病隐匿，病情进展缓慢，骺移位的程度不等，可轻可重。通常包括腹股沟区及大腿内侧或膝部疼痛，以及髋关节活动受限，特别是内旋活动受限更为明显。当一个十几岁的儿童主诉膝部钝性疼痛，这种疼痛可能来源于髋关节，应该注意是否为 SFCE 所致。慢性滑脱者可能有轻度或中度的患肢短缩，并可有固定性外旋畸形。

临床诊断通常依靠正位 X 线片上的明显改变，特殊的投照位置也有助于诊断。侧位片能帮助确定股骨头骨骺向后侧移位的程度。蛙式侧位片可很好地显示轻微的滑脱，然而对急性滑脱有加重骨骺滑脱之虞，所以对于急性滑脱应避免此项检查。CT 扫描对诊断早期 X 线片不易发现的轻度滑脱很有帮助。国外有人应用超声或 MRI 作为诊断 SFCE 的方法，但这两种检查似乎不会比 X 线片更能提供更多的信息。

临床分类

传统上依据症状持续的时间和滑脱的严重程度，对 SFCE 进行分类：

滑脱前期（preslipping stage）：少量甚至没有移位时，可从一些体征及 X 线所见判定。此期在腹股沟处稍有不适，可沿大腿内侧放射到膝内侧。症状往往活动后出现，休息时消失。可稍有僵硬敢，偶显跛行。

急性滑脱（acute slipping）：通常出现严重的症状，持续时间不足 2 周，X 线片上显示骨骺滑脱，但无骨愈合和塑形的征象。见于少数病人，骨骺完全滑向后方，类似股骨颈的病理骨折，又称股骨上骨骺急性外伤性脱位或上骺分离骨折。多在外伤后，发病急骤，骨骺与干骺端分离，股骨头与颈不再连续。干骺端外旋股骨头向后位于臼的内侧，股骨上端位于外旋、内收或内翻及超伸位。患肢不能负重，患髋压痛，运动受限，尤其是外展及内旋。

慢性滑脱（chronic slipping）：发病隐匿，一开始就呈现滑脱，多持续 2 周以上，X 线片可见股骨颈后内侧有骨痂和塑形等特征性改变。骺板及下方的干骺端逐渐蠕变为新的畸形位，形成髋内翻及股骨颈外旋及过伸，但没有骨断裂，这可能是经骺板的基质及干骺端的反复小量应力性骨折，X 线提示微小骨折。畸形虽然严重症状并不严重。病人跛行持续加重，伴有下肢短缩，严重可达 5 cm。真正短缩是由于股骨头上移。外表短缩是由于髋内收畸形。滑脱严重时，臀肌肌力不足。Trendelleburg 征阳性，双侧严重滑脱呈现鸭步。许多病人仅感到不适致痛，疼痛可牵涉到髌上区，可能被误诊。骺滑脱时，拉紧了连接于环绕骺边缘的骨膜袖，股骨颈内侧的骨膜从下方的皮质被剥脱，继以血肿堆积。骨膜下的新骨形成鸟嘴状骨赘可引起进一步的合并证。

慢性滑脱的急性发作(acute on chronic slipping)：这是最常见的表现。其症状多持续一个月以上，近日因一相对轻微外伤而使疼痛突然加重。症状发作时，正、侧位 X 线片上可见到在急性滑脱之前已有的慢性变形。这种青春期伴有酸痛及跛行的病人突感急性疼痛发作伴有功能丧失及难以负重，需要立即治疗。临床所见患侧下肢短缩，内收、外旋及过伸，因为剧痛而难以活动。X 线可见骨骺中断伴有干骺端的碎裂，鸟嘴状骨痂，干骺端增宽及变形。慢性滑脱程度可由侧位 X 线片测定干骺端的鸟嘴情况。

融合的滑脱骨骺(the fused slipped epiphysis)：有的病人由于发病缓慢或中度滑脱，没有明显的疼痛或跛行，因此骨骺自然融合而且疼痛消失。但是由于患肢短缩，屈髋而且外展受限而就医。

Lord 等基于骺板是否稳定，提出一种 SFCE 简单的二份(two - part)分类法。如果疼痛严重以致不能行走，甚至借助拐杖也不能行走，不管症状持续时间，被分类为不稳定性滑脱；而稳定性滑脱者，则可以独立行走或借助拐杖能够行走。他报告 55 例骨骺滑脱(急性 38 例、慢性滑脱急性发作 17 例)中，稳定者为 25 例，不稳定者为 30 例；14 例为轻度、16 例为中度、25 例为重度滑脱。稳定性滑脱的 96% 获得满意的结果，而不稳定者只有 47% 结果满意。Kallio 等应用超声检查将 26 例滑脱分成急性(关节有渗出)、慢性(有塑形而关节无渗出)或慢性滑脱急性发作(既有渗出又有塑形)。急性和慢性滑脱急性发作被考虑为不稳定滑脱，慢性滑脱被考虑为稳定性滑脱。

影像学特点

一定要投照双髋正位及蛙式位(90°屈髋，45°外展髋)侧位 X 线片对比。蛙式位可分析股骨头颈的侧位。按滑脱程度分期。正常沿股骨颈上缘皮质画一直线(Kline)，股骨颈骺的一小段位于此线之上。正常股骨头—股骨干的角度，在正侧位上测量分别为 145°和 170°或大于 170°。

滑脱前期为关节囊的球形肿胀，骨骺线不规则地增宽以及干骺端的骺缘脱钙。轻度滑脱(I 度)时骨骺移位少于股骨颈直径的 1/3，骺移向干骺端后方，而无向下移位，骺缘与颈外上缘平齐或仅有一点在 Kline 线以上，或移到此线的内下方，Shenton 线中断。在正侧位 X 线片上股骨头—股骨干角均减少不到 30°。中度滑脱(II 度)骨骺移位为股骨颈直径的 1/3 ~ 1/2，股骨头—股骨干角在正侧位片上减少介于 30° ~ 60°之间。重度滑脱(III 度)为滑脱移位超过股骨颈直径的 1/2，甚至完全脱位，股骨头—股骨干角在正侧位 X 线片上减少超过 60°。临床上，大多数急性滑脱属于此类。

痊愈期或后遗症期(residual atage)：少数病人经过治疗可呈现干骺端再钙化，骺线恢复正常宽度或完全骨化而痊愈。但是，多数病人进入后遗症期。此期滑脱过程停止，骺板闭合伴有轻度及重度滑脱的错位愈合。骨关节病、缺血性坏死及软骨溶解为此阶段的 X 线突出表现。

治疗

取决于两个因素，一是滑脱的严重程度(轻、中、重度)，二是滑脱持续的过程(急性或慢性)。SFCE 的理想治疗应该是复位并防止继续滑脱和促进骺板早期愈合，并避免发生缺血性坏死、关节软骨溶解和骨性关节炎等并发症。实现骨骺稳定和骺板闭合相对容易，并且有许多方法。而实践证明防治上述并发症其实更为困难。

保守疗法：采取卧床、牵引、用拐、兜带、石膏或夹板等避免负重及防止进一步滑脱，实际作用不大，仍以外科手术为主。

外科治疗的目的：①制动以防止股骨颈上端骨骺进一步滑脱；也可使急性脱位复位，手术固定时对骺板的加压有助于骺板及早闭合。②改变头颈畸形的方向而克服后遗的畸形。③有的病人可直接减轻股骨头的极度滑脱，而且必要时可切除影响关节滑动的骨性隆块。尽量保留关节功能基本良好，防止骨关节病提早发生。

一、治疗患侧

1. 股骨头固定术

轻度滑脱时可从大转子经颈穿针入股骨头。无论急、慢性或者最常见的慢性转急性滑脱均可应用这一方法。复位时一定要小心谨慎，决不要勉强过度复位。可采用 3 根克氏针呈“品”字形排列，也可用螺纹针代替克氏针固定效果更好。但多根针尤其是克氏针容易发生内固定针继续向关节穿入的风险，据文献报告为 14% ~60%。内固定向关节内穿入可能导致关节感染、髋臼局部侵蚀、滑膜炎、术后髋部疼痛、软骨溶解和晚期退行性骨关节炎等并发症。近年来更多采用髋部套管螺纹钉（空心钉），经导针驱入固定儿童髋部骨折和股骨头骨骺滑脱。使内固定穿针的可能性减小并使固定更牢固。

手术方法：采用标准的外侧入路，切开皮肤、阔筋膜和肌肉至股骨外侧，在股骨大粗隆下方 3 ~4 cm（或相对于小粗隆的中点），并与股骨干成 135°角的方向打入直径 2.5 mm 的无螺纹导针越过滑脱的骨骺，经 C 臂证实位置良好并测定所需螺钉长度后拧入空心钉。如导针定位差，应将其拔出和重新驱入股骨头、颈的合适轴线内。假如用 1 个以上的螺丝钉固定，第 2 个和第 3 个螺丝钉应与第 1 个螺丝钉相平行，且应避免螺纹互相接触。三个螺丝钉呈三角形分布则更为可取。螺丝钉的数量依滑脱的稳定性、骨骼质量和螺丝钉的位置是否适当而有所选择。

2. 切开复位

切开复位虽然可以准确复位及内固定，但股骨头在臼内切开复位容易引起股骨头缺血坏死率高达 35%。操作必须仔细，避免伤及骨的血液供应，轻柔地处理骨骺，用横径小的针固定，缺血坏死的发病可能减少。有时需要经股骨颈行头下楔形截骨术矫正骺的畸形位。如果内固定可靠，术后可立即行主动运动，几个月内避免负重，直到排除缺血坏死为止。可在 4 ~5 月后考虑取出内固定。

3. 骨栓骨骺固定术

骨栓骨骺固定术最早由 Ferguson 和 Howorth 于 1931 年描述，近年来由于有报告金属钉和螺丝钉术后有穿透关节的并发症，使这一手术方法更加流行。其优点在于骺板闭合迅速，并发症特别是软骨溶解症发生率低。缺点在于手术时间较长，如果术中植骨不充分，可能发生植骨吸收、移位从而发生滑脱加重和骨骺融合失败。所以该手术对术者操作要求较高，术后需髋人字石膏固定 6 周以上，所以目前该手术存在争议。虽然传统上经前侧髂股手术入路完成手术操作，但 Weiner 等所描述的前外侧手术入路可简化操作，此入路具有缩短手术时间、失血少、可避免损伤股外侧皮神经和改善切口愈合等优点。

经前外侧手术入路的骨栓骨骺固定术：于髋部作一外侧偏向中线的切口，起自大粗隆下方 10～12 cm 的大腿外侧中线，向近端延长至大粗隆，再斜向髂前上棘（图 7－1）。

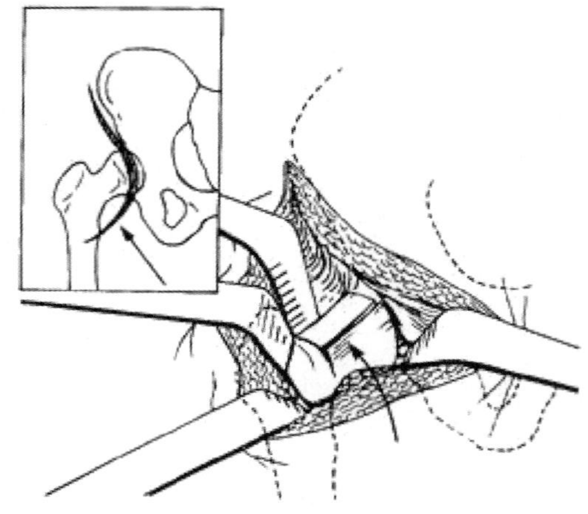

图 7－1 髂前侧手术入路和 H 形切开关节囊

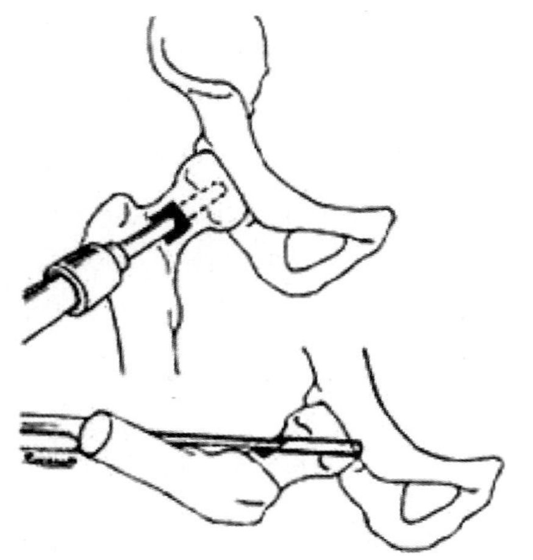

图 7－2 用空心摩钻作一个跨越骺板

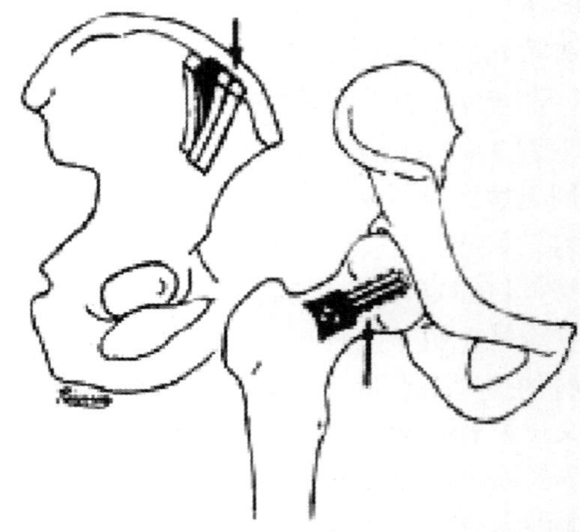

图 7－3 三明治样的髂骨块植入骨隧道并跨越骺板

（源于 Weiner DS，Melby A Jr：J Pediatr Orthop 4：145，1984）

从髂前上棘水平向下切开阔筋膜张肌，并向两侧牵开，显露其深面臀肌群的前侧部分，再把臀中肌最前部的纤维牵向后侧，可显露关节囊。采取 H 形切开关节囊，将髋臼拉钩置于股骨颈的两侧（图 7－1）。如果因骨骺滑脱在干骺端的前侧形成了骨隆起，并严重阻碍关节的活动时，应该用骨刀将其切除。继之，在股骨颈的前方作一方形或矩形骨窗，经此骨窗插入一较大的空心摩钻，必要时在 C 臂的监视下，向骺板和股骨头方向切割。然后取出空心摩钻内的圆柱状的核心。此核心由干骺端、骺板、和部分骨骺的骨骼所组成（图 7－2）。再用骨凿将骨隧道扩大，并去除更多的骺板。从髂骨外板切取含有松质骨和皮质骨的骨块,将其放在一起三明治状,并把这个复合性骨栓驱入隧道和跨越骺板而进入骨骺内(图 7 -3)。术后处理:对于急性滑脱,当股骨头不稳定时,应用髋人字石膏固定,保持股骨头在复位后的位置和避免植骨块受到过大的剪力而断裂。术后 6 周拆除石膏,允许患肢借助拐杖触地负重行走。慢性滑脱者,术后卧床 48 ~96 小时,嗣后可扶拐行走。约在术后 10 周开始正常负重。为了简化骨栓骨骺固定术,Schmidt,Cimino 和 Deidel 发展了一种 X 线电视透视导向技术,用异体皮质骨,经股骨外侧皮质所钻的骨孔,嵌入股骨颈并跨越骺板。此方法的许多方面与经皮穿钉固定相似,所不同的是用一直径 10 mm 钻头套在导针做一骨隧道,再嵌入具有支撑作用的异体皮质骨作移植材料,而不用套管螺丝钉。这些作者强调此方法缩短了手术时间,造成的病理改变与单个螺丝钉固定也无明显的不同。他们报告用此方法治疗轻、中度滑脱虽然有 6 例(16%)出现了主要并发症,但结果 35 例为优,1 例为良和 2 例为可。这些并发症包括缺血性坏死、软骨溶解、股骨颈和粗隆间骨折和进行性髋内翻。

4. **股骨截骨术**

对于中、重度移位的骨骺滑脱,将引起股骨头和髋臼持续性不规则的改变,而恢复股骨头与颈的正常关系,则有可能推迟骨关节炎的发生,因此往往具有某些恢复力线手术的指针。多采用转子间或转子下方截骨,通过手术恢复股骨头对骨干轴线的功能位置。中度及重度滑脱时,股骨头在臼内后倾及向内倾斜,引起内收、外旋及超伸畸形。为同时矫正这 3 种成分的畸形,可用三维截骨术(Triplanal osteotomy)——远段外展、内收及屈曲,通常需要切除楔形小骨块,构成三维截骨的两个角形成份,再矫正旋转的角度,矫正后用钉板固定。切除的骨块咬成碎块充填于截骨区周围有助于新骨形成。而 Compere 于 1950 年就认识到,术中保护后侧支持带动脉的重要性,Dunn 则强调骨骺复位后,需要闭合楔形截骨缩短股骨颈,防止后侧血管张力过大,而不主张单纯切开复位。近年来有研究认为单纯内固定后严重的滑脱均有塑形,所以支持使用内固定并将恢复股骨颈力线的截骨术延迟至术后 2 年才予以考虑。截骨手术的指针也可包括股骨头骨骺慢性滑脱畸形愈合在很差的位置上。骨骺滑脱的畸形愈合与慢性滑脱的区别,只在于前者骺板已闭合而不会再继续滑脱。

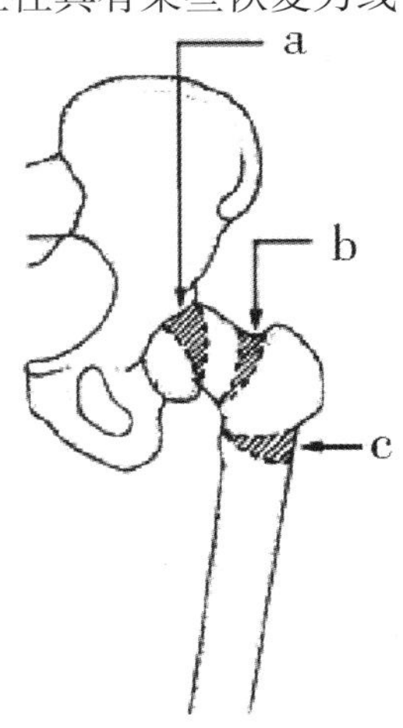

图 7 -4　治疗股骨头骨骺滑脱的截骨术
a. 经邻近骨骺的股骨颈截骨;
b. 股骨颈基底截骨;
c. 粗隆间区截骨

这里有两张基本的截骨手术,一种是闭合性楔形截骨,通常经邻近骺板的股骨颈截骨以矫正畸形;另一种是补偿性截骨,经粗隆间区产生相反方向的畸形(图 7 -4)。

股骨颈截骨的优点是畸形可获满意的矫正,但缺血性坏死发生率为 20% ~100%,软骨溶解症发生率为 3% ~37%,被认为与此手术有关。基于这个理由,不推荐行股骨颈截骨。

股骨粗隆区补偿性截骨术:截骨目的主要是矫正髋内翻及外旋、过伸畸形,闭合性粗隆楔形截骨可足以矫正这些畸形。截除楔形骨块的基底的宽度应足以矫正髋内翻。髋内翻畸形也可采用开放性楔形截骨,楔形骨块位于内侧,基底的宽度也应足以矫正内翻畸形。当股骨头骨骺慢性滑脱并已畸形愈合,粗隆间截骨可产生相反的畸形,从而矫正内翻、外旋等畸形。尽管该手术后软骨溶解的发生率与股骨颈楔形截骨术后接近,但缺血性坏死率较低,足以证明其应用价值。如果采取粗隆截骨术治疗股骨头骨骺慢性滑脱,其骺板仍然开放时,必须用钢针或螺丝钉在截骨前或在截骨时固定。由于在拧入螺丝钉期间可能发生股骨骨骺的进一步移位,如用髋部加压螺丝钉固定,必须在截骨前将骨骺固定。一期矫正髋内翻、过伸畸形和中度或重度外旋畸形会更为困难,三种畸形可在小粗隆水平作杵臼截骨术,其凹面位于截骨近端,凸面位于截骨远端,远段内旋、屈曲、外翻,用钉板或外支架固定,可加用石膏固定。也可在同一水平作比较复杂的双平面楔形截骨,理论上优于杵臼截骨术,但操作比杵臼截骨术的难度更大。

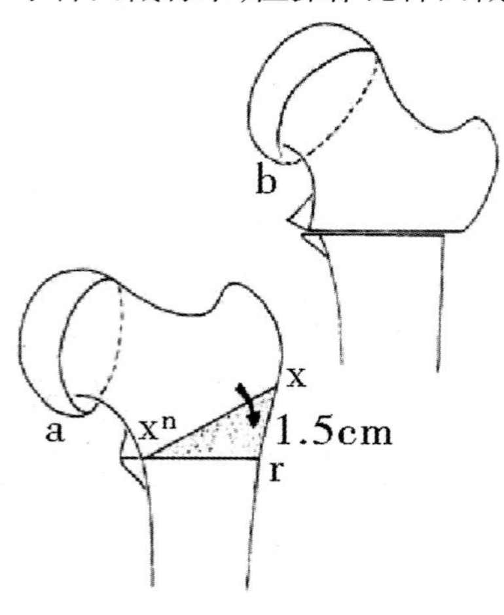

图 7-5
a. 在小粗隆水平的股骨近端前面和外侧作一横行标记线后,确认前面和外侧面交汇处,将其作为定向标志线(X-T),通常沿着定向标志线截除 1.5 cm 楔形骨块;b. 其位置如术前后位 X 片所见。

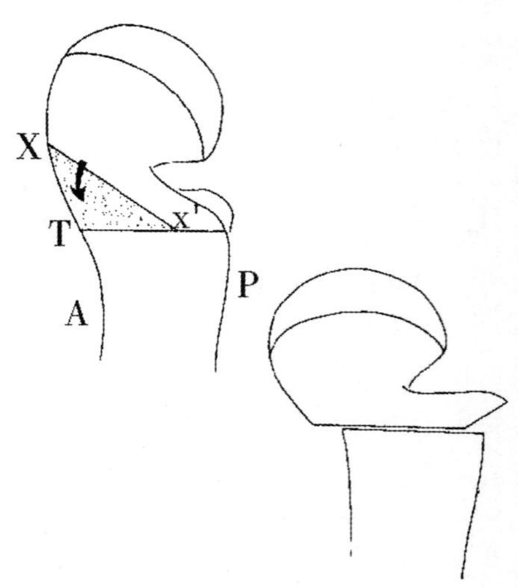

图 7-6　骨块截除前、后的外侧面截骨线

手术方法:沿股骨干后缘作外侧切口,显露小粗隆水平的股骨干前、外侧面,以膝关节为参照标记出这两个面的移行处,在将要截骨的部位的前面和外侧面作一横行标记线(X' -T 和 X'' -T),在前面和外侧面标记出将要切除的楔形骨块,并确定轴心点(图 7-5)。用骨锯或锐骨刀沿外侧面从 X 到 X' 截骨,继之沿前面的 X 与 X" 作截骨(图 7-6)。当两处斜行截骨同时完成后,这两个截骨面在股骨 X' -X'' 横断面上相交汇(见图 7-5)。再沿横行线截骨,以便切除这一楔形骨块。去除楔形骨块后,在用侧方钢板固定过程中,将一枚钢针插入股骨头内控制截骨近端,再向小粗隆方向并与斜行截骨面大致平行置入一根针。因为已完成了横行截骨,再将小粗隆劈开。去除的楔状骨块应足够大,使

上端的斜面正好坐落在下端截骨的横断面上。由于后方未作分离，软组织可起到一个铰链的作用。如果需要，可切断部分髂腰肌，使截骨面更好地对和，用侧方解剖钢板固定截骨两端。注意至少保证一枚螺丝钉固定于股骨距内，另一枚向上插入股骨颈内，再用螺丝钉把钢板的远端固定到股骨干上（图 7－7）。除非骺板仍然开放，否则不需要将螺丝钉经股骨头骨骺固定。

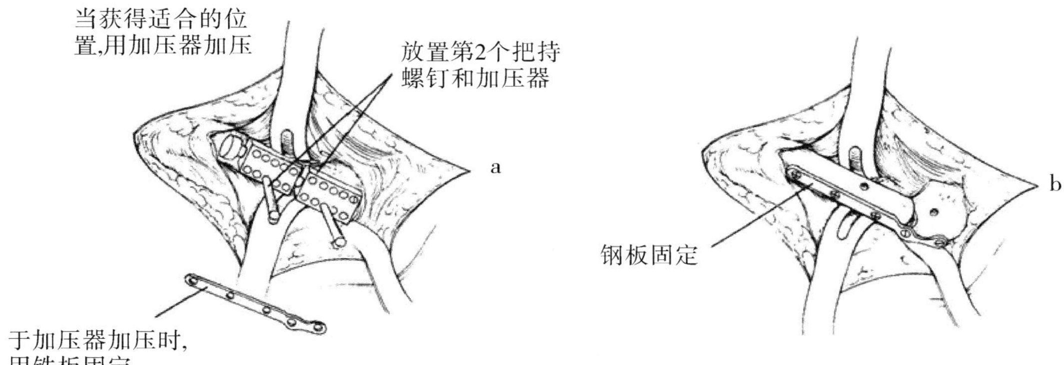

图 7－7　股骨近端双平面截骨和加压固定，治疗股骨头骨骺滑脱

a. 两枚把持钉将加压装置固定于股骨的相应位置；b. 用螺丝钉将钢板股骨截骨两端，并去除加压装置和把持钉。

术后处理：保持屈髋 30°以使关节囊松弛，并采用踝套牵引 2～4 周，然后进行轻度屈髋及屈膝活动促进肌力的恢复，直到截骨处坚强愈合后方可负重。

5. 骨突切除术

当股骨颈前上方出现骨性突起，因对髋臼撞击而妨碍内旋或外展活动时，切除骨性突起。

当髋内翻畸形和外旋畸形不严重时，单纯的骨突切除手术就足以改善关节功能。当畸形严重时，需要采取骨突切除和粗隆区截骨的联合手术。Hernden 建议如骺板仍未闭合，切除骨突的同时，进行股骨头骨骺阻滞。切除的整个骨突可能比术前 X 线检查所估计会更大些，注意保护股骨颈及骺板的完整性，切除过多可能引起股骨颈骨折和急性骨骺滑脱。Hernden 建议采取关节内自体髂骨移植的骨骺阻滞术。

二、预防对策

25%～40% 可双侧患病。单侧股骨头骨骺滑脱后，文献报道有 12.5% 的病人在骨骼发育成熟之前，出现另一侧有症状的骨骺滑脱，而无症状的对侧骨骺滑脱侧高达 40%。与同时诊断为双侧骨骺滑脱者相比较，相继诊断为双侧骨骺滑脱者，在第一次诊断为骨骺滑脱之前，有症状持续时间短、病人年龄小和比较肥胖等特点。88% 的对侧骨骺滑脱是在一侧骨骺滑脱后的 18 个月之内作出诊断。所以对诊断为单侧骨骺滑脱，应在前 2 年内经常随访观察，特别 12 岁以下的女性儿童和 14 岁以下的男性儿童，更应密切观察。

并发症

1. 髋关节软骨溶解症（chondrolysis）

为 SFCE 的急性并发症，发病率高达 28%，特征是髋关节迅速丧失关节软骨。临床表现为迅速出现的持续性疼痛及严重丧失髋关节运动。钢针穿入关节是软骨溶解最常见的原因。

其诊断标准包括关节间隙小于 3 mm(正常 4 ~ 6 mm)和关节活动范围减小。骨扫描显示关节周围核素浓聚及大粗隆骺板早闭(核素摄入减少)是早期软骨溶解的最可靠的指标。这些改变先于 X 线片上软骨溶解的改变。X 线表现分三期:初期:臼缘及髂骨密度减低,关节周围骨质疏松,继之以臼及有的软骨下骨不规则。数年后关节间隙可稍增宽,但是不规则及硬化区持续并导致骨关节病。最后往往导致髋屈曲挛缩及纤维性僵直。少见有自发性骨融合。关节间隙逐渐狭窄,几年后发展为骨关节病。

一般以非手术疗法为主,包括卧床休息、牵引理疗、扶拐以及水杨酸盐、类固醇类药物均改变不了软骨溶解的病程。一般说,保守疗法效果不良,手术治疗最好选关节固定术。

2. 缺血性坏死及骨性关节病

迄今为止尚未证明 SFCE 未经手术而发生缺血性坏死。此病似乎为医源性的,可能由于原发伤造成逆行性血液供应障碍,或反复用暴力手法整复、切开复位或股骨颈截骨所致。虽然关节囊内急性出血导致股骨近端骨骺供血的中断,被认为是缺血性坏死的一种原因,但无证据表明立即抽吸髋关节积血可有效地防止缺血性坏死的发生。钢针向外上方移位也与发生缺血性坏死有关,或至少可使坏死加重。股骨头骨骺滑脱后的不稳定可能也是缺血性坏死的一个重要原因。

Ingram 等发现缺血性坏死常发生于中度、重度移位和股骨颈截骨术后(33%)、切开复位和钢针固定(27%)、闭合复位和 Knowles 氏针固定(27%);但轻度移位的发生率较低,其原位固定术后为 1.5%、粗隆截骨术后为 10%。值得一提的是,最近报告由于原位套管螺丝钉(空心钉)的使用,股骨头骨骺滑脱缺血性坏死的发生率从以往的 10% ~ 15% 降为 0 ~ 5%。

如果坏死区不在股骨头颈负重区,不会引起进一步的破坏及功能不良。如果在负重区,可引起股骨头变扁塌陷,髋臼可引起继发性代偿性变形。晚期导致骨关节病。急性坏死也可继发股骨头缺血性坏死,晚期导致骨关节病。为缓解疼痛及回复功能,单侧者可行关节固定术或关节成形术。双侧轻度及中度骨关节病可行双侧转子下截骨术。可推迟人工关节置换手术的年龄直到成人晚期再进行。

3. 股骨骨折

有文献报道 SFCE 原位穿钉术后发生股骨骨折,这些病人多有明确的外伤史,多为摔伤,均表现为横行骨折,而且都发生在外侧骨皮质固定物下方。另有少数股骨颈骨折的报道,股骨颈骨折后发生股骨头缺血性坏死的总发生率为 13%。随着文献报告病例的增多,SFCE 原位固定术后发生股骨骨折的可能比现在更常见。这种并发症或许可以因手术中避免在股骨和股骨颈过度钻孔而减少。由于骨折可能发生在股骨颈内固定的远侧,因此应该在骺板愈合后,至少在术后一年内取出内固定。

4. 继续滑脱

继续滑脱多为固定针未到骨骺近端和在骺板完全愈合前取出了内固定引起,少数病例为不配合治疗所致。

(王　跃)

第八章 股骨头骨折

单纯股骨头骨折临床上罕见，常合并髋关节脱位，其发生率占髋关节脱位患者 6% ~ 16%，如果没有全面、详细的评估，临床上容易漏诊。

第一节 骨折原因及机理

一、解剖学

股骨头不完全是一个球形，其表面 2/3 覆盖软骨，在股骨头上外侧表面的软骨最厚，在靠近股骨头小凹处软骨最薄，股骨头有三个血供来源：旋股内侧动脉，旋股外侧动脉和股骨头小凹动脉。旋股骨侧动脉提供了主要的血供，其来源于股浅动脉和旋股内、外侧动脉在股骨正端后方形成的十字吻合形成关节囊内血管网，旋股外侧动脉也来源于股浅动脉并在股骨近端前方走行，小凹动脉源于闭孔动脉，并通过股骨头韧带达股骨头，虽从小凹动脉占股骨头血供很少，但是仍提供与股骨头韧带相连的股骨头骨折块的血供。

二、损伤机理

股骨头骨折常见于高能量损伤，股骨头骨折与髋关节脱位密切相关，受伤时肢体的位置决定了髋关节脱位的方向（包括前脱位或后脱位），同时伴有或不伴有股骨头骨折。在肢体内收、屈曲和内旋状态下容易发生后脱位，增加屈曲，内收和内旋，使髋臼与股骨头吻合相对较少，故导致单纯脱位而不发生骨折。股骨颈前倾角的大小与关节脱位的风险也有一定的相关性。髋关节前脱位较髋关节后脱位少见，髋关节外展外旋可导致前脱位。如屈髋导致闭孔内脱位，然而伸髋则造成耻骨上脱位，股骨头压缩骨折常合并髋关节前脱位，且预后较差。

第二节 骨折分型

Pipkin 分类是目前应用最广泛的股骨头骨折分类：

表 8－1　Pipkin 分类

类型	描述
Ⅰ型	股骨头骨折线位于股骨头圆韧带下方
Ⅱ型	股骨头骨折线位于股骨头圆韧带上方
Ⅲ型	Ⅰ型或Ⅱ型骨折合并股骨颈骨折
Ⅳ型	Ⅰ型或Ⅱ型骨折合并髋臼骨折

Brumback 分类：

类型	描述
Ⅰ型	股骨头骨折伴髋关节后脱位，骨折累及股骨头内下方
$Ⅰ_A$ 型	伴或不伴轻度髋臼缘骨折，髋关节复位后，关节稳定
$Ⅰ_B$ 型	明显髋臼骨折，复位后关节不稳定
Ⅱ型	股骨头骨折伴髂关节后脱位，骨折累及股骨头内上方
$Ⅱ_A$ 型	伴或不伴轻度髋臼缘骨折，髋关节复位后，关节稳定
$Ⅱ_B$ 型	明显髋臼骨折，复位后关节不稳定
Ⅲ型	股骨颈骨折合并髋关节脱位
$Ⅲ_A$ 型	不伴股骨头骨折
$Ⅲ_B$ 型	伴有股骨头骨折
Ⅳ型	股骨头骨折合并髋关节前脱位
$Ⅳ_A$ 型	合并股骨头上外侧面压缩骨折
$Ⅳ_B$ 型	合并股骨头圆韧带撕脱骨折
Ⅴ型	股骨头骨折合并髋关节中心性脱位

第三节　骨折愈合的病理过程

股骨头骨折的愈合具有松质骨的愈合特点。与长骨骨折愈合不同，松质骨骨小梁相对细小，骨小梁间隙较大，因此血液供应较为丰富，成骨细胞可以通过局部渗透作用获得营养。

股骨头骨折后，如果没有明显移位，局部没有包绕骨折周围的血肿形成，因此与长骨骨折愈合比较，血肿机化，软骨内成骨，膜内成骨的作用较弱，缺乏骨痂形成或局部骨痂产生较少，骨折断面有少量血块，邻近松质骨成骨细胞直接扩散而发生机化、钙化、塑形等互系列病理改变。由于松质骨血供丰富，骨质愈合较管状骨愈合快，除特殊部位骨折外（如手舟骨骨折，齿状突骨折等），发生骨坏死程度轻，甚至没有骨坏死发生，仅通过骨小梁直接作用骨愈合发生较快。另外，股骨头骨折属于关节内骨折，松质骨丰富，无外骨膜，不会出现外骨痂，有的松质骨（如髌骨）有骨外膜，但成骨能力差，膜内化骨弱，外骨痂形成少。

有的骨外膜仅为单层结缔组织，没有成骨成分，不会产生外骨痂。

由于松质骨缺乏骨痂，骨折部位的骨小梁间直接愈合不牢固，应力或剪切力作用容易发生压缩或再移位。因此不宜过早负重。

第四节 临床表现和诊断

一、临床理学检查

股骨头骨折常见于高能量损伤（如车祸伤或高处坠落伤），需要全面的创伤评估，胸部、腹部、骨盆和脊柱的检查应摄各部位的 X 线片，下肢短缩和内旋应高度怀疑有髋关节后脱位。反之，下肢短缩和外旋应考虑有髋关节前脱位可能，患侧肢体可能有开放性伤口，常发生于仪表盘损伤。下肢股骨或胫骨骨折以及膝关节韧带损伤也要在查体时注意。肢体的神经损伤在查体时不能忽略，髋关节后脱位可能造成坐骨神经损伤，同时评估肢体远端的血液循环是否正常。

二、影像学检查

骨盆前后位（AP 位）X 线片可了解有无骨折或骨折脱位，髋关节对合是否良好，髂骨斜位和闭孔斜位可以了解有无髋臼骨折及其骨折类型（图 8－1）；CT 扫描可以进一步评估骨折的类型，关节内是否有折块，以及关节对合是否良好（图 8－2）；MRI 可以证实在普通 X 线片或 CT 扫描不能发现的无移位的骨折，但 MRI 最有价值的是在长期随访中可以早期发现骨折块是否发生缺血坏死。

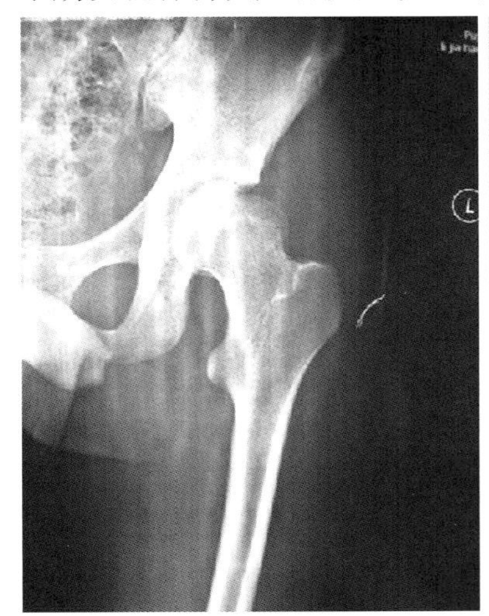

图 8－1 髋关节前后位片

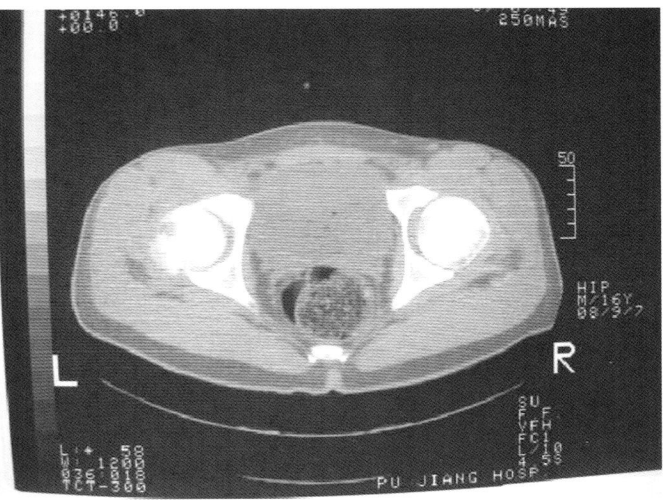

图 8－2 髋关节 CT 示左股骨头骨折

第五节　治疗原则

股骨头骨折的治疗从早期就主张切开复位，ETPtein 认为一旦股骨头骨折诊断成立。切开复位是其首选方法，而闭合复位是其反指征，因为闭位复位可能造成骨折块进一步移位。然而近年来，无论治疗方法是切开复位或是闭合复位，最好在伤后 6 小时以内，麻醉下急诊行闭合复位，以降低股骨头缺血坏死的风险。在临床上应仔细分析 X 线片以除外合并无移位的股骨颈骨折，复位后应再摄 X 线片，防止髋关节脱位手法复位后造成无移位的股骨颈骨折进一步移位。如发现存在无移位的股骨颈骨折，应行切开复位，避免在复位过程中，造成股骨颈骨折移位，如在充分的麻醉和肌肉松弛情况下闭合复位失败，应急诊行切开复位。

髋关节脱位复位后，应作 CT 扫描以了解关节对合是否良好，关节内有无游离骨块以及是否合并有股骨颈骨折，如果发现关节内有较大的骨折块而患者情况不允许行急诊手术，应作股骨髁上牵引以避免关节软骨的进一步损害。

1. 非手术治疗

非手术治疗适用于手术风险大的老年患者，或无移位的股骨头骨折的患者，伤后 3 月部分负重直至完全负重，早期关节活动范围不宜过大以免造成髋关节再脱位，髋关节后脱位患者关节屈曲活动不能超过 70°，外展中立位，内旋中立位。髋关节前脱位患者应避免过伸，外旋和外展。伤后 1 月内应两周摄 X 线片，每月摄 X 线片直到骨折愈合。

2. 手术治疗

切开复位内固定的手术方法可以使大多数股骨头骨折患者早期行功能锻炼，手术取出小的关节软骨折块可以延缓创伤性骨关节炎的发生，手术入路的选择与骨折类型和合并损伤有关。前方或后方入路仍有争议。

ETPtein 建议髋关节后脱位合并股骨头骨折宜采用后方入路，以最大限度的保护股骨头血供，避免加重损伤。Trueta 认为前方关节囊对股骨头血供较少，建议采用前方入路以防止加重股骨头的缺血坏死。Swiontkowski 等的临床经验也证实了 Smith－Peterson 切口对于股骨头骨折的 Pipkin Ⅰ和Ⅱ型患者，可以缩短手术时间并减少术中失血，而且不会增加股骨头缺血坏死的发生率。由于前方入路异位骨化的发生率较高，他们采用改良 S－P 切口，使异位骨化发生率明显降低。

对于 Pipkin Ⅰ型骨折是否手术治疗仍有争议。骨折块大小、粉碎程度以及骨折块是否在关节承重面等因素影响最后的确定性治疗。

体外生物力学试验表明：股骨头圆韧带下方的骨折块，无论其大小，可以取出而不会影响关节的活动，然而 PipkinⅡ型骨折（骨折已超过股骨头圆韧带上方），如果去除骨折块则可以造成关节软骨面退变，关节功能预后不良。如果骨折块较大，则切开复位内固定是最佳选择，固定方法有松质骨螺钉，可吸收螺钉，松质骨加压螺钉等。

关节镜手术主要用于关节内游离体的取出，对于不能固定的小骨折块，采用关节镜微创取出是这类患者的适应证,但需注意的是,关节镜也有潜在的风险,关节液可通过破裂的关节囊溢出造成腹膜外筋膜室综合征,临床也有报道。

对于老年患者,初期关节置换也是治疗该类患者的方法之一,其优点在于可以早期下床活动,避免长期卧床造成并发症危及生命。但是重点需考虑这类患者的生理状况而不是年龄,一般情况良好的60岁患者首先宜选择切开复位内固定而不是关节置换。

3. 手术方法

Pipkin Ⅰ和Ⅱ型骨折移位1 mm的患者以及合并有严重内科疾病的患者不能耐受手术者,采用保守治疗。合并骨关节炎的老年患者(无论何种类型),宜采用半髋或全髋置换。

移位的 Pipkin Ⅰ型或Ⅱ型骨折的青壮年患者,可采用 S－P 切口入路行手术治疗,这类骨折通常位于前方,骨折线与冠状面呈25°～45°夹角,前方入路可在直视下固定骨折或取出骨块,患者卧位,取 S－P 切口逐层进入,使在股直肌直头从髂前下棘附着点切断以辅助显露,前方关节囊 T 形切开,向下达股骨颈基底,上部分沿髋臼缘切开,预留缝线牵拉关节囊以增加牵引和显露,注意保护关节唇缘,关节腔冲洗后大的骨折块行内固定,小的骨折块取出,骨折块固定采用2.7 mm～3.5 mm螺钉固定或可吸收螺钉固定(图8－3),如果不能获得稳定的骨折固定,应去除这些骨折块,以免以后游离于关节内造成髋部疼痛而再次手术取出。术后修复关节囊,股直肌原位缝合固定。

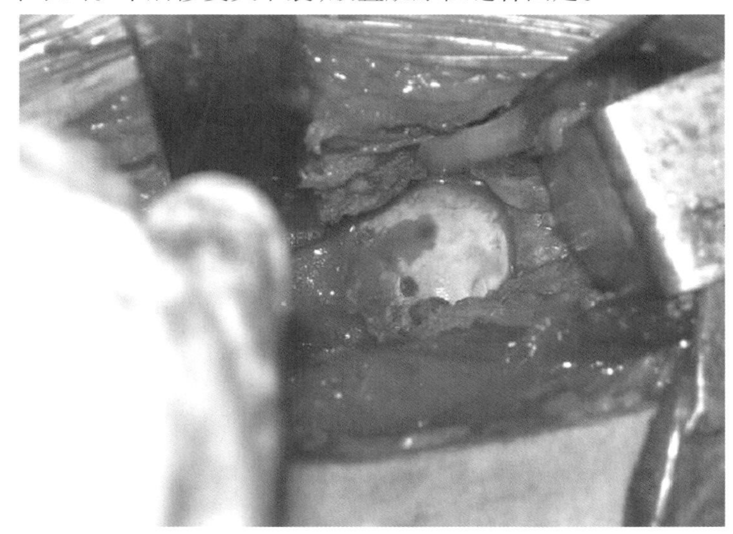

图8－3　术中固定股骨头骨折块

如果骨折块位于关节后方,则采用 K－L 切口。患者取侧卧位,后方关节囊常因关节脱位后破裂,通过破裂的后方关节囊可以探查关节情况,如果需要更广泛的显露,则需作大转子截骨术。注意避免损伤旋股内侧动脉的吻合支。切开关节囊,可在直视下显露前方和后方的股骨头。骨折复位固定后,两枚3.5 mm螺钉固定大转子。

PipkinⅢ型骨折宜急诊行切开复位内固定股骨颈骨折和股骨头骨折,采用前方入路 Waston－Jones 切口复位并固定两个骨折。

PipkinⅣ型骨折通常采用急诊行闭合复位,并行股骨髁上牵引,外科手术入路根据合并髋臼骨折的类型而定。

第六节　并发症,预后及后遗症处理

1. 缺血坏死(AVN)

诊断股骨头缺血坏死可采用X线片或MRI,MRI的影像学特征是骨髓肿胀,在创伤后早期即可发现,但与随后发生的AVN患者风险评估中没有相关性,近60%的患者在创伤后6周仍持续存在骨髓肿胀。但仅有20%的患者发生创伤后股骨头缺血坏死。

Stannard等回顾性研究股骨头骨折术后AVN的发生率,他们发现32例前方入路患者中,仅有2例发生AVN,他们认为采用后方入路可能会导致AVN的发生率轻度升高。

2. 创伤后骨关节炎

Hougaard等报告一组病例的创伤后骨关节炎的发生率较高,他们发现超过一半的病例可以出现早期关节退行性改变的临床表现。

3. 关节不稳定

PipkinⅣ型骨折累及40%～50%髋臼后壁的患者可以发生术后关节不稳定,Ⅰ型骨折行大转子截骨术和髋臼成形术后发生复发性关节不稳定也有报道。

4. 神经损伤

神经损伤的发生率接近10%,坐骨神经损伤最常见,其中腓总神经最容易损伤,60%～70%的这类患者均有不同程度的恢复。

5. 异位骨化(HO)

异位骨化在实施前方入路的患者中发生率较高,Swiontkowski等报道一组病例,12例实施K-L入路的患者有3例发生异位骨化;而12例实施S-P入路的患者有7例发生异位骨化。这提示手术中剥离臀肌的程度可能与异位骨化的发生率相关,如果在术中剥离臀肌过多,术后应考虑给予吲哚美辛口服25 mg tid×3周或低剂量放疗以减少HO的发生。

第七节　创伤性骨关节炎的诊断及治疗

创伤性骨关节炎在分类上属于继发性骨关节炎,其主要原因是:①股骨头骨折伴或不伴股骨颈及髋臼骨折,关节面不光滑,长期磨损致关节软骨退变。②股骨头骨折后较小骨折块形成关节内游离体,长期磨损,关节退变。③股骨头骨折合并髋臼骨折术后关节对合不良,负重力线改变,造成关节软骨退变。④股骨头骨折合并股骨颈骨折术后发生股骨头缺血坏死。

一、诊断

髋关节骨关节炎临床上可表现为行走时不同程度的跛行，患肢畸形，髋部、大腿以及膝关节疼痛，休息时疼痛减轻，行走后疼痛加剧。疼痛往往是首发症状，一般髋部肿胀不明显，内收肌紧张髋关节屈曲、内收、外旋、外展功能范围不同程度受限，严重时可发生患肢肌肉萎缩及患肢短缩畸形。

X线表现　股骨头或髋臼软骨下骨密度增高，囊性改变或有骨赘形成，关节间隙变窄。

二、治疗

以减轻疼痛，恢复关节功能，改善生活质量为目的。

（一）非药物治疗

自我保健，注意减肥，适当进行关节功能锻炼，增强关节周围肌群的训练，髋关节应注意外展肌群锻炼，如出现股四头肌萎缩，应注意股四头肌的屈伸功能锻炼。

理疗：包括热疗、水疗、超声波治疗针灸，按摩等。

注意关节保护，减少负重，利用手杖、拐杖，或助行器协助行走或活动。

（二）药物治疗

1. 轻中度骨关节炎：可选用对乙酰氨基酚治疗。
2. 中重度骨关节炎：使用选择性 COX－2 抑制剂或非选择性 NSAIDs 制剂。
3. 关节软骨保护药物：硫酸氢基葡萄糖、盐酸氢基葡萄糖、硫酸软骨素。
4. 其他止痛药：如曲马多，阿片类制剂等。

（三）外科治疗

对骨关节炎症状严重者，非手术治疗无效，进行性活动受限，可采取下列手术治疗：

1. 关节镜手术：如关节清理术，适用于关节内游离体患者。
2. 关节置换术：适用于持续中重度继发性骨关节炎患者。

（方　跃）

第九章　股骨转子部骨折

股骨转子间骨折和股骨颈骨折的发生率大致相同,两者均为女性较男性多见,比例约为3:1。由于股骨转子部大多为松质骨,血循环丰富,尽管骨折多为粉碎性,但只要复位满意,固定适当,一般均能愈合。但是,对于老年人来说,常常合并有多种内科疾病,手术时机的把握可大大降低死亡率。如果复位不好,内固定选择不当,也可以造成骨折不愈合或内翻畸形愈合。

第一节　骨折原因和机理

股骨转子间骨折是临床最常见的髋部骨折之一,大多为老年患者,其发病年龄较股骨颈骨折晚5~6岁,发病率占全部骨折的3%~4%,占髋部骨折的35.7%。股骨转子间骨折与股骨颈骨折的发生一样,与许多因素有关,包括年龄、性别、合并疾病等。转子间是骨质疏松的好发部位,骨质疏松的发生速度在骨小梁较快,在股骨矩则较慢。在发展速度快的骨小梁与发展速度慢的股骨矩结合部上骨质最薄弱,因此易发生转子间骨折。转子间骨折可因间接暴力和直接暴力引起。老年人骨质疏松,肢体不灵活,在跌倒时,身体发生旋转,在过度外展或内收位着地或跌倒时,大转子直接撞击,转子部受到内翻及向前成角的复合应力,引起髋内翻畸形和以小转子为支点的嵌压形成小转子蝶形骨折,内侧支持结构被破坏,骨折趋于不稳定。髂腰肌附着于小转子上,当其突然猛烈收缩时可造成小转子撕脱骨折,并发生明显移位。目前认为骨质疏松是引起老年人髋部骨折的主要影响因素,骨质疏松除了与性激素水平下降有密切关系外,尚与随着年龄增长而发生的骨丢失有密切关系。本病多见于老人,亦可见于儿童及青壮年,发病年龄平均为50.5岁,女略多于男。内因为:①股骨颈细小;②处于疏松骨质与致密骨质交界处;③负重量大且老年人骨质疏松,有时仅受到轻微的外力,即可引起骨折。总的来说,是随着年龄的增大而发生率增加。年轻成人的转子间骨折通常由高能量创伤引起,常常有其他合并损伤。

第二节　骨折分型和分类

目前,股骨转子间骨折分类应用较多的为Evans分类法(图9-1)和AO分类法(图9-2)。Evans根据骨折的方向将转子间骨折分为两种主要类型。第一大类中骨折线从小转子向上延伸;该型通过内侧皮质的解剖复位获得稳定。第二大类中骨折线反斜形。该型骨折股骨干有向内侧移位的趋势。他进而将转子间骨折分为5型:Ⅰ型为非完全性骨折,转子部仅大转子骨折,小转子完整;Ⅱ型为非粉碎性骨折,无或轻度移位;Ⅲ型为骨折片嵌入干折端;Ⅳ型骨折端分离,大部分内侧后壁缺损;Ⅴ型为反斜行转子间骨折,骨折线从近端内侧延伸向远端外侧,股骨倾向于相对髋部向近端和内侧移位,由于没有骨性结构抵抗移位,所以极不稳定。目前该种分类方法已被广泛采用。AO将股骨转子间骨折分为三类。A1组:经转子间的单纯骨折;A2组:经转子的粉碎骨折:A3组:反转子间骨折。

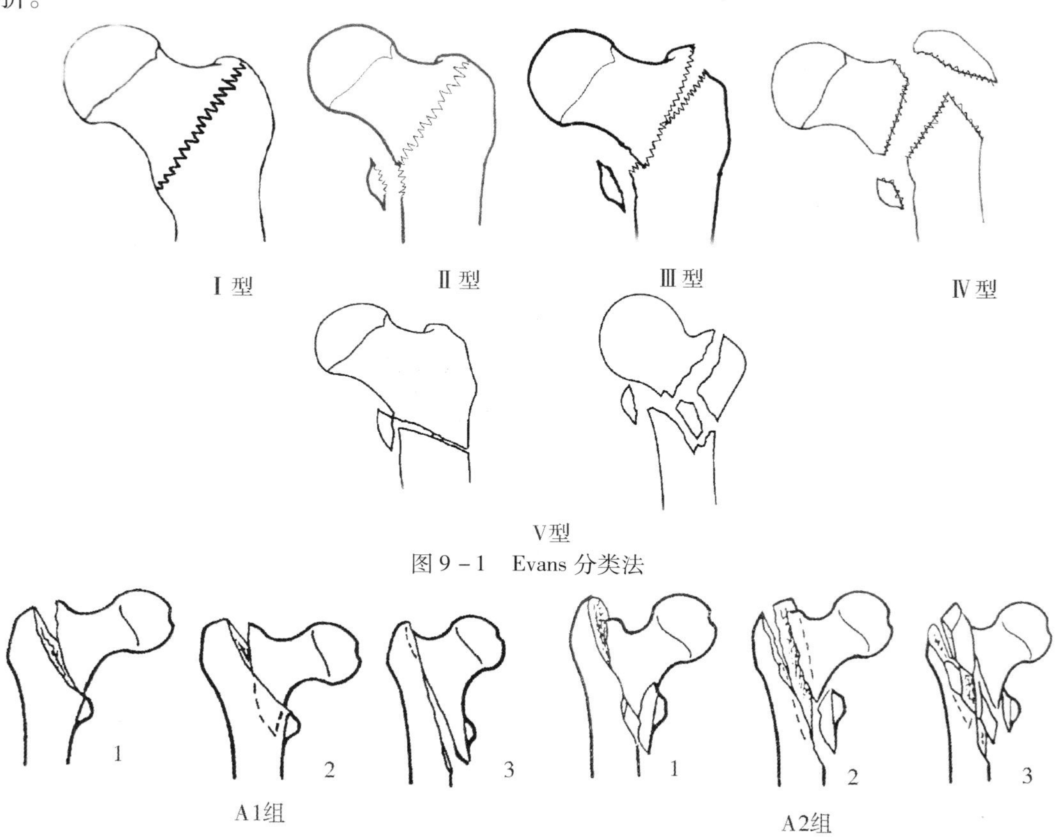

图9-1 Evans分类法

第三节 临床表现和诊断

伤后髋部转子区出现疼痛、肿胀、瘀斑、下肢不能活动。检查发现髋部转子间压痛、下肢外旋畸形明显,可达90°,有轴向叩击痛,测量可发现下肢短缩。髋关节正侧位X片可明确骨折类型和移位情况,少数复杂性骨折可通过CT检查。一般根据受伤史、症状、体征及X线照片检查,可明确诊断。但是对于有严重髋部疼痛而X线无阳性发现者,建议行局部MRI,后者已显示出相当的敏感性和特异性。

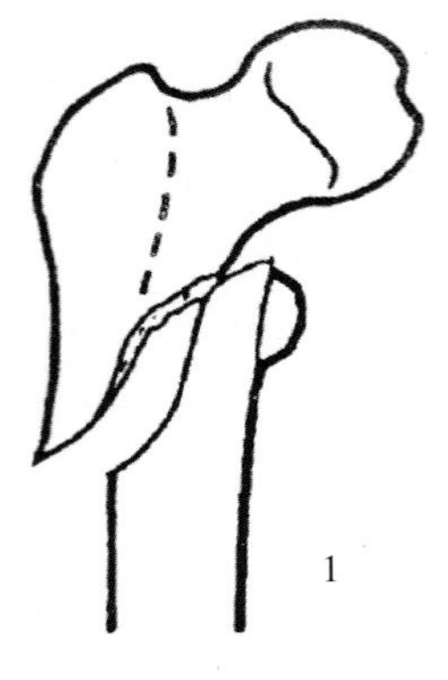

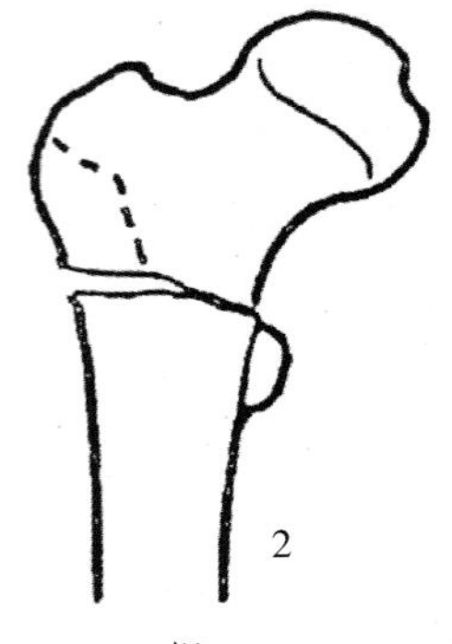

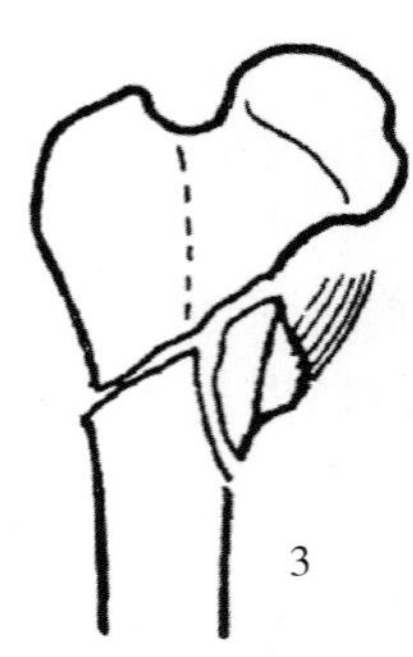

A3组

图9－2　AO分类法

第四节　鉴别诊断

尽管股骨转子间骨折与股骨颈骨折临床表现十分相似,其预后和转归却截然不同,治疗方法也大相径庭,所以有必要认真鉴别。年龄上,股骨转子间骨折的病人年龄更大,平均较股骨颈骨折病人大5～6岁。由于股骨转子间骨折后,股骨近端没有关节囊的约束,在体征上,下肢的外旋程度较股骨颈骨折时更大。最重要的仍然是X线照片检查。

第五节　治疗

股骨转子间骨折的治疗方法很多,分为手术治疗和非手术治疗。在治疗过程中应根据骨折类型、移位情况、患者年龄、经济状况和全身情况分别采用不同的治疗方法。鉴于保守治疗并发症发生率高,目前均主张在条件许可的情况下尽快手术治疗。

(一)保守治疗

牵引治疗适用于稳定性骨折,该方法最大限度地保护骨折部位周围的血运,保证骨折的较好复位,相对稳定,有利于快速生长。但长期卧床的并发症,如褥疮、坠积性肺炎、泌尿系感染、下肢深静脉血栓形成等是面临的难题,由并发症而导致的死亡率达34.16%。

(二)手术治疗

股骨粗隆部血运丰富,修复能力极强,骨折极少发生不愈合,愈合后,也很少发生股骨头坏死等并发症。青壮年患者的治疗方法选择相对容易,但对老年患者,往往伤前已存在各种疾病及高龄本身,加上骨折创伤的影响,无论何种治疗方法,对老年患者本身都是具有一定风险的选择。粗隆间骨折的非手术治疗基本放弃使用。应将粗隆间骨折的坚强内固定和患者早期活动作为标准的治疗方法。内固定治疗后的内科并发症比非手术治疗少且轻。极少的例外是病人一般状况太差,难以耐受麻醉和手术的打击,不能接受手术治疗。手术治疗的目的为骨折复位、可靠固定、尽可能早地使患者离床活动,减少因长期卧床带来的各种并发症。不同骨科医生在治疗原则掌握方面并无根本不同,主要区别在于固定器材的选择、使用以及各自的临床经验上的差异。现阶段临床上使用的手术方式主要有四类:

第Ⅰ类:简单固定类。主要有外固定架和多根空心螺钉。

第Ⅱ类:顶板类。有 DHS、滑动鹅头钉。

第Ⅲ类:股骨近端髓内钉类。有 PFN、PFNA、重建钉和 Ender 钉。

第Ⅳ类:人工关节类。有人工股骨头置换术和人工全髋关节置换术。

治疗的目标是获得稳定以早期开始负重。主要固定方法都依赖骨质量、复位质量和所选固定装置的特点。和股骨颈骨折一样,一旦具备条件就应立即手术固定。延误手术会显著增加术后死亡率。

1. 切开复位内固定术

切开复位内固定术适用于成年人各种类型的骨折,其优点可以保证断端的准确复位和坚强内固定,患者可以早期下地活动,减少并发症的发生。其缺点是创伤大,断端出血多,不适合伴有复杂内科病变患者。

2. 麦氏鹅头钉(Mclanghin 钉)

此钉是将三翼钉与侧钢板之间用 1 枚螺丝钉固定。这种钉板间的连接结构大大降低该部位的机械强度,生物力学和临床的研究结果都证明这种内固定不能早期负重。

3. 子母加压钉或多条加压钉

子母钉或尾部易折钉价格低,经皮穿针手术损伤小,在顺转子粉碎性骨折时如加用钢丝捆绑固定,同样可以达到内固定的效果。目前临床上大多数医生主要使用的空心钉是指:直径小于 7.3 mm、多根应用的螺丝钉。按照材质区分有医用不锈钢和钛合金,直径有 6.5 mm、7.0 mm、7.3 mm,螺纹分为自攻型或非自攻型。螺纹长度多数在 16 mm 左右,因螺钉的中空程度不同,与之配套的导针直径有 2.5 mm、2.8 mm、3.2 mm。空心加压螺纹钉内固定手术创伤小,出血少,可闭合穿针,操作简单,费用低,但强度不足,易松动,病人不能早期下床活动,固定效果不够确切。

4. Ender 钉

从股骨内髁上 2 cm 处穿过骨折部位的髓腔直达股骨头。优点是该钉具有力学优势,内固定物的弯曲力矩减小,失血少,手术时间短。缺点是固定力量不够,髋内翻发生率高,远端钉尾常致膝部疼痛,已逐步弃用。

5. Gamma 钉

通过髓腔内主钉、拉力钉和远端锁钉,将股骨头、颈或远骨折段连接为一体(图 9－3),有效传递了载荷。可用于各类粗隆间骨折。可实现微创操作,创伤小,保留了骨折血运。其特点是钉固定于髓腔内,靠近负重力线,力矩短,能有效传递负荷。拉力螺钉位于股骨头颈内,与主钉结构符合杠杆原理,股骨距的压力几乎为零,抗压、抗拉及控制旋转能力好,防止髋内翻及短缩畸形,可大大降低并发症的发生。并发症主要有骨折区域的塌陷、股骨颈螺钉切出、钉尾附近的股骨干骨折,这些并发症的发生与手术技术有关,与Gamma 钉本身的过于坚硬、外翻角度过大、与股骨近端的解剖结构不完全相符以及钉尾过粗等也可能有关。

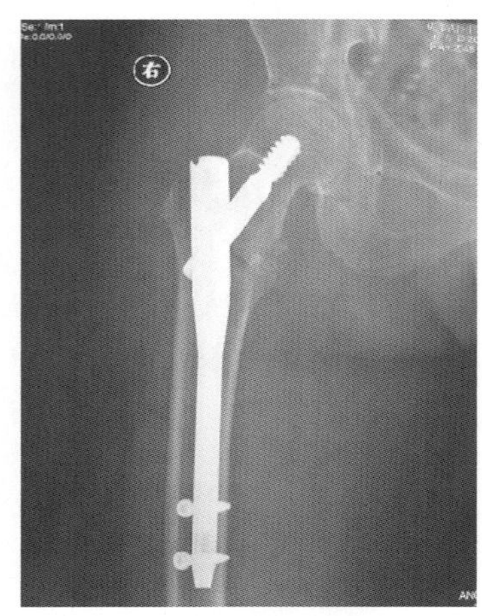

图 9 – 3　Gamma 钉术后

6. 加压动力髋螺钉(DHS)

临床实践证实其疗效明显优于单纯内固定术。但由于固定器的钢板位于负重线外侧,内侧皮质骨的任何缺损会导致螺钉切割股骨头、钉板交界处折断或钢板处螺钉滑出,使内固定失效,影响日后功能恢复。DHS 治疗的失败率可高达 24% ~56%。故对于大转子分离骨片者,以拉力螺钉固定;对于小转子及内侧股骨矩骨折者,术中应复位并以拉力螺钉固定,以恢复骨折的稳定性。强力的内固定,可有效预防髋内翻和术后内固定失败。

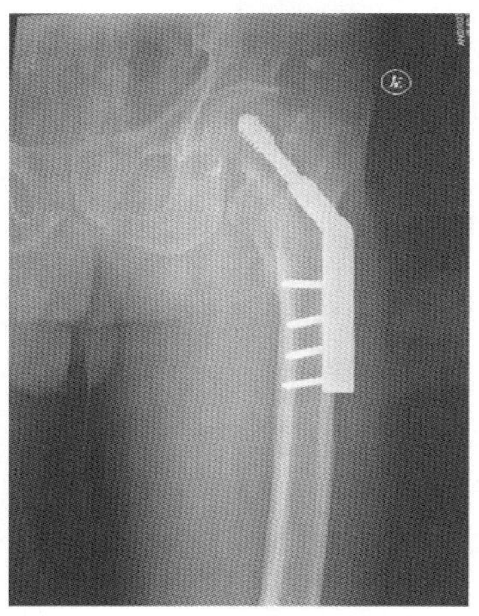

图 9 – 4　加压动力髋螺钉(DHS)术后

7. 股骨近端髓内钉内固定(PFN)

它对 Gamma 钉进行了力学改造,增加了髋螺钉,具有平衡、稳定、防旋转的功能。PFN 作为髓内固定方法,其手术适应证更为广泛。PFN 较好地克服了 Gamma 钉的缺点。

PFN 的钉体较 Gamma 钉细长，近端的拉力螺钉和防旋螺钉较细，这些改进可有效地减少拉力螺钉对股骨头的切出力和主钉远端的应力集中，增加骨断端的压力，因此有效地减少骨折端的骨组织吸收、拉力螺钉切出股骨头和股骨干的骨折等严重并发症。同时，较细的钉体无须在髓腔内广泛扩髓，可减少出血及脂肪栓塞等并发症的发生。

8. 外固定器

体外固定架属微创术式，具有不需长时间麻醉、手术操作简便、创伤小、失血少、住院日短、对患者的全身情况影响小、可随时调整骨折对位、不妨碍术后屈膝运动，避免膝关节僵硬等优点，无器械失效、骨不连和深部感染等缺陷。在并发症、髋内翻畸形、死亡率、术后功能、下地行走时间等方面均无差异，可用于高龄不能忍受长时间手术和麻醉者。缺点是：稳定性不够，针孔和针道容易感染和天冷时穿裤不便。5% ~10% 针孔感染率，对老年人有危险，使用时要引起高度重视。

9. 人工髋关节置换术

该手术具有功能恢复快，住院时间大大缩短，二次手术、血栓性静脉炎、肺栓塞、褥疮及肺炎的发病率明显降低等优点。对高龄股骨粗隆间骨折预计其寿命在 10 年以内的病例，只要身体情况可以耐受，可以将人工假体置换手术作为一种有效的治疗方式进行选择。

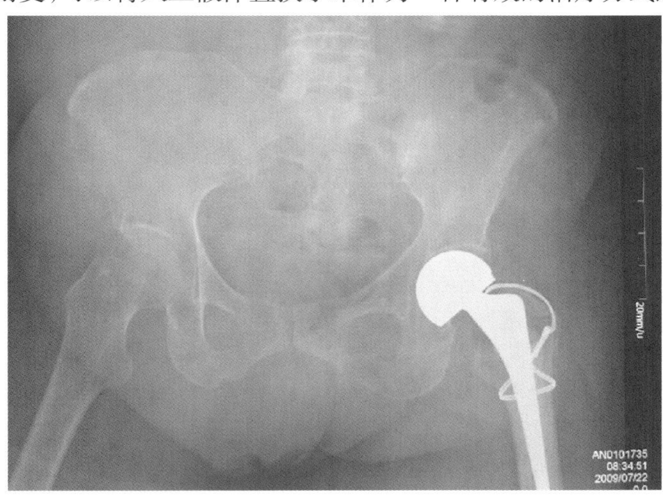

图 9－5　人工髋关节置换术后

第六节　预后及并发症

股骨转子间骨折的全身并发症包括肺炎、泌尿系感染、褥疮和心血管并发症；局部并发症包括复位丧失、复位不良、内固定物失效、不愈合、畸形愈合和感染。股骨转子间血运丰富，骨不连机会很少，要预防髋内翻和肢体的外旋畸形。限制负重能够减少不愈合或内固定物失效的发生率。复位不良的发生率有赖于正确的术前计划以及术中获得准确的复位。最常见旋转畸形是过度内旋畸形，常由术中下肢的位置造成。不愈合是转子间骨折内固定后的少见并发症。对于没有丢失骨量和/或没有严重骨量减少者，再次进行切开复位内固定植骨常可成功获得愈合。对于老年、骨量极少或有严重骨破坏者，人工股骨头置换或全髋关节置换是不愈合的良好补救措施。

第七节　特殊问题的处理

一、同侧股骨转子间骨折合并股骨干骨折

同侧股骨转子间骨折合并股骨干骨折系高能量损伤。若屈膝屈髋位，膝关节前方受到一暴力可首先致股骨干骨折；如暴力较大，外力继续向上传导，则可造成髋部损伤。当髋关节处于内收位时，易导致同侧髋关节脱位；而当髋关节处于外展位时，股骨头在髋关节内比较稳定，可造成髋部骨折。同侧股骨转子间骨折合并股骨干骨折初诊时容易漏诊。究其原因可能有以下几个方面：①患者合并伤较严重，如颅脑损伤、肝脾破裂等，首诊医师往往只注意到危及生命的重度创伤的处理，而忽略全面检查；②股骨干骨折较严重，畸形、肿胀明显而掩盖部位深在的股骨转子间骨折的症状与体征；③股骨干骨折疼痛明显，患者往往忽略较缓和的髋部疼痛主诉。对于累及同侧股骨转子间复杂股骨骨折，治疗非常困难。由于受伤的机制不同，骨折的类型多种多样，术前对其认识不足，导致术中操作出现意想不到的困难或术后复位固定均不理想，术后并发症较多。因此凡有确诊股骨干骨折或股骨转子间骨折的患者术前须加照清晰骨盆平片及股骨全长 X 线正侧位片，包括髋关节 CT 扫描，以利于制定详细的术前计划和充分做好术中的各项准备工作。

在没有理想的内固定器械时期，采用多段骨折分别处理的办法，即先将转子间骨折 Richard 钉或角钢板固定，再将股骨干骨折以钢板固定。近年来，根据骨折的具体情况，相继出现了各种手术器械，但这些方法均存在不足：DHS 固定，与股骨负重轴偏离，钉板结合部受力大，易导致股骨头切割，或因股骨内侧皮质缺损导致髋内翻。而 DCS、角钢板仅适应于转子下骨折者，对于较为粉碎，或合并股骨颈骨折者，无法得到满意而有效的固定。同时这些方法共同的缺点是：手术时间长、组织暴露广泛、创伤大、出血多、关节功能恢复较差、易造成髋内翻或旋转畸形及患者卧床时间长等，并可能对股骨头的血运有害。股骨转子间骨折采用角钢板固定；股骨干骨折则因股骨转子间内固定器械的阻挡不能用髓内钉固定而多采用 AO 钢板，势必广泛剥离股骨干骨折处的骨膜，使原有的粉碎骨折骨碎块的残存血运受到进一步破坏，容易形成股骨干骨折延迟愈合或不愈合，且组织暴露广泛，创伤大，失血多，手术时间长。第二代股骨带锁髓内钉，即股骨重建钉或加长型 Gamma 钉的出现，使髓部骨折及股骨干骨折的手术可以通过小切口一次完成。采用第二代股骨带锁髓内钉治疗同侧股骨转子间、股骨干骨折具有以下优点：①可用一种内固定同时固定 2 个或 2 个以上部位的骨折，对股骨干骨折形成中轴固定，能有效控制股骨干的长度和旋转；②闭合穿针，小切口远离骨折端，不剥离骨膜，对组织损伤轻，属骨折治疗的“微创技术”，有利于骨痂形成；③采用不扩髓技术，减少骨内膜血运的破坏，有利于骨折的愈合；

④固定牢靠,可早期行功能锻炼,有利于患肢关节活动度的恢复;⑤避免了髁部髓内钉或逆行打髓内钉对膝关节激惹或使膝关节活动度下降的副作用。

二、畸形愈合

髋内翻是股骨近端骨折畸形愈合后最常见的临床并发症,通常伴有股骨的旋转和下肢的短缩畸形。随着内固定技术的发展,其发生率有所下降,股骨近端骨折后畸形愈合的髋内翻伴旋转畸形容易导致髋关节的骨关节炎。为此对股骨近端骨折畸形愈合后髋内翻的矫正主要的目的是恢复颈干角,同时矫正旋转畸形和适当的矫正下肢短缩畸形。颈干角的矫正对髋内翻的患者颈干角在如何程度需要手术矫正,国内外文献尚无报道。儿童正常颈干角为135°~145°,成人为120°~140°,对颈干角小于120°者称为髋内翻,保守治疗通常无效,需要进行截骨矫形。

髋内翻矫形后,颈干角的维持至关重要,需要选择坚强的内固定材料来维持,髋滑动动力加压螺钉(Richards钉)是首选的内固定材料。对于严重的髋内翻,由于内收肌的持续牵拉,产生截骨术内侧压缩,外侧分离,使矫正角度逐渐丧失。所以必须同时采用内收肌切断术,以减少内收肌内侧压力。旋转畸形的矫正大部分股骨近端骨折畸形愈合髋内翻伴旋转畸形,但临床上旋转畸形容易被忽视。根据患者的骨盆正位X线片难以确定具体旋转角度。为此对股骨近端骨折畸形愈合的患者行CT扫描,确认其轴线,股骨颈轴线和股骨髁轴线的夹角就是前倾角。股骨近端骨折的畸形愈合后的旋转畸形实际就是前倾角的变化。通常15岁以上的成年人的前倾角为12°~15°,年龄小于15岁时每小1岁前倾角增加1°。在临床上矫正股骨的旋转畸形时,在小转子水平横行截断股骨,根据其旋转畸形的程度,内旋或外旋股骨远段,使前倾角维持在15°左右。下肢短缩畸形的处理,髋内翻的患者通常伴有下肢短缩畸形。临床上双下肢不等长在0.6 cm以内时,患者通常无自觉症状;当双下肢不等长超过0.6 cm时,患者诉行走时双下肢不等长;当双下肢不等长超过2~3 cm时,患者需要倾斜骨盆以代偿。对于髋内翻患者下肢短缩在2.5 cm以内,根据术前双侧对比X线片,着重矫正髋内翻畸形,当内翻和旋转畸形矫正后,患肢自行有2 cm以内的延长。对下肢短缩大于2.5 cm的患者,采用转子下截骨后内侧取楔形髂骨植骨垫高。需要注意的是下肢在手术中一次性延长2.5 cm以内是比较安全,当下肢延长2.5 cm以上时,坐骨神经和股动脉过分牵拉后导致下肢疼痛和功能障碍。对矫正后下肢仍有短缩畸形的患者,给予患肢鞋跟垫高,以维持双下肢的平衡。

三、陈旧性骨折

对于重叠较大的股骨转子间陈旧性骨折的治疗存在着许多困难。传统治疗方法是:先行手术切开将骨折重新凿断,由于大腿肌肉丰厚,而且因长时间肌肉引起挛缩,单靠体力很难将重叠较大(大于3 cm)的骨折重叠纠正;另外,该部位靠近关节又是近松质处,很难通过折顶法纠正重叠,仅能暂时缝合伤口,并行股骨髁上牵引,回病房进行牵引治疗,常需不少于6周或与更长时间的牵引。若骨折对位对线差难以达到要求,尚需行2次手术治疗。其主要问题在于:第一次手术时,不能在术中纠正骨折重叠,需要回病房进行长期牵引治疗,或进行第2次手术内固定。这样不仅创伤大,病程长,患者痛苦,医疗费用高,而且由于长期牵引和多次手术，患者容易发生褥疮、尿路感染、肺部感染等许多危及生命的并发症。长期牵引的患者，特别是年长者，其病死率很高。多次手术不仅创伤大，而且增加了术后伤口感染的机会，给治疗带来很多麻烦，对年老体弱者，亦很难承受二次手术的打击，增加病死率。应用牵引床快速复位内固定治疗，通过牵引床强大的机械牵引力替代术者的体力，可使重叠较大的骨折达到一次纠正之目的。若骨折重叠纠正后，骨折对位仍不满意，可配合手法进行复位，根据骨折的类型具体选择适当的内固定材料作内固定，经术中拍片证实骨折对位及内固定均适合后，即可解除牵引。若考虑内固定尚不够牢固时，待回病房后，对伤肢进行皮肤水平牵引 2 ~ 3 周。

（汪学军　李开南）

第十章 髋臼骨折

髋臼骨折是创伤骨科领域中的一个难题，它带给骨科医师的严峻挑战，不仅在于其严重的近期和远期并发症以及重建负重与活动双重功能的高要求，还包括髋臼与整个骨盆环在三维形态和结构上的极不规则性，以及因此带来的对骨折线分布与走向判断上的困难，而将影响术前计划、手术入路的正确制定和选择。

基于 Judet 等和 Letournel 等学者的贡献，髋臼骨折治疗的现代观念逐渐确立。它们包括合理的分类方法及相应的手术入路与固定技术，并认为高质量的复位和可靠的内固定是提高治疗效果的关键。本章将就髋臼骨折的诊断治疗做一简要介绍。

第一节 髋臼的应用解剖学

髋臼是位于髋骨外侧面中央的一个半球形深窝，Judet 等在 1964 年首先提出了髋臼柱的概念，指出髋臼由前后两个骨柱组成并支撑。前柱由髂嵴、髂骨、髋臼的前半以及耻骨构成，后柱由坐骨、坐骨棘、髋臼后半以及组成坐骨切迹的密质骨组成。髋臼柱的概念是讨论髋臼骨折的分类、手术入路以及内固定方式的基础和核心。

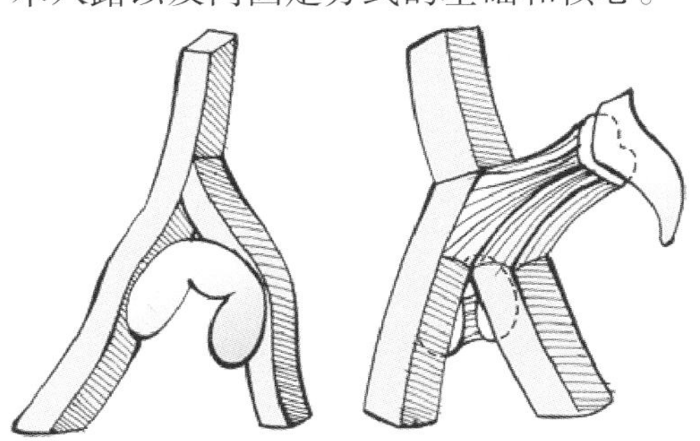

图 10－1 髋臼的双柱概念髋臼由呈倒 Y 字形的前后两种所支撑，并通过坐骨与骶骨相连

髋臼顶是髋臼的负重区域。髋臼顶的解剖复位并恢复与股骨头的匹配关系是治疗的目标。四边面（或称方形区）是构成小骨盆的外侧壁的一块平坦的骨板，与髋臼内侧壁相比邻，是髋臼骨折分类的重要标志之一。髂耻隆起是恰位于股骨头上方髋臼前柱上的一个突起。四边面与髂耻隆起都很薄，并且与股骨头相距很近，这限制了这一区域的内固定方式。

GSN，坐骨大切迹；IS，坐骨棘；LSS，坐骨小切迹；NF，滋养孔；OF，闭孔。

CG：臀肌粗线，臀大肌起点. NF：滋养孔 OI 和箭头：闭孔内肌腱在坐骨小切迹中的走

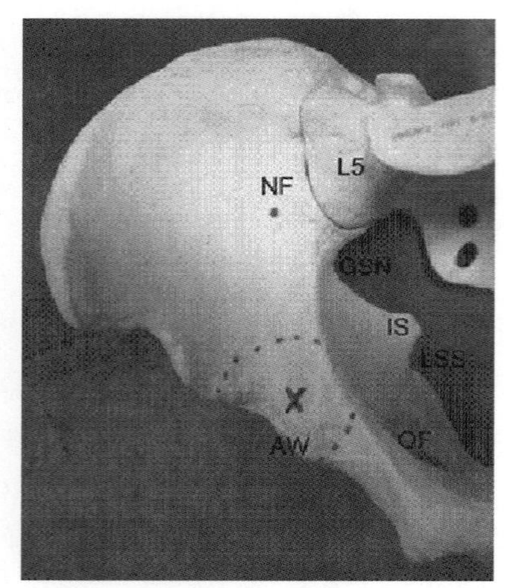

图 10－2　髋臼前柱

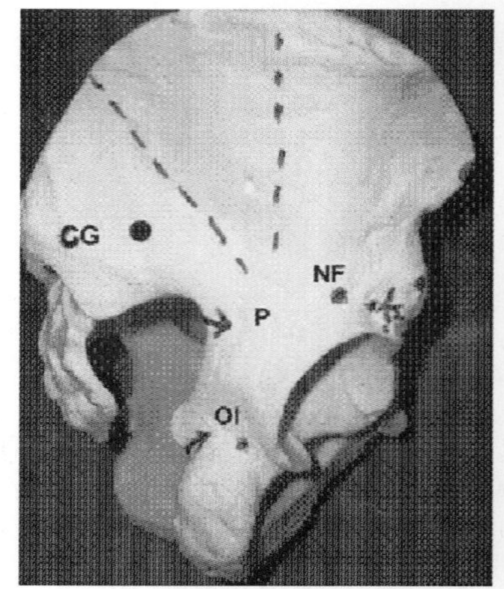

图 10－3　髋臼后柱

行与位置. P 和箭头:梨状肌腱的走行与位置。

髋臼骨折的创伤机制

髋臼骨折的创伤机制和以下 3 方面相关:①暴力的着力点;②受伤时股骨头的位置;③暴力的大小。暴力的大小直接决定髋臼是否形成骨折,而暴力的着力点和受伤时股骨头的位置则影响到骨折的位置、类型和移位。一般而言,髋关节外旋常造成前柱骨折,内旋则造成后柱骨折;外展常造成低位横行骨折,而内收则常造成高位横行骨折。

第二节　影像学评估

1. X 线检查

平片系列应包括:骨盆前后位、入口位、出口位、髂骨斜位和闭孔斜位,以显示髋臼骨折的基本征象及并发的骨盆骨折、股骨头骨折和髋关节脱位。

(1)前后位　应包括对侧髋关节,对显示骨盆的整体观、对称观具有重要作用,也便于测量正常髋关节软骨的厚度和排除个体变异的影响。正位 X 线片可显示下列解剖学标志:

①髂耻线:是前柱的内缘线,该线中断或移位常代表前柱或前壁骨折。

②髂坐线:代表后柱,改线中断或错位,提示后柱骨折。

③泪滴:可用来判断髂坐线是否内移,双侧股骨头与泪滴之间的宽度对比测量应视为常规,对诊断股骨头半脱位具有重要意义。

④臼顶线:代表髋臼的负重区,此线中断,提示骨折累及髋臼负重区。

⑤前唇线:代表髋臼前壁,前壁骨折时,此线中断。

⑥后唇线:代表髋臼后壁,后壁骨折时,此线中断。

(2)闭孔斜位　患者仰卧,患髋抬高 45°拍片。主要显示前柱、后壁,也便于半脱位的诊断。

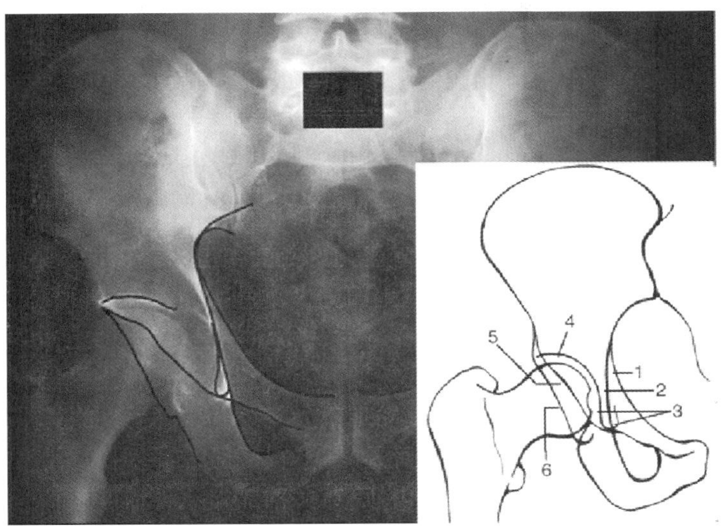

图 10－4　前后位：1－髂耻线；2－髂坐线；3－泪滴；4－臼顶线；5－前唇线；6－后唇线

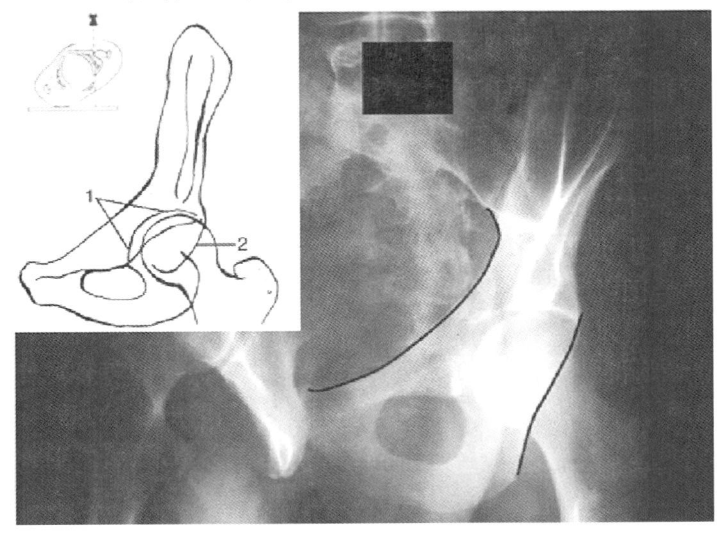

图 10－5　闭孔斜位：1－髂耻线；2－髋臼后壁

(3) 髂骨斜位　患者仰卧、健侧抬高 45°拍片。主要显示后柱和前壁，也可以诊断髂骨翼和方形区的骨折。

(4) 骨盆入口位和出口位　主要显示影响髋臼骨折治疗的骨盆损伤特征，结合骨盆前后位，可以对骨盆环的损伤作出较全面的评价。

2. CT 扫描

显示髋臼骨折整体不及 X 线片好，但能较好显示局部微小损伤、关节边缘压缩骨折、关节内游离骨折块、旋转移位及股骨头损伤，尤其对臼顶负重区骨折的诊断具有独特的作用[5]。它与平片相互补充，对做出正确诊断、制订治疗方案、选择手术入路及评估预后具

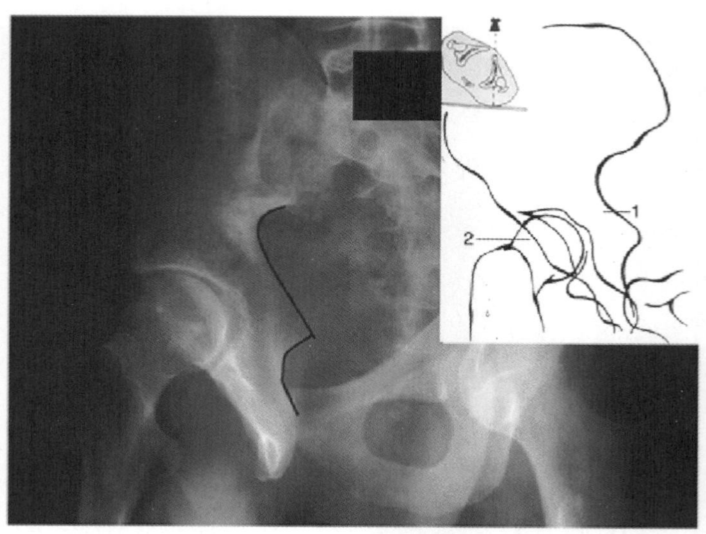

图 10－6　髂骨翼斜位:1－后柱;2－前壁

有重要的参考价值。螺旋 CT 三维重建利用表面轮廓重建技术(surface rendering technique)或容积性重建技术(volumetric rendering technique)形成清晰逼真的三维立体图像,并且可以任意轴向和角度旋转图像,可选择暴露骨折的最佳视角观察,对骨折线的长度、宽度进行测量。并可对图像进行切割,去除部分解剖重叠影像,使某些隐藏的解剖部位和结构显露出来。

Brown 等将计算机程控的立体石膏或蜡质模型和中间模板技术应用于髋臼骨折的诊断治疗。由 CT 断层扫描获得的 3 mm 层厚螺旋 CT 扫描数据,经 MIMICS 软件处理,程控立体模型制作仪制成石膏或蜡质实物立体解剖模型。这种模型与实际的髋臼骨折解剖形态完全一致。手术医师通过模型及计算机生成的三维动画,充分了解患者的髋臼骨折特征,制订治疗方案,术前将髋臼钢板精确塑形并确定钢板和螺钉固定位置及方向,可显著提高内固定的精确性、改善复位内固定效果,并可减少手术及 X 线透视时间和手术并发症。

3. MRI

MRI 对骨折分型的作用有限,但可以显示骶髂关节后部的韧带损伤、骨折血肿、髋臼骨折周围脏器和大血管等,并能够股骨头的血供情况作出较准确的判断。因此,MRI 主要用于术后股骨头缺血坏死的评价。

第三节　髋臼骨折的分类

1. Letournel－Judet **分类法**

Judet 和 Letournel 等将髋臼骨折分为两大类:简单骨折和复杂骨折。

简单骨折　是指骨折仅累及一个骨柱的部分或全部,包括后壁骨折、后柱骨折、前壁骨折、前柱骨折以及横行骨折。

(1)后壁骨折:指局限于髋臼后缘的骨折,可向上累及负重区,形成后上型骨折,也可向下方延伸,形成后下型骨折,常合并髋关节后脱位。X线表现为髋臼后唇线中断移位。闭孔斜位可显示后壁骨折块的形态和位置,还可显示正常的前柱。髂骨翼斜位显示后柱、前壁和髂骨翼未被累及。CT的臼顶层面受累提示为累及负重区的后上型骨折,髋臼中部层面可显示髋臼后缘骨质缺损。在髋臼中部层面进行测量可计算后壁骨折占整个后壁的百分比,定量计算骨折块的大小。

(2)后柱骨折:骨折线始于坐骨大切迹,经髋臼内壁达坐骨结节。正位X线片显示髂坐线在坐骨大切迹和坐骨结节处离断,并脱离泪滴向内移。闭孔斜位显示闭孔环和后唇线离断,而前柱正常。髂骨翼斜位显示髂坐线在坐骨大切迹处离断。CT的臼顶层显示骨折线呈冠状方向,在髋臼中部层面和坐骨结节层面显示四边区和坐骨结节骨折。

(3)前壁骨折:是局限于髋臼前缘的骨折。正位X线显示前唇线和髂耻线在髋臼部位均离断,而髂前上棘和闭孔环未被累及,此点区别于前柱骨折。闭孔斜位和髂骨翼斜位见髂耻线和前唇线均断裂。CT扫描在髋臼中部层面见髋臼前缘骨折,而其他层面无骨折。

(4)前柱骨折:骨折线起于髋臼前柱的不同平面经方形区达耻骨下支。正位X线可见髂耻线、髂嵴以及坐骨支骨折。闭孔斜位见髂嵴或髂前三季以及耻骨支骨折。髂骨翼斜位显示后柱未被累及。CT扫描在髂骨翼、髂前上棘、方形区和耻骨支的相关层面可见骨折。

(5)横形骨折:髋骨在髋臼部被横断而分离为上方髂骨和下方坐耻骨。正位、闭孔斜位和髂骨翼斜位均显示髂耻线、髂坐线、前唇线和后唇线在髋臼同一平面被横断。髂骨翼和闭孔环均无骨折。

复杂骨折 是指同时存在两个简单骨折,包括后柱伴后壁骨折、横行伴后壁骨折、前柱伴后半横行骨折、"T"型骨折以及双柱骨折等。

(1)后柱伴后壁骨折:正位X线显示髂坐线和后唇线在坐骨大切迹处离断内移,并有坐骨结节骨折。闭孔斜位显示后壁骨折块移位。髂骨翼斜位可见后柱骨折。CT扫描在臼顶层面可见骨折线呈冠状方向并有髋臼后外侧缘的骨折;在髋臼中部层面可见髋臼后缘和四边区骨折,在坐骨结节层面可见坐骨结节骨折,而在其他层面无骨折。

(2)横形伴后壁骨折:正位、闭孔斜位和髂骨翼斜位除具有横形骨折的特征之外,尚有后壁骨折的彪西。CT臼顶层面显示骨折线呈矢状方向,髋臼中部层面显示方形区无骨折表现。此外,CT扫描还可见后壁骨折的表现。

(3)"T"形骨折:指横形骨折合并远折端的纵形骨折,后者经四边区向远侧累及闭孔环。正位、闭孔斜位和髂骨翼斜位除存在横形骨折的特征之外,还表现出闭孔环骨折,而四边区骨折因股骨头遮挡常不能直接显示。CT扫描可见除臼顶层面矢状方向的骨折线外,还有四边区和坐骨支的骨折。

(4)前柱或前壁伴后半横形骨折:指前柱或前壁骨折合并髋臼后方的横形骨折。在正位和闭孔斜位可显示前柱或前壁骨折的特征,髂骨翼斜位则显示后柱骨折线位于髋臼的中段。

(5)双柱骨折:并非所有累计双柱的骨折,如横形骨折、横形加后壁骨折、T形骨折和前柱加后半横行骨折等都是双柱骨折。双柱骨折是指髋臼的前后柱均发生骨折，髋臼的关节骨折块没有一个保留与中轴骨的连续性。由于髂骨被一条骨折线裂开，是的骶髂关节与任何关节骨块均不相连。正位 X 线片除表现髂耻线、髂前上棘和闭孔环离断的前柱骨折的特征外，尚表现出坐骨大切迹处的髂坐线和闭孔环离断的后柱骨折特征。CT 在臼顶层面显示骨折线呈冠状方向，髋臼中部层面显示方形区骨折，在耻骨、坐骨结节和髂嵴层面分别显示耻骨支、坐骨结节和髂骨骨折。

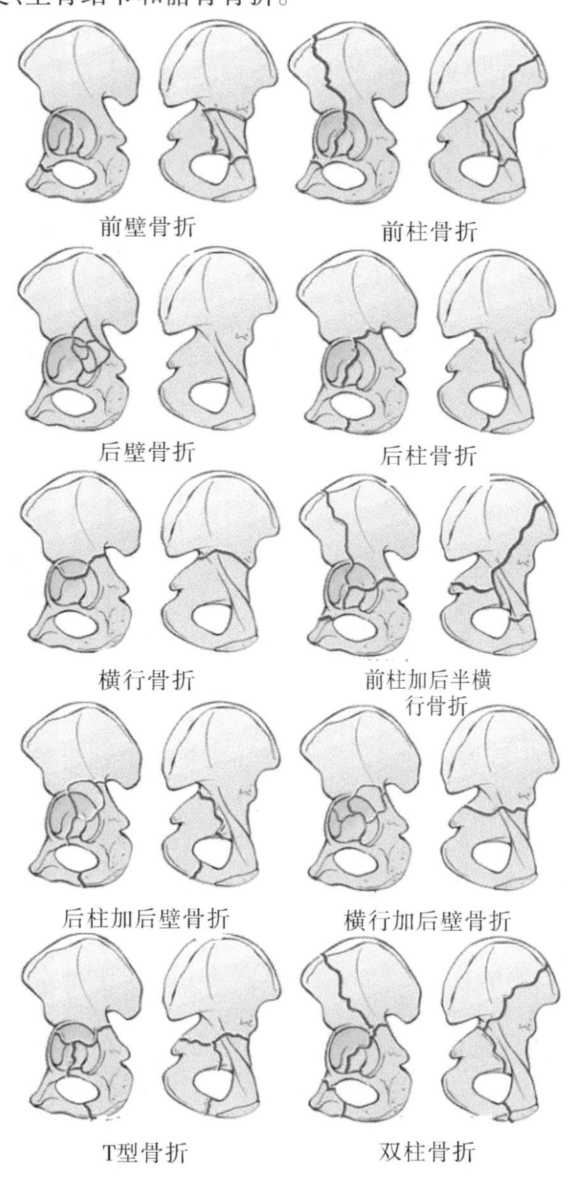

图 10 - 7　髋臼骨折的 Letournel - Judet 分类

Letournel - Judet 分类方法有助于选择切口和固定方法。但它没有考虑影响骨折预后的许多因素，如骨折的移位程度，骨折的粉碎程度，负重区域的完整性以及是否合并股骨头脱位等。

2. AO 分类

AO 组织基于解剖位置、骨折块移位方向、股骨头脱位以及对关节面的损伤，提出如下分类：A 型：包括单柱和单壁骨折；B 型：包括"T"形、横形及前柱伴后半部横形骨折；C 型：双柱骨折。每种类型又根据骨折的特征分为 1，2，3 三个亚型[4]。尽管 AO 分类法具有预示长期疗效的意义，但是分类繁琐，尚不能反映头臼协调程度及关节的动态稳定性。

第四节　髋臼骨折的治疗

一、治疗决策

Tile 等认为没有一种广泛的原理可以帮助医生治疗每一例具体的病人，如果要做出合理的决策，需要对多项综合因素加以考虑：①患者因素：包括对患者年龄、身体状况，合并损伤，骨质条件和对将来的期望。②骨折因素：包括骨折的移位程度，粉碎性骨折块的数量，头臼匹配程度，是否合并髋关节脱位。③髋关节的稳定性：对任何隐匿的髋关节不稳，应在全麻下进行动力位 X 线检查。④手术医生（团队）的经验：如果经验不足而贸然手术，将使病人承受较大的创伤而最终仍然复位不良。⑤设备条件包括各种复位和内固定器材以及术中 X 线透视或摄片、自体血回输等。

二、非手术治疗

1. 非手术治疗的指针

Olsen 和 Matta（1997）等建议采用以下的非手术治疗标准：①髋臼上部未被累及，表现为距臼顶 10 mm 的 CT 断面，软骨下弧完整。②去除骨牵引后，前后位、闭孔斜位、髂骨斜位片上头臼关节面相适应。③无髋关节后方不稳定的证据。Tornetta 认为，符合上述标准的患者还应通过动态稳定性检查。在局麻或全麻下，患者仰卧位，屈曲髋关节拍骨盆正位片，然后沿股骨干方向加力再拍片，必要时拍闭孔斜位。双侧对比进行评估，任何关节间隙加宽提示关节不稳定，应采用手术治疗。

髋臼骨折非手术治疗的其他指征包括：①双柱骨折继发性匹配：这种类型的骨折，虽然前后两柱均被累及，双柱之间彼此分离，且髋臼顶与中轴骨失去联系，但髋关节的中心向内侧移位，其关节面与股骨头仍然保持相对的匹配。Tile 等发现保守治疗通常可获得优良的功能结果，尤其是老年组患者。②没有移位的髋臼骨折。③严重骨质疏松的患者。④严重的系统性疾病或多发伤患者。

2. 非手术治疗的方法

（1）骨牵引　上世纪 60 年代以前，牵引是髋臼骨折的主要治疗方法。但是现在，它很少被用于髋臼骨折的最终治疗，而只是用于稳定的无移位的髋臼骨折的治疗或是移位的髋臼骨折的急诊阶段的治疗。由于髋臼骨折常合并膝关节的损伤，因此，在没有对膝关节做全面评价时，最好采用股骨髁上牵引，但要注意避免损伤髌上囊。

(2)早期活动，限制性渐进性负重　对稳定性无移位的髋臼骨折，可以进行限制性进行性负重的早期活动。在严密的影像学监控下，前4～6周10～20 kg的点地活动，8～12周时根据影像学结果逐渐调整为完全负重。

三、手术治疗

1. 手术指征：

Tile(2003)等认为存在髋关节的不稳定以及头臼不匹配的髋臼骨折应采用手术治疗：

(1)髋关节不稳定(instability)　无论单纯或是合并后柱的后壁骨折，只要有引起髋关节不稳定的可能，无论骨折块的大小，均应采用手术治疗。

(2)头臼不匹配(incongruity)　为了获得良好的功能结果和避免创伤性关节炎的产生，髋臼骨折手术复位的目标即使头臼匹配。当然，并非所有的病例都能达到解剖复位的完全匹配，但是，髋关节能够承受多大程度的不匹配目前仍然没有明确的答案。一般认为，移位≤2 mm是可以接受的范围，非手术治疗通常可获得良好的结果。移位≥3 mm时应当考虑手术治疗。

其他支持手术治疗的因素包括：①复位后出现坐骨神经或股神经麻痹的表现：如果在复位或牵引过程中出现上述表现，必须进行神经和骨折块的探查。②合并同侧股骨骨折或膝关节损伤：因为在这种情况下不可能进行有效的牵引，应采用手术治。③前柱或前壁骨折合并同侧股血管损伤

2. 手术时机的选择

对于切开复位内固定手术的时机，意见并不完全一致。若非存在难以闭合复位的髋关节脱位、进行性神经损害、重要血管损伤或开放性骨折，伤后一般不主张急诊行髋臼骨折的手术治疗。全身情况较好且未合并其他部位损伤的病人，可在伤后2～6天手术。而多发伤病人在解除生命危险的基础上，伤后6～10天为切开复位的“有利时机”(window of opportunity)。持这种意见的学者认为，伤后6天之前应以处理更严重的合并伤、稳定全身情况为主，而伤后11～21天将进入免疫抑制期。

3. 术前准备

入院后常规性骨牵引，以防骨折块或骨断端顶压、损伤股骨头软骨。对合并股骨头中心性脱位者，牵引还可尽早使股骨头复位。

4. 髋臼骨折的手术入路

目前，还没有一种手术入路能完全理想的显露所有类型的髋臼骨折。手术医师应当在仔细分析影像学资料，并对骨折进行准确的分类的基础上，选择合适的手术入路。Kocher－Langenbeck入路，髂腹股沟入路以及扩展的髂股入路是最常使用的入路。另外，三射入路能够提供与扩展的髂股入路相同的显露，而且限制更少。所有的入路均能提供前柱或(和)后柱的显露，但都具有各自的优势和劣势。Kocher－Langenbeck入路能对后柱提供良好的显露，髂腹股沟入路能对前柱和髂骨的内面提供良好的显露，扩展的髂股入路能够同时对前后两柱提供显露。

(1)前方手术入路　髂腹股沟入路。仰卧位,切口起至前2/3髂嵴,沿髂前上棘、腹股沟韧带和耻骨联合上方两横指处切开,如需延长可沿髂嵴向后延长。自髂嵴向内侧切开,剥离腹肌和髂肌的附着点,显露髂窝、骶髂关节前方和真骨盆上缘。在下方切口段切开浅筋膜、腹外斜肌腱膜和腹直肌鞘前方筋膜,达腹股沟管外环上方1 cm。解剖腹股沟管,并显露游离精索或圆韧带及髂腹股沟神经。

分离腹内斜肌、腹横肌及腹横筋膜在髂腹股沟韧带的附着点,保护股外侧皮神经、股神经和髂外血管,在股静脉内侧的髂骨嵴水平切开腹内斜肌和腹横肌的联合腱,进入Retzius耻骨后区,有时需切断腹直肌的止点。

腹股沟韧带下方含内、外两个间隔室,由髂腰肌鞘或髂耻筋膜分隔。髂腰肌、股神经和股外侧皮神经占据外室,髂外血管和淋巴管则占据内室。沿髂耻嵴剥离,用第一根皮片穿髂腰肌、股神经和股外侧皮神经,用第二根皮片穿髂外血管和淋巴管,牵引分离髂外血管间的吻合支。解剖游离后的精索或圆韧带则用第三根皮片牵引。

上述皮片做各向牵引时形成外侧、中间和内侧三个入口,由此显示不同部位的骨折,并可进行复位和内固定治疗。外侧入口:将第一根皮片向内侧牵引,以显露髂窝和髂耻嵴上方;中间入口:将第一和第二根皮片分别向外和内牵引,以显露方形区、坐骨棘、坐骨大小切迹和闭孔;内侧入口:将第二和第三根皮片分别向外和内牵引,以显露耻骨上支和Retzius耻骨后间隙。如需耻骨角和耻骨联合,可将第三根皮片向外牵引。术毕置两根负压引流,一根置于耻骨后间隙,另一根置于方形区和髂窝,严密缝合各层。

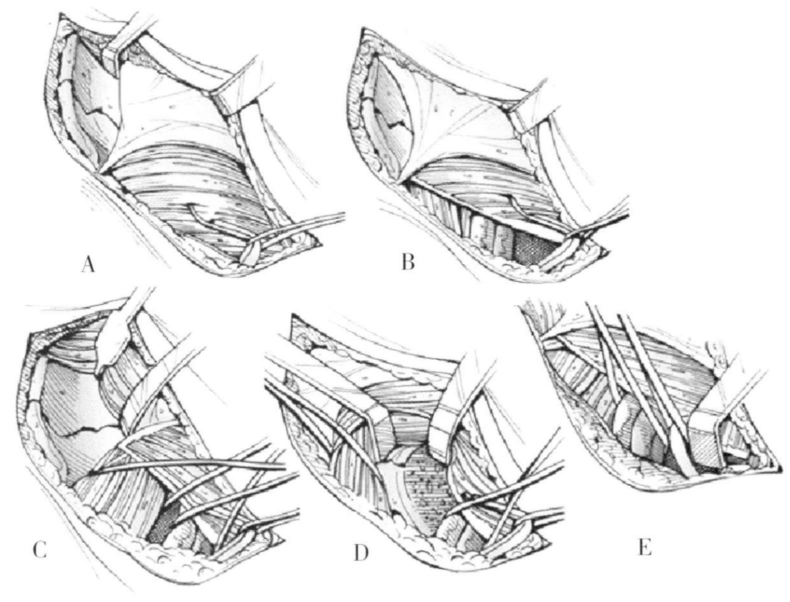

图10－8　髂腹股沟入路

A 切开腹外斜肌腱膜,显露腹股沟管,腹内斜肌、腹股沟韧带、精索或圆韧带已显露;B 切开腹股沟韧带,保护股神经和髂外血管;C 皮片将髂腰肌、股外侧皮神经、股神经和髂外血管、淋巴管分开;D 中间入口显露方形区、坐骨棘、坐骨大小切迹和闭孔;E 内侧入口显露耻骨上支和耻骨后间隙。

(2)后方手术入路　K－L入路。患者俯卧位,如为游离的后壁骨折,则置于侧卧位,患髋向上。切口自大转子起，向上延伸至髂后上棘 6cm 以内，向下延伸至大腿外侧 10 cm，按皮肤切口切开阔筋膜，并按肌纤维方向分开臀大肌。保护臀大肌前方的臀下神经，在股方肌以下保护坐骨神经。在大转子处切断髋关节外旋短肌群肌胜附着点，并向内侧翻开，更好显露坐骨神经。切断以上肌肉时均从其腱性部分切断，以保护肌肉。保持股方肌完整性，以保护下方旋股内侧动脉上升支．由此可显露后柱自坐骨切迹至坐骨上缘部分以及髋臼后壁。三把骨撬分别置于：坐骨大切迹、坐骨小切迹、髂骨翼。

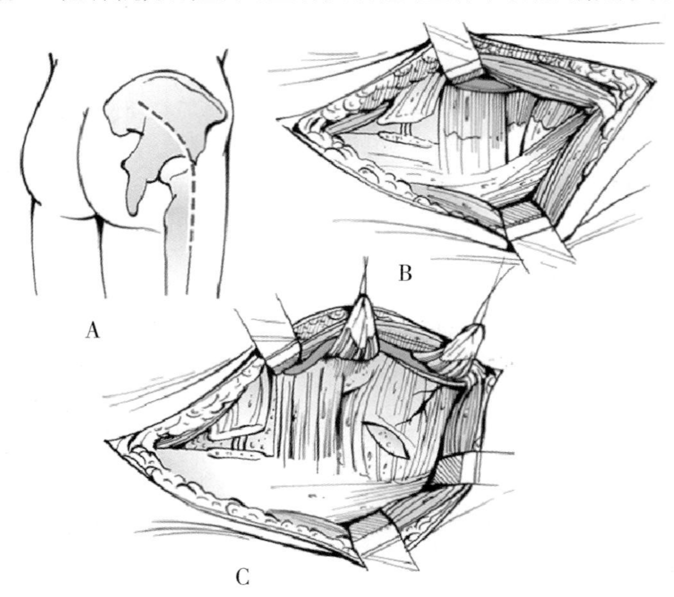

图 10－9　Kocher－Langenbeck 入路

A 皮肤切口；B 按肌纤维方向分开臀大肌，保护臀下神经和坐骨神经；C 显露后柱自坐骨切迹至坐骨上缘部分以及髋臼后壁。

（3）广泛和联合手术入路

①扩展的髂股入路。患者侧卧位，切口起自髂后上棘，沿髂嵴向前至髂前上棘，继而沿大腿前外侧向下（指向髌骨外缘）从髂翼剥离臀肌和阔筋膜张肌至髂前上棘，注意保护股外侧皮神经，纵向打开覆盖大转子的阔筋膜和股外侧皮神经。自大转子外侧剥离臀中肌、臀小肌，切断梨状肌和闭孔内肌在大转子上的肌肉止点注意保护坐骨神经，从而显露后柱直至坐骨结节和髂骨外侧面。如必要，可从髂翼上剥离髂腰肌、缝匠肌、和股直肌，可显露前柱髂耻隆起以上部分及髂骨的内侧适用于：横型伴后壁骨折、T 型骨折、涉及后壁骨折的双柱骨折、双柱骨折。虽然延伸的髂骨入路可同时暴露两个柱，但对每一侧的暴露范围来说，不如独立的前后入路广泛。对其前柱暴露的最远端为髂耻隆突，如果前柱的骨折涉及耻骨支或耻骨联合，则不能选择该入路，而应选择髂腹股沟入路。

②三射入路。患者侧卧位，自大转子顶端沿股骨干向下纵行切开 6～8 cm，再从大转子向髂前上棘和髂后上棘分别作切口，角度为 120°。从髂翼剥离臀肌和阔筋膜张肌，作大转子截骨术，连同二机的附着点一起向上翻起。自髋关节剥离臀中肌、臀小肌，分离至坐骨大切迹，保护臀上血管。切断股骨近侧的外旋短肌群，股方肌下 2/3 予以保留，以保

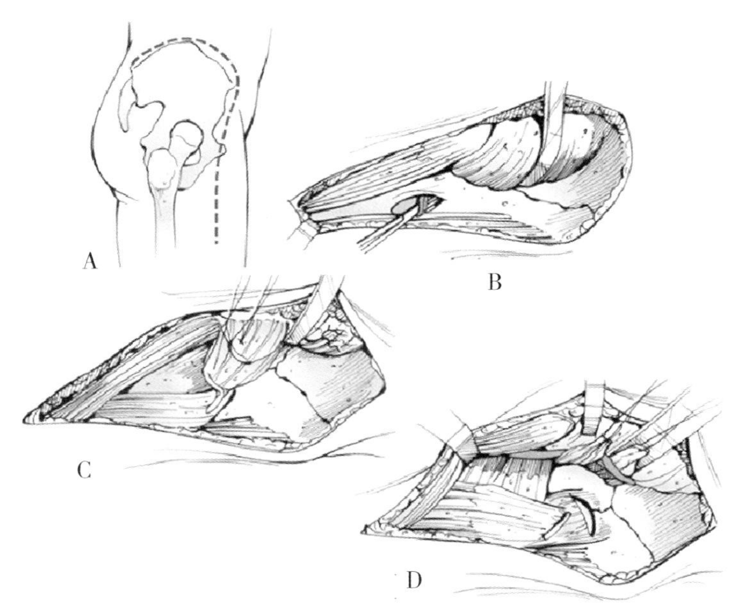

图 10－10　扩展的髂股入路

A 皮肤切口；B 臀肌和阔筋膜张肌被向后牵开；C 剥离臀中肌和臀小肌，切断梨状肌和闭孔内肌；D 反折牵开梨状肌和闭孔内肌，显露骨表面。

护旋股内侧动脉升支。向后翻开切断的外旋短肌群，显露髋关节囊后方和后柱，切断绳肌起点可显露坐骨结节。未经显露前柱和髂骨内侧，延长前方切口至髂前上棘内侧 6～8 cm。自髂前上棘切断腹肌，自髂骨内侧向后剥离髂肌显露骶髂关节前侧。必要时可自髂前上棘切断缝匠肌起点，自髂前下棘切断股直肌起点，以进一步扩大显露。适用于困难的经髋臼顶横形骨折、两柱伴后壁骨折和 T 形骨折。

③联合入路。联合入路有两种组合方式：K－L＋髂腹股沟入路；K－L＋髂股入路，使用联合入路可使髋臼前后柱均获得满意的显露。

5. 骨折的复位与固定

由于髋臼是一个复杂的几何体并具有各种曲线与弧度，各型骨折的复位与内固定方法相差甚远。在选用各自的最佳手术入路显露骨折后，如何选择复位、内固定方法及内固定器材取决于诸多因素，如骨折类型、手术入路、医师经验、医疗机构的设备等。

(1) 髋臼骨折的复位技术

①牵引：是最基本的髋臼骨折复位方法。

a. 术前牵引：适用于多发伤患者。由于手术常被迫推延，牵引对复位及维持闭合复位、保护关节软骨具有重要意义。

b. 术中牵引

(a) 牵引床：牵引效果确切可靠，也便于进行影像学观察。但技术要求高，有时可造成阴部神经损伤。

(b) 手牵引：由助手术中沿大腿方向牵引患者下肢完成，要求适当保持屈膝位，以免损伤坐骨神经及股动、静脉。

(c)Schanz 钉牵引:由股骨上端外侧拧入股骨颈,牵引效果非常好。但在骨质疏松患者会松动拔出并可能影响股骨头血供。经坐骨结节的中部插入,既可牵拉又可控制坐骨骨折块的旋转。

(d)骨钩牵引:将拉钩尖部插在大转子与股骨颈交界的凹内,沿股骨颈方向牵引,牵引效果很好,且没有松动、拔出的危险。也可将骨钩钩套在耻骨上或坐骨大孔进行牵引,以对抗骶棘韧带、骶结节韧带的牵拉作用。

②特制复位钳:AO 组织设计了各种特制复位钳,如各式不同臂长的尖头复位钳,通过垫圈插入已钻好的孔内,钳夹作用使骨折块复位。各式有齿骨盆复位钳,钳夹固定在骨折线两侧的螺钉复位。尚有各式不同臂长的球钉头复位钳等。

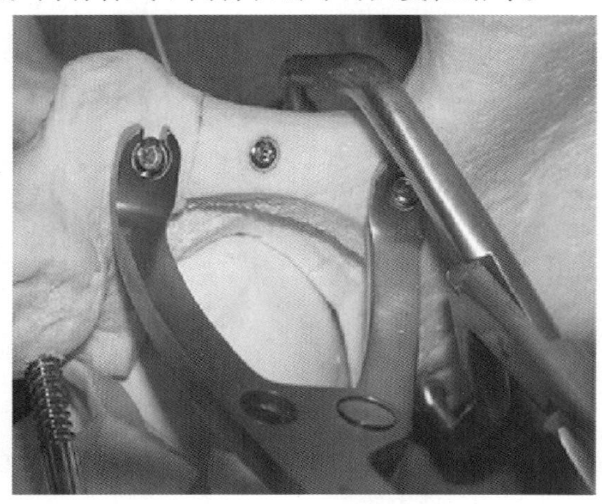

图 10-11 使用 AO 特制复位钳复位髋臼骨折

③顶棒:该器械为球钉头形,用于推压臼壁骨折块。

④环扎钢丝:适用于骨折线延伸到坐骨大切迹的骨折,包括部分后柱、横形及双柱骨折,既稳固又省时,且具有固定作用。Kang 等采用这种技术复位 21 例髋臼骨折患者,20 例获得了解剖复位。Cheng 等则报道,他们采用这种技术复位 35 例,均获得了解剖复位。

(2)髋臼骨折的固定技术

①螺钉:要求钉道不能波及关节软骨。

a. 松质骨螺钉:适用于大的碎骨块固定。

b. 加压螺钉内固定:适用于前、后柱的骨折固定。

c. 空心加压螺丝钉内固定:指征同前,先打入一导针,影像学检查位置适合后再打入空心加压钉。

d. 可吸收螺钉:组织相容性好并可免二次手术。经皮螺钉固定技术,Parker,Starn,Stockle 报告在损伤局部软组织条件差,有潜在感染可能,或病人不能耐受较大手术时,在 x 线透视帮助下行经皮螺纹钉内固定获得满意结果。

②钢板:是目前应用最广的一种内固定方式。髋臼钢板分弧形和直形两种,应用最多。弹性钢板多用于方形区的骨折固定。尚有加压钢板及 Letournel 钢板等。根据 Thomas 等的"髋臼横形骨折内固定稳定性试验",各钢板内固定稳定性比较,差异无显著性意义。

③钢丝或钢缆：钢丝或钢缆在髋臼骨折的手术治疗中是一种非常有用的工具，既可作为复位的工具，也可用于最终的骨折固定。它适用于骨折线延伸到坐骨大切迹的骨折，包括部分后柱、横形及双柱骨折。Bartonicek，Pohlemann，Chen 分别报道在应用环扎钢丝治疗髋臼骨折取得了优良的结果，特别是老年患者患有骨质疏松情况下。

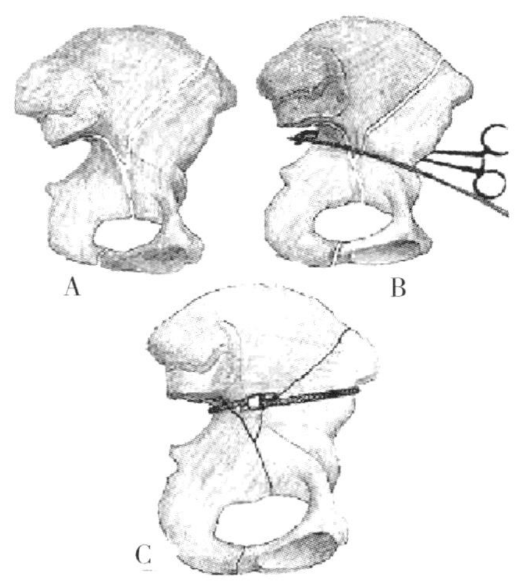

图 10－12　Kang 等报道的钢缆复位和固定技术

四、髋臼骨折的经皮螺钉固定技术

骶髂关节脱位和骶骨骨折的闭合复位经皮螺钉固定技术目前已被广泛接受和应用，但髋臼骨折的经皮螺钉固定技术仍不成熟。到目前为止，经皮固定治疗髋臼骨折的文献报道多局限于无移位或轻度移位髋臼骨折的治疗，髋臼形态良好的骨折不愈合或作为传统切开复位和内固定的辅助技术。

Tile 等认为髋臼骨折的经皮固定不是一项很容易掌握的技术。该技术需要依靠 X 线透视以确保将导针安全的植入骨中。在不能直视的情况下有可能对患者造成损伤，尽管切口很小，但患者发生并发症的风险仍然很大。

第五节　髋臼骨折的并发症

一、神经损伤

髋臼骨折并发神经损伤以坐骨神经损伤最为常见。常见的损伤原因为：①股骨头脱位或骨折移位直接致伤，神经呈牵拉撕脱、压迫或骨折尖端刺伤②股骨头或骨折未及时复位，持续压迫致伤。坐骨神经损伤主要累及腓总神经，单纯胫神经损伤尚未见报道。其原因为腓总神经途经坐骨大切迹和腓骨颈 2 个固定点，而胫神经仅经过坐骨大切迹 1 个固定点，故后者缓冲吸收暴力的能力更强；另外，腓总神经的轴索少而出粗，分隔期间的保护

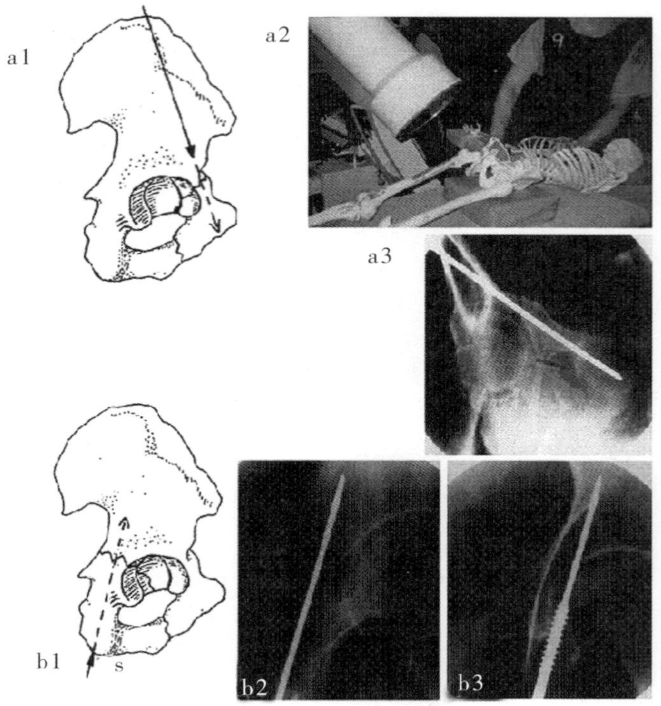

图 10－13　髋臼骨折的经皮固定技术

性结缔组织少，吸收的暴力多故易被损伤。但只要术中注意保护好坐骨神经，避免过度牵拉可大大减少坐骨神经的损伤率，术中保持髋关节后伸、屈膝 60°，可减少坐骨神经的张力，能有效减少坐骨神经损伤的几率。

股神经位于腹股沟韧带、髂腰肌和骨盆之间，由于髂腰肌的缓冲作用髋臼骨折伴发股神经损伤罕见。通常认为髋臼骨折伴发股神经损伤的原因为创伤后或抗凝后继发的血肿压迫；医源性股神经损伤的原因为复位骨折时的过度牵拉所致。股神经损伤的预后较好。

2. 异位骨化

异位骨化是髋臼骨折切开复位内固定术后常见的并发症，异位骨化的发生减少了髋关节的活动度。通常认为异位骨化的好发因素为：男性易发，使用延长的手术入路易发，经大转子截骨易发，有广泛软组织损伤者易发，伴有头部胸部或腹部损伤者易发。

3. 深静脉血栓（DVT）的防治

深静脉血栓是髋臼骨折常见的并发症，深静脉血栓及其伴发的肺栓塞是病人常见的死亡原因。髋臼骨折深静脉血栓的确切发生率尚不清楚。目前多采用机械压力、低分子量肝素、华法林相结合的方法相防治深静脉血栓。一旦有使用指征，应尽早使用低分子肝素防治深静脉血栓。机械压力避免了抗凝治疗继发出血的风险，临床上机械压力分为标准机械压力和脉冲机械压力，通常认为脉冲机械压力的疗效明显优于标准机械压力。

4. 骨不愈合

髋臼骨折术后骨不愈合罕见。通常认为髋臼骨折术后骨折不愈合的定义为原始损伤后 4 月骨折不愈合，临床上表现为术后髋部疼痛及活动受限，X 线表现为清晰的骨折线，骨折端硬化或不规则的增生。髋臼骨折术后骨折不愈合与骨折固定不牢固有关,其治疗应采用扩大的髂股入路充分显露骨折端,彻底清除疤痕组织,重新坚强内固定并植骨。此外术后采用消炎痛预防异位骨化也是导致骨不连的重要因素之一。

5. 创伤性骨关节炎

骨折复位不良是创伤性关节炎发生的主要因素。另外髋臼骨折时髋臼与股骨头软骨也同时发生损伤,另外由于粉碎的骨折块血运差,导致软骨缺血坏死,也是创伤性关节炎发生的重要因素。

6. 股骨头缺血坏死

股骨头坏死大多发生在术后 2 年内。新鲜髋臼骨折合并股骨头坏死的发生率为 4% ~4.9% ,低于陈旧性髋臼股骨头坏死的发生率为 13.8% 。合并股骨头中心脱位或前脱位的股骨头坏死发生率为 4% ,较后脱位引起的股骨头坏死低。将脱位的股骨头即时复位是减少股骨头坏死最有效的办法。

第六节 髋臼骨折的争议

1. 复杂类型髋臼骨折手术入路的选择的争议

髋臼骨折的理想的手术入路是以最小的创伤和并发症风险而获得骨折的解剖复位。目前对于简单类型的髋臼骨折,根据骨折类型选择单一的前方或后方入路,意见较统一。对复杂类型的髋臼骨折而言,有采用简单入路而避免广泛或联合入路的趋势。但是,广泛或联合手术入路可以对复杂的髋臼骨折进行更完全的显露,这有利于获得骨折的解剖复位。有研究证实髋臼骨折最终的功能结果与最初的复位质量明显相关。因此,目前的争议主要集中于广泛或联合手术入路的指征以及选择最优化的入路。

广泛或联合入路的指征通常仅限于复杂类型的髋臼骨折。目前争议的焦点集中在哪些类型的复杂髋臼骨折需要采用广泛或联合入路。一些作者建议对双柱骨折采用广泛或联合手术入路。而另一些作者却认为大部分的双柱骨折可通过髂腹股沟入路而获得良好的复位和固定。其他引发争议的骨折类型包括横行骨折和 T 形骨折。很明显,这些争议在一定程度上反应了这些类型的骨折的复杂性。粉碎严重与粉碎较轻的横行和 T 形骨折相比,通过单一的手术入路复位和固定都将更加的困难。然而,这些争议也同时反映了手术理念的差异和治疗方案的不同。但是,目前还没有前瞻性的随机对照研究来比较这两种入路对治疗效果的影响。现有的随机对照研究都是基于回顾性的资料进行的分析,其论证效力是有限的。

采用何种广泛或联合入路是产生争议的另外一个焦点。有作者建议三射入路,改良 Stoppa 入路,扩大的髂股入路以及髂腹股沟联合 Kocher - Langenbeck 等。所有的这些入路虽然增加了显露,但同时也增加了创伤和潜在的并发症风险。有多位作者建议采用髂腹股沟入路与 Kocher - Langenbeck 入路的分步或同时联合应用,认为这样可以获得前柱和后柱的良好显露而避免广发入路的潜在并发症风险。然而,另外一些作者却反对使用联合入路,他们认为联合入路增加了手术时间并且手术时的体位不利于骨折的复位。很明显,如果在手术时注意细节,上述的所有入路均可获得成功并降低并发症的风险,熟悉多种入路对专业的髋臼骨盆创伤医师来说是必要的,然而,精通至少一种广泛(或联合)入路则是必需的。

2. 术中神经功能监测的争议

另外一个主要的争议是术中坐骨神经功能的监测。近年来,有许多作者报道在术中使用体感诱发电位监测坐骨神经功能,并报道术中体感诱发电位的异常与术后神经损伤之间存在相关性。同时也报道,使用体感诱发电位检测的患者与未使用该检测的历史对照组相比,医源性神经损伤的发生率有所下降。所有的这些研究均发现当神经受到刺激时,产生了明显的体感诱发电位的改变。但所有的这些研究均未说明多大程度的改变才具有临床意义,即多大程度的改变才预示着医源性神经损伤。同时,缺乏随机的对照组也使得这些研究的论证效力显得不足。

Letournel 等发现在术中保持伸髋屈膝的体位使坐骨神经损伤的发生率从 18.4% 降到了 3.3%。Middlebrooks 等也认为只要术中注意保护好坐骨神经,避免过度牵拉即使不使用 SEP 监测,亦可大大减少坐骨神经的损伤率,认为 SEP 监测的意义有限,术中使用 SEP 监测只是延长了手术时间。

3. 深静脉血栓的预防的争议

有关预防深静脉血栓形成的最有效的方法的争议是目前髋臼骨折治疗领域的另一个焦点。深静脉的预防有两个主要的时期,第一个时期是入院后的前几天,第二个时期是手术之后。

抗凝药物带给骨盆和髋臼的钝性损伤患者以及骨科医师的困境在于其潜在的出血风险。正因为此,目前对预防深静脉血栓形成的理想方法尚未达成共识。而且有关抗凝药物的应用时机也存在争论。Steele 在伤后 24 小时内血流动力学稳定的情况下对一组髋臼、骨盆骨折的病例皮下注射低分子量肝素(LMWH),仅有 3% 的病例发生深静脉血栓;相比较而言,另一组病例由于各种原因于伤后 24 小时后才应用 LMWH 者,有 22% 发生深静脉血栓($P<0.01$)。他们认为使用 LMWH 可以安全有效地预防深静脉血栓的发生。用药期间无需常规检测凝血机制,无大出血发生。一旦有使用指征,应尽早使用 LMWH。机械压力避免了抗凝治疗继发出血的风险,临床上机械压力分为标准机械压力和脉冲机械压力,通常认为脉冲机械压力的疗效明显优于标准机械压力,但 Stannard 回顾性分析一组病例发现采用脉冲机械压力组的深静脉血栓的发生率虽低于标准机械压力组,但两者并无统计学上的显著性差别。有作者推荐机械挤压联合华法林。而另外有作者则采用每 8 小时皮下注射低分子肝素。Webb 等对存在两个以上的血栓形成危险因素的患者使用格林菲尔德滤器(Greenfield filters)作为预防措施。

髋臼骨折后深静脉血栓形成的发病率目前尚无准确数据。Montgomery 等报道 MRI 血管成像比血管造影有更高的敏感性[54]。他们在术前进行了深静脉血栓的检测并且皮下注射低分子肝素作为预防措施。他们报道症状性深静脉血栓形成的发生率高达 33%。这些患者中,有超过 1/2 的患者血管造影检查为阴性。有接近半数的血栓在盆部静脉,使用血管造影和超声检查通常都难以诊断。

4. 异位骨化预防的争议

异位骨化是髋臼骨折术后的主要并发症之一。主要发生在使用 Kocher - Langenbeck 或广泛入路的患者。在未采用预防措施的患者中，其发生率在 23% ~90% 之间，其中 Brooker III /IV 级异位骨化的发生率为 17% ~50%。主要的预防措施包括口服吲哚美辛或(和)局部小剂量的放射治疗。引发大家关注是长期使用吲哚美辛时病人的依从性及其潜在的胃肠道并发症，以及放射治疗的不确定的远期效应。

Burd 等比较了术后 72 小时内接受 800cGy 的局部放射治疗和术后连续服用吲哚美辛 6 周(25mg tid)预防髋臼骨折术后异位骨化的作用，发现两种疗法均可有效预防异位骨化的发生，两种疗法并无明显差异。Moore 随机双盲对照一组病例证实两者均能有效地预防异位骨化，但放疗的费用是口服消炎痛的 200 倍。有学者主张联合使用放疗与消炎痛防治异位骨化，Johnson 报道术后 3 天联合使用 700 ~1200rad 放疗和消炎痛，将术后异位骨化的发生率降为 0。但放疗有一定副作用，不适用于生育年龄的妇女，大大增加了患者的经济负担，多数髋臼骨折患者术后均不便于搬动，限制了放射治疗的应用。因此，Child 等于术后 3 天进行放疗预防异位性骨化的疗效，并未增加异位性骨化的发生率，主张术后 3 天进行放疗有利于髋臼骨折术后一般情况的稳定和更好的康复。Raths 认为髋臼后壁骨折损伤了骨膜及周围的臀肌，诱导了异位性骨化的发生。他们采用 K - L 入路对 21 例后壁骨折和横形伴后壁骨折病例进行严格的软组织保护，并将坏死的臀小肌切除，术后不使用非甾体类抗炎药物，术后 12 例病人发生异位性骨化，仅 3 例发生Ⅲ、Ⅳ级异位性骨化。

5. 全髋置换治疗髋臼骨折的争议

骨盆髋臼创伤领域的先驱 Judet 和 Letournal 等认为，精确的切开复位能得到最好的结果，并且更利于在第一次治疗结果不满意时进行二次重建手术。虽然在其后很长一段时间里，他们的理论都得到了广泛的认可，但随着创伤治疗的进展，越来越多的人对他们的观点提出了质疑。Mears 等认为存在严重骨质疏松以及严重的粉碎性等影响预后的因素时，应该考虑其他的治疗方案。Jimenez 等采取先保守治疗，待髋臼骨折愈合后进行全髋关节置换。尽管这种方法避开切开复位可能导致的并发症，但可能导致骨折不愈合或存在巨大的骨缺损而造成最终治疗失败。Berry 等等则建议先进行有限的切开复位，消除大的骨折缝隙并重建骨盆的连续性，再二期行关节置换。这种关节置换有一定的风险，包括异位骨化、致密瘢痕、内固定暴露以及感染等。Mears 等则对 57 例髋臼骨折患者进行一期全髋关节置换治疗，采用金属线缆环扎的方法固定髋臼杯。平均随访 8 年，优良率为 79%。尽管这些结果还需要进一步的研究，但对于某些老年患者来说，仍不失为一种有效的方法。

第七节　展望

计算机辅助骨科手术(CAOS)在手术过程中利用存储的影像数据进行导航。电脑系统能够利用储存的相关影像数据，制定手术路径，并为外科医生提供相对于患者解剖结构的内固定装置位置的相关信息。

三维CT影像导航系统与20世纪90年代初最先应用脊柱外科，随着技术和设备的不断改进，该系统在1996年首次应用于骨盆和髋臼骨折的内固定。在尸体上确认其准确性后该系统在1997年正式获得临床应用批准。

虚拟C臂机（C臂机导航）技术在改进后于1999年被批准用于临床。在此之前，由于模拟C臂机的影像会发生扭曲而限制了其在外科导航中的应用。电脑工作站的软件运算功能的改进使扭曲的C型臂影像获得快速的光学纠正，从而使其可用于手术导航。该技术在骨折复位或内固定植入的同时或之后都能获得和存储多平面的影像。该项新技术不需耗时的注册过程。而且，通过获取新的影像可以在手术过程中很容易的更新虚拟模型。虚拟C型臂透视技术的发展使得CAOS可应用于所有传统需术中C型臂透视的骨折复位和内固定手术。

影像导航技术具有许多传统手术所不具备的优点，代表着以后手术发展方向，具有巨大的前景。

（王光林）

第十一章　髂骨骨折

髂骨由肥厚的髂骨体和扁阔的髂骨翼组成，后接骶骨，与骶骨间形成坚强的微动关节。关节间以强大的韧带相连接，前续耻、坐骨，并与之共同组成髋臼。传导躯干部重力到股骨及坐骨。髂骨分两部，髂骨翼为髋臼上方的宽广部分，是构成大骨盆的主要成分，为一广阔薄骨片，上缘肥厚，呈弓形，为髂嵴，有腹壁肌（腹外斜髂嵴及腹内斜肌）和骶棘肌附着，后端有髂后上棘，前为髂前上棘，髂前上棘之下尚有髂前下棘，腹直肌起于此。髂骨翼内面的前上份的大浅窝为髂窝，为髂肌的附着处，窝的下界钝圆的骨嵴为弓状线，髂骨外面有臀肌，（臀大肌、臀中肌及臀小肌）及阔筋膜张肌附着。髂骨体居弓状线以下，较髂骨翼厚而坚实，上与骶骨形成骶髂关节，下构成髋臼的上部，约占髋臼缘的2/3，是主要承重部分。其下有切迹（坐骨大切迹），供骶丛神经及臀部动静脉出入。

髂骨骨小梁主要沿弓状线走向髋臼及坐骨，少数沿髂嵴走行，从力学上构成骶股弓及骶坐弓两个主弓，以传导躯干重力至股骨及坐骨。髂骨内面有髂动静脉，髂总动脉在其后端平骶髂关节处分为髂内及髂外动脉，髂内动脉壁支紧贴盆壁走行。其分支髂腰动脉在髂骨内侧，臀上动脉在外侧，供髂骨血运，与之伴行的有同名静脉。髂骨骨折极易损伤此盆壁血管，造成大出血。髂外动、静脉则沿弓状线前行，出腹股沟韧带下续股动、静脉。旋髂深动脉自腹股沟韧带下分出，沿此韧带外行入髂骨。骶丛神经在骶髂关节前形成，出坐骨大孔至股骨后及臀部。骶髂关节脱位及髂骨后部骨折时可伤及骶丛神经。

髂骨属骨盆组成部分，又是躯干与下肢重力传导的必经之处，髂骨骨折常常是骨盆骨折的一部分，主要由于挤压伤、高处坠落伤、压砸伤等造成。多为闭合性损伤，枪弹、弹片所致者为开放性损伤，常合并腹腔脏器损伤。肌肉剧烈收缩造成撕脱骨折。髂骨骨折按部位可分为髂骨翼骨折和髂前上棘撕脱骨折、髂前下棘撕脱骨折及骨骺分离，髂骨体骨折。按骨盆累及程度分为：未伤及骨盆环的髂骨翼骨折及髂前上、下棘撕脱骨折；累及骨盆环单处的髂骨体骨折；和累及骨盆两处的髂骨骨折。

一、髂骨翼骨折

首先由 Duverney 报告（1751），故亦称 Duverney 骨折，较少见，约占骨盆骨折的6%（图11－1）。

1. 受伤机制

多因直接暴力引起，如侧方挤压、或弹力片，髂骨翼被包在肌肉中，受力均匀，因而骨折块较少移位。骨折可为线状或粉碎性，常发生于施工现场及人力搬运之场所。该处血供丰富，出血量较多，尤以粉碎型出血为最多，一般不少于500 ml。骨折片移位明显者，有可能伤及内脏。如严重移位，常有广泛的软组织损伤及血肿形成。火器伤所致之髂骨翼骨折，有时可伴有内脏损伤。

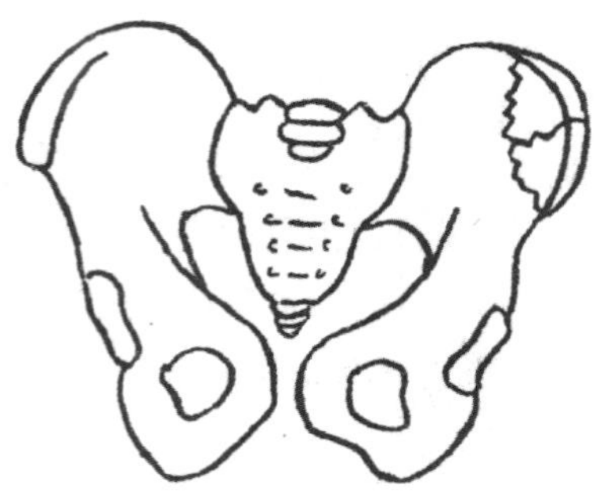

图 11－1　髂骨骨折

2. 临床表现

有侧方挤压或撞击伤史。外伤后局部疼痛,同侧下肢活动时疼痛加重。检查时髂骨翼部有肿胀,皮下出血,局部有压痛,分离挤压时疼痛,患侧下肢主动外展或稍向内收,可诱发疼痛。Trendelenberg 试验阳性。骨盆分离及挤压试验阳性。有时可触及骨折异常活动及骨擦音。

3. 诊断

(1)外伤史　均较明确

(2)临床表现　受伤侧肿胀、疼痛及压痛、骨擦音。由于大腿肌群多起自髂骨处,使髋关节活动受限,并引起剧痛。

(3)骨盆分离挤压试验　呈阳性。

(4)并发伤　应注意检查有无伴发内脏损伤

(5)影像学检查　X 线平片可显示骨折及其移位情况(图 11－2),必要时可酌情做 CT 扫描(图 11－3)。

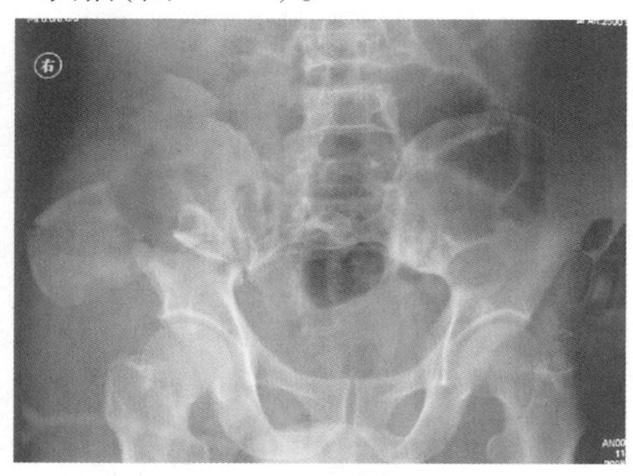

图 11－2　髂骨骨折 X 线片

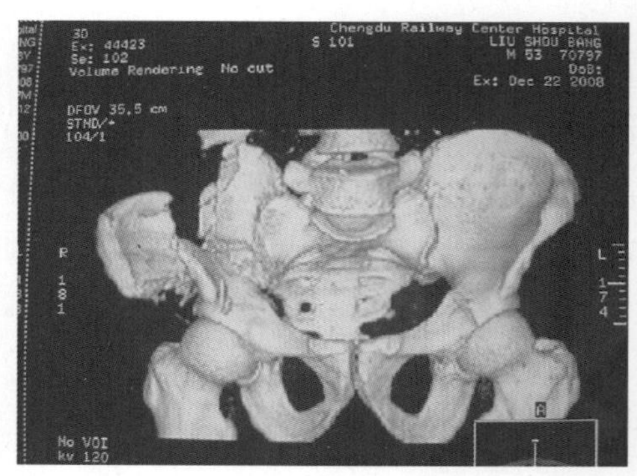

图 11－3　髂骨骨折 CT 三维重建

4. 治疗

单纯髂骨翼骨折常不影响骨盆稳定性,但髂骨翼后部直线骨折,骨折线外侧的半个骨盆受腰肌腹肌牵拉向上移位,为不稳定骨折。

(1)无明显移位者　骨折无需复位及固定,对症处理,卧床休息 5～7 天,下肢稍屈曲,外展即可,患肢外展不痛时方可负重。急性期过后下床活动。

(2)明显移位者　考虑行开放复位及钢板螺钉内固定术,以减轻呼吸时腹肌牵拉所致的疼痛与早期下地活动。

(3)髂骨翼后部直线骨折　影响骨盆稳定性，应手术治疗，移位明显者，先行持续骨牵引，然后行钢板螺钉内固定。

(4)合并内脏损伤者　首先处理内脏伤，病情稳定后，或于术中同时处理骨盆骨折。

二、骨盆撕脱骨折或骨骺分离

多见于青少年，运动损伤。以运动量大的青壮年为多见，发生于骨骺闭合前者，称之为骨骺分离。常由于突然而未加控制的用力，肌肉猛烈收缩，将股部长而有力的肌肉从骨盆起点处连同一部分骨质撕脱下来(图 11－4)。缝匠肌起于髂前上棘稍下方，剧烈收缩时，可出现髂前上棘撕脱骨折，由于阔筋膜张肌及阔筋膜的附着固定，一般移位不大。曾有人统计 18 例骨盆撕脱骨折，9 例为髂前上棘，其余为髂前下棘 2 例，坐骨结节 5 例，髂嵴 2 例。

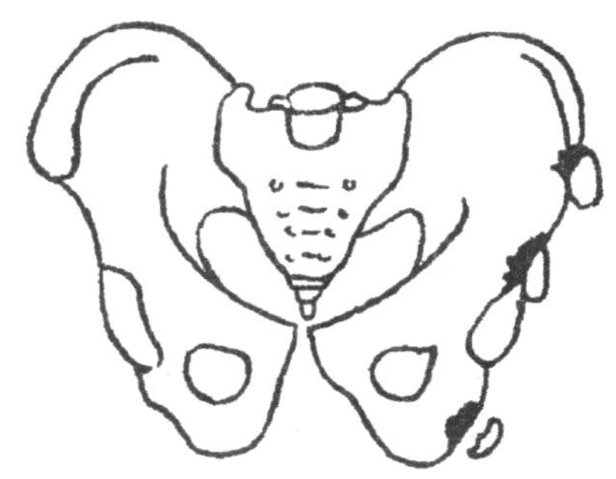

图 11－4　骨盆撕脱骨折

常见者有：

1. 髂前上棘撕脱骨折

多见于踢球或赛跑时，突然用力过猛，缝匠肌突然猛烈收缩，使髂前上棘撕脱骨折。

(1)临床表现表现为运动时用力过猛，突感髂前上棘处锐痛，严重者可因而跌倒在地。此后屈髋疼痛，活动受限；被动伸髋、外旋，可使疼痛加重，严重者不能站立。仔细检查，有时可触及有骨折块异常活动及骨擦感。

(2)诊断　压痛点位于髂前上棘处，患者不能站立，伸髋及大腿外旋受限及剧痛。

X 线检查　可显示髂前上棘骨折及骨折移位程度。

(3)治疗　无移位骨折，早期只需对症处理卧床休息，卧床期间，用一软垫将膝部垫高，保持髋关节适当屈曲位，以减轻疼痛，3～4 周后，待骨折纤维愈合后，疼痛消失后，即可下地负重活动，2～3 月内可完全恢复功能。移位明显骨折，可行切开复位，螺钉或可吸收螺钉固定。

2. 髂前下棘撕脱骨折

多见于运动损伤。较髂前上棘少见，赛跑起跑时用力过猛，股直肌突然收缩，可引起髂前下棘撕脱骨折。

(1)临床表现　病人多在起跑是骤然感到腹股沟处剧痛，甚至当即跌倒，此后自觉屈髋疼痛，活动受限，不能主动屈髋，屈髋明显受限以致不能向前行走。

（2）诊断　明确的受伤史，髂前下棘撕脱骨折的压痛较深在，典型病人有“逆行性”运动，即病人因疼痛不能向前移动行走，但能向后倒退行走。

X 线检查显示髋臼的上方，可见有撕脱小骨片，并略向下移位。但应注意与正常股直肌籽骨和正常独立骨化中心的骺线相鉴别。

（3）治疗　没有手术治疗的必要，只需卧床屈髋休息 2～3 周。待疼痛消失后，即可下地活动。骨折片可以愈合，即便分离移位对功能影响不大。

三、单纯髂骨体骨折

髂骨体坚实，是构成骨盆环及力传导的重要部分，髂后缘与髂骨间构成坚强的骶髂关节，有坚厚的骶髂韧带相连。骶骨侧块与骶骨间有前后孔，是薄弱区。因而，当后方遇到较大的暴力时，可发生骶骨劈裂骨折、骶髂关节分离及髂骨部骨折，或有耻骨联合损伤及骨折未错位而被发现。

①临床表现和诊断　骨盆遭到强大的暴力后，产生髂部疼痛，下肢活动障碍，骶髂部可有肿胀。皮下瘀血，明显压痛，两侧髂后上棘不对称。骨盆挤压、分离试验阳性。X 线平片可发现髂骨骨折线及髂骨上移。CT 平扫可确定髂骨骨折及移位情况。

②治疗　单纯髂骨体骨折系稳定骨折，可仅作卧床休息。移位明显者，可在麻醉下，侧卧位，患侧在上，于牵引下术者推髂嵴旋向前、下可获得复位。然后持续骨牵引 4～6 周。局部不痛者，可不负重下床活动。待 8～12 周愈合后全负重，一般不需切开复位内固定。老年人不能卧床牵引者，如无其他并发症，也可单纯止痛治疗，早下床不负重活动。

四、合并骨盆环其他部位骨折的髂骨体骨折

这是较严重的骨盆损伤，占不稳定骨折的 2/3（Dunn 及 Morris，1928）。当骨盆收到强大的暴力，髂骨骨折常合并耻骨联合分离，或同侧及对侧耻、坐骨支骨折。

1. 骨折类型

受外力的方向不同，可分为下列三种：

（1）开书型　暴力来自前方，先造成耻骨支骨折或耻骨联合分离，暴力继续作用则可造成髂骨骨折、骶髂关节分离或骶骨骨折。X 线正位片髂骨翼变宽大，闭孔缩小。CT 示髂骨向外似书页敞开。

（2）闭书型　暴力来自侧方，髂骨翼受挤压，在骨盆前半薄弱处发生骨折。暴力继续作用，髂骨或骶髂关节可继发骨折。X 线片可见骨折线，并可见髂骨向内移位，骨盆重叠陷入盆内。

（3）垂直型　高处坠落，下肢着地的反作用力通过髋臼传到髂骨，可发生双侧髂骨垂直骨折，或骨盆后部髂骨断裂，前方同侧或对侧耻骨骨折、错位，髂骨向上移位。

2. 临床表现

患者常由于高处坠落、交通伤或砸伤引起。常合并重要器官损伤。病人诉骨盆区疼痛，翻身困难，重者合并休克。压缩型者脐棘距（即自髂前上棘至脐的距离，正常两侧相等）较健侧缩短，髂窝处饱满，有皮下溢血，髂嵴压痛，骨盆挤压或分离试验阳性。压缩型者髂后上棘处后凸明显，分离型者则变平。患侧髂嵴较对侧上移，骶髂部骨折分离。损伤

骶前血管丛时形成腹膜后巨大血肿。亦可同时合并腹腔脏器损伤。可表现为创伤、失血性休克。

3. 诊断

X 线片可确诊骨折部位或类型,对后部骨折线不清或骨盆变形重,骨片重叠看不清骨折线者,CT 检查可协助诊断。

4. 治疗

伴有骨盆前后环损伤的髂骨骨折,常合并其他重要器官损伤及他处骨折。因此,治疗时应全面考虑。首先抢救影响生命的呼吸循环障碍,注意有无腹部及盆腔重要器官损伤,注意血压脉搏情况,及时防治休克、然后对髂骨骨折做出正确估计,进行骨折治疗。

(1)外固定支架固定　简单、有效,适用于开书型或闭书型骨折,缺点为复位效果欠佳,特别对骶髂关节分离者效果较差。

(2)切开复位内固定　垂直型是切开复位内固定的较好适应证,固定稳定,复位满意,但对骶髂关节分离者,术前应行大剂量的持续骨牵引,以便术中复位。

五、并发症的治疗

髂骨骨折是在严重外伤情况下发生,除骨盆多处骨折外,常伴有身体他处骨折,如脊柱、四肢骨折等。并可并发大出血及内脏损伤,神经系统损伤。

血肿及失血性休克　髂骨为松质骨,特别是近骶髂关节处破裂,渗血较多。附近肌肉撕

裂亦可出血。血肿除造成髂凹、臀部及腹股沟区肿胀外,可沿腹膜后向下造成腹膜后血肿。引起腹胀、腹肌紧张、压痛及肠鸣音消失。有时难与腹膜腔内血肿鉴别。遇此情况,可在健侧做腹腔穿刺,因出血侧易穿入血肿。有条件时,病情允许则可作 CT 平扫,以资鉴别。髂骨内面有髂内动脉分出的壁支(髂腰动脉,臀上、下动脉)与髂骨较紧密,且有较大的静脉丛,髂骨骨折错位可伤及此血管产生大出血以至休克。赵文宽报告 488 例骨盆骨折,有 7 例合并大血管破裂出血,发病率占 4.1%;有 2 例因失血休克而死亡。髂凹血肿及腹膜后血肿,应输液输血,严密观察血压及血容量,如伤后早期出现失血性休克,快速输血 500～800 ml,仍不能维持血压者,应疑有较大的血管破裂,应在输液输血抗休克措施下,做髂内动脉结扎。遇有大静脉破裂亦当结扎或缝合。有条件进行动脉造影者,可选择性作髂总或髂内动脉造影及进行髂内动脉栓塞,达到止血或减少出血的目的。

神经损伤　股外侧皮神经紧贴髂前上棘处绕行至大腿,股神经则沿髂骨内面,腰大肌与髂肌间下行出腹股沟韧带中点至大腿部,两者在髂骨骨折时,都可造成损伤。骶丛在骶髂关节前形成,向外下经坐骨大切迹、梨状肌下出骨盆,在髂骨后部骨折错位或骶髂关节损伤时可伤及。赵文宽在 567 例骨盆骨折中,有 33 例伴神经损伤,占 5.8%。其中坐骨神经损伤 26 例,股神经 6 例,股外侧皮神经 3 例。神经损伤可在早期出现,也有在血肿机化粘连时出现。有神经损伤时应尽早使骨折复位,减少牵拉及压迫,以利恢复。对长期不恢复的重要神经,可探查松解或修复。

(王　跃)

第十二章 髋关节脱位

髋关节(hip joint)由股骨头与髋臼构成,为杵臼关节。髋关节除承担运动功能以外,还承受体重,其解剖特点为:①髋臼窝深,周围还有纤维软骨构成的髋臼唇予以加深。②关节囊坚厚,仅其下后方较薄弱。③关节囊还为下列韧带加强,髂股韧带是全身最坚强的韧带,呈倒Y形加强髋关节前方,因此,髋关节前脱位少见。此外,还有耻股韧带加强内壁,坐股韧带加强后壁。④关节囊内有股骨头圆韧带,可部分限制股骨头的过度活动。⑤髋关节周围有许多肌腱包绕以加强其稳定性。因此,髋关节结构稳定,造成髋关节脱位(dislocation of the hip)常需要高能量暴力。髋关节脱位多见于青壮年,以男性患者常见,男女之比约为3:1,常伴有其他脏器损伤或它处骨折,可导致出血和休克,临床可能造成漏诊而致陈旧性脱位。股骨头移位可造成坐骨神经、股神经、闭孔神经和股动、静脉损伤,中心性脱位甚至可能造成盆腔脏器损伤。晚期可导致股骨头缺血性坏死和创伤性关节炎。

髋关节脱位根据股骨头停留的位置可分为:①髋关节前脱位,股骨头位于髂坐线前方;②髋关节后脱位,股骨头位于髂坐线后方;③髋关节中心脱位,股骨头经髋臼底进入盆腔。其中,后脱位最为常见,约占髋关节脱位的80%(图12-1)。

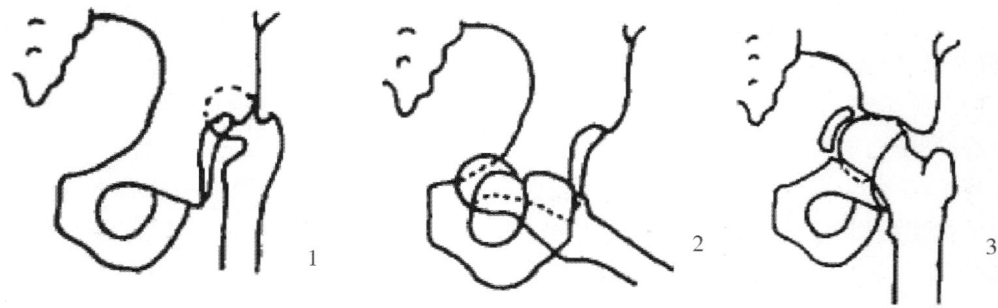

图12-1 髋关节脱位

1-髋关节后脱位;2-髋关节前脱位;3-髋关节中心性脱位

髋关节脱位及骨折脱位是骨科的急症,对患者应进行详细的物理检查和全面的X片分析,必要时行CT扫描。髋关节脱位常需急诊处理,大多数病例可通过闭合手法复位获得成功,复位时恰当的麻醉是必要的。如不能迅速取得满意的闭合复位,则应立即切开复位。能否早期复位是决定其预后的关键因素之一。复位后适当的牵引和患肢晚期负重可有效地减少并发症的发生。

第一节　髋关节后脱位

一、病因和病理

髋关节后脱位多数由间接暴力引起。当沿股骨干传递的纵向暴力作用于屈曲的髋关节上，股骨头因股骨干过度内收、内旋作用，股骨颈前缘紧贴髋臼前缘形成以此为支点的杠杆作用而发生后脱位。如受伤时髋关节处于内收位，多发生单纯脱位；如处于中立或外展位，则可能伴有股骨头或髋臼骨折。

髋关节后脱位的主要病理表现是后下部关节囊的撕裂和圆韧带的断裂，可伴有或无髂股韧带撕裂。因发生脱位时股骨颈和髋臼的杠杆作用，多数患者同时伴有股骨头、髋臼的骨或软骨骨折，脱位复位后 CT 扫描可以判断这些骨折碎块的存在并指导治疗。

二、诊断

患者有明确外伤史，如撞车时患者膝关节撞击前方硬物、高处坠落等。髋关节弹性固定，髂股韧带完整时呈屈曲、内收、内旋和短缩畸形，而髂股韧带同时断裂则呈短缩、内旋畸形。大粗隆向后上脱位达 Nelaton 线以上。X 片提示股骨头位于髋臼的外上方，应注意有无合并股骨头骨折（约为 7% ~21%）或髋臼骨折（约为 32.5%）。同时应特别注意有无坐骨神经损伤，其损伤机制可能源于脱位暴力对神经的直接损伤、骨折块的压迫或股骨头压迫造成的神经缺血。

根据 Thompson 和 ETPtein 分型，髋关节后脱位分为五型：

Ⅰ型，脱位伴或不伴有轻微的骨折；

Ⅱ型，脱位伴有髋臼后缘的一个大块骨折；

Ⅲ型，脱位伴有髋臼后缘的粉碎性骨折，有或无一个大的骨折块；

Ⅳ型，脱位伴有髋臼底部的骨折；

Ⅴ型，脱位伴有股骨头的骨折。

Pipkin 将Ⅴ型又分为四个亚型：

Ⅰ型，髋关节后脱位伴股骨头中央凹尾端的骨折

Ⅱ型，髋关节后脱位伴股骨头中央凹头端的骨折

Ⅲ型，上述Ⅰ型或Ⅱ型后脱位同时伴股骨颈骨折

Ⅳ型，上述Ⅰ型、Ⅱ型或Ⅲ型后脱位同时伴髋臼骨折

Stewart 分型，根据股骨头后脱位后髋臼骨折的程度将髋关节后脱位分为四级：

Ⅰ级，无髋臼骨折或仅有髋臼微小骨折

Ⅱ级，髋臼后缘骨折，关节复位后稳定

Ⅲ级，髋臼后缘骨折，关节复位后不稳定

Ⅳ级，后脱位伴股骨头或股骨颈骨折

临床上常用 Thompson 和 ETPtein 分型和 Pipkin 分型。

三、治疗

髋关节后脱位的治疗原则：①无论是何种类型脱位都应尽可能早期复位，无论是是闭合复位还是开放复位，都应在伤后 6 ~ 12 小时内进行；②避免反复闭合复位，一旦失败，应立即切开复位，以防止对股骨头的进一步损伤；③术后合理制动，以免缺血的股骨头因受压而塌陷。

（一）闭合复位

Ⅰ型后脱位尽可能行闭合复位，Ⅱ ~ Ⅴ型在可能的情况下先行手法复位，骨折可留待二期处理。选择合理的麻醉如：静脉复合麻醉或全身麻醉既能减轻患者的痛苦，也可以减少暴力牵引可能造成的副损伤。常用的整复手法有：Allis 法、Stimson 重力复位法、Bigelow 法和 East Baltimore 提拉复位法。

Allis 法：患者仰卧于低平板床或地上，助手固定骨盆，术者站在患髋侧，一手握住患肢踝部，另一前臂屈肘套住腘窝，沿患肢畸形的长轴方向纵向牵引，然后于持续牵引下屈髋、内和外旋髋关节，当感受到股骨头回纳入髋臼的弹响时，表示复位成功（图 12 -2）。

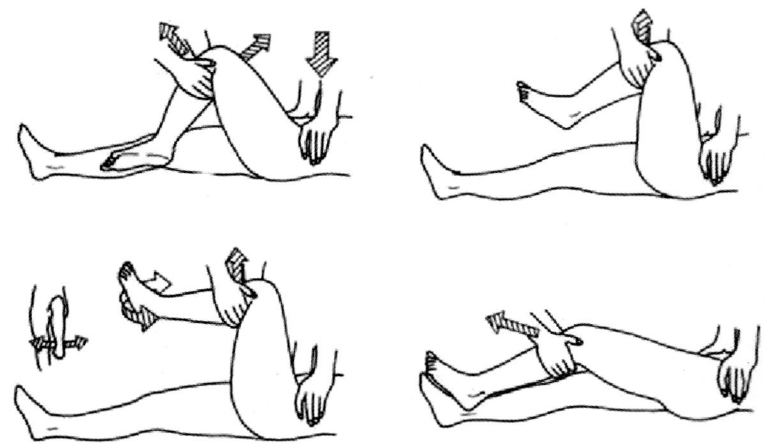

图 12 -2　Allis 髋关节后脱位复位手法示意图

Stimson 重力复位法：患者俯卧于台上或床上。双下肢悬空，患侧髋关节屈曲，助手固定骨盆，术者一手握住患肢踝部，令一手握住小腿后方近腘窝处，纵向牵引并内旋、外旋髋关节直至关节复位。本法创伤最小，适宜于年老体弱患者（图 12 -3）。

Bigelow 法：患者仰卧位，助手固定骨盆，术者一手握住患肢踝部，另一前臂置于患肢屈曲的膝关节下方，沿患肢的畸形方向纵向牵引；然后在牵引下保持内收内旋位屈髋 90°或以上，再外展、外旋、伸直髋关节，依靠杠杆作用将股骨头撬进髋臼内（图 12 -4）。

East Baltimore 提拉复位法：患者仰卧位，术者站在患侧，助手站在对侧。患肢屈髋屈膝 90°。术者将靠近患者的上臂穿过患者小腿近端的下方，用肘部托起小腿，手搭在助手的肩上。助手在对侧作同样的动作。术者和助手膝关节屈曲，微下蹲，然后同时直立站

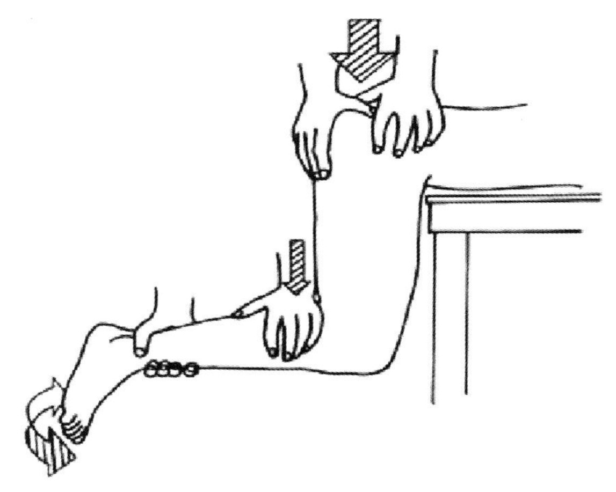

图 12－3　Stimson 髋关节后脱位复位手法示意图

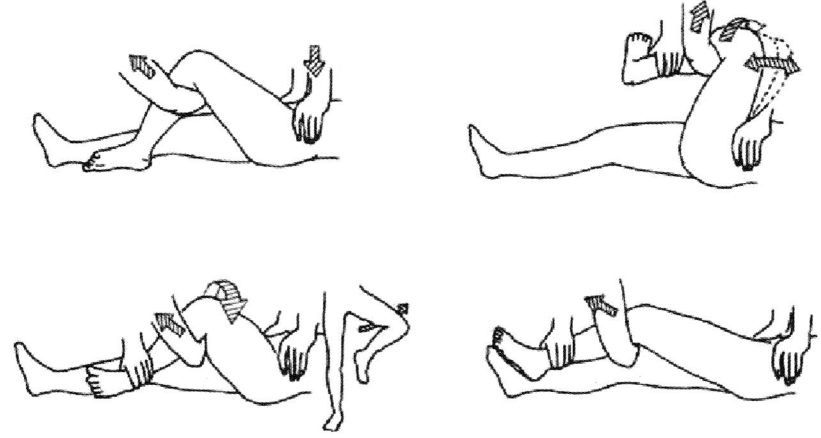

图 12－4　Bigelow 髋关节后脱位复位手法示意图

起，牵引患者髋关节，术者另一只手握住患肢踝部，旋转小腿直至关节复位。

Ⅱ～Ⅴ型后脱位，闭合复位成功后，可延迟 3～5 天，按照髋臼骨折或股骨头骨折的原则进行治疗。除Ⅱ型脱位复位后较小的髋臼后壁骨折块不影响髋关节稳定性无需手术外，其余类型脱位多需手术治疗。

闭合复位成功后，应常规 X 片检查。若怀疑髋臼、股骨头骨折或髋臼内异物，则行 CT 扫描，无移位骨折可适当延长牵引时间 4～6 周，而髋臼内有碎骨片或软骨片存在必须尽快手术清理。

（二）切开复位

髋关节后脱位切开复位宜采用后侧或后外侧入路。其一，阻挡闭合复位成功的结构如撕裂的关节囊、韧带、肌肉以及多数合并的骨折块均在关节的后方；其二，后脱位时关节后方的血供明显破坏，后方入路或许可以保存前方的血供以减少股骨头缺血坏死的可能性。常采用的手术入路有：Moore 入路、Osborne 入路、Gibson 入路等，可以根据术者的熟悉程度进行选择。

1. Ⅰ型后脱位

手术方法，患者侧卧位，患侧在上。全麻成功后，采用 Moore 入路，从开始切开筋膜至暴露出坐骨神经之前，在手术过程中需十分小心保护，因为脱位后髋关节解剖关系改变。寻找坐骨神经最可靠的部位是股方肌的后面。适当游离并牵开神经，暴露脱位的股骨头。清除血肿、撕裂的髋臼唇即骨软骨碎片，显露髋臼，冲洗，助手屈髋、屈膝 90°纵向牵引患侧下肢，术者用手指触摸并保护坐骨神经，用拇指和另一只手复位股骨头入髋臼内。修复撕裂的关节囊、韧带和肌肉。手术过程并不困难，但要特别注意以下几个问题：

(1)坐骨神经的保护向后移位的股骨头可能位于外旋肌群之间，也可能穿过外旋肌群到达外展肌群。坐骨神经可能位于股骨头的前方或后方。因此，切开深筋膜后，首先应找到坐骨神经，适当松解，用橡皮条牵开，在整个手术过程中小心保护。

(2)股骨头血运的保护保护好股骨头的残存血运是预防后期股骨头缺血坏死的重要手段。旋股内侧动脉是股骨头的重要血运来源，注意保护股方肌的完整性，以避免损伤旋股内侧动脉的终末支。其终末支进入股骨颈后被滑膜覆盖，所以术中应注意关节囊特别是股骨颈处关节囊的保护。同样，注意梨状肌和闭孔内肌的保护，避免损伤其终末支或闭孔动脉髋臼支。

(3)关节内碎片的清理术中注意关节内的清理和冲洗，包括各种骨或软骨碎片、撕裂的髋臼唇、关节囊和血肿，以预防股骨头的磨损和晚期创伤性关节炎的发生。复位后安排髋关节 CT 检查，以明确关节内是否有碎片存在，若有则尽快手术清理。

(4)注意关节后方稳定性的重建脱位伴有的髋臼骨折在复位后复位并坚强内固定。同时注意后方关节囊、韧带和外旋肌群、外展肌群的修复。

2. Ⅱ ~ Ⅳ型后脱位

对于闭合复位成功的Ⅱ型患者，X 片或 CT 扫描显示其稳定性可疑时，在麻醉下于旋转中立位和外展位屈髋 90°检查髋关节稳定性，若不稳定，则需切开复位内固定。Ⅲ ~ Ⅳ型脱位，闭合复位后可延迟 3 ~5 天手术。手术方法参见髋臼骨折的治疗。

3. Ⅴ型后脱位

Pipkin Ⅰ型和Ⅱ型损伤的后脱位，通常闭合复位可以成功。但需注意以下方面的评价：①股骨头与髋臼是否达到同心圆复位；②股骨头移位骨块是否解剖复位；③股骨头骨折块的大小；④复位后是否稳定。达不到稳定且同心圆复位的患者和Ⅲ、Ⅳ后脱位，则需手术治疗。清除小骨折块，对较大的骨折块，若不影响稳定可将其切除，而对影响稳定的骨折块，应解剖复位，用沉头拉力螺钉或可吸收螺钉内固定。伴股骨颈或髋臼骨折的手术方法参见相关章节。

(三)术后处理

髋关节后脱位的术后处理存在一些争议。根据不同的报告，髋关节脱位后股骨头缺血坏死的发生率为 4% ~58%，而发生率的高低主要于脱位类型和复位时间有关，脱位时间超过 6 小时，其股骨头坏死发生率将明显增高。Stewart 和 Milford 建议行早期、主动、有力的锻炼，以恢复肌肉的功能，防止关节软骨蜕变。Brav 研究发现，12 周内允许负重和限制负重的患者,其股骨头缺血坏死的发生率没有明显差异。

对于闭合复位成功的Ⅰ型后脱位,皮牵引3~4周,然后扶双拐下地,但3月内患肢不负重。Ⅱ~Ⅴ型后脱位,持续胫骨结节牵引4~8周,然后扶双拐患肢不负重下地,脱拐时间根据复查X片情况而定,通常在术后3月,甚至术后1年或以上。

第二节　髋关节前脱位

一、病因和病理

髋关节前脱位较为少见,ETPtein报道其约占创伤性髋关节脱位的12%。也多由间接暴力引起。当髋关节处于外展、外旋位时,沿股骨干传导的暴力使大粗隆与髋臼上缘形成外力杠杆作用而使股骨头向前脱位。Pringle等认为前下脱位是髋关节屈曲、外展、外旋的结果,前上脱位则是髋关节伸直外展、外旋的结果。

髋关节前脱位主要病理表现为髋关节囊前下方薄弱区撕裂,髂股韧带一般保持完整。股骨头通过髋臼前下缘时可发生股骨头切线骨折,若股骨头抵靠于闭孔前外侧缘,可能造成股骨头前上方锯齿状压缩骨折,也可伤及闭孔神经。若股骨头脱出到耻骨上支平面,可能引起股动、静脉损伤,甚至血栓形成,也可能伤及股神经。

二、诊断

患者有明确外伤史,髋关节弹性固定,呈外展、外旋、屈曲或伸直畸形,并常较健肢为长。在髋关节前方可能摸到脱出的股骨头。X片显示股骨头在闭孔内或耻骨上支附近。股骨头切线骨折或压缩骨折通常CT才能显示。注意检查有无股动、静脉或股神经、闭孔神经损伤。注意患肢远端血循环和肿胀情况,防止深静脉血栓的可能性。

髋关节前脱位根据股骨头的位置,可分为:耻骨位型(髋关节伸直)、闭孔位型(髋关节屈曲)和会阴位型。

ETPtein将髋关节前脱位分为:

1. 耻骨方向(向上),a. 不伴有骨折(单纯),b. 伴有股骨头骨折,c. 伴有髋臼骨折;
2. 闭孔方向(向下),a. 不伴有骨折(单纯),b. 伴有股骨头骨折,c. 伴有髋臼骨折。

三、治疗

髋关节前脱位的治疗原则同后脱位。

1. 闭合复位

复位基本同后脱位,有Allis法、Stimson重力复位法、Bigelow法等。

Allis法:患者仰卧位,麻醉成功后复位。一助手双手固定骨盆,另一助手屈膝、屈髋、外旋、外展位牵引以加重畸形使股骨头下降到髋臼平面或以下。术者站在患侧,一手用力向外推大腿近端,另一手将股骨头推向髋臼,当感到股骨头纳入髋臼的弹响声时表明髋关节已复位。绝大多数前脱位都可以通过上述方法复位。

其余手法参见后脱位。

2. 切开复位

一般采用前侧 Smith – Peterson 入路。因为妨碍闭合复位失败多源于前方软组织的嵌入,如:撕裂的关节囊、髂腰肌和股直肌等,前方入路在解除这些因素的同时便于这些组织的修复;而且,前方入路有利于髋关节后方血运的保护。在术中,同样需要注意对股骨头血运的保护、关节内碎片的清理和注意关节前方稳定性的重建。若术中发现股骨头前上方骨折压缩超过 2mm,则需一期撬起并植骨。股骨头骨折或髋臼骨折手术方法参见相关章节。

3. 术后处理

同髋关节后脱位。

第三节　髋关节中心性脱位

一、病因和病理

中心性脱位一词是指不同类型的髋臼内壁骨折后,股骨头向内移位。单纯髋关节中心性脱位极为罕见。文献报道少数几例有明显骨代谢疾病的患者,可能发生不合并髋臼骨折的经髋臼底的单纯中心性脱位。在近年人工股骨头置换术后翻修的病例中,可见到人工股骨头经严重磨损的髋臼突入盆腔。而临床所见的创伤性髋关节中心性脱位几乎都合并髋臼横行骨折、T/Y 型骨折或粉碎骨折。

合并髋臼骨折的髋关节中心性脱位多由直接暴力引起,此时患肢大腿处于轻度外展旋转中立位,暴力经股骨大粗隆、股骨颈、股骨头传导至髋臼,引起髋臼底部骨折,如暴力继续作用,股骨头可连同髋臼骨折块一齐向盆腔内移位而发生中心性脱位。髋关节中心性脱位常合并腹腔脏器、股骨干或膝部损伤,临床上容易漏诊。

髋关节中心性脱位同时合并髋臼骨折,关节囊可保持完整,罕见盆腔内脏器损伤或血管壁挫伤而致栓塞发生。由于中心性脱位首先涉及关节面,所以晚期最易并发创伤性关节炎。

二、诊断

患者有明确外伤史,患肢弹性固定,不能主动或被动活动,除非股骨头完全脱位进入盆腔,否则,短缩畸形不明显。因此,仅根据体征明确诊断比较困难。X 片,包括骨盆 45°斜位片能明确诊断和髋臼骨折的类型。CT 扫描和三维重建对中心性脱位的分型和指导手术具有特殊的意义。

分型:

Ⅰ型,髋臼底部横形或纵形骨折,股骨头无移位

Ⅱ型,髋臼底部骨折,股骨头呈半脱位进入盆腔

Ⅲ型,髋臼底部粉碎骨折,股骨头完全脱位进入盆腔,并嵌入髋臼骨折间

Ⅳ型,髋臼底部骨折伴有髋臼缘骨折或同侧髂骨纵形骨折,骨折线达臼顶,股骨头完全脱位于盆腔

三、治疗

合并髋臼骨折的中心性脱位的治疗目的是复位脱位的股骨头、准确恢复髋臼关节面以及恢复正确的股骨头和髋臼对位。手法复位鲜能取得成功。较多的是采用牵引治疗或手术复位内固定。

(一)牵引治疗

多数中心性脱位经牵引治疗可以复位,同时,轻微移位的髋臼骨折块因关节囊等软组织的牵引而大部分复位。

Ⅰ型、Ⅱ型脱位可采用胫骨结节骨牵引或股骨髁上骨牵引;Ⅲ型、Ⅳ型脱位通常需要纵向和侧方双牵引。纵向牵引可选用胫骨结节或股骨髁上骨牵引,侧方行股骨大粗隆牵引,与纵向牵引成直角,牵引重量6~12 kg。牵引过程中定期测量患肢长度并复查X片,调节牵引重量直至复位成功。

复位后复查X片或CT,只要髋臼负重区恢复光滑平整,则持续牵引8~12周。而在牵引4~6周骨折基本愈合后,指导患者在牵引下作起坐训练,未能解剖复位的髋臼非负重区域血肿机化形成的纤维膜,经股骨头活动而形成光滑的纤维软骨,患者可以得到良好的髋关节功能。

(二)手术治疗

对伴有明显移位的髋臼骨折的中心性脱位,股骨头被骨折块嵌顿或髋臼内碎骨块存在而牵引复位失败;或经牵引治疗股骨头已复位但髋臼骨折块未能良好复位的患者,多采用手术切开复位,同时复位骨折块并行内固定治疗。根据骨折的类型,可选择前方髂腹股沟入路或髂后Kocher-langenbeck入路。术中注意保护股动、静脉、股神经(前路)和坐骨神经(后路),同时注意保护股骨头的血运以预防头缺血坏死。手术方法参见髋臼骨折。

(三)术后处理

术后持续胫骨结节牵引8~12周,4~6周后牵引下行起坐训练。3月后根据x片情况开始部分负重。

第四节　陈旧性髋关节脱位

一、病因和病理

脱位超过 3 周为陈旧性髋关节脱位。通常因为颅脑外伤、腹腔脏器损伤、同侧股骨干骨折或对侧髋关节骨折脱位等合并伤而被忽视，一经发现已经为陈旧性。

髋关节脱位后，透明软骨因代谢紊乱和滑膜、滑液功能受损而发生退变，陈旧性脱位时其退变已经成为不可逆的改变，所以，即使脱位的关节得到复位，也无法达到正常的和无痛性的关节运动功能。同时，损伤的髋关节软组织已经在畸形位置下愈合，髋臼内血肿已机化为致密的纤维组织，脱位的股骨头被大量瘢痕组织粘连，关节周围肌肉挛缩，使复位变得困难，即使复位，也不易达到同心圆性复位。而患肢长期废用将导致骨质疏松，特别是股骨粗隆和股骨颈，在暴力复位时易导致骨折。

二、治疗

陈旧性髋关节脱位的治疗目的是获得一个无痛且有一定功能的关节。因此，应根据患者的年龄、职业、脱位的时间以及关节面受损情况等因素全面考虑。对于高龄患者，即使未复位，只有不影响其日常生活且无过度疼痛，甚至可以不作治疗。而对于青壮年，在复位的同时或复位后仍可能需要行关节成形术或关节融合术。对陈旧性髋关节脱位大多数需要手术切开复位，而对于未超过 3 月的患者，也有手法复位或牵引复位取得成功的可能。

（一）牵引复位和手法复位

主要适应于时间少于 3 月的 Ⅰ 型髋关节后脱位。

行股骨髁上牵引，牵引重量 10～20 kg。开始沿股骨畸形方向牵引，定期床旁 X 片监测，当股骨头牵至髋臼平面时，逐渐屈曲髋关节至 90°，以牵引臀部离床面高度。如患者自觉关节复位并经 X 片证实，则减轻牵引，试行髋关节伸直外展，再经 X 片证实后维持该重量牵引 6～8 周，然后练习活动。

手法复位则是在牵引的基础上辅以手法，当 X 片证实股骨头已经牵引至髋臼平面，则在麻醉辅助下进行手法复位。助手固定骨盆，术者在持续牵引的同时作髋关节屈曲、外展、内收、内旋及外旋运动，屈曲时尽量使股前侧贴近腹壁，反复行以上动作，以游离股骨头粘连和周围软组织瘢痕。最后，助手屈髋、屈膝牵引下使大腿内收、内旋，术者左手向外拨提患肢大腿根部，右手推压大粗隆以复位股骨头。操作过程中要求动作轻柔，严禁采用暴力，以防止骨折发生。复位后处理同牵引复位。

（二）切开复位

术前予以患肢股骨髁上牵引或胫骨结节牵引1～2周，待双下肢基本等长后施行手术，以避免术中过度牵拉而至神经、血管损伤。

根据股骨头脱位位置选择前或后入路。首先将股骨头周围和髋臼内的瘢痕组织全部切除，并适当松解挛缩的关节囊和肌肉，使股骨头在无张力下复位以减轻其压力。复位后修补关节周围组织以防止再脱位。术后持续故牵引6～8周。切开复位中同样需要注意动作轻柔，特别是在撬拨股骨头时以防止骨折。若术中发现髋臼或股骨头软骨面已大部分破坏，则考虑行关节融合或成形术。术中必须牢记坐骨神经的保护。

（三）髋关节成形术和融合术

对髋关节陈旧性脱位行关节成形术的目的在于矫正畸形，改善身体的力学性能和平衡。

1. 陈旧性髋关节前脱位

临床上少见。一般采用粗隆下截骨术或股骨头下截骨术。粗隆下截骨术为改良Batchelor手术，无论有无合并髋关节屈曲、内收和内旋，或屈曲、外展和外旋畸形，均可行本手术治疗。采用Smith－Peterson切口，首先行股骨头颈切除，然后纠正外旋，先将小粗隆对准髋臼，再将截骨之远侧端内旋，使髌骨和脚尖朝向正前方，以防止术后外旋；行粗隆下截骨，将远断端外侧尖端插入近断端髓腔，同时外展远侧端30°～45°，用两枚螺钉固定断端，由于是皮质骨嵌入松质骨中，术后愈合时间缩短。术后骨牵引维持6～8周，6周后开始扶双拐不负重活动，3月后逐渐开始负重。或髋人字石膏固定8～12周。股骨头下截骨术保留了股骨颈，减轻术后患肢短缩，且有利于以后全髋关节成形术。

2. 陈旧性髋关节后脱位

对晚期未复位的后脱位患者粗隆下截骨术有一定疗效。而当合并复杂的髋臼骨折时，联合髋臼周围截骨术制造出合适的髋臼床可以取得较好的疗效。术后处理同前脱位。

髋关节融合术在陈旧性脱位的治疗中曾占有重要地位，在髋关节置换术普及以前，解除了许多患者的痛苦，而且可以获得良好的下肢功能。即使在人工全髋关节普遍开展的情况下，髋关节融合术仍有其独特的优点，对髋关节结构严重破坏或经济困难的患者尤为适宜。同所有髋关节融合术一样，必须考虑同侧膝关节、对侧髋关节、骨盆和腰椎的情况。术后单侧髋人字石膏固定患肢于外展15°～20°，屈曲15°～20°，三月后复查X片，根据骨融合情况以决定拆除石膏时间。

人工髋关节置换术

对于MRI扫描已经提示股骨头缺血性坏死或合并严重的髋臼、股骨头、股骨颈骨折的陈旧性髋关节脱位患者，预计其预后不良，人工髋关节置换术是较好的选择。充分术前方案设计；充分术前牵引；充分术中松解和清理；髋臼合理植骨再造，是手术成功的关键。具体参见关节置换章节。

第五节　髋关节脱位的并发症

一、骨折

髋关节脱位可能合并髋臼骨折或股骨头骨折，其中以髋臼骨折较为多见。多数作者把外伤性髋关节脱位分为后脱位、前脱位及中心性脱位，髋臼缘和股骨头劈裂骨折则作为髋关节脱位的合并症，实际上这种脱位合并骨折与单纯脱位一样，是在同一机制下发生的，所不同的是股骨头在脱位时所处的位置有一定差别，当传向股骨头的外力作用力线指向髋臼缘以外时，发生单纯脱位，力线指向髋臼缘时，视髋臼缘和股骨头的骨质情况而定，发生髋臼缘骨折或股骨头劈裂骨折。有同侧股骨干骨折合并髋关节脱位的报告，虽然少见但极易漏诊。认真全面的查体、常规股骨 X 片包含髋关节可能可以避免。复位后常规 CT 扫描髋关节可以发现术前遗漏的细小骨折及关节内骨或软骨碎块，有利于指导治疗。

二、神经损伤

髋关节后脱位，坐骨神经可能被向后上方移位的股骨头挤压或被髋臼骨折块挫伤。文献报告发生率 10% ~12%，尤其当合并髋臼后上缘骨折时更易发生。坐骨神经损伤发生于髋部骨折 - 脱位时要比单纯脱位多 1 ~3 倍。其中以Ⅲ型髋关节后脱位并发神经损伤发生率最高，Ⅳ型次之，Ⅱ型和Ⅴ型发生率最低。髋关节骨折脱位所致坐骨神经损伤多为牵拉或压迫伤，临床上多表现为不完全损伤，以腓总神经损伤的表现为主，单发胫神经损伤少见，其原因是：腓总神经位于坐骨神经外侧且相对固定；腓总神经是由较大的神经纤维，较少的结缔组织所组成；腓总神经血供相对较差。脱位整复后，约 75% 患者麻痹可以逐渐恢复；而怀疑有骨块持续卡压或恢复不明显，则应及时行手术探查。髋关节前脱位可能伤及股神经或闭孔神经，但十分少见，尽早复位有助于神经恢复。

三、血管损伤和下肢深静脉血栓

血管损伤合并症少见。耻骨位型前脱位偶可引起股动、静脉的压迫于损伤。有文献报道髋关节前脱位后股静脉甚至髂内静脉深静脉血栓形成，可能与静脉受压、挫伤或受牵拉，静脉内壁受损以及伤后局部血流改变所致。因此，对髋关节前脱位的患者，应警惕其下肢深静脉血栓的形成。对下肢深静脉血栓的形成，预防重于治疗，早期复位、术中轻柔操作、术后不用止血药和早期肌肉主动收缩运动，若患者处于血液高凝状态，可使用阿司匹林或潘生丁，静滴低分子右旋糖酐，我院针对这类患者预防性使用低分子肝素，取得较好的疗效。静脉血栓形成后，其最危险的并发症是肺栓塞，虽然罕见，但死亡率极高，应保持足够的警惕。

四、股骨头缺血坏死

股骨头缺血坏死的发生率与损伤程度、复位时间和复位方法密切相关，是髋关节脱位后的严重并发症。综合文献报道：在12小时内复位的髋关节中，缺血性坏死的发生率为17.6%，而12小时后复位的发生率为56.9%。也有作者以6小时为界，其发生率分别为4%和58%。闭合复位股骨头缺血坏死的发生率为15.5%，而切开复位达40%。而国内报道的发生率约在10%～20%左右。其发生时间多在伤后6个月～2年。其中，PipkinⅢ型伴有股骨颈骨折，股骨头完全失去血运，最易发生股骨头缺血性坏死。

因此，对股骨头缺血坏死的预防，尽可能早的复位和闭合复位是最有效的方法。而避免早期负重的作用存在争议，Brav在523例病例的研究中发现，12周前负重的患者股骨头缺血性坏死的发生率为25.7%，而12周后负重的坏死发生率为25.7%，无统计学意义。但在我们的临床工作中，我们更愿意让患者12周后负重，同时要求患者扶拐至疼痛消失或X片提示股骨头情况稳定以后。

在早期股骨头缺血性坏死的早期诊断中，MRI占有特殊的地位，可以比CT提前3月发现骨坏死。有作者尝试用MRI监测股骨头情况，当股骨头出现异常信号并逐渐加重，可能最终发展为缺血性坏死时进行人为干预，早期行血运重建手术或髓芯减压术，取得了较好的疗效。

五、创伤性关节炎

髋关节脱位后，创伤性关节炎的发生率和严重程度与关节本身损伤情况、是否合并骨折、关节周围软组织损伤情况以及治疗方法有关。Armstron报道髋关节脱位无骨折创伤性髋关节炎发生率为15%，伴有髋臼骨折时为25%，伴有股骨头骨折时高达80%，所以，其发生与髋臼和股骨头关节面损伤程度有关。ETPtein报道髋关节脱位后创伤性关节炎的总发生率为23.2%，其中闭合复位者发生率35%，切开复位者发生率为17%，这可能与切开复位的同时行关节内碎块清除和关节冲洗有关。国内的统计发生率与国外相似。继发股骨头缺血坏死的患者，创伤性关节炎是不可避免的结果。创伤性关节炎的预防没有公认的方法，早期复位、早期手术、骨折尽可能解剖复位、注意关节腔的清理以及脱位整复后，尽量地推迟负重时间，较长时间使用单拐或双拐可能有所帮助。

六、髋关节异位骨化

此并发症并不多见。切开复位者多于闭合复位者。髋关节脱位后异位骨化通常不会影响关节功能，不需要特殊处理。切开复位时尽可能精细操作、清除碎块、彻底冲洗和止血可以减少其发生率。

七、股骨头骨骺分离

股骨头骨骺于14～19岁开始闭合，所以，在骨骺闭合前发生的髋关节骨折脱位，可能合并股骨头骨骺分离。股骨头骨骺分离可以发生在股骨头骨折脱位的同时，也可能在暴力闭合复位中发生。术前、术后的髋关节CT扫描有利于明确诊断。虽然此类损伤报道较少,但可能严重影响患肢的发育(骨骺早闭)和功能(股骨头缺血性坏死)。合理的闭合复位可以预防医源性损伤发生,而一旦诊断明确,即行手术切开,解剖复位,克氏针或细可吸收钉固定,术后骨牵引 6~8 周,3 月内患肢不负重。

(王　跃)

第十三章　显微外科在髋部骨折中的应用

髋部骨折、脊椎骨折及腕部骨折是三种最常见的骨质疏松性骨折。据估计,目前全世界1/3的髋部骨折发生在亚洲,而到2050年,亚洲的髋部骨折病例将增加到全球病例总数的一半以上。中国作为亚洲第一、也是世界第一的人口大国,则更为举世所关注。是威胁老年人健康的重要疾病。常见的髋部骨折有股骨颈骨折及股骨粗隆间骨折,是骨质疏松性骨折中症状最重,治疗上也很棘手的一种。股骨颈是人体持重最大的骨部位,以松质骨为主,且其接受重力方向与股骨颈走向呈斜角,骨质疏松使这一结构弱点更为突出。往往在平地滑倒即可发生骨折。多发生于60岁以上的女性,70岁以上发病率急剧增加,女性明显多于男性,而这种骨折的发生也与年龄及骨质疏松的程度成正比例。此外,股骨颈骨折因属关节内骨折,没有骨膜,而且局部血液循环差,负重所致骨折部剪力增大,在非手术治疗的情况下是难以愈合的骨折之一,因此股骨颈骨折以手术治疗为主。

随着对股骨头缺血性坏死研究的深入和显微外科的进展,近年来,采用显微骨移植的疗法,在很大程度上提高了疗效,为治愈这一难症带来了新的希望

第一节　带血管的髂骨瓣移位术

髂骨的骨体大,血供丰富,松质骨多,无论是传统的骨移植,还是带血管蒂的骨移植,髂骨都是应用骨移植最多的部位。1975年、1978年Taylor分别报道带旋髂浅血管与旋髂深血管的髂骨瓣移植治疗,此后,相继应用于临床的报道逐渐增多,对其营养血管的解剖学研究工作也做了不少,因而有几种切取带血管蒂的髂骨瓣移植的方法。

髂骨呈不规则的扇形,分为体、翼两部和内、外两面。翼上缘肥厚呈“S”状弯曲,为髂嵴,全长约24 cm,前、后厚度平均为1.4 cm与2.1 cm,是可供取材的理想部位。

目前临床上常用的带血管蒂髂骨瓣移植治疗股骨头缺血坏死的常有三种,即:带旋髂浅血管蒂、带旋髂深血管蒂、带旋股外侧动脉升支血管蒂髂骨瓣移植。

旋髂浅血管在腹股沟韧带下1~4 cm处发出。起自股动脉占75.1%,起自旋髂深动脉占12.9%,起自旋股外侧动脉占8.0%,起自股深动脉占3.5%,起自旋股内侧动脉占0.5%;动脉外径,单干者平均外径1.5 mm,共干者2.1 mm;静脉79.5%为1支,与动脉伴行不紧,平均外径2.5 mm。旋髂浅动脉是一条皮下动脉,主要营养皮肤,分布在髂前上棘附近的肌肉,少量进入骨膜。旋髂浅动脉的走行,主干发出后行走于阔筋膜深面和浅面,分深、浅两支。浅支距缝匠肌内缘1.5~2.7 cm处穿出阔筋膜进入浅层;深支位于阔筋膜与缝匠肌之间,两者均伸向髂前上棘方向,应用旋浅血管作为血管蒂的骨移植,只能与皮

肤同时切取移植才能获得较多血供,一般不宜单独作骨移植。

旋髂深血管在腹股沟韧带上或下 1.5 cm 处发生。男性多起于股动脉,女性多起于髂外动脉。起始部外径平均 2.8 mm。伴行静脉多数为 1 支,位于动脉的前上方,外径平均 3.6 mm,多在髂外动脉前方汇入髂外静脉。旋髂深动脉由起始部发出后,沿腹股沟韧带深面筋膜鞘内向外上方斜行走向髂前上棘稍内侧,在此分出深、浅两支,浅支出筋膜后穿行于腹横肌与腹内斜肌之间,其主干分布于皮肤。深支经髂前上棘内侧,在髂筋膜与髂肌之间,紧贴骨盆内壁筋膜面,沿髂嵴内侧弧形向后,沿途与股外侧皮神经交叉,发出数根肌支与骨膜支,并与髂腰动脉,臀上动脉及旋股外侧动脉之间有吻合。

旋股外侧动脉升支血管旋股外侧动脉主要分升、横、降 3 支。旋股外侧动脉升支表面解剖位于髂前上棘下 10.5 cm,动脉外径 2.6 ~3.1 mm,伴行静脉一般有 2 条,平均外径 2.8 ~3.7 mm。走行于股直肌与阔筋膜张肌之间。沿途发出若干股支,其末端止于阔筋膜张肌在髂前上棘区的附着处,分别到髂前上棘内外侧缘,与旋髂深、浅动脉吻合。

一、三种带血管蒂髂骨瓣切取步骤

1. 旋髂浅血管

①体位与麻醉:仰卧位,硬膜外麻醉。②切口:根据受区需要,以髂前上棘为中心,以髂嵴和腹股沟韧带为长轴设计梭形皮瓣。③显露血管:先于腹股沟韧带下股动脉搏动处内侧,向髂前上棘方向作 5 cm 切口,游离股动脉,找出旋髂浅动、静脉。该血管较旋髂深动、静脉细,位置偏低且表浅,将其分离至起始部。④切取骨皮瓣:按术前设计切取骨皮瓣,在骨瓣上应保留少许肌肉。用骨凿切取骨块时,应防止骨与皮分离。骨皮瓣游离后备用。⑤供区创面多可直接缝合。

2. 旋髂深血管

①体位与麻醉:同上。②切口:由髂嵴中部起,沿髂嵴弧度切至髂前上棘,继续向前沿腹股沟韧带切至动脉搏动处,然后沿股动脉向远侧延伸 3 ~4 cm。③显露血管:在股三角靠近腹股沟韧带处显露股动、静脉。必要时可切断腹股沟韧带(术毕原位缝合)。旋髂浅动、静脉可结扎切断或保留。旋髂深动、静脉管径较粗。位置偏高,由起始处斜向髂嵴,小心分离至髂前上棘稍下方。④切取髂骨瓣:根据受区需要设计骨瓣的大小和形状。先在髂前上棘远侧 2.5 cm 处游离出股外侧皮神经,将其牵向内侧。并将位于腹横肌与腹内斜肌之间的髂腹下与髂腹股沟神经由肌肉分离出来。切断附着于髂骨上的肌肉时应保留 0.5 ~1 cm,以免损伤血管。此时骨瓣仅有血管蒂与之相连,观察血供良好即可待用。⑤注意:髂骨切取过大时,腹肌切离髂骨后,术毕又未予以妥善修复,有发生切口疝的报道,应当注意。⑥供区创面多可直接缝合。

3. 旋股外侧动脉深支血管

①体位与麻醉:仰卧位,术侧臀部垫一沙袋。硬膜外麻醉。②切口:采用 Smith - Petersen 切口。③显露血管:由股直肌与阔筋膜张肌钝性分离,将两肌内、外拉开,即可见到旋股外侧动脉升支起始处,股神经至股四头肌的肌支,由血管前方越过,应避免损伤。由于升支的髂嵴支较细,手术时最好连同升支的臀中肌支一并带上,使骨瓣具有 2 条血管供养,有利于成活,但此肌瓣的缺点是肌瓣显得较厚。④切取骨瓣:切取骨瓣宜多带一些臀

中肌，以保证骨瓣的血供。⑤供区创面可直接缝合。

带血管蒂髂骨瓣移植治疗成人股骨头缺血性坏死的手术步骤（以带旋髂深血管蒂髂骨瓣移植为例）在持续硬膜外麻醉下，采用 Smith－Petersen 切口，显露髋关节，在头颈交界处开窗约 3 cm×2 cm 大小。彻底刮除死骨，对有软骨面塌陷的病人用骨膜剥离器将软骨轻轻地向上撑起，注意不要撑破软骨面。暴露并向近侧分离股动脉，于腹股沟韧带下缘解剖出旋髂深动脉及其伴行静脉，该血管于股动脉或髂外动脉向外上发出，以该血管束走行为中心，锐性分离至分支进入骨瓣约 2 cm×1 cm×0.5 cm 大小，再切取一适当的髂骨柱，置入股骨头内支撑骨槽内，血管蒂用 4 号丝线固定，注意血管蒂不能发生扭曲。术后皮牵引 2 周，3 个月内不能负重，3～6 个月持拐轻度负重，半年后弃拐负重。

二、三种方式的特点与优点

旋髂深动脉起自股动脉或髂外动脉，口径较粗。有较多分支直接从髂嵴内侧唇进入髂骨，骨瓣血运极其丰富。且手术时主干血管分支被阻断后，骨瓣处于"超灌注状态"；旋髂深血管走向恒定，在髂前上棘前内约 1 cm 处与股外侧皮神经相交，可作为术中寻找该血管束之标志，无论顺行或逆行游离血管束均方便，不易损伤。血管蒂长度足够，不臃肿，移至股骨颈毫无困难。

旋髂浅动脉及旋股外侧动脉升支血供属于肌—骨膜型动脉，仅营养髂嵴前部，适于修复较小的骨缺损和大块组织缺损。行带血管蒂髂骨瓣移植，手术操作较简便，成功率高，适于就近治疗股骨头缺血性坏死。

旋髂浅血管是通过所供养的皮肤和肌肉附着部与髂嵴部骨膜相连的血管网为髂骨前部提供血运，故仅可作为骨皮瓣使用。

旋股外侧血管升支位置恒定，易于解剖，蒂长可达 10～12 cm，该骨瓣可作为吻合血管的游离移植，更适于向髋部及股骨上段行局部移位植骨。由于该骨瓣切取方法系采用 Smith－petersen 入路，在行带血管蒂骨瓣移植时，在同一切口即可完成。因其血管蒂根部可位于股骨上段，使移位非常方便。

带血管蒂的髂骨瓣移植适用于股骨头坏死面积较大的Ⅱ、Ⅲ、Ⅳ期患者。1983 年 Leung 报道用带旋髂深血管的髂骨瓣移植术治疗 5 例患者。随诊 6～18 个月，所有患者症状均有缓解，其中 1 例，X 线显示：坏死区修复良好，塌陷高度恢复。带血管蒂髂骨移植术后 6～8 周动脉造影，显示血供佳，骨已成活。国内姚树源报道采用同种方法治疗成人股骨头缺血性坏死，患者均为Ⅱ～Ⅳ期，大多数为Ⅳ期的患者，临床优良率 88.5%。张迪华、杨辉芳等报道采用该种方法治疗成人股骨头缺血性坏死 32 例，患者均为Ⅱ～Ⅳ期，随访 6 个月至 5 年，结果优良 27 例，占 84.4%。

三、带血管蒂髂骨瓣移植治疗成人股骨头缺血性坏死的讨论与分析

既往对于 Ficat 分期Ⅰ、Ⅱ期患者多采用股骨头钻孔减压术，减压术是根据股骨头坏死患者存在股骨头颈部骨内压升高的原理设计的。由于有一定的疗效，操作简单，即使手术失败也不会增加其他手术的复杂性，所以至今仍在沿用，对 Ficat Ⅰ期患者有效率可在 84% 以上。而对于 Ficat 分期Ⅳ期股骨头坏死、头塌陷明显患者，较多采用股骨粗隆间截

骨术,更严重患者采用髋关节置换术。

1. 带血管蒂的髂骨瓣可重建股骨头坏死区血液循环

股骨头缺血性坏死的病因之一是股骨头内静脉淤滞、回流不畅,导致股骨头内高压,造成动脉供血不足的恶性循环。所以其治疗主要是减轻股骨头内压及关节腔内压,清除坏死的骨组织,降低骨内压,同时重建血液循环。带血管蒂髂骨瓣移植正是基于以上治疗原则,移植的骨瓣一般有数个营养分支,并有相应的静脉回流,形成一个完整的循环系统。

2. 带血管蒂的髂骨骨瓣移位术

其机制为:①手术清除坏死骨组织;②提供了新的血供来源,改善了股骨头部血液循环;③植骨块可起机械支撑作用,防止塌陷;④股骨头颈部开窗可起到减压作用;⑤提供了新的血供来源。

3. 带血管蒂的髂骨瓣移植 髂骨膜上血管网丰富,移植后骨瓣为有一定生命的活骨,能直接成骨,尤其是带骨膜的骨瓣更有膜性成骨作用。此外,通过带蒂骨瓣移植,向坏死骨组织内带入具有成骨潜能的细胞成分(效应细胞),还有活性的骨结构,骨诱导生长因子,骨形态发生蛋白(BMP)等。所以成骨反应强,生长快,新骨生成量多。

第二节 带血管的股骨大转子骨瓣移位术

带旋股内侧血管深支大转子骨瓣移位近年来也应用于髋部骨折的治疗。

一、旋股外侧血管的应用解剖

旋股外侧动脉由股深动脉发出占95%,仅5%直接发自股动脉。根据旋股外侧动脉起源和分支情况可分为4种类型。Ⅰ型(80%):旋股外侧动脉发自股深动脉,分出升支、横支和降支;Ⅱ型(5%):股动脉发出旋股外侧动脉,分出升支、横支和降支;Ⅲ型(5%):股动脉发出升支,股深动脉发出旋股外侧动脉分出横支和降支:Ⅳ型(10%):股动脉发出旋股外侧动脉,分出升支和横支,降支从股深动脉发出。旋股外侧动脉主干长度为(1.2 ±0.3)cm,起始处外径(4.9 ±1.3)cm。

旋股外侧血管升支:旋股外侧血管升支在起始外径为(3.54 -0.9)mm,升支主干经股直肌深面向外上走行,至阔筋膜张肌肌门处分出髂嵴支、臀中肌支和阔筋膜张肌支。髂嵴支沿该肌内侧向上走行,在髂前上棘分出2~3支,进入髂嵴前外侧骨质。升支长度为(8.5 ±3.0)cm。

1. 手术方法

采用仰卧位,患侧髋部垫高45°切口选择髋外侧切口,起自髂前上棘外下2 cm,向大转子方向延伸,成一双“S”形切口,长约12 cm。于阔筋膜张肌与臀中肌间隙进入,将阔筋膜张肌后缘从髂嵴附着处部分切断,向近侧翻开,于其深面肌质内找到是旋股外侧血管升支,逆行分离至阔筋膜张肌内侧肌门,以保证血管蒂长度,中途结扎髂嵴支。然后再顺行分离臀中肌支至大转子止点,分离过程要带1 cm肌袖,切取大转子骨瓣1.5 cm×2.5 cm

×1.5 cm。将阔筋膜张肌向前侧拉开，显露髋关节囊，"十"字切开，于股骨头下、股骨颈后或外侧凿一骨槽，开窗略小于所取骨瓣，用骨刀向股骨头中心部去除坏死骨，同时用带锥形钻头的电钻在头内各个方向进行开凿，再用刮匙彻底刮除。如此反复，直到去除全部坏死骨，以达软骨内面为度，头内腔深度一般为2.0～2.5 cm为宜。另在同侧做髋嵴部切口，切取髂骨数块。本组有部分病例(5个髋)在头颈部开窗处沿大转子中轴向骨干下再开凿一隧道(长3～4 cm，直径1 cm左右)，与股骨干髓腔相通。隧道中凿取的松质骨可用于填塞股骨头腔。

骨移植：先将髂骨碎块植于股骨头腔内四周，边填塞边用金属棒锤击压紧，将塌陷部顶起。然后再将髂骨骨条植入腔内中央部(负重部)，将软骨部顶紧。最后，将肌骨瓣植入开窗处，并用丝线适当固定。清洗术野，逐层关闭伤口。

2. 术后处理

术后患肢用踝套牵引1个月，卧床2～3个月，根据X线片显示股骨头内有再骨化的情况，决定是否负重锻炼。

第三节　带血管的筋膜瓣移位关节成形术

带旋股外动脉降支血管蒂岛状筋膜瓣移位髋关节成形术是近年出现的治疗髋关节功能障碍一种显微外科方法。适应证为：①18～40岁；②患者有坚强的意志和毅力，能耐受术后关节锻炼的痛苦，能与医务人员合作，积极进行功能锻炼；③全身状况良好，无手术禁忌症且病变静止，髋关节强直，关节功能大部或完全丧失。

1. 手术方法

麻醉生效后首先按旋股外侧动脉降支的体表投影划出标志线，然后手术基本按照赵炬才等设计手术方法进行。取Smith－Petersen切口暴露髋关节后，清除增生的骨赘及影响髋关节活动的瘢痕组织，骨性连结者用髋臼凿凿开骨性连接处，将髋关节脱位，修整股骨头及髋臼，并使修整好的股骨头略小于正常股骨头、使成形后的关节间隙较正常增宽，保持在1.5～2 cm，将修整好的髋关节复位，并做伸屈、内收、内旋、外展、外旋活动，如有影响关节活动的因素，进一步修整直至满意。测量股骨头及髋臼表面面积后暂时复位。将原切口远端向股前外侧延长至膝上10 cm处，皮缘自浅筋膜深层向两侧做潜行分离，宽约4～6 cm，充分显露股前外侧筋膜，小心保护好营养筋膜的血管。根据测量股骨头及髋臼表面面积之和周边再加2 cm，设计出筋膜瓣大小，自其远侧及外侧将其切开，并沿肌膜浅层向股前及近侧解剖。分离股直肌与股外侧肌间隙，在股外侧肌浅面内侧找到旋股外动脉降支，切断穿出血管浅面的肌纤维，将肌筋膜血管改造成筋膜血管。切开内侧筋膜后将血管蒂及筋膜继续向近端游离，其长度以满足筋膜包绕股骨头与衬垫髋臼后无张力为宜。将带血管筋膜蒂反转180°，筋膜浅面贴于骨面，远侧半衬在髋臼内，用湿纱布做一股骨头大小的团球，轻轻压迫筋膜与髋臼接触，边缘缝合固定在关节囊或其他软组织上，近侧"U"型折叠后包绕股骨头，同样做缝合固定。取出纱布团，冲洗后将股骨头复位并再次做髋关节活动，满意后常规关闭切口。

2. 术后康复治疗

髋关节成形术后，行患肢水平位外展皮肤牵引，重量 2 ~ 3 kg。术后 3 天开始做髂腰肌、股四头肌收缩运动，避免活动髋关节。1 周后在牵引下做髋关节屈伸运动。术后 2 周使用 CPM 机被动髋关节屈伸练习。术后 6 周解除牵引，扶双拐不负重行走。6 个月后负重锻炼及步行。

（王　跃　兰　海）

第十四章 髋部骨折内科并发症诊治

第一节 髋部骨折病人的肺部感染

肺部感染(肺炎)是包括肺泡腔和间质组织在内的急性肺实质感染。肺炎可累部分肺段、整个肺段、肺叶(大叶性肺炎);细支气管、终末细支气管及肺泡(小叶性肺炎);间质组织支气管壁及支气管周围(间质性肺炎)。这些区别是按解剖分类。在所有死亡原因中列第六位,最常见的是致命性医院内获得性肺炎。随着骨科学科的发展,髋关节置换术后肺炎也越来越多见。

髋部骨折后的及髋关节术后患者免疫力下降,极易导致肺部感染的发生,应引起临床医生重视。术后院内发生的肺炎亦属于医院获得性肺炎(hospital acquired pneumonia, HAP),简称医院内肺炎(nosocomical pneumonia, NP),是指患者入院时不存在、也不处于感染潜伏期,而于入院48小时内在医院内发生的肺炎,包括在医院内获得感染而于出院后48小时内发病的肺炎。国际上多数报道HAP发病率0.5%～1.0%,在西方国家居医院感染的第2～4位,ICU内发病率15%～20%,其中接受机械通气患者高达18%～60%,病死率超过50%。我国HAP发病率1.3%～3.4%,是第一位的医院内感染(占29.5%)。上海市调查资料显示,因HAP造成住院日延长31天,每例平均增加直接医疗费用高达18386.1元。

革兰氏阴性(G－)杆菌是HAP最常见的病原,约占90%,三分之一为混合感染菌。不同发病时间、基础状况、病情严重程度、甚至不同地区、医院和部门,HAP的病原谱存在明显差异。

一、发病机制

髋关节术后患者免疫力下降和误吸(aspiration)口咽部定植菌是HAP最主要的发病机制。髋关节术后卧床者易发生吸入性肺炎(aspiration pneumonitis)系口咽部定植菌、酸性物质、动物脂肪如食物、胃容物以及其他刺激性液体和发挥性的碳氢化合物后,引起的化学性肺炎。严重者可发生呼吸衰竭或呼吸窘迫综合征。正常成人口咽部G－杆菌分离率低于5%,住院后致病性G－杆菌定植明显增加。髋关节手术后会导致口咽部G－定植增加,胃内细菌可能是口咽部定植致病菌的来源之一。正常情况下,胃液pH为1.0左右,胃内极少含有细菌。胃液酸度下降、老年、酗酒、各种胃肠道疾病、营养不良和接受鼻饲、应用止酸剂或H_2受体阻滞剂可使胃内细菌定植大量增加。胃液pH＞4.0时细菌检出率为 59%，pH <4.0 时仅 14%。胃内定植菌引起 HAP 的机制可能为直接误吸胃液，也可能细菌先逆向定植于口咽部，再经吸人而引发肺炎。胃容物吸入后，由于胃酸的刺激，产生急性肺部炎症反应，其严重程度与胃液中盐酸浓度、吸入量以及在肺内的分布情况有关。吸入胃酸的 pH≤2.5 时，吸入量 25ml 即能引起严重的肺组织损伤。动物实验中证实，吸入 pH <1.5 的液体 3 ml/kg 体重时可致死。吸入液的分布范围越广泛，损害越严重。吸入胃容物后，胃酸可立即引起气道和肺部化学性灼伤。刺激支气管引起管壁强烈痉挛，随后产生支气管上皮的急性炎症反应和支气管周围炎性浸润。进入肺泡的胃液迅速扩散至肺组织，引起肺泡上皮细胞破坏、变性、并累及毛细血管壁、使血管壁通透性增加，血管内液体渗出，引起水肿及出血性肺炎。同时由于肺泡毛细血管膜的破坏，形成间质性肺水肿。数日后肺泡内水肿和出血逐渐吸收，并被透明膜所代替。久之可形成肺纤维化。吸入食物或异物时若将咽部寄居菌带入肺内，可导致以厌气菌为主的继发性细菌感染，形成肺脓肿。肺水肿使肺组织弹性减弱、顺应性降低、肺容量减少，加之肺泡表面活性物质减少，使小气道闭合，肺泡萎陷引起微肺不张，均可产生通气不足、通气/血流比例失调和静动脉血分流增加，导致低氧血症或伴代谢性酸中毒。血管内液大量渗出或血管扩张，可产生低血压。碳氢化合物吸入的病理过程与胃酸吸入相仿，因其表面张力低，吸入后可立即在肺部大面积扩散，并使表面活性物质失活，而易产生肺不张、肺水肿，导致严重低氧血症。

二、临床表现

HAP 多为急性起病，但不少可被基础疾病掩盖，或因免疫功能差、机体反应削弱致使起病隐匿。咳嗽、脓痰常见，部分患者因咳嗽反射抑制致咳嗽轻微甚至无咳嗽；有的仅表现为精神萎靡，老年人仅表现为食欲下降或呼吸频率增加。在机械通气病人常表现为需要加大吸氧浓度或出现呼吸道阻力上升。发热最常见，有时会被基础疾病掩盖，应注意鉴别。少数患者体温正常。重症 HAP 可并发急性肺损伤和 ARDS、左心衰竭、肺栓塞等。查体可有肺部湿性啰音甚至实变体征，体征是否典型视病变范围和类型而定。吸入性肺炎患者则迅速发病，多于 1 ~3 小时后出现症状，临床表现与诱发病因有关，如由于气管 - 食管瘘引起的吸入性肺炎，则每于进食后有痉挛性咳嗽、气急。在意识障碍情况下，吸入时常无明显症状，但 1 ~2 小时后可突然发生呼吸困难，迅速出现紫绀和低血压，常咳出浆液性泡沫状痰，可痰中带血，两肺闻及湿啰音，严重者可发生呼吸窘迫综合征。

三、实验室和辅助检查

胸部 X 线可呈现新的或进展性肺泡浸润甚至实变，范围大小不等，严重者可出现组织坏死和多个小脓腔形成。在 VAP(呼吸机相关性肺炎)可以因为机械通气肺泡过度充气使浸润和实变阴影变得不清，也可以因为合并肺损伤、肺不张等发生鉴别困难。粒细胞缺乏、严重脱水患者并发 HAP 时 X 线检查可以阴性。吸入性肺炎患者胸部 X 线示于吸入后 1 ~2 小时即可能见到两肺散在不规则片状边缘模糊阴影，肺内病变分布与吸收时体位有关，仰卧位时，好发于上叶后段或下叶背段，右侧卧位时，好发于右上叶前段或后段，右肺为多见。发生肺水肿，则两肺出现的片状、云絮状阴影融合成大片状，从两肺门向外扩散，以两肺中内带为明显，与心源性急性肺水肿的X线表现相似，但心脏大小和外形正常，无肺静脉高压征象。

血常规可表现为白细胞总数或/和中性粒细胞增多，重症肺炎可出现血气分析的低氧血症表现。

四、诊断

1.临床诊断

X线显示新出现或进展性肺部浸润性病变合并以下之一者：①发热>38℃；②近期出现咳嗽、咳痰，或原有呼吸道症状加重，并出现脓痰，伴或不伴胸痛；③肺部实变体征和（或）湿性锣音；④WBC>10×10^9/L伴或不伴核左移。在排除其他基础疾病如肺不张和肺水肿、药物性肺损伤、肺栓塞和ARDS等后，可作出临床诊断。早期诊断有赖于对HAP的高度警惕性。髋部骨折及髋关节术后患者凡出现原因不明发热或热型改变，咳嗽咳痰症状加重、痰量增加或脓性痰、氧疗病人所需吸氧浓度增加、或机械通气者所需每分通气量增加，均应怀疑HAP可能，及时进行X线检查，必要时行CT检查。

2.病原学诊断

某些基础疾病和危险因素有助于对感染病原体的估计，如昏迷、头部创伤、近期流感病毒感染、糖尿病、肾衰竭者容易并发金葡菌肺炎及G－杆菌；铜绿假单胞菌的易感因素为长期住ICU、长期应用糖皮质激素、广谱抗生素、支气管扩张症、粒细胞缺乏、晚期AIDS；军团菌感染的危险因素则为应用糖皮质激素、地方性或流行性因素；有腹部手术和吸人史者，则要考虑厌氧菌感染。由于HAP病原谱复杂、多变，而且多重耐药菌频发，应特别强调开展病原学诊断。髋关节术后病原学流行病学资料尚少，应加强伤口分泌物、痰培养和血培养协助诊断。

HAP特别是VAP的痰标本病原学检查存在的问题主要是假阳性。呼吸道分泌物培养结果意义的判断需参考细菌浓度。应当常规做血培养。普通咳痰标本分离到的表皮葡萄球菌、除诺卡菌外的其他G一杆菌、除流感嗜血杆菌外的嗜血杆菌属细菌、微球菌、肠球菌、念珠菌属和厌氧菌其临床意义不明确。对于部分重症肺炎在经验性治疗无效时，应尽早衡量利弊选择侵袭性技术如防污染标本毛刷（PSB）和支气管肺泡灌洗（BAL）采样，进行病原学检查。必须特别强调：①准确的病原学诊断对HAP处理的重要性甚过社区获得性肺炎（CAP）。②HAP患者除呼吸道标本外常规做血培养2次。③呼吸道分泌物细菌培养尤需重视半定量培养。HAP特别是机械通气患者的痰标本（包括下呼吸道标本）病原学检查存在的问题不仅仅是假阴性，而是假阳性。培养结果意义的判断需参考细菌浓度。此外，呼吸道分泌物分离到的表皮葡萄球菌、除奴卡菌外的其他革兰阳性细菌、除流感嗜血杆菌外的嗜血杆菌属细菌、微球菌、肠球菌、念珠菌属和厌氧菌临床意义不明确。④在免疫损害宿主应重视特殊病原体（真菌、卡氏肺孢子虫、分枝杆菌、病毒）的检查。⑤为减少上呼吸道菌群污染，在选择性病例应采用侵袭性下呼吸道防污染采样技术。⑥在ICU内HAP患者应进行连续性病原学和耐药性监测，指导临床治疗。⑦不动杆菌、金黄色葡萄球菌、铜绿假单胞菌、沙雷菌、肠杆菌属细菌、军团杆菌、真菌、流感病毒、呼吸道合胞病毒和结核杆菌可以引起HAP的暴发性发病，尤应注意监测、追溯感染源、制定有效控制措施。

3. **病情评估**

轻、中症:一般状态较好,早发性发病(入院≤5 天、机械通气≤4 天),无高危因素,生命体征稳定,器官功能无明显异常。重症 HAP:①需入住 ICU;②呼吸衰竭需要机械通气或 $FiO_2>35\%$ 才能维持 $SaO_2>90\%$;③X 线上病变迅速进展,累及多肺叶或空洞形成;④严重脓毒血症伴低血压和(或)器官功能紊乱的证据(休克:收缩压 <90 mmHg 或舒张压 <60 mmHg,需要血管加压药 >4 h;肾功能损害:尿量 <20 ml/h 或 <80 mml/4h 而无其他可解释原因,急性肾衰竭需要透析)。在机械通气并发 VAP 的患者,单次氧合指数(PaO_2/FiO_2)绝对值意义不大,应动态观察。凡 PaO_2/FiO_2 或肺顺应性进行下降,或呼吸道阻力进行性升高,而无其他原因可以解释是肺炎加重的重要参考指标。除重症外均归入中轻症。晚发性 HAP 和 VAP 大多为多重耐药菌感染,不论其是否达到重症诊断标准,抗感染治疗按重症处理。

五、治疗

包括抗感染治疗、呼吸治疗如吸氧和机械通气、免疫治疗、支持治疗以及痰液引流等,以抗感染治疗最重要。

1. **早发、轻中症** HAP

以肺炎链球菌、肠杆菌科细菌、流感嗜血杆菌、非耐甲氧西林金黄色葡萄球菌等常见,抗药物可选择第二、三代头孢菌素(不必包括具有抗假单抱菌活性者)、β - 内酰胺类/β - 内酰胺酶抑制剂。青霉素过敏者选用氟喹诺酮类如左氧氟沙星、加替沙星或莫西沙星。

2. **晚发、重症** HAP

铜绿假单胞菌、不动杆菌、肠杆菌科细菌、耐甲氧西林金黄色葡萄球菌(MRSA)等多见,抗感染药物应选择左氧氟沙星或环丙沙星或氨基糖苷类联合下列药物之一:①抗假单胞菌 β 内酰胺类如头孢他啶,哌拉西林或头孢哌酮;②广谱 β 内酰胺类/β 内酰胺酶抑制剂如哌拉西林/他唑巴坦、头孢哌酮/舒巴坦。替卡西林/克拉维酸对嗜麦芽窄食单胞菌活性较强,但铜绿假单胞菌对其耐药率较高;③亚胺培南或美罗培南。存在耐药金葡菌感染危险因素时,应联合糖肽类抗生素。

重症 HAP 或 VAP 最初经验性抗生素治疗覆盖面不足会增加病死率,是影响预后最重要的独立危险因素之一。病原学诊断的重要价值在于证实诊断和为其后更改治疗特别是改用窄谱抗感染药物治疗提供可靠依据。对重症 HAP 的最初经验性治疗应覆盖铜绿假单胞菌、不动杆菌和 MRSA 等高耐药菌。VAP 气管吸引物涂片发现成堆的革兰阳性球菌,最初治疗应联合糖肽类抗生素。48 ~72 小时后进行再评估,按下列情况分别处理:①临床和(或)微生物学证实诊断,继续抗感染治疗。如果微生物学诊断结果特异性较高(血、胸液、防污染下呼吸道直接采集标本培养和涂片),则减少联合用药,保留或选用针对性强的 1 ~2 种敏感药物。②临床诊断可能,微生物学诊断的临床意义不确定,无脓毒症或休克,继续抗感染治疗针对性不强,且会增加抗生素选择性压力,不用抗感染治疗亦可能对预后不利,决策颇为困难,但从临床角度出发,通常继续抗感染治疗,可按原方案用药或略作调整。③出现肺外感染或不能解释的严重脓毒血症或休克,根据感染类型和

(或)培养结果强化抗感染治疗。④临床诊断不符合,同时培养结果无意义或防污染下呼吸道标本培养阴性,或已肯定其他非感染原因,无严重脓毒症和休克,应停用抗感染治疗。抗感染疗程在遵循普遍规律的同时提倡个体化,取决于感染的病原体、严重程度、基础疾病及临床治疗反应等。根据近年临床研究结果,除非铜绿假单胞菌等多耐药菌,多数情况下有效的抗感染治疗疗程可从传统的14~21天缩短至7~8天,部分患者可用至14天。出现脓肿、伴有免疫功能损害者应适当延长疗程。吸入性肺炎患者在紧急情况下,应立即给予高浓度氧吸入,应用纤支镜或气管插管将异物吸出,加用呼气末正压呼吸治疗"急性呼吸窘迫综合征"。纠正血容量不足可扩容治疗。为避免左心室负担过重和胶体液渗漏入肺间质,可使用利尿剂。应用肾上腺皮激素治疗尚有争论,有认为在吸入12小时内大量使用糖皮质激素3~4,有利于肺部炎症的吸收,但亦有持相反意见者。抗生素只用于控制继发性感染,而不主张用于预防细菌性感染,因用药既不能减少继发细菌感染的发生,且容易产生耐药菌株。吸入碳氢化合物液体后的处理原则与上述相同。

3. HAP抗菌治疗评价和处理

HAP抗菌治疗无效常见原因:①诊断不可靠:非感染性原因、病原学诊断不明或评估错误。②病原体清除困难:耐药、呼吸道药物浓度不足(药物或解剖因素)和疗程不足、感染的肺外扩散、呼吸机有关污染源持续存在、宿主免疫防御机制损害。③二重感染或肺外扩散。④因药物不良反应,用药受限。⑤系统性炎症反应被激发,肺损伤甚至多器官功能衰竭。处理:①确立可靠病原学诊断,参考药敏或血药浓度等相关测定,慎重和周密地制定或调整治疗方案。②消除污染源,防止交叉感染。③防止其他可能引发或加重肺损伤的因素。

六、预防控制

1. 患者应采取半卧位(头部抬高30°~45°),以有效减少吸入和HAP的发病。尽量避免使用可能抑制呼吸中枢的镇静药、止咳药。对昏迷及吞咽困难病人要定时吸引口腔分泌物。

2. 对呼吸治疗器械要严格消毒、灭菌。直接或间接接触下呼吸道黏膜的物品须经灭菌或高水平消毒。高水平消毒可采用76℃加热30分钟,或选用适合的化学消毒剂如2%戊二醛溶液浸泡20分钟。化学消毒后的物品应避免再次污染。

3. 尽量使用无创通气。只要无反指征,优先采用经口(而非经鼻)气管插管。使用气囊上方带侧孔可供吸引的气管插管有利于积存于声门下气囊上方分泌物的引流,可减少VAP发生。对同一病人使用的呼吸机,其呼吸回路管道,包括接管、呼气活瓣以及湿化器,不要过于频繁(<48小时)更换,除非有肉眼可见的分泌物污染;不同病人之间使用时,则要经过高水平消毒。湿化器水要用无菌水。连接呼吸机管道上的冷凝水收集瓶要及时倾倒,操作时要避免冷凝水流向病人一侧。

4. 手部清洁是预防HAP简便而有效措施。严格执行洗手规则,可减少ICU内HAP至少20%~30%。不论是否戴手套,接触黏膜、呼吸道分泌物及其污染的物品之后,或接触气管插管或气管切开病人前后,或接触病人正在使用的呼吸治疗设施前后,或接触同一病人不同的污染部位后,均应洗手。

5. 肺炎疫苗对易感人群如老年、慢性心肺疾病、糖尿病等患者有一定预防作用。

6. 预防吸入性肺炎的主要措施为防止食物或胃容物吸入，如手术麻醉前应充分让胃排空，对昏迷患者可采取侧卧位，尽早安置胃管，必要时作气管插管或气管切开术。加强护理亦很重要。

7. 意识障碍患者应重视口腔护理。

第二节　髋部骨折病人肺栓塞

肺栓塞(pulmonary embolism，PE)是内源性或外来的栓子阻塞了肺动脉或/和其分支，引起肺循环受阻的临床和病理状态。尤以肺血栓栓塞症(pulmonary thromboembolism，PTE)常见，通常所称PE即PTE。PTE是来自静脉系统或右心的血栓阻塞肺动脉或其分支所致的疾病，因其多来源于深静脉血栓形成(deep venous thrombosis，DVT)，被认为是深静脉血栓形成的并发症。PE是常见的肺血管疾病，临床漏误诊率高，国外资料报道，美国每年发病患者约为100余万，也有报告近年随着成人接受抗凝治疗的增加，发病率呈减少趋势。我国尚无确确的流行病学资料。随着人工髋关节置换术的深入开展，DVT时有发生，如何预防和减少手术DVT也提到议事日程。DVT常发生于骨科大手术后，约80%的深静脉血栓是“沉默”的，发病前期常常无症状；70%以上的PTE是在死亡后发现的。由于症状性肺栓塞在骨科手术，特别是人工髋关节置换以外的手术后发生率较低，即使发生肺栓塞，也只会偶尔出现严重症状。因此，目前在骨科界尚未引起高度重视。全美胸科医师学会的报告指出，接受全髋、全膝关节置换术和髋部骨折手术的患者，如不采取预防疗法，7～14天后，静脉栓塞的发生率可高达50%～60%，也有报道全膝关节置换术后静脉血栓栓塞发生的平均时间为24天，而肺栓塞为17天，全髋关节置换术后静脉血栓栓塞和肺栓塞发生的平均时间分别为21天和34天，总体来讲，全髋关节置换术后前3个月肺栓塞发生率高。美国国立卫生研究院的报告显示，全髋或全膝关节置换术后肺部监测表明，PTE的可能性高达7%～11%，其中致死性PTE就占了约3%。需注意的是，并非仅仅人工髋关节置换术，人工膝关节置换术、髋部周围骨折等大型骨科手术也好发PTE。也有报道上肢、椎间盘、胫腓骨骨折、半月板等中小型手术患者发生PTE，这从一个侧面提示我们，骨科手术可诱发PTE。

一、病因和发病机制

骨科手术患者好发PTE的主要危险因素包括制动、卧床、低血压、麻醉后肌泵作用消失、术后血液黏滞度增高、外伤本身使血管腔阻塞可导致血流缓慢；外伤、受压(术中拉钩损伤、关节脱位、复位可刺激和损伤深静脉，髋部手术的患者术后需绝对卧床数周，手术后局部软组织水肿和积血可能压迫深静脉)、输注刺激性液体(高渗糖、造影剂、钾等)、大量输血、严重创伤感染致炎性因子释放也可导致血管壁损伤；至于血液高凝状态，尽管机制复杂，但患者血小板数量多、血小板的聚集与血小板的活化，老年、手术后均可出现高凝状态；而一些医源性的因素如止血药物的不恰当使用也提供了高凝状态的诱因。

骨科手术后肺栓塞是指全身静脉系统内的栓子游离后堵塞了肺血管床,其中99%的栓子是血栓,而非血栓性栓子常见于骨折时的脂肪栓塞、外伤后的骨髓栓塞,以及肿瘤和羊水栓塞等。一项前瞻性的临床研究揭示了血栓部位与PE发生率和严重程度之间的关系。如果DVT局限于腓静脉,PE的发生率为46%。如果股部受累,则上升为67%。如果累及盆腔静脉,则上升为77%。严重的PE的大部分栓子来自于近端静脉的血栓。然而,在栓塞前很多这样的血栓是起源于腓静脉并在栓塞发生之前逐步发展至近端静脉。

人工髋关节置换术后深静脉血栓形成的原因分析:深静脉血栓形成有三个条件:①血液凝固性增高,血液停滞,血管壁损;②血管内损伤是创伤或手术对血管直接操作的结果;③髋部手术对损伤股静脉可能性较大,发生DVT的机会多。人工髋关节置换术后凝血机制活化后所导致的血液高凝状态、静脉血流的淤滞和静脉内膜的损伤是深静脉血栓形成的主要原因。若患者高龄常合并多系统、多器官的生理性退变或器质性病变而使血液处于高凝状态;因长期卧床、下肢活动受限、心肺及血管瓣生理功能或器质性改变、心输出量减少、静脉回流减慢,均使髋关节置换术后下肢血流处于相对滞缓状态;术中长时间被动体位、过度牵引或旋转下肢使邻近血管受到间接损伤。以上因素的一项或几项叠加都容易导致深静脉血栓形成。而既往有血栓史、肥胖、下肢静脉曲张、糖尿病、慢性静脉炎或心血管疾病者,深静脉血栓形成的概率更大。很多国内外学者指出术前合并心脑血管疾病、糖尿病、高血压,以及术前有深静脉栓塞既往史或静脉曲张患者术后深静脉血栓形成的风险性明显增加。这表明术前合并糖尿病慢性静脉疾患及心血管疾病与术后深静脉血栓的形成有较明显的相关性。

表14-1　静脉血栓栓塞的危险因素

(A)原发性	
抗凝血酶缺乏	蛋白C缺乏
先天性异常纤维蛋白原血症	V Leiden因子(APC-R)
血栓调节蛋白	纤溶酶原缺乏
高半胱氨酸血症	异常纤溶酶原血症
抗心肌碱脂抗体	蛋白S缺乏
纤溶酶原激活抑制剂过量	Ⅻ因子缺乏
前凝血酶20210A突变	
(B)继发性	
创伤/骨折	外科手术
卒中	制动
高龄	恶性肿瘤±化疗
中心静脉导管	肥胖
慢性静脉机能不全	心力衰竭
吸烟	长途旅行
妊娠/产后期	口服避孕药
克隆氏病	狼疮抗凝剂
肾病综合征	假体表面
黏滞性过高	
血小板异常	

无论既往是否有心肺血管疾病,巨大栓塞均与急性 PE 所致的血流动力学后果有关。这些后果包括肺动脉和体循环压、右心房压、心输出量、肺血管阻力以及最终的冠脉血流。表 14 –2 和表 14 –3 总结了急性 PE 所致呼吸和心血管功能复杂而多因素的改变。

大块 PE 时,右心室后负荷的加重导致右室心肌做功和氧耗增加。尽管有足够的血压、恒定或不断增高的右室前负荷及恒定的心肌收缩,心脏指数仍然下降。当收缩压最终下降且右心室压力增加时,主动脉与右心室之间的压力阶差就会缩小。然而,心脏缺血并不能完全解释左心室输出量的恶化,它也很可能是右室扩张后心包压迫或室间隔向左移位的后果。近期一项对肺动脉高压病人的研究显示,由于肺血管阻塞造成的右心室后负荷增加同时将导致右心功能衰竭和左心室前负荷的增加。并伴有室间隔几何结构异常。同时,这会导致心脏指数全面下降。因为右心室不肥厚,因此几乎不能克服最初增加的后负荷,所以很可能急性 PE 时,这些事件的后果是非常严重的。

表 14 –2 PE 的血流动力学后果

(A)肺血流动力学变化	
前毛细血管高压	血管床减少 支气管收缩 小动脉血管收缩
侧支血管的形成	支气管肺动脉吻合形成肺内动静脉分流
血流改变	血流重分布血流恢复(血栓溶解等)
(B)体循环和心功能改变	
动脉低血压	
心动过速	
右心室超负荷和扩张	
中心静脉压增高	
左心室几何形状改变	
(C)冠脉循环改变	主动脉低压 右房高压
冠脉压力阶差减少	
单位心肌血流减少	
右心室内膜下相对性低灌注	

急性 PE,特别是大块 PE,常见低氧血症,其原因可能是①通气/灌注不匹配,V/Q 比值在低灌注区增高,它在某些相对高灌注区或肺不张部位可能下降。②由于原已存在的肺内动静脉吻合支开放或卵圆孔未闭而造成肺或心脏内分流。③继发于心输出量降低的混合静脉血氧饱和度下降。④弥散成分的改变。在大部分病例中,上述各种机制可能相互作用,其重要性取决于可能的基础心肺病理学。肺栓塞的机械性直接作用和栓塞后化学性与发射性机制引起的血流动力学反应是比较复杂的。数目少和栓子小的栓塞不引起肺血流动力学改变。一般当肺血管床阻塞 >30% 时,平均肺动脉压开始升高, >35% 时右房压开始升高,肺血管床丧失 >50% 时,可引起肺动脉压、肺血管阻力显著增加,心脏指数降低和急性肺心病。

根据病人临床表现和病理生理基础,PE 可分为三种类型:大块 PE,栓塞 2 个肺叶或以上,临床上有休克或低血压(收缩压 <90 mmHg,或血压下降 >40 mmHg,持续 15 分钟以上)，可猝死，须及时抢救；次大块 PE，有右室功能不全，无血流动力学紊乱；非大块 PE，无血流动力学紊乱和右心功能不全，预后较好。

表 14－3　PE 的呼吸后果

(A)呼吸动力学改变	肺动脉高压顺应性下降肺不张
过度通气	局限性低碳酸血症化学介质
(B)肺泡通气改变	
肺泡过度通气(低碳酸血症，碱血症)或相对性低肺泡通气	
(C)呼吸机制的改变	
顺应性降低	表面活性物质减少肺不张支气管收缩
(D)弥散能力的改变	
毛细血管容量减少膜通透性减低	
(E)通气灌注比例改变	

二、临床表现

肺栓塞具有多种临床表现谱，轻者可无症状，重者表现为低血压、休克，甚至猝死。常见的临床症状有呼吸困难、胸痛、咯血、晕厥等，它们可单独出现或共同表现。既往无心肺疾患的 PE 患者中 97% 的人有呼吸困难、呼吸急促、晕厥或胸痛。迅速出现的单纯呼吸困难常是由靠近中心部位(不影响胸膜)的 PE 所致；有时呼吸困难表现为在数周内进行性加重，因此无其他原因解释的进行性呼吸困难应想到 PE 的可能；对于既往有心力衰竭或肺脏疾病的患者，呼吸困难加重可能是提示 PE 的唯一症状。需要注意的是临床典型肺梗死三联征(呼吸困难、胸痛、咯血)的患者比例不足 1/3。

胸痛有两种类型：胸膜性胸痛和心绞痛样胸痛。胸膜性胸痛较剧烈，部位明确，与呼吸运动有关，是肺栓塞的常见临床表现。这种疼痛是由于远端栓子刺激胸膜引起。有些患者表现为心绞痛样胸痛，呈胸骨后胸痛，疼痛性质不明确，可能与右室缺血有关。

晕厥和休克是合并严重的血流动力学反应的中心型 PE 病人的特点，常伴有血流动力学受累及心脏血流量减少的体征，如体循环动脉低血压、少尿、肢端发凉和/或急性右心衰竭的临床体征。晕厥又为 PTE 的唯一或首先症状，还可以出现烦躁不安、惊恐甚至濒死感。

体格检查可能发现肺动脉高压体征(P_2 亢进、肺动脉瓣区收缩期杂音等)，右室负荷增加体征(颈静脉充盈，肝颈静脉回流征阳性)，部分病人可有胸腔积液或肺实变表现。

下肢深静脉血栓是 PE 的标志，查体可见双下肢不对称肿胀，深静脉区压痛，浅表静脉曲张，皮肤僵硬和色素沉着等。

骨科手术后 PE 分无症状性、症状性及致死性 3 种类型。无症状性肺栓塞是指 ECT 肺灌注静态显像等影像学检查发现 PE 存在而临床无症状，在髋关节和膝关节手术后发生率大约是 25%。症状性肺栓塞是指 ECT 肺灌注静态显像等影像学检查发现 PE，同时存在呼吸困难等临床症状，在髋关节和膝关节手术后发生率大约是 1% ~2 %。致死性肺栓塞是指发病后很快出现心跳、呼吸停止，甚至来不及抢救和治疗，在髋关节和膝关节手术后发生率只占0.1%。

胸膜性胸痛，无论是否合并呼吸困难，都是PE时最常见的临床表现(表14－4)。这种疼痛通常是由于远端栓子刺激胸膜所引起，胸部X线片上可有叶、段性的肺实变。这种综合征常常被不恰当地命名为“肺梗死”，虽然实变在组织学上与仅与咯血相关的肺泡出血相关。

迅速出现的单纯呼吸困难通常是由于更靠近中心部位的PE所致，而并不影响胸膜。它可能与胸骨后的心绞痛样胸痛有关，这可能代表右室缺血。其血流动力学改变比“肺梗死”综合征表现的更加显著。个别情况下，数周内呼吸困难可能是进行性的，无明确原因的进行性呼吸困难应警惕PE。对于既往有心力衰竭或肺脏疾病的患者，呼吸困难加重可能是提示PE的唯一症状。

表14－4　症状、体征、辅助检查在可疑PE患者中的发现

	PE(n＝219)	非PE(n＝546)
症状		
呼吸困难	80%	59%
胸痛(胸膜性)	52%	43%
胸痛(胸骨下)	12%	8%
咳嗽	20%	25%
咯血	11%	7%
晕厥	19%	11%
体征		
呼吸加快(≥20/分)	70%	68%
心动过速(＞100/分)	26%	23%
DVT体征	15%	10%
发热(＞38.5℃)	7%	17%
紫绀	11%	9%
胸部X线片		
肺不张或渗出	49%	45%
胸膜渗出	46%	33%
以胸膜为基底的密度增高区(梗死)	23%	10%
膈肌升高	36%	25%
肺血管床减少	36%	6%
肺门动脉截断*	36%	1%
血气分析		
低氧血症**	75%	81%
心电图		
右心室负荷过重*	50%	12%

*仅在参考文献中被观察到　　**仅在参考文献中被观察到

三、诊断

若无特殊检查方法，肺栓塞伴有或不伴有肺梗死的诊断往往都很困难，其中最重要的检查方法是放射核素灌注肺扫描和肺动脉造影。大范围肺栓塞的鉴别诊断包括败血症，休克,急性心肌梗死和心包填塞。若不发生肺梗死,因为缺少客观的肺部体征,病人的症状和体征往往被认为是焦虑和过度通气所引起。若发生肺梗死则鉴别诊断包括肺炎,肺不张,心力衰竭和心包炎。临床症状和体征可提示诊断。

以股骨骨折而言,PTE 多发于术后 2 ~ 14 天,创伤性骨折后的第 8 天是一个危险时期。在外伤中,下肢骨折、骨盆骨折、脊柱骨折有很高的血栓发生率;而相应的关节置换术、骨盆脊柱的手术有更高的 PTE 风险。毫无疑义,大的开放创面、复合伤,一次性多部位手术,手术不顺利以及随之而来的反复使用止血带和大量输血,使 PTE 发生的机会进一步提高。PTE 的临床表现多不典型,如胸痛、呼吸困难、晕厥、气促、咯血、心悸等。没有相应的检查设备,如通气/灌注扫描、肺血管造影等很难确诊。可由于 DVT(尤其是下肢 DVT)和 PTE 的天然关系,可以从下肢的 DVT 预防入手来防治 PTE。一旦发现患者大腿部或腓肠肌不适、下肢水肿、皮肤温度升高、组织肿胀、皮肤红斑、束状物、浅静脉扩张和浅表侧支静脉充盈就要考虑 DVT 的发生。而下肢肢体周径测量是发现 DVT 的简便方法,标准测量是髌骨上缘 15 cm 和髌骨下缘 10 cm 的双侧法肢体周径,相差超过 1cm 即有临床意义,如超过 3cm 诊断意义更大。

1. 放射性核素肺扫描

肺扫描在可疑的 PE 诊断中起着关键的作用。理由为两点:它是无创的诊断技术,而且经过广泛的临床试验评价。已证明应用中极为安全,极少发生过敏反应。放射性核素肺扫描由两部分组成:灌注显像和通气显像,显像至少包括六个体位的投照,最常应用的是正位、后位、左侧位、左前斜位、右侧位、右前斜位。对于灌注显像,患者仰卧位深呼吸时静脉注射锝 ~99M 标记的巨聚蛋白(MMA)。结果是微粒被均匀地分布到肺毛细血管床,而毛细血管段将出现暂时的阻滞。在肺动脉分支发生闭塞的情况下,更多外周血管床没有微粒分布,随后的显影中该区成为“冷区”。通气显像使用包括氪 81M、DTPA、133 ~ 氙和 99m - Tc 标记的碳原子等在内的多种物质。放射性核素肺扫描对证实为 PE 的敏感性 92%,阳性预测价值 92%,特异性 87%,阴性预测价值 88%。因此怀疑 PE 的患者约 25% 可因肺灌注正常而否定诊断,而且不用抗凝治疗可能是安全的,怀疑 PE 的患者约 25% 具有高度可能的肺扫描结果,他们可能需要行抗凝治疗,其余的患者需要进一步的诊断性检查证实或排除 PE。

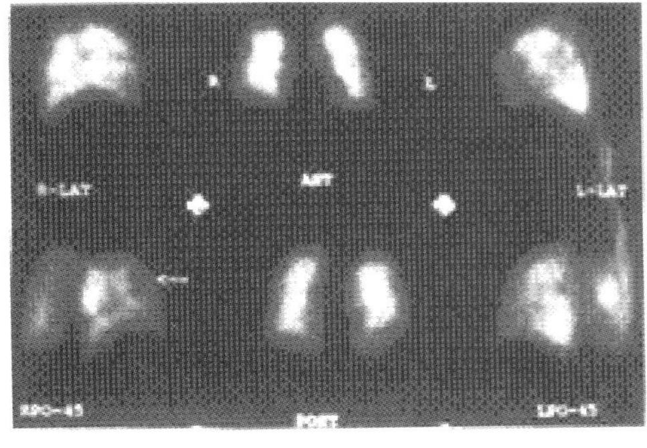

图 14 - 1　ECT 肺灌注静态显像可见右肺上叶尖段与前段灌注不良

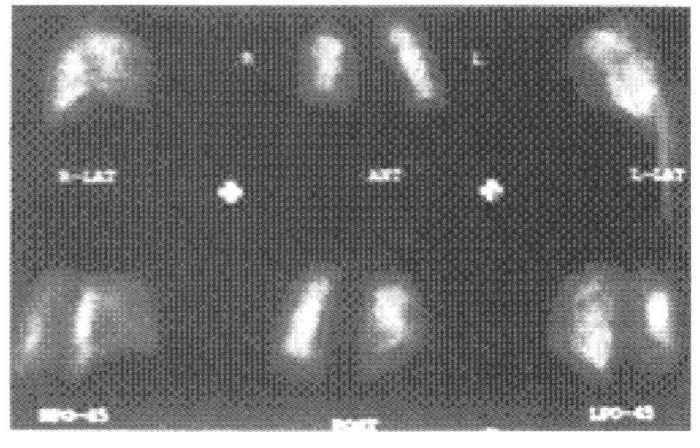

图 14 - 2　溶栓治疗后 ECT2 肺灌注静态显像基复正常(提示右肺尖、前段栓塞。)

2. 血管造影

在所有非侵入性检查无明确结果的患者，可以选择肺血管造影。对于溶栓和肝素治疗有禁忌证的患者造影可用于治疗目的。此外血流动力学测量是肺血管造影的一部分。肺动脉造影检查可发现血栓，是最具确诊价值的检查。对未能确诊而急需解决者应作此项检查。

PE 的直接征象包括：血管完全阻塞（最好是造影剂柱有凹的边缘）或充盈缺损。然而应当认识到，血管造影的可靠性随管腔口径变小而下降，也就是在亚肺段水平以下则很难以做出判断。个体差异也可能影响肺血管造影诊断的准确性。

PE 的间接征象包括造影剂流动缓慢，局部低灌注，肺静脉血流减慢或延迟。应当认识到这些征象可以引起人们对某些区域的注意，但缺乏血管造影直接征象时不应该诊断 PE。

肺血管造影的敏感性在 98% 以内，特异性介于 95% ~98%。肺血管造影是诊断 PE 的"金标准"，当非侵入性诊断检查不能确诊时，临床怀疑 PE 而肺血管造影正常的患者，不抗凝治疗是安全的，PE 的肺血管造影间接征象尚未得到认定。

3. 螺旋 CT

肺栓塞 CT 表现可分为直接征象和间接征象。肺动脉内栓子的直接显示是诊断肺血栓栓塞最可靠的直接征象。直接征象表现为①充盈缺损：为增强扫描后一侧或两侧肺叶、段肺动脉腔内不同程度的充盈缺损，可为中心型（轨道征）或偏心型低密度影，边缘清楚，肺动脉部分通畅。②管壁增厚：表现为肺动脉壁阶段性、不规则增厚，管腔狭窄，其远端呈血管纹理稀疏、纤细或相应供血区肺叶、段无血管纹理的缺血性表现；③肺动脉腔的改变，表现为双侧或一侧肺叶、段肺动脉完全闭塞，无造影剂显示，近端肺动脉明显扩张，远端肺动脉分支纤细，呈残根征或枯树枝样改变。间接征象主要为：①CT 平扫表现为以胸膜为度，尖端指向肺门的楔状或不规则形磨玻璃状致密影，此系肺组织同时接受支气管动脉及肺动脉双重供血，肺栓塞后可以不发生肺梗死，肺缺血致肺泡水肿、出血或肺泡萎陷，只出现肺部致密影，增强扫描供血区肺动脉分支纤细或完全不显示。特点是密度较淡，无肺泡充气影，数日内消散。②尖端指向肺门的楔形、锥形实变影，大多为肺梗死所致，有时尚伴有出血及少量胸腔积液，常发生于心肺疾患致血液淤滞的患者，肺梗死吸收慢，常残留瘢痕。③分散于肺实质的不均一高密度影，为供应次级肺小叶的小动脉栓塞后肺内的灌注不均匀所致，亦称马赛克征，此征虽非 PE 所特有，但此征的出现可为 PE 的诊断提供进一步检查的线索，但还需与各种低灌注性肺部疾病，尤其肺气肿及小气道阻塞性疾病相鉴别。④胸腔积液，表现为沿胸腔内弧形液性密度影。螺旋 CT 是诊断 PE 有效而无创的检查方法，能方便准确地诊断 PE，对临床判断病情、选择治疗方法和监测疗效均有重要价值，可以作为诊断 PE 的首选检查方法。随着螺旋 CT 的进一步发展，特别是多层螺旋 CT 三维重建技术的应用，它将有可能成为新的诊断 PE 的金标准。

4. 超声心动图

超声心动图对于鉴别突发的呼吸困难、胸痛、循环衰竭及需排除 PE 诊断的其他临床情况有益。特别对除外心肌梗死、感染性心内膜炎、主动脉夹层、心包填塞有价值。

如果超声心动图发现右心负荷过重，室壁运动减弱，同时 Doppler 显示存在肺动脉高压的征象，将提示或高度怀疑 PE。有血流动力学改变的 PE 典型的超声心动图征象包括：右心室扩张、右室运动减弱、室间隔向左侧膨出导致 RV/LV 比值增大、肺动脉近端扩张、三尖瓣返流速度增快（3 ~3.5 m/s）、右室流出道血流速度紊乱。

最近，右室局部收缩室壁运动异常被认为是诊断急性 PE 的特异征象。与其他原因引起右室收缩负荷过重不同的是急性 PE 引起的室壁运动减弱并不影响右室游离壁的心尖部分。这种征象在 85 例病人中诊断急性 PE 敏感性为 77%，特异性为 94%。

有血流动力学改变的 PE 病人，超声心动图不可能是正常的。在肺灌注扫描具有 1/3 以上肺野灌注缺损的病人中，90% 超声心动图存在右室游离壁运动减弱。

5. 下肢深静脉血栓的检测

肺栓塞的栓子约 70% 来自下肢深静脉，故下肢深静脉的检查对诊断和防治肺栓塞十分重要。由于近半数下肢静脉病患者物理检查正常，故需借助其他仪器检查加以明确。放射性核素静脉造影：与传统静脉造影符合率达 90%。血管超声多普勒检查：准确性为 88% ~93%。肢体阻抗容积图：与静脉造影的符合率为 70% ~95%，诊断的敏感性为 65 ~86%，特异性为 95% ~97%，小腿静脉堵塞诊断的敏感性较低。在已确诊 PE 病人超声造影可发现有 50% 存在近端 DVT，下肢静脉超声造影结果正常不能除外 PE。对于肺灌注扫描结果不能诊断的病人下肢的系列检查有可能替代血管造影，但临床应用上可能受限。

6. 血浆 D－二聚体（D－dimer）

血浆 D－二聚体为纤维蛋白降解产物，急性 PE 或 DVT 时用定量 ELISA 法检测，诊断的敏感性 >99%。PE 或 DVT 时，D 二聚体多大于 500 μg/L，D 二聚体 <500 μg/L 可以除外 PE。但 D－二聚体对静脉血栓栓塞并非特异。肿瘤、炎症、感染、坏死、术后等，D 二聚体多 >500 μg/L，因此 D－二聚体对 PE 的特异性差。另外，对于高龄者 D 二聚体的特异性也较低。因此，D－二聚体检测不能用于这些人群。传统的乳胶试验及全血凝集试验敏感性及阳性预测价值较低，应该淘汰。

7. 胸部 X 线

通常有异常表现，如栓塞部位肺血减少、胸膜渗出、盘状肺不张、膈肌抬高等，典型楔型阴影少见，但这些表现均非特异。因此胸部 X 线检查的主要目的是除外其他原因引起的呼吸困难和胸痛，X 线检查正常不能除外 PE。

8. 动脉血气分析

动脉血气分析的典型表现是低氧血症、低碳酸血症（反射性过度通气所致）和肺泡一动脉血氧分压差增大。但确诊 PE 的患者，超过 20% 的患者动脉血氧分压正常，15% ~20% 肺泡一动脉氧分压差正常。因此血气分析异常有提示诊断的意义，但血气分析正常不能排除 PE。

9. 心电图

PE 常见的心电图改变包括：$S_{Ⅰ}Q_{Ⅲ}T_{Ⅲ}$ 征（Ⅰ导联 S 波加深、Ⅲ导联出现 Q、q 波及 T 波倒置）和 ST 段异常，右束支阻滞，电轴右偏，房性心律失常等。但这种改变通常与严重的 PE 相关联，且各种原因导致的右心室劳损时均可以出现。肺性 P 波，右束支传导阻滞，电轴右偏和室上性心律不齐亦可出现，最常见为窦性心动过速。

四、鉴别诊断

1. 呼吸困难、咳嗽、咯血、呼吸频率增快等呼吸系统表现为主的患者多被诊断为其他的胸肺疾病如肺炎、胸膜炎、支气管哮喘、支气管扩张、肺不张、肺间质病等。当难于鉴别肺栓塞和 COPD 时，作^{133}Xe 肺通气扫描有帮助，吸入的放射性气体随呼吸分布。急性肺栓塞者病变区有大片灌注缺损而通气扫描相对正常，出现 V/Q 失衡。肺实质病变部位（如大叶肺炎）通常显示同时存在灌注和通气异常（V/Q 同步异常），表现为通气排出延迟和放射性气体潴留。V/Q 同步异常者亦发生于肺水肿，偶亦见于肺栓塞，尤其是在发病后 >24 小时作扫描检查。

2. 以胸痛、心悸、心脏杂音、肺动脉高压等循环系统表现为主的患者易被诊断为其他的心脏疾病如冠心病（心肌缺血、心肌梗死）、风湿性心脏病、先天性心脏病、原发性高血压、肺源性心脏病、心肌炎、主动脉夹层等和内分泌疾病如甲状腺功能亢进。

3. 以晕厥、惊恐等表现为主的患者有时被诊断为其他心脏或神经及精神系统疾病如心律失常、脑血管病、癫痫等。

五、治疗与预防

通常认为小剂量肝素注射用于各种选择性外科大手术者可减低深静脉（腓肠）血栓形成和肺栓塞的发病率。在血浓度达治疗有效量的 1/5（预防血栓扩散）时，肝素足以充分激活抗凝血酶Ⅲ以抑制因子 Xa，后者为凝血序列过程早期阶段使凝血酶原转换为凝血酶所必需的物质。因此能防止启动血凝块形成，但是一旦因子 Xa 已被激活，凝血过程已经开始，再用肝素则无效。也有人认为阿司匹林对预防关节手术后血栓形成有益处，常用推荐剂量为 2.5 mg～10 mg，一日两次。术后用 5～9 天。另外如果血肿形成应尽早减压处理。

对静脉血栓栓塞发生率较高的某些情况，如髋骨骨折和下肢矫形手术，应特别重视预防措施。小剂量肝素和阿司匹林均不足以预防髋骨骨折手术或髋关节置换术时可能发生的静脉血栓栓塞，推荐使用低分子量肝素或适当剂量的华法林。如使用低分子量肝素可降低全膝关节置换术的静脉血栓栓塞危险性，间歇充气压缩泵也有类似作用，对同时有多种临床危险因素的病人，应考虑联合使用低分子量肝素和间歇充气压缩泵。对矫形手术，术前即应开始治疗且应持续至术后 7～10 天。对同时具有静脉血栓栓塞和出血高危性的病人，可选择置入过滤器阻断下腔静脉。

骨科手术患者 DVT 的预防是一个综合的措施，包括基本预防措施、机械预防措施和药物预防措施。其基本预防措施包括在四肢或盆腔邻近静脉周围的操作应轻巧、精细，避免静脉内膜损伤；术后抬高患肢时，不要在腘窝或小腿下单独垫枕，以免影响小腿深静脉回流；鼓励患者尽早开始进行经常的足、趾主动活动，并多做深呼吸及咳嗽动作；尽可能早期离床活动。机械预防措施有足底静脉泵、下肢间歇充气压缩泵及逐级加压弹力袜，它们均利用机械性原理促使下肢静脉血流加速，降低术后下肢 DVT 发生率。但在临床试验中，抗血栓药物的疗效优于非药物预防措施，因此基本预防和机械预防只用于有高危出血因素的患者，或与抗血栓药物联合应用以提高疗效。药物疗法包括：①术前 12 小时或术后 12～24 小时（硬膜外腔导管拔除后 2～4 小时）开始皮下给予常规剂量低分子肝素；或术后4～6小时开始给予常规剂量的50%，次日增加至常规剂量。②璜达苷亏钠(戊聚糖钠)2.5 mg，术后6～8小时开始皮下注射，每日1次。③术前或术后当晚开始应用维生素K拮抗剂，用药剂量需要作监测，维持国际标准化比值(INR)在2.0～2.5，勿超过3.0。预防DVT可选取上述方法当中一种，但用药时间一般不少于7～10天，并且由于药物的联合应用会增加出血的并发症，故不推荐联合用药。

具体说来，低分子肝素是简便易行的预防药物，其对凝血因子Xa具有选择性拮抗，降低了出血的风险，并且由于对血小板影响较小，一般无需检测凝血指标。由于来源与制作方法不同，低分子肝素市售剂型种类繁多。以法安明(达肝素钠)为例，若发现有深静脉血栓的证据，可使用200 U/kg皮下注射，1次/日；若仅为骨科手术预防用，可剂量减半。如有出血风险，可每天分2次使用，间隔12小时，总量不变。如为低体重者，如35 kg～45kg患者，可仅予每日总量3 500 U皮下注射。对重度肥胖、孕妇、血液病及肾功能不全(尤其肌酐清除率<30ml/min)患者，要检测凝血因子Xa活性(维持在0.4～1.0 U/ml)。一旦过量，停止给药6小时，出血倾向将减轻，紧急情况下可给以鱼精蛋白中和，比例为1 mg/100 U，但效果不肯定。维生素K拮抗剂种类较多，其中华法林效果确切，价格便宜，较为常用。使用时要监测INR，使之维持在2.0～2.5的有效剂量，超过3.0出血风险增加。剂量一般为首剂3～5 mg，维持1.5～3 mg口服。需要提醒注意的是由于维生素K拮抗剂耗竭了体内的维生素K，依赖维生素K的抗凝物质蛋白C和蛋白S的合成明显减少，因而在口服华法林的前3～5天，存在高凝状态，若要保证该阶段的抗凝效果，需要同时使用低分子肝素，监测INR水平。由于华法林半衰期较长，一旦过量，停药2天凝血功能才会恢复，紧急时可使用维生素K口服或静脉注射，6～8小时起效，危急时可输注凝血因子紧急止血。至于肝素，由于其皮下注射吸收差，多静脉用，要每6小时监测活化部分凝血激酶时间(APTT)，据此调整肝素用量。对于肾衰竭、抗凝治疗期间需要再次手术的患者，有起效快，易调控的特点。使用可先予5000 U负荷量，再维持5000 U/8～12小时，监测APTT维持在1.5～2.5倍正常对照值。用药期间要注意复查血小板。肝素过量时可用鱼精蛋白中和，比例为1 mg/100U，由于效果确切，可先用半量，根据检测结果再进行调整。

1. 肺栓塞的一般治疗

PE伴有血流动力学不稳定者应收入监护病房，监测血压、心率、呼吸、心电图及血气分析。患者应绝对卧床，避免血栓脱落再栓塞。胸痛严重者对症给予镇痛药物。

2. 血流动力学及呼吸支持

(1)呼吸支持：缺氧及低碳酸血症在肺栓塞病人中是常见的。若$PaO_2 < 60 \sim 65$ mmHg，且心排血量降低时，应面罩给氧。如果需要机械通气，应注意避免血流动力学方面的副作用。机械通气所致的胸腔内正压可使大块肺栓塞病人静脉回流减少、右心衰恶化。

(2)循环支持：急性大块肺栓塞的病人多伴有血流动力学不稳定，主要是由于肺血管床的横截面积减少及已存在的心肺疾病所致。急性大块肺栓塞时右室缺血及左室舒张功能障碍，最终导致左室衰竭。许多大块肺栓塞的病人在出现症状后数小时即死亡。因此对于伴有血流动力学不稳定的病人支持治疗非常重要。对于低血压或休克者，可静脉滴注多巴胺、多巴酚丁胺、阿拉明等，维持体循环收缩压在90 mmHg以上。

注意：①多巴酚丁胺及多巴胺可用于低心脏指数及血压正常的 PE 病人。②血管加压药物可用于低血压的 PE 病人。③监控的氧气治疗对缺氧的 PE 病人有益。④液体支持治疗的作用仍有争议，应不超过 500 ml。

3. 溶栓治疗

(1)溶栓治疗的指征：如果没有绝对禁忌证，所有大块肺栓塞的病人都应接受溶栓治疗。对于血压正常、组织灌注正常而有临床和超声心动图右室功能不全证据(次大块肺栓塞)的病人，如果没有禁忌证可以进行溶栓治疗。非大块肺栓塞病人不应接受溶栓治疗。

(2)PE 溶栓治疗的禁忌证：绝对禁忌证：①活动性内出血；②近期的自发性颅内出血。相对禁忌证：①大手术、分娩、器官活检或不能压迫的血管穿刺史(10 天内)；②2 月内缺血性中风；③10 天内胃肠道出血；15 天内严重外伤；④1 月内神经外科或眼科手术；⑤控制不好的重度高血压(收缩压 >180 mmHg，舒张压 >110 mmHg)；⑥近期心肺复苏；血小板 <100 000/mm^3；PT <50%。⑦妊娠；感染性心内膜炎；糖尿病出血性视网膜病变；严重肝、肾疾病；出血性疾病。

(3)溶栓治疗时间窗：溶栓的时间窗为症状发作后 2 周内，2 周以上者也可能有效。

(4)国内常用的溶栓方案为：①尿激酶 2 万 IU/kg，2 小时静脉滴注；②rt－PA 50～100 mg 2 小时静脉滴注 5 溶栓的并发症及副作用，溶栓治疗的主要并发症为出血。最多见的为血管穿刺部位出血，严重颅内出血发生率约 1%。溶栓治疗过程应密切监测病人有无出血表现，如血管穿刺部位、皮肤、齿龈等部位，观察有无肉眼血尿及镜下血尿、严密观察有无新发的神经系统症状及体征。如有穿刺部位的出血，可压迫止血。严重的大出血应终止溶栓，并输血或血浆。出现颅内出血应作为急诊，迅速与神经内科或外科联系，决定治疗。

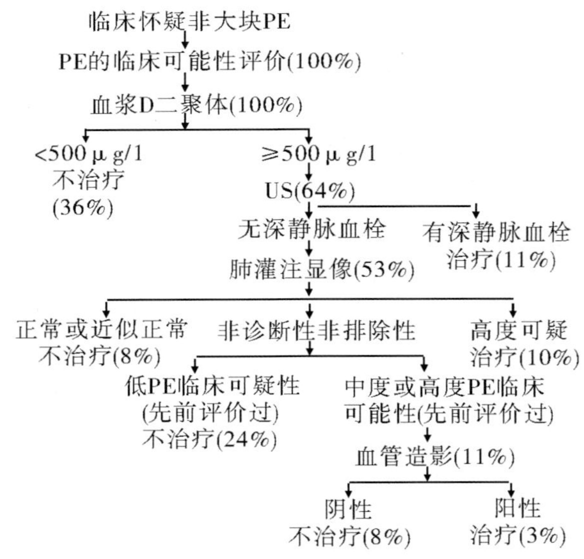

图 14－3　非大块怀疑 PE 急诊病人的诊断方案(PE＝肺栓塞 US＝超声造影 DVT＝深静脉血栓)

图 14－3 括号里的数字代表方案中每一步骤的病人比例，源于一项急诊病人的观察，说明血浆 D 二聚体测定对住院怀疑 PE 病人用处有限。另外除了肺血管造影，如果缺乏

相应的诊断性检查措施，任何一步均可忽略。螺旋 CT 在一些中心可以取代肺灌注显像或/和血管造影。

4. 抗凝治疗

抗凝禁忌症包括：血小板减少、活动出血、凝血功能障碍、严重未控制高血压、近期手术者等。但对确诊肺栓塞的病人多是相对禁忌证。

抗凝治疗可防止肺栓塞发展和再发，靠自身纤溶机制溶解已存在的血栓。抗凝治疗 1 ~4 周，肺动脉血块完全溶解者为 25% ，4 个月后为 50% 。常用的抗凝药物有普通肝素（UFH）、低分子肝素（LMWH）和华法林。

急性肺栓塞的 UFH 抗凝治疗，起始治疗包括足量肝素抗凝，先静推（通常 5 000 ~ 10 000 IU），然后持续静点。静点速度根据体重调整（表 5），但不能低于 1 250 IU/小时。开始速度越快，达到治疗抗凝水平越快，但如果输液速度高于 1 250 IU/H，而浓度低于抗凝治疗水平是否复发率高并不确定。静点速度须根据 APTT 调整（达对照值的 1.5 ~2.5 倍），静推后 4 ~6 小时测第一次 APTT。因使用不同的方法所致 APTT 的可变性，所以强调每个实验室应根据使用的方法确定 APTT 比值的范围。

肝素比 LMWH 血小板减少发生率更高。全髋置换术后用肝素治疗，血小板减少发生率为 1% 。如果 PE 发生在术后，大手术后 12 ~24H 内也不能使用肝素，如果手术部位仍有出血，治疗应进一步延迟。肝素不必静推，剂量应适度的低于传统剂量。开始治疗 4 小时后测 APTT。如果病人有高度出血危险，应放置静脉滤网。

长期抗凝病人须由肝素改为口服抗凝剂。通常大多数病人在肝素治疗的第一或第二天开始口服抗凝剂。起始剂量每天华法林 2 ~3 mg，剂量应根据 INR 调整。负荷剂量并不比维持剂量能更快达目标 INR（2.0 ~3.0），反而有害，因为与其它抗凝因子（Ⅱ、Ⅶ、Ⅸ、Ⅹ）相比，蛋白 C 和 S 半衰期更短，可引起暂时性高凝状态。因此，必须合并应用肝素 4 ~5 天至 INR 达治疗水平至少 2 天。

INR 达治疗水平前，每天应监测 INR，然后前 2 周每周监测 2 次或 3 次，其后根据 INR 达稳定的情况每周 1 次或更少。长期治疗，每 4 周监测一次。

必须根据临床情况调整抗凝强度。许多研究证实，VTE 的有效治疗应使 INR 达 2.0 ~3.0。INR3 ~4.5 时，VTE 复发并不减少而出血并发症增加 4 倍。

PE 病人应根据公斤体重应用静脉肝素，使 APTT 保持在 1.5 ~2.5（抗 Xa 因子活性 0.3 ~0.6 IU）。LMWH 可用于有症状的非大块 PE，口服抗凝剂应于应用肝素的头 3 天开始，并与肝素合用至少 4 ~5 天，至 INR 达治疗水平（2.0 ~3.0）2 天后停用肝素。初发 PE，如果有可逆危险因子应至少抗凝 3 个月，特发性 VTE 至少抗凝 6 个月。在复发性 VTE 或危险因子（例如肿瘤）持续存在的病人应长期应用口服抗凝剂。

表 14 -5　按体重调整的肝素使用方案

APTT（秒）	剂　量
负荷量	80 U/kg 静脉注射，继以 18 U/kg/h
<35（<对照值的 1.2 倍）	80 U/kg 静脉注射，再增加输注速度 4 U/kg/h
35 ~45（1.2 ~1.5 倍）	40 U/kg 静脉注射，再增加输注速度 2 U/kg/h
46 ~70（1.5 ~2.3 倍）	速度不变

续表 14－5

APTT(秒)	剂　量
71～90(2.3～3.0 倍)	降低输注速度 2 U/kg/h
>90(对照 3 倍)	暂停输注 1 h，再降低输注速度 3 U/kg/h

APTT 监测时间按以下时间间隔进行：开始肝素后 4～6 小时，然后调整剂量；初次剂量调整后 4～6；治疗第一个 24 小时按上表进行；以后每日一次，但剂量不足时（APTT <1.5倍），增加剂量后 4～6 小时重复检测。

APTT 过于延长与出血相关。但应用肝素时出血并不多见，除非进行介入操作、局部损伤或有血液学异常，LMWH 同样如此。

肝素导致的血小板减少症是肝素治疗的另一副作用。该血小板减少症有两种类型：早期出现者常发生于治疗后 4～7 天，可逆，呈良性经过，使用普通肝素的病人发生率约 1%～2%（血小板低于正常值或血小板计数下降 >50%）。可能是肝素对血小板的直接作用，无严重后果。第二种情况多发生于治疗的 5～15 天，发生率近 0.1%～0.2%，是由抗血小板 4 因子肝素复合物抗体 IgG 免疫介导的；有时伴动静脉血栓形成，导致死亡或肢体坏死等严重并发症。因此，肝素治疗中应监测血小板数量，血小板突然不明原因的低于 10 万/UL 或下降 30% 以上，此时必须小心。停用肝素后 10 天血小板逐步上升，治疗过程中应每两天测血小板数量。

LMWH 是替代 UFH 的选择之一。皮下注射 LMWH 后，生物利用度高达 90%（UFH 为 40%），这与其血浆蛋白（包括血小板 4 因子、纤维联结蛋白、玻璃联结蛋白及 vW 因子）亲和力弱有关。LMWH 与这些蛋白结合能竞争性抑制与 AT－Ⅲ 的结合，同时会促进血小板聚集，削弱其抗凝作用。LMWH 产生的抗凝作用预测性好，因此不需要严密监测 APTT 和反复剂量调整，可方便地皮下注射给药。UFH 和 LMWH 在非大块肺栓塞的治疗试验表明，两类药物静脉血栓栓塞复发率、出血和死亡率无差异。LMWH 可缩短住院日及提高病人的生活质量。

如果肺栓塞发生在术后，大手术后 12～24 小时内不能使用肝素。如果手术部位仍有出血，治疗应进一步延迟。肝素不必静推，剂量应适度低于常规剂量。开始治疗 4 小时后测 APTT。如果病人有高度出血危险，应放置静脉滤网。肝素治疗的第一或第二天开始口服抗凝剂。起始剂量为每天华法林 2～3 mg，根据 INR 调整剂量。负荷剂量并不比维持剂量能更快达目标 INR（2.0～3.0），反而有害，因为与其他抗凝因子（Ⅱ、Ⅶ、Ⅸ、Ⅹ）相比，蛋白 C 和 S 半衰期更短，可引起暂时性高凝状态。因此，必须合并应用肝素 4～5 天，至 INR 达治疗水平至少 2 天。INR 达治疗水平前，每天应监测 INR，治疗前 2 周每周监测 2 次，其后根据 INR 达稳定的情况每周 1 次或更少。长期治疗者，每 4 周监测一次。有效治疗应使 INR 达 2.0～3.0。INR3～4.5 时，静脉血栓栓塞复发并不减少而出血并发症增加 4 倍。

抗凝时程取决于临床事件的类型和并存的危险因素。有暂时或可逆危险因子（例如继发于外科或创伤后的血栓）的病人，抗凝治疗 3～6 个月。对第一次发作后无诱发危险因素的特发性静脉血栓栓塞，抗凝治疗至少 6 个月。对于恶性肿瘤或复发静脉血栓栓塞应进行无限期抗凝治疗（>2 年）。

口服抗凝剂最常见并发症是出血，其危险同抗凝强度有关。有足够证据表明 INR 大于 3.0 时出血更常见。高龄病人容易出血。出血常在治疗早期发生，尤其合并肿瘤、胃肠道溃疡、脑动脉瘤时。如果临床需要可停药，口服或注射维生素 K 拮抗。如果病人严重出血，应静脉注射维生素 K 和新鲜血浆或凝血酶原复合物。

口服抗凝剂治疗期间须行外科手术的患者，是否中止抗凝或调整抗凝剂量要权衡出血风险和抗凝获益。可根据病人的具体情况，采用以下策略：①手术前中止华法林 3 ~ 5 天，使 INR 回到正常水平，术后再开始抗凝治疗；②降低华法林剂量，手术期间维持 INR 在亚治疗水平；③中止华法林，术前和术后使用肝素抗凝（推荐使用 LMWH）直到重新开始华法林治疗。当然，也有人认为华法林预防效果不明显。

5. 经导管介入治疗

用导管破碎血栓或抽吸取栓，也可同时在肺动脉局部实施溶栓。适用于溶栓及抗凝有禁忌症者。

6. 外科取栓外科肺动脉取栓

适用于大块肺栓塞患者经溶栓治疗失败，或对溶栓治疗有禁忌者。在行肺动脉取栓术前，应进行肺动脉造影，以证实肺动脉堵塞的部位和范围，确保诊断正确。急性期手术风险高，死亡率接近 40%。

外科取栓的适应证包括三种：急性大块 PE，有溶栓禁忌证，对溶栓和内科治疗反应差。急诊外科取栓对大块、致命的 PE 有一定疗效，如果大块 PE 在术前用超声（TTE）或 SCT 确诊，则不必行造影检查。

7. 下腔静脉滤网器（IVCF）安置

反复肺栓塞与下肢 DVT 有密切联系。经皮穿刺途径在下腔静脉置入滤器，有可能防止再栓塞。对有抗凝禁忌的肺栓塞高危患者、或充分抗凝治疗后仍反复栓塞者，安置下腔静脉滤器可能有益。

下腔静脉滤网器适于有抗凝绝对禁忌证或尽管经过充分抗凝，VTE 仍复发的病人预防 PE 发生，下腔静脉滤网可能适用于外科取栓手术后，可取出的下腔静脉滤网需要进一步研究。

腔静脉滤器的绝对指征：①绝对的抗凝禁忌证，颅内出血、消化道大出血、后腹膜血肿、严重咯血、颅内肿瘤转移、严重的脑血管意外、颅脑外伤、明显的血小板减少症（$<50\times10^9/L$）；②抗凝治疗时出现危及生命的出血；③抗凝治疗失败。腔静脉滤器的相对指征：①严重创伤患者 PE 的预防，②癌肿患者的血栓治疗，③具有高危 PE 的整形外科患者，④肺动脉血栓的切除前后，⑤大量自由浮动的髂股型血栓患者 PE 预防，⑥慢性阻塞性肺疾病并 DVT 患者的 PE 预防，⑦低心肺储备并 DVT 患者的 PE 预防，⑧怀孕患者的静脉血栓治疗，⑨器官移植患者的静脉血栓治疗。

植入 IVCF 主要并发症：①滤器的移位和倾斜；②下腔静脉穿孔；③下腔静脉血栓形成；④肺栓塞；⑤急性肾衰竭（由于滤器放在肾静脉开口的上方所致）等。

近几年来，并发症的发生率明显下降，这可能与器械的改进、介入医师导管技术水平的提高等有关。

六、预后

PE 急性期后的预后主要取决于充分的血栓溶解以及肺动脉和深静脉系统的血管重建。这一过程受众多因素的影响，例如先天性血栓形成倾向的存在，充分的抗凝治疗，危险因子的持续存在。即使患者在 PE 的初次发作中生存下来，但长期预后仍取决于基础状态。与较高的死亡率相关的因素有高龄，肿瘤，卒中及心肺疾病。

在部分患者中，对呼吸困难和慢性右心衰竭的调查发现严重的肺动脉高压是由于无症状复发性 PE 所致。这种慢性血栓栓塞性疾病的本质与急性 PE 不同，如果不治疗，通常在发现后 2 ~3 年内死亡。但急性大块肺栓塞患者仍有较大的危险性，如果不及时治疗即可发生肺梗死。大多数可在 1 小时内死亡，甚至瞬间猝死（ <10% ）。如果患者得到及时治疗，病死率约 8% ，而未经治疗可达 30% ，高病死率与患者梗死复发有关。肺梗死是严重的疾病，应当注意预防，早期诊断，及时治疗。

第三节　髋部骨折病人的呼吸衰竭

呼吸衰竭是外科临床常见的并发症，也是术后患者死亡的主要原因之一。髋关节手术患者常由于创伤或术后感染、疼痛以及麻醉药物的使用等原因导致呼吸功能障碍，产生严重缺氧和/或二氧化碳潴留，从而引起一系列生理功能和代谢紊乱的临床综合征，对有肺部基础病变、老年患者及吸烟吸入趋向患者更易发生，危重时，如不及时有效处理，会发生多脏器功能损害，甚至危及生命，增加髋关节手术患者死亡率，成为影响手术患者预后的重要因素，因此及早发现和合理处理急性呼吸衰竭至关重要。

一、定义

呼吸衰竭（respiratory failure）是各种原因引起的肺通气和（或）换气功能严重障碍，以致不能进行有效的气体交换，在呼吸空气（海平面大气压、静息状态下）时，导致缺氧伴（或不伴）二氧化碳潴留，从而引起一系列生理功能和代谢紊乱的临床综合征。通常血气诊断标准是海平面、静息状态及呼吸空气的动脉血氧分压（PaO_2）低于 8 kPa（60 mmHg），或伴有二氧化碳分压（$PaCO_2$）高于 6.65 kPa（50 mmHg）。

二、病因

呼吸衰竭的病因繁多，完整的呼吸过程由相互衔接并同时进行的外呼吸、气体运输和内呼吸三个环节来完成，其中任何一个环节的异常均可导致呼吸衰竭。而髋部骨折并发的呼吸衰竭通常是心血管、气道、肺泡及神经肌肉系统等受致病因素影响所致。

（一）气道阻塞

髋部骨折或髋关节手术后常由于麻醉、镇痛药物或伤口疼痛等原因抑制咳嗽反射或呼吸道的自然防御机制,致患者原有的处于稳定期的呼吸道疾病如支气管哮喘、慢性阻塞性肺疾病、支气管扩张等的加重以及术后卧床所致的气道分泌物排出不畅和肺通气不足,或伴通气/血流比例失调,导致缺氧和二氧化碳潴留。

(二)肺实质浸润性疾病

髋部骨折或髋关节手术患者由于手术创伤、身体抵抗力的降低容易并发肺部感染如肺炎,若患者术前存在累及肺泡和肺间质的疾病如结节病、尘肺、弥漫性肺间质纤维化并发的肺部感染均可使其有效弥散面积减少、肺顺应性降低、通气/血流比例失调,导致缺氧和二氧化碳潴留。

(三)肺血管病变

髋部骨折或髋关节手术易损伤大血管造成血液淤滞形成肺栓塞而引起通气/血流比例失调,或部分静脉血未经过氧合直接流入肺静脉,导致呼吸衰竭。

(四)肺水肿性疾病

髋关节手术可因并发急性感染导致的败血症及急性呼吸窘迫综合征致肺泡-毛细血管的通透性增加,造成肺泡液体渗出增加,引起肺弥散功能障碍而导致呼吸衰竭。

(五)神经肌肉系统

主要是由于手术中使用的镇静药与麻醉药物累及呼吸肌,造成呼吸肌无力、疲劳、麻痹,导致呼吸动力下降而引起肺通气不足;麻醉药抑制心脏输出量,降低静脉血氧分压,加剧分流而降低动脉氧分压的程度以及术后镇痛、镇静药物使用不当等均可诱发呼吸衰竭。

三、分类

虽然临床上有许多疾病可以引起呼吸衰竭,但是如果按照其动脉血气分析则可分为:

1. Ⅰ型呼吸衰竭

单纯缺氧而不伴二氧化碳潴留,甚至可因低氧血症所致代偿性通气增加,二氧化碳排出过多而导致 $PaCO_2$ 降低。其血气特点为 $PaO_2 < 60$ mmHg,$PaCO_2$ 正常或降低,主要见于肺换气功能障碍如通气/血流比例失调、弥散功能障碍和肺动静脉分流。

2. Ⅱ型呼吸衰竭

即高碳酸性呼吸衰竭,系因肺泡通气量不足所引起的呼吸衰竭,其临床表现是缺氧并伴有 CO_2 潴留。单纯通气不足,低氧血症和高碳酸血症的程度相平行,若同时伴有换气功能障碍,则低氧血症更为明显。其血气特点为 $PaO_2 < 60$ mmHg,同时 $PaCO_2 > 50$ mmHg。

四、呼吸衰竭的危害

1. 对中枢神经系统的影响

PaO_2 降低和 $PaCO_2$ 升高均可直接造成中枢神经系统损伤性变化。脑重量仅为体重的2%，但脑的耗氧量却为机体总耗氧量的1/5～1/4，所以脑尤其是大脑皮质神经元细胞对缺氧非常敏感。通常脑循环血中缺氧半分钟或完全阻断脑血流10秒钟即会导致昏迷，缺氧3分钟可能造成脑神经细胞的不能恢复的损伤，缺氧6分钟可以致死。在急性缺氧时，若 PaO_2 降低至60 mmHg以下时，病人可出现易疲劳、嗜睡、注意力不集中、智力和视力轻度减退；若 PaO_2 降低至40～50 mmHg以下时，病人可出现头痛、定向与记忆力障碍及精神错乱。

脑脊液酸碱内环境的稳定对维持大脑功能十分重要。脑脊液酸碱内环境紊乱，必然导致脑细胞功能改变。轻度的二氧化碳增加，加强了对皮质下层的刺激，引起皮质兴奋，随着二氧化碳的增加，脑脊液中的H+浓度开始增加，影响了脑细胞的代谢，降低其兴奋性，抑制了皮质活动，患者出现头痛、头昏和嗜睡，到严重阶段会出现谵妄、精神错乱、扑翼样震颤、抽搐和昏迷等中枢神经系统功能障碍，称为“二氧化碳麻醉”，也称肺性脑病（pulmonary encephalopathy）。其发生机制是：①缺氧和二氧化碳潴留所致的酸中毒使脑血管扩张，脑血流量增多，脑血管过度扩张，可引起脑水肿；缺氧使ATP生成减少，$Na^{+}-K^{+}$ 泵功能障碍，细胞内钠水潴留，脑细胞水肿；缺氧和酸中毒损伤脑血管内皮细胞，管壁通透性增高，出现脑间质水肿；②脑血管内皮受损可引起血管内凝血，加重脑缺氧；③酸中毒时脑细胞内抑制性介质γ-氨基丁酸生成增多，导致中枢功能抑制；④酸中毒时细胞膜磷脂酶活性增强，使溶酶体膜通透性增高甚至破裂，进而损伤脑细胞。⑤在严重酸中毒时脑细胞生物电活动消失；

2. 对循环系统的影响

缺氧，依其发生的严重程度可分为轻度缺氧和严重缺氧：①轻度缺氧可刺激心脏，兴奋心血管运动中枢，使心率加快，心搏量增加，心肌收缩力增强，血压上升。②轻度缺氧致交感神经兴奋引起外周血管收缩，并通过对循环的调节，使血液重新分配，从而保证了心、脑等重要脏器的血供。③轻度缺氧导致心肌纤维化、心肌硬化。④轻度缺氧引起肺动脉小血管收缩而增加肺循环阻力，导致肺动脉高压，慢性缺氧还可导致红细胞增多，使血容量和血液黏稠度增高，增加肺循环阻力，促进肺动脉高压发生。而严重缺氧直接抑制心血管中枢，抑制心脏活动，使血管扩张、血压下降导致心室纤颤或心脏骤停；严重缺氧导致机体得不到充分氧供或发生严重代酸时，组织和细胞摄取和利用氧的能力下降，可使细胞死亡；严重缺氧还可引起心肌不可逆损伤。

高碳酸血症对循环系统的影响来自二氧化碳本身的直接作用及氢离子浓度升高两个方面。轻度的二氧化碳潴留可引起心血管活动中枢和交感神经兴奋，导致儿茶酚胺增多，表现为心、脑、皮肤血管扩张，肺、肾、腹腔内脏血管收缩，回心血量增加，心率加快，心输出量增加以及血压上升。严重 CO_2 潴留时，由于心血管运动中枢受抑制以及严重的呼吸性酸中毒（$pH < 7.20$），使心肌收缩无力，心输出量反而下降；外周血管对血管活性物质敏感性下降，引起血压下降；并可因心肌室颤阈下降而引起室颤。

3. 对呼吸系统的影响

缺氧主要通过颈动脉窦和主动脉体的化学感受器的反射作用来刺激通气。吸入气中氧分压下降作用于颈动脉窦和主动脉体的化学感受器，反射性兴奋呼吸中枢，增强呼吸运动，使通气量增加。而当 $PaO_2 < 30$ mmHg时，缺氧直接抑制呼吸中枢，且抑制作用大于反

射性兴奋作用，使呼吸抑制，最终呼吸停止。

CO_2 是强有力的呼吸中枢兴奋剂，一定水平的 PCO_2 对维持呼吸和呼吸中枢的兴奋性是十分必要的。吸入含有一定浓度的 CO_2 混合气，使肺泡气 $PaCO_2$ 及动脉血 $PaCO_2$ 升高，呼吸加深加快，通气量增加。吸入 15% 以下二氧化碳时，$PaCO_2$ 每增高 1 mmHg，每分通气量可增加 2L，但当吸入超过 12% CO_2 浓度时，使 CO_2 堆积，抑制中枢神经系统的活动，通气量不再增加，呼吸中枢处于被抑制状态。

CO_2 对呼吸的刺激作用是通过两条途径实现的：①刺激外周化学感受器：颈动脉体和主动脉体是调节呼吸的重要的外周化学感受器，当 PCO_2 升高，刺激颈动脉体和主动脉体，使窦神经和迷走神经传入冲动增加，作用到延髓呼吸中枢使之兴奋，导致呼吸加深加快。②刺激中枢化学感受器：中枢化学感受器位于延髓腹外侧浅表部位，中枢化学感受器的生理刺激是脑脊液和局部细胞外的 H^+。血 - 脑脊液屏障和血 - 脑屏障对 H^+ 和 HCO_3^- 相对不通透，而 CO_2 却很易通过。当血液中 PCO_2 升高时，CO_2 通过上述屏障进入脑脊液，与其中的 H_2O 结合成 H_2CO_3，随即解离出 H^+ 以刺激中枢化学感受器。在通过一定的神经联系使延髓呼吸中枢神经元兴奋，而增强呼吸。在 PCO_2 对呼吸调节的两条途径中，中枢化学感受器的途径是主要的。在一定的范围内，动脉血 PCO_2 升高，可以使呼吸加强，但超过一定限度，则可导致呼吸抑制。

4. 对肾脏的影响

当 $PaO_2 < 40$ mmHg 时，缺氧刺激交感神经兴奋使肾血管收缩，肾血流减少；缺氧还可造成肾血管内皮细胞损伤，氧化亚氮的合成和释放减少，其对抗缩血管物质的作用下降，肾血流减少。如伴有低血压、DIC 等，易产生肾功能不全，严重时可引起肾小管变性、坏死以致引起急性肾衰竭。轻度 CO_2 潴留可扩张肾血管，增加肾血流量，而当 $PaCO_2 >$ 8.64 kpa(65 mmHg)时，血 pH 明显下降，肾血管收缩，血流量减少，HCO_3^- 和 Na^+ 再吸收增加，尿量减少。

5. 对消化系统的影响

氧气是人体生命活动不可缺少的，在组织和细胞的能量代谢中氧分子发挥着重要的作用。因此，缺氧可对消化系统的功能状态产生一定的影响：①NO 是肠神经系统中一种非肾上腺能非胆碱能神经递质，在调节胃肠运动方面具有重要作用。缺氧时血中 NO 浓度升高可引起胃肠平滑肌舒张而致胃肠道运动功能发生紊乱。②缺氧引起胃壁血管收缩，降低胃黏膜屏障作用，发生应激性溃疡和上消化道出血。③缺氧引起胃内 pH 值增高，通过正反馈调节刺激胃泌素释放，胃酸分泌减少，总酸度下降，pH 值升高。④缺氧使小肠黏膜上皮细胞在形态学上主要表现为细胞萎缩、核固缩、染色体浓集在核膜内面、凋亡小体形成等特征。⑤缺氧引起肝血管收缩，导致肝细胞变性、坏死，肝功能损害，谷丙转氨酶上升，若缺氧及时纠正，肝功能可恢复正常，但严重缺氧引起肝坏死。⑥星状细胞(HSC)活化是肝纤维化发生的中心环节。缺氧使 HSC 活化产生和分泌细胞外基质(ECM)，同时影响通过 ECM 降解的基质金属蛋白酶(MMP)的量及活化程度，最终导致肝内 ECM 大量沉积，发展为纤维化。⑦由于缺氧诱导因子是被发现广泛存在于动物和人类的多种肿瘤细胞中，并与肿瘤的发生、发展和转移有关。缺氧诱导因子 - 1 在缺氧条件下，其 α 蛋白水平和与 DNA 结合活性增加。因此缺氧可促进消化道肿瘤发生恶性转化、促进消化道肿瘤细胞的生长、浸润和转移等恶性生物学行为发生。

呼吸衰竭造成的二氧化碳潴留，可增强胃壁细胞碳酸酐酶活性，使胃酸分泌增多，出现胃肠黏膜糜烂、坏死、溃疡和出血；过多的二氧化碳可对消化系统内存在的大量有益菌产生抑制，造成胃肠功能紊乱，使消化功能受到影响。

6. 对血液系统的影响

低氧分压使肾脏小球旁细胞促红细胞生成素分泌亢进，且肾脏和肝脏产生一种酶，将血液中非活性红细胞生成素的前身物质激活成生成素，刺激骨髓引起继发性红细胞增多，红细胞生成增加，增加血液携氧量，但血粘度增加。

7. 酸中毒和电解质紊乱

缺氧对细胞的影响是多方面的，包括细胞周期改变、细胞形态的变化、细胞膜信号通路的改变等，严重缺氧时细胞会发生凋亡。缺氧破坏细胞的有氧呼吸，损害线粒体的氧化磷酸化过程，使糖的有氧代谢通路受阻，组织无氧代谢增强，血中乳酸和丙酮酸含量升高，引起代谢性酸中毒。另外，由于细胞氧化磷酸过程障碍，使 ATP 的产生减少甚至停止，体内靠 ATP 转运的钠离子泵受到损害，使细胞内钾离子转移至血液，而 Na + 和 H + 进入细胞内，造成细胞内酸中毒和高钾血症。肺通气、弥散功能和肺循环功能障碍引起血 PCO_2 增高（ >45 mmHg），导致呼吸性酸中毒，pH 值下降。pH 值取决于碳酸氢盐与碳酸的比值，前者靠肾脏调节（1 ~3 天），而碳酸的调节靠呼吸（数小时），因此急性呼吸衰竭时 CO_2 潴留可使 PH 迅速下降。

五、临床表现

1. 呼吸困难

呼吸困难是呼吸衰竭最早出现的症状。患者感呼吸费力，呼吸空气不足，随着呼吸衰竭病情的加重而越来越明显，表现为频率、节律和幅度的改变。髋关节术后各种原因所致的酸中毒，均可使血中二氧化碳升高、pH 降低，刺激外周化学感受器或直接兴奋呼吸中枢，增加肺通气量，表现为深而大的呼吸困难；髋关节手术后一些止痛、镇静药物的使用也可抑制呼吸中枢，使呼吸浅而慢。

由于髋关节手术并发新的呼吸道病变或使原有的呼吸道病变加重所致呼吸困难有以下三种：①吸气性呼吸困难：表现为喘鸣、吸气时胸骨、锁骨上窝及肋间隙凹陷 - 三凹征。常见于喉、气管狭窄，如炎症、水肿、异物和肿瘤等。②呼气性呼吸困难：呼气相延长，伴有哮鸣音，见于支气管哮喘和阻塞性肺病。③混合性呼吸困难：见于肺炎、肺纤维化、大量胸腔积液、气胸等。

2. 紫绀

口唇、口腔、睑结膜、指甲床和皮肤变成紫色或青紫色，称为紫绀。一般当动脉血还原血红蛋白（脱氧血红蛋白）达到 5 g/dL 以上，血氧饱和度低于 90% 时，可有上述表现。

3. 精神神经症状

缺氧可引起一系列神经精神症状，脑耗氧量约为总耗氧量的 23%，对缺氧的耐受性较差，急性缺氧可引起头痛、情绪激动、思维能力、记忆力、判断力降低或丧失以及运动不协调等，且有呼吸、心率增快，血压升高，腱反射亢进。慢性缺氧者则有易疲劳、思睡、注意力不集中及精神抑郁等症状。严重者可有不同程度的意识障碍,全身或局限性痉挛发作。如昏迷加深,则四肢厥冷,大汗,血压进一步下降,心音微弱,眼球固定或游动,深浅反射消失,肌张力降低,如病情进一步恶化,常因呼吸、心脏骤停而死亡。

高碳酸血症在出现中枢抑制之前可有失眠、烦躁,随着病情的加重,患者出现头痛、头昏和嗜睡,到严重阶段会出现谵妄、精神错乱、扑翼样震颤、抽搐和昏迷等中枢神经系统功能障碍,称为“肺性脑病”。

4. 循环系统症状

轻度缺氧可刺激心脏,使心率加快,心搏量增加,心肌收缩力增强,血压上升,肺动脉小血管收缩而增加肺循环阻力,导致肺动脉高压,可因右心衰竭出现体循环淤血体征。严重缺氧直接抑制心血管中枢,出现周围循环衰竭、血压下降、心律失常或心脏骤停。轻度的二氧化碳潴留可引起心血管活动中枢和交感神经兴奋,导致儿茶酚胺增多,表现为心、脑、皮肤血管扩张,皮肤红润,温暖多汗,心率加快,心输出量增加以及血压上升。严重 CO_2 潴留时,由于心血管运动中枢受抑制以及严重的呼吸性酸中毒(pH <7.20),使心肌收缩无力,引起血压下降。

5. 消化与泌尿系统症状

呼吸衰竭可影响肝肾功能,导致肝细胞变性、坏死,肝功能损害,谷丙转氨酶上升;肾功能受损,血非蛋白氮和肌酐上升,出现蛋白尿和管型尿。缺氧和高碳酸血症可致胃肠道粘膜充血、水肿,发生应激性溃疡和上消化道出血。

六、诊断

一般依据原发疾病和低氧血症及二氧化碳潴留导致的临床症状,诊断不难,但呼吸衰竭的诊断主要依靠血气分析。动脉血气分析能客观反映呼衰的性质和程度,对指导氧疗、机械通气各种参数的调节,以及纠正酸碱平衡和电解质均有重要价值。

1. 动脉血氧分压(PaO_2)

指物理溶解于血液中氧分子所产生的压力。健康人 PaO_2 随年龄的增长逐渐降低,并受体位等生理影响。根据氧分压与血氧饱和度的关系,氧合血红蛋白离解曲线呈 S 形态,当 PaO_2 >8 kPa(60 mmHg)以上,曲线处平坦段,血氧饱和度在 90% 以上,PaO_2 改变 5.3kPa(40 mmHg),而血氧饱和度变化很少,说明氧分压远较氧饱和度敏感;但当 PaO_2 < 8 kPa 以下,曲线处陡直段,氧分压稍有下降,血氧饱和度急剧下降,故 PaO_2 小于 8kPa(60 mmHg)作为呼衰的诊断指标。

2. 动脉血二氧化碳分压($PaCO_2$)

指血液中物理溶解的 CO_2 分子所产生的压力。正常 $PaCO_2$ 为 4.6 kPa ~ 6 kPa(35 ~ 45 mmHg),大于 6kPa 为通气不足,小于 4.6 kPa 可能为通气过度。急性通气不足,$PaCO_2$ >6.6 kPa(50 mmHg)时,按 Henderson – Hassellbalch 公式计算,pH 已低于 7.20,会影响循环和细胞代谢。慢性呼衰由於机体代偿机制,$PaCO_2$ >6.65 kPa(50 mmHg)作为呼衰诊断指标。

3. 呼吸衰竭

Ⅰ型呼吸衰竭单纯缺氧而不伴二氧化碳潴留,血气特点为 PaO_2 <60 mmHg,$PaCO_2$ 正

常或降低;Ⅱ型呼吸衰竭:缺氧同时伴 CO_2 潴留,血气特点为 $PaO_2 < 60$ mmHg,$PaCO_2 > 50$ mmHg。

七、治疗

(一)术前措施

1. 积极治疗术前合并发症,改善患者心肺功能,提高基础生理状态,从而使患者提高手术耐受力。

2. 鼓励和劝说患者戒烟,指导和辅助患者行肺膨胀锻炼,指导和训练患者进行用力咳嗽,防止术后肺不胀和肺炎的发生,从而避免导致呼吸衰竭。

3. 对于临床有感染征象者术前应加用抗生素治疗。COPD 及哮喘患者应慎用 β_2 受体阻滞剂,以免诱发和加重病情。

(二)术中处理

1. 对有阻塞型睡眠呼吸暂停综合征病史和临床表现者,要尽可能减少镇静和麻醉药物用量,避免引起呼吸肌麻痹。

2. 尽量缩短手术时间,最好在 3 小时内完成手术。

3. 减少阿片类麻醉药品的用量,尽量不使用长效神经肌肉阻滞剂。

4. 尽可能采用创伤小的手术方式,减少术后感染的发生。

(三)对症治疗

呼吸衰竭可直接危及生命,发生时必须采取及时而有效的抢救措施。呼吸衰竭的治疗原则是积极处理原发病和诱因,迅速纠正严重缺氧和二氧化碳潴留,改善呼吸功能。

1. 建立通畅气道

保持呼吸道通畅是治疗呼吸衰竭最基本、最重要的措施。呼吸道通畅,通气与供 O_2 能得到充分的保障。气道不畅使呼吸阻力增大,呼吸功消耗增多,加重呼吸肌疲劳,气道阻塞使炎性分泌物排出困难,加重感染,同时也可能发生肺不张,使气体交换面积减少,进一步加重病情。如患者由于气道分泌物增多,黏稠而排出困难时可予祛痰剂治疗。溴己新 16 mg,桃金娘油 300 mg 每日三次口服,或盐酸氨溴索 50 ml 每日 2 次静脉滴注,并可用生理盐水加 α - 糜蛋白酶雾化治疗,以协助排痰,病情严重者必要时用纤支镜吸出分泌物,畅通呼吸道。若患者存在支气管痉挛,则可选用茶碱、β_2 - 受体激动剂、肾上腺皮质激素、异丙托溴胺等。目前推荐首选气道吸入,但在气道阻塞严重时气雾剂或雾化吸入均难以吸入肺内,应首先静脉给药。当患者出现意识障碍时,应立即使患者处于仰卧位,头后仰,托起下颌,并打开口腔,及时清理呼吸道分泌物,保持呼吸道通畅,必要时行气管插管或气管切开,建立人工气道。

2. 氧疗

氧疗就是通过增加吸入氧的浓度,提高肺泡氧分压,增加肺泡膜两侧的氧分压差,增加氧弥散能力,来提高血氧分压及血氧饱和度的措施。吸氧对各种类型的呼吸衰竭均有治疗作用,但因呼吸衰竭的类型不同而吸入氧的浓度有所不同。

(1)吸氧浓度

吸入氧浓度以保证动脉血氧饱和度达90%以上或动脉血氧分压达60 mmHg为原则,尽量减低氧浓度,避免氧中毒的发生。动脉血氧分压(PaO_2)正常范围:13.3 -(0.04 × 年龄)±0.0.67 kPa 或 100 - 0.3 × 年龄 ± 5 mmHg,氧疗的浓度可分为低浓度(24% ~35%)、中等浓度(35% ~60%)、高浓度(60% ~100%)及高压氧(2 ~3 atm)四种。一般认为吸氧浓度 < 30%,即使长时间吸氧也不会发生副作用和危险,而吸入氧浓度超过50%时,时间不宜超过1日,吸纯氧时不得超过4 ~6 小时,氧浓度的最大安全值在40%。①Ⅰ型呼吸衰竭:主要为单纯缺氧而不伴二氧化碳潴留,可给予吸较高氧浓度(35% ~45%),纠正缺O_2。以后根据动脉血气分析结果调整吸氧浓度。②Ⅱ型呼吸衰竭:为缺氧同时伴明显二氧化碳潴留,其氧疗原则应给予低浓度(<35%)持续给氧,慢性呼吸衰竭失代偿者缺O_2伴CO_2潴留是通气不足的后果,由于Ⅱ型呼吸衰竭患者,其呼吸中枢化学感受器对CO_2反应性差,呼吸的维持主要靠低氧血症对颈动脉窦、主动脉体的化学感受器的驱动作用。若吸入高浓度O_2,PaO_2迅速上升,使外周化学感受器失去低氧血症的刺激,患者的呼吸变慢而浅,$PaCO_2$随之上升,严重时可陷入CO_2麻醉状态,这种神志改变往往与$PaCO_2$上升的速度有关;吸入高浓度的O_2解除低氧性肺血管收缩,使高肺泡通气与血流比(VA/QA)的肺单位中的血流向低VA/QA比肺单位,加重通气与血流比例失调,引起生理死腔与潮气量之比(VD/VT)的增加,从而使肺泡通气量减少,$PaCO_2$进一步升高,因此应予持续低流量低浓度吸氧。

(2)氧疗的方法

1)鼻导管或鼻塞:它具有简单、价廉、方便、舒适等特点,不影响咳嗽、进食和谈话、多数患者易接受。吸入氧浓度(FiO_2)与吸入氧流量大致呈如下关系:FiO_2 = 21 + 4 × 吸入氧流量(L/min)。

2)普通面罩:普通面罩为一无活瓣、无附贮袋的弹性面罩,由塑料或橡胶制成,面罩需要贴口鼻周围,吸气时,空气通过排气孔和面罩边缘吸入,呼出气体经排气孔排出。简单面罩一般耗氧量较大(氧流量5 ~6 L/min),吸入氧浓度较高(FiO_2可达40% ~50%),能提供较好的湿化,因其提高氧浓度较高,适用于缺氧严重而无CO_2渚留的患者。缺点:影响咳嗽和吃饭,睡眠时体位变化面罩易移位或脱落。

3)附贮袋的面罩:由面罩和一容量为1L的附贮袋组成。通过调节氧流量,使附贮袋一直处于膨胀状态,以便为没有气管插管或气管切开的患者输送高浓度的氧。如果面罩和贮袋间没有单向活瓣称为部分重复呼吸面罩,面罩与附贮袋之间相通,呼出气体大部分经面罩体部的排气孔排出,约1/3呼出气返回附贮袋;再次吸气时,附贮袋内的部分呼出气体被再吸入呼吸道。增加氧流量可将吸入氧浓度提高到80%。

如果有单向活瓣,即为无重复呼吸面罩。此时患者只能从贮袋吸入气体,呼气时气体从气孔溢出,而不能再进入贮袋。这种面罩比简单面罩的耗氧量小,能以较低流量氧来提供高的FiO_2。

4)Venturi面罩:根据Venturi原理制成,氧气通过狭窄喷射口时形成喷射气流,利用氧流量产生负压,使环境中的空气通过边缝被吸入面罩以稀释氧,调节空气进量,控制

FiO_2 在25% ~50%范围内,面罩内氧气浓度比较稳定,耗氧量较稳定,耗氧量较少,不需湿化,基本上无重复呼吸。Venturi 面罩已广泛用于临床,尤其是需严格控制的持续性低浓度氧疗时,因而在治疗Ⅱ型呼吸衰竭患者时尤为有益。

3. 增加通气量、改善高碳酸血症

高碳酸血症,系因肺泡通气量不足所引起,通过增加通气量,以便有效地排出过多的二氧化碳。

(1)合理应用呼吸兴奋剂

呼吸兴奋剂的作用是直接或间接刺激呼吸中枢,使呼吸加深加快,增加呼吸驱动力,使潮气量及呼吸频率增加,通气量增加。使用呼吸兴奋剂的前提是必须保证良好的通气,否则会加重病情。若服用安眠药、髋部骨折后镇痛镇静剂的使用使患者低通气量以中枢抑制为主,呼吸兴奋剂疗效较好;慢性阻塞性肺疾病呼吸衰竭时,因支气管-肺病变、中枢反应性低下或呼吸肌疲劳而引起低通气量,此时应用呼吸兴奋剂的利弊应取决于其病理生理基础;在神经传导系统和呼吸肌病变,以及肺炎、肺水肿和肺广泛间质纤维化的换气功能障碍者,则呼吸兴奋剂有弊无利,不宜使用。

呼吸兴奋剂根据其作用机理可分为两大类:一类直接兴奋呼吸中枢的药物,如尼可刹米和洛贝林,但用量过大可引起不良反应,目前已被多沙普伦取代,该药对镇静催眠剂过量引起的呼吸抑制以及 COPD 并发急性呼吸衰竭有较好的疗效;另一类为兴奋外周化学感受器的山梗茶碱和阿米三嗪,能刺激周围化学感受器,增强呼吸驱动,改善通气,并能使通气不良肺区血管收缩,血流向通气较好区域灌注,从而改善 V/Q 比例。

(2)机械通气

机械通气是临床利用机械辅助通气的方式来维持适当的通气量,使肺泡通气量满足机体的需要;改善肺气体交换功能,维持有效的气体交换,纠正低氧血症,改善和纠正各种原因引起的呼吸衰竭。

机械通气的生理学作用:提供一定水平的分钟通气量以改善肺泡通气;改善氧合;提供吸气末压(平台压)和呼气末正压(PEEP)以增加吸气末肺容积(EILV)和呼气末肺容积(EELV);对气道阻力较高和肺顺应性较低者,机械通气可降低呼吸功消耗,缓解呼吸肌疲劳。因此,应用机械通气可达到以下临床目的。①纠正急性呼吸性酸中毒:通过改善肺泡通气使动脉血二氧化碳分压和 pH 值得以改善。通常应使 $PaCO_2$ 和 pH 值维持在正常水平;对于慢性呼衰急性加重者如慢性阻塞性肺疾病(COPD)应达到缓解期水平;对存在气压伤较高风险的患者,应适当控制气道压水平。②纠正低氧血症:通过改善肺泡通气、提高吸入氧浓度、增加肺容积和减少呼吸功消耗等手段以纠正低氧血症。机械通气改善氧合的基本目标是动脉血氧分压(PaO_2)达60 mmHg(1 mmHg = 0.133 kPa)或动脉血氧饱和度(SaO_2)大于0.90。③降低呼吸功消耗,缓解呼吸肌疲劳:由于气道阻力增加、呼吸系统顺应性降低和内源性呼气末正压(PEEPi)的出现,呼吸功消耗显著增加,严重者出现呼吸肌疲劳。对这类患者适时地使用机械通气可以减少呼吸肌做功,达到缓解呼吸肌疲劳的目的。④防止肺不张:对于可能出现肺膨胀不全的患者(如术后胸腹活动受限、神经肌肉疾病等),机械通气可通过增加肺容积而预防和治疗肺不张。⑤为安全使用镇静剂和肌松剂提供通气保障:对于需要抑制或完全消除自主呼吸的患者,如接受手术或某些特殊操作者，呼吸机可为使用镇静剂和肌松剂提供通气保障。因此在出现较为严重的呼吸功能障碍时，应及时使用机械通气。如果延迟实施机械通气，患者因严重缺氧和二氧化碳潴留而出现多器官功能受损，机械通气的疗效显著降低。

机械通气适应症：经积极治疗后病情仍继续恶化；意识障碍；气道分泌物多且有排痰障碍；有较大的呕吐反吸的可能性，如球麻痹或腹胀呕吐者；全身状态较差，疲乏明显者；呼吸形式严重异常，如呼吸频率 >35 ~ 40 次/min 或 <6 ~ 8 次/min，节律异常，自主呼吸微弱或消失；血气分析提示严重通气和氧合障碍：PaO_2 <50 mmHg，尤其是充分氧疗后仍 <50 mmHg；$PaCO_2$ 进行性升高，pH 动态下降；合并多器官功能损害者。

4. 酸碱平衡失调和电解质紊乱

呼吸衰竭可以导致酸碱平衡紊乱，临床上通常通过血气分析来判断酸碱失衡类型。

酸碱失衡类型

(1)呼吸性酸中毒

由于肺泡通气不足，CO_2 在体内潴留产生高碳酸血症，导致呼吸性酸中毒。常见于呼吸中枢抑制，如麻醉药使用过量；呼吸道梗阻，如喉痉挛、支气管痉挛及异物、溺水、颈部血肿或包块压迫气管等；肺部疾患，如肺水肿、肺不张、肺炎等。呼吸性酸中毒主要是改善肺泡通气，排出过多的 CO_2。必要时可行气管切开，人工呼吸，解除支气管痉挛，祛痰，给氧等措施，一般不给碱性药物，除非 pH 值下降明显，因碳酸氢钠的应用只能暂时减轻酸血症，不宜长时间应用。

(2)呼吸性碱中毒

因通气过度排出 CO_2 过多所致的呼吸性碱中毒，可由髋部骨折患者紧张、情绪激动引起，主要嘱患者避免用口呼吸。

(3)代谢性酸中毒

代谢性酸中毒是因体内酸性物质积聚过多，或碱性物质丢失而引起。常见于：①酸性产物生成过多，如高热，脱水，休克，饥饿等。②肾功排酸功能减退，如急性肾衰竭。③碱性液体丢失过多，如肠梗阻，肠瘘等。治疗上应积极防治引起代谢性酸中毒的原发病，纠正水、电解质紊乱，恢复有效循环血量，改善组织血液灌流状况，改善肾功能等。严重酸中毒危及生命，则要及时给碱纠正。一般多用 $NaHCO_3$ 以补充 HCO_3^-，去缓冲 H^+。

(4)代谢性碱中毒

代谢性碱中毒是体内 HCO_3^- 升高(>26 mmol/L)和 pH 值增高(>7.45)为特征。见于持续呕吐及创伤和手术时的应激反应时有肾上腺皮质激素分泌增多以及低钾或低氯血症。应积极防治引起代谢性碱中毒的原发病，消除病因。纠正低血钾症或低氯血症，轻度碱中毒可使用等渗盐水静滴即可见效，盐水中 Cl^- 含量高于血清中 Cl^- 含量约 1/3，故能纠正低氯性碱中毒。重症碱中毒患者可给予一定量酸性药物，如精氨酸、氯化铵等。

(5)呼吸性酸中毒合并代谢性酸中毒

由于低氧血症、血容量不足、心排血量减少和周围循环障碍，体内固定酸如乳酸等增加，肾功能损害影响酸性代谢产物的排出。因此在呼酸的基础上可并发代谢性酸中毒。酸中毒使钾离子从细胞内向细胞外转移，血 K^+ 增加，HCO_3^- 减少，血 Cl^- 升高。治疗上应积极治疗代谢性酸中毒的病因，适量补碱，使 pH 值升至 7.25 左右，由于 $NaHCO_3$ 会加重

CO_2 潴留危险。故应提高通气量以纠正 CO_2 潴留。

(6)呼吸性酸中毒合并代谢性碱中毒

见于 CO_2 排出太快;补充碱性药物过量;应用糖皮质激素、利尿剂,以致排钾增多;或者因为纠正酸中毒,钾离子向细胞内转移,产生低钾血症。呕吐或利尿剂使血氯降低,产生代谢性碱中毒,治疗时应防止发生碱中毒的医源性因素和避免 CO_2 排出过快,并给予适量补氯和补钾,以缓解碱中毒,当 pH 值 >7.45 而且 $PaCO_2$ <60 mmHg 时,可考虑使用碳酸酐酶抑制剂,促进肾排出 HCO_3^-,纠正代谢性碱中毒。

5. 抗感染治疗

呼吸道感染是发生呼吸衰竭的常见诱因,分泌物多及机械通气和免疫功能低下的患者可反复发生感染,且不易控制感染。所以呼衰患者一定要在保持呼吸道引流通畅的条件下,根据痰菌培养及其药敏试验,选择有效的药物控制呼吸道感染。除全身用药外,尚可局部雾化吸入或气管内滴注药物。长期应用抗生素要防止真菌感染。一旦真菌已成为肺部感染的主要病原菌,应调整或停用抗生素,给予抗真菌治疗。

6. 并发症治疗

呼吸衰竭可出现消化道出血、心功能不全及休克等,需积极防治。

7. 营养支持

髋部骨折患者合并呼吸衰竭常因摄入热量不足和呼吸功增加、发热等因素,导致能量消耗增加,机体处于负代谢,降低机体免疫功能,伤口不易愈合,感染不易控制,呼吸肌疲劳,以致加重呼吸衰竭甚至手术伤口感染,使病程延长。故应常规给高蛋白、高脂肪和低碳水化合物,以及多种维生素和微量元素的饮食,必要时作鼻饲或静脉高营养治疗。

8. 术后应加强护理帮助患者咳嗽、翻身、拍背、排痰,行雾化吸入,保持呼吸道通畅。

9. 保证术后 48 h 内的伤口止痛效果。

10. 监测患者的血凝状态,避免使用止血剂,必要时使用抗凝药物,早期功能锻炼促进血液循环等措施对于肺栓塞有着非常重要的意义。

第四节　急性呼吸窘迫综合征

急性呼吸窘迫综合征(acute respiratory distress syndrome,ARDS)是指严重感染、创伤、休克等肺内外致病因素引起的以肺泡毛细血管损伤为主要表现的临床综合征。急性呼吸窘迫综合征手术后主要并发症之一,髋关节手术由于容易并发感染、肺栓塞以及休克等并发症,其发生 ARDS 的机率更高,ARDS 起病急,发展快,如不及早诊治,其病死率高达 50% 以上,严重影响患者的预后,因此,及时、有效地治疗 ARDS 显得尤为重要。

一、概述

急性呼吸窘迫综合征与婴儿呼吸窘迫综合征相似,但其病因和发病机制不尽相同,1967 年 Ashbaugh 观察到多例患者的临床表现、胸片及病理改变均类似婴儿呼吸窘迫综合征(IRDS)为了区别后者提出“成人呼吸窘迫综合征”(Adult Respiratory Distress Syndrome,ARDS),并指出成人呼吸窘迫综合征是一个临床病症,是一组病理生理异常的症候群,是由多种互不关联的损伤因子所引起。1992 年美国欧洲共识会议上提出了由“急性”(Acute)代替“成人”(Adult),并建立一个新的名词-急性肺损伤(ALI),定义为“一种炎症和通透性增加的综合征,与一组临床、放射影像和生理学异常有关,而这些异常不能为左房或肺毛细血管高压所解释,或可能与后两者共存”,而 ARDS 被界定为急性肺损伤的严重阶段。2000 年中华医学会呼吸病学分会提出的 ARDS 诊断标准将急性肺损伤(ALI)和 ARDS 定义为:指由心源性以外的各种肺内外致病因素所致的急性、进行性缺氧性呼吸衰竭。ALI 最终严重阶段被定义为 ARDS。

二、病因

能直接或间接损伤肺组织的疾病,均可成为急性呼吸窘迫综合征的病因。由于外科手术(如髋关节手术)术后疼痛以及容易并发肺栓塞、感染、休克等,故使得髋关节手术更易并发 ARDS。一般的,髋关节手术导致 ARDS 有以下方面:

1. 感染

髋部骨折手术后由于患者的抵抗力有所降低,并且卧床致呼吸道分泌物不易排出,以及手术创伤,容易导致各种类型的感染发生,尤其是肺部感染。

2. 术后疼痛

髋关节手术术后由于疼痛导致机体产生应激反应,并触发机体交感神经系统、肾上腺皮质-垂体-下丘脑反射,引起神经内分泌功能紊乱,机体处于能量消耗增加,组织破坏的分解状态,影响了伤口愈合;激活细胞因子或补体系统,使肿瘤坏死因子、白介素系统、急性反应蛋白、前列腺素、氧自由基等释放,使机体炎症反应失衡,诱发系统性炎症反应综合征(SIRS),引起器官功能紊乱,最终导致 ARDS。

3. 休克

髋关节手术可并发各种类型休克如感染性出血性心源性和过敏性等均可导致 ARDS。

4. 肺栓塞

骨科手术,尤其是髋关节手术,下肢大血管损伤容易造成血液淤滞,加上卧床,容易导致血栓的生成,深静脉血栓脱落时导致肺栓塞。

5. 误吸

髋关节骨折后或换髋术后病人需要卧床休息容易造成胃液的误吸,易诱发 ARDS。

6. 药物过量

患者在术中及术后毒麻药品的使用,麻醉药品中毒所致的 ADRS 在我国已有报道,值得注意。

三、发病机制

虽然髋关节手术患者并发 ARDS 的病因有所不同,但都是多种炎症细胞及其释放的炎性介质和细胞因子间接介导的肺炎症反应,最终造成机体的损伤,同时激活更多的炎症细胞，释放更多的炎性介质或细胞因子，使机体损害信号进一步放大和加强，形成炎症瀑布效应，最终引起肺泡上皮及肺泡膜损伤、毛细血管通透性增加以及微血栓形成，引起肺的氧合功能障碍，造成顽固性低氧血症。炎症细胞、炎性介质和细胞因子构成了ARDS炎症反应和免疫调节的“细胞网络”和“细胞因子网络”。它们通过不同的信号传导途径，调控着机体的免疫反应。

（一）炎症细胞在ARDS发病中的作用

几乎所有肺内细胞都不同程度参与ARDS发病，而急性炎症最重要的炎症细胞是多形核白细胞（PMN）、单核巨噬细胞和血管内皮细胞。

1. 多形核白细胞（PMN）

大量研究表明中性粒细胞是细胞损害和肺损伤的主要效应细胞，中性粒细胞在肺内的聚集和激活被认为是急性肺损伤发生发展的重要原因，研究发现死于呼吸窘迫综合征（ARDS）患者的肺微血管内有大量PMN截留，ARDS患者的支气管肺泡灌洗液中有大量PMN。健康人肺间质中仅有少量PMN，约占16%。在创伤、脓毒血症、理化刺激或体外循环等情况下，由于内毒素脂多糖（LPS）、C5a、白细胞介素－8（IL－8）等因子作用，PMN在肺毛细血管内大量黏附、聚集，并黏附于内皮细胞，再经跨内皮移行到肺间质，然后藉肺泡上皮脱屑而移至肺泡腔。PMN被活化后开始脱颗粒，释放髓过氧化氢酶、弹性蛋白酶、乳铁蛋白、氧自由基（OFR）等损伤肺组织，使肺毛细血管通透性增加，导致间质水肿。

2. 巨噬细胞

肺巨噬细胞亦来自骨髓的单核细胞，是肺的正常细胞成分，分为4型：①肺泡巨噬细胞（aM），其数量为肺泡常驻细胞的80%；②肺间质巨噬细胞；③树突状细胞（dendritic-cell）；④肺血管内巨噬细胞（pulmonary intravascular macrophage，pIM），ARDS发病6～24 h，肺巨噬细胞数量即迅速增加，各种刺激因子作用于机体，首先激活巨噬细胞，释放一系列前炎性细胞因子（PIC），包括肿瘤坏死因子（TNF－α）、白介素－1（IL－1）、白介素－6（IL－6）、IL－8、血小板激活因子（PAF）等，这些前炎症细胞因子进而作用于PMN，血管内皮细胞（VEC）等效应细胞，发生急性肺损伤。当机体遭受创伤或感染等多种刺激下，巨噬细胞持续过度激活，分泌大量炎性介质并进一步趋化，激活PMN，促使其在肺泡腔－肺毛细血管内大量聚集并最终引起肺泡损伤和毛细血管通透性增加。因此巨噬细胞在肺的防御、免疫方面有重要作用。

3. 血管内皮细胞

血管内皮细胞（vascular endothelial cell，VEC）是机体重要的细胞群体，在血管通透性屏障、免疫防御及炎症反应中起着极其重要的作用。目前认为，过度炎症反应所致的肺血管内皮细胞损伤是ARDS发病的关键和始动环节。VEC可在炎性因子的作用下释放PAF，前列腺素（PGS），一氧化氮（NO）和IL－8。这些炎性介质可引起VEC收缩，细胞间裂隙形成，血管通透性增加，组织水肿。同时，又可使大量黏附因子表达，吸引中性粒细胞与VEC黏附，并通过细胞间裂隙向组织浸润，进一步释放氧自由基和蛋白水解酶等介质，导致机体损伤。VEC还可合成内皮素－1（ET－1），ET－1是目前所知的最强的血管收缩因子。内皮素水平升高可加剧内脏血管收缩，促进内毒素吸收，导致病理性的肺损伤。越来越多的研究表明，内皮细胞作为 LPS 作用的靶细胞，在 LPS 引起的脓毒症、脓毒性休克、多器官功能衰竭等病理过程中起着关键的作用，在 ARDS 发生过程中，血管内皮细胞既是靶细胞也是效应细胞，它的损伤与激活是机体发生失控性炎症反应及高通透性肺水肿的根本环节。

（二）炎症介质及细胞因子在 ARDS 发病中的作用

炎症细胞的激活和多种介质的释放是伴随炎症反应发生的，炎症细胞被激活后产生多种炎症介质参与 ARDS 的发病，主要包括：

1. 脂类介质

如花生四烯酸代谢产物、血小板活化因子（PAF）等。花生四烯酸代谢产物，主要有白三烯（LTB_4）、血栓素（TXA_2、TXB_2）和前列腺素类化合物。白三烯是一组具有多种作用的生物活性物质，参与炎症和变态反应。白三烯 B_4 可由激活的中性粒细胞大量产生，性质稳定，作用广泛，可直接影响中性粒细胞活性及血管的完整性，并具有强大的中性粒细胞、单核细胞和巨噬细胞趋化聚集作用，是参与 ARDS 发病的重要介质。肺是前列腺素含量最多的器官，也是前列腺素合成代谢的主要场所之一，这类物质的主要作用包括舒张小血管和增强微血管的通透性，吸引白细胞。前列环素具有扩张小血管、促进水肿形成、致痛和抑制血小板聚集作用，而血栓素 A_2 则与之拮抗，具有强烈的缩血管和聚集血小板作用，两者均有促炎和抗炎作用，相互拮抗以维持动态平衡，可能对防止血管痉挛、血管内血栓形成和必要的血液凝固起主要调节作用。血小板活化因子（PAF）是一种非对称 D－甘油衍生物，亦是一种强效的炎性介质和趋化因子。由巨噬细胞、中性粒细胞、血小板等产生在受到刺激后产生释放。PAF 是一种以前体形式贮存于细胞膜内的磷脂，细胞受到白三烯、TNF、白介素－1（IL－1）、IL－8 及内毒素等刺激后，磷脂酶 A_2（PLA_2）被激活，即形成并释放活化的 PAF。PAF 通过与靶细胞膜上的 PAF 受体结合而发挥作用。PAF 是很强的血小板诱导剂，激活的血小板可形成血小板聚合物，和白细胞聚集阻塞肺微血管，促使多种细胞产生趋化性及化学激动，参与呼吸爆发、氧自由基的释放和超氧化物形成等。PAF 作为炎性介质，在 ALI/ARDS 中起着重要作用，其中最重要的是参与肺水肿的形成。其可能的机制为：①PAF 能增加肺血管对蛋白质的通透性，并直接作用于内皮细胞，引起内皮屏障功能障碍，内皮间隙增宽。②PAF 激活各种炎性细胞，尤其是血小板和单核巨噬细胞（PMN），并启动细胞因子网络系统，造成内皮细胞和基底膜的继发性损伤。③PAF 能同时活化两种独立的环加氧酶依赖途径和电压门控钾离子通道，激发肺水肿的发生。④PAF 通过激活磷脂酰肌醇、钙信使系统及相关蛋白激酶，引起毛细血管通透性增加，加重肺水肿。

2. 反应性氧代谢产物

有超氧离子（O_2^-）、过氧化氢（H_2O_2）等。巨噬细胞被激活后，细胞膜上 NADPH 氧化酶活性增强，引起呼吸爆发，释放氧自由基包括超氧阴离子、过氧化氢、氢氧根和单线态氧。氧自由基能攻击生物膜中的多不饱和脂肪酸（PUFA），引起脂质过氧化作用，引起膜的流动性、液态性、通透性改变，氧自由基损伤肺泡上皮细胞及肺血管内皮细胞，造成肺内氧交换率及肺顺应性降低，表面活性物质减少，损害肺功能，氧自由基对透明质酸、胶原的氧化,改变了间质稳定性及流动性,且肺间质 α_1 抗蛋白酶中的蛋氨酸自由基氧化失活,使 α_1 – 抗蛋白酶中和弹性蛋白酶,蛋白酶抑制剂减少,甚至激活蛋白酶,导致蛋白酶 – 抗蛋白酶系统平衡破坏。同时提高肺组织内蛋白质对蛋白水解酶分解的敏感性,加重肺损伤,由于肺泡 – 毛细血管受氧自由基的损害,屏障功能削弱通透性增大加之肺血管压力的升高促进大分子物质的流动不再受阻而上皮细胞的离子通道受自由基损害使肺泡腔内渗出蛋白质及液体的清除减慢,导致严重肺水肿。

3. 肽类物质

有 PMNs/AMs 蛋白酶、补体底物、参与凝血与纤溶过程的各种成分、细胞因子等,在蛋白酶中中性粒细胞弹性蛋白酶对肺组织的破坏作用在 ARDS 的发病中起十分重要的作用。在参与 ARDS 发病的众多炎症介质中,最有影响的是 TNF – α 和白细胞介素(IL)。TNF – α 是一种重要的炎性细胞因子,主要由单核巨噬细胞,淋巴细胞激活后产生和释放,TNF – α 作用于中性粒细胞,使其发生"呼吸爆发",产生大量氧自由基,脱颗粒,增强其吞噬能力及白细胞黏附分子的表达。诱导成纤维细胞及血管内皮细胞产生巨噬细胞集落刺激因子,激活其他细胞因子,参予炎性反应全过程。

TNF – α 作用于血管内皮细胞使之表达黏附因子,同时刺激血管内皮细胞分泌 IL – 8、趋化因子,使血液中中性粒细胞、淋巴细胞及单核 – 巨噬细胞等与血管内皮细胞黏附,进而迁移和外渗至局部组织,引起炎性反应;刺激中性粒细胞、内皮细胞、单核 – 巨噬细胞、血小板等进一步释放脂质介质、溶酶体、前列腺素等炎性介质,引起或加重炎性反应。

白细胞介素是指在白细胞或免疫细胞间相互作用的细胞因子,它和血细胞生长因子同属细胞因子。近年研究表明 ARDS 发病机制中主要涉及 IL – 1、IL – 6、IL – 8。IL – 1 是由巨噬细胞产生的炎性细胞因子,IL – 1 可激活血管内皮细胞,增加血管通透性,增加炎性介质的释放,诱生或上调血管内皮细胞表达黏附因子,吸引 PMN 聚集;IL – 6 具有广泛生物活性和免疫调节作用。主要由 T 细胞,内皮细胞,单核细胞产生,介导了全身炎症反应综合征时肺损伤的急性期反应。当创伤、休克、感染、手术等刺激因素作用于机体时,IL – 6 可异常增高,并激活补体及 C 反应蛋白的表达,产生细胞损害,同时可诱导产生黏附因子,还可激活星形胶质细胞、血管内皮细胞,引起淋巴细胞活化,进一步导致炎性反应的加剧;IL – 8 是由巨噬细胞、中性粒细胞、淋巴细胞和内皮细胞等产生,是最强的多形核细胞和 T 淋巴细胞激活和趋化因子,它的血浆水平被认为是严重组织损伤的标志。对中性粒细胞具有强大的趋化和激活作用,诱导其形态改变及细胞内贮存酶颗粒的释放,IL – 8 亦可趋化嗜碱粒细胞及 T – 淋巴细胞。许多实验与临床研究证实了补体系统在 ARDS 病理生理变化中的作用。ARDS 病人补体系统活性增强(血浆 C3a 及 C5a 水平升高),说明补体系统的激活程度与 ARDS 的发生与预后有显著联系。人体补体系统是由血浆蛋白组成,组织损伤后可激活补体系统,激活后产生大量的过敏毒素 C3a、C5a、C4a,促进组胺释放,导致血管通透性增加、血管平滑肌收缩,激活白细胞、内皮细胞等,产生细胞因子前炎性物质和抗炎性物质,造成肺泡毛细血管通透性增加,细胞坏死。

(三)凝血和纤溶系统失衡在 ARDS 发病中的作用

ARDS 患者血管外和肺组织内典型的病理变化是巨核细胞、血小板增加及微血栓形成。中性粒细胞激活和肺组织损伤所释放的促凝血物质、肺血管内皮损伤和血液停滞，可导致血小板聚集和血管内凝血而形成微血栓.并由于肺泡毛细血管通透性的增高，出现微血栓栓塞造成的肺泡上皮损伤，ARDS 初期，血小板所释放的递质刺激血管收缩引起肺动脉高压，加上肺泡毛细血管通透性增加，使肺水肿加重，引起低氧血症和酸中毒。同时血小板在肺内激活补体而释放花生四烯酸代谢产物和 5 - 羟色胺，使中性粒细胞聚集并产生毒性递质而损伤肺泡毛细血管膜，激活内外源性凝血系统，使凝血功能增强。肺血管内皮细胞受损后释放血栓素 A_2 和血小板活化因子，造成肺组织的进一步损害。

四、病理

ARDS 的主要病理改变是肺广泛性充血水肿和肺泡内透明膜的形成，病理过程可以分为渗出、增生和纤维化三个相互关联和部分重叠的阶段。

（一）渗出期：主要见于起病后第一周。肺组织大体呈暗红或暗紫的肝样变，可见水肿、出血。重量明显增加，切面有液体渗出，称为“湿肺”，24 小时内镜检见肺微血管充血、出血、微血栓形成，肺间质和肺泡内有蛋白质水肿液及炎症细胞浸润。72 小时后由凝结的血浆蛋白、细胞碎化、纤维素混合形成透明膜，灶性或大片肺泡萎陷不张。并可见肺泡Ⅰ型细胞受损坏死。

（二）增生期：发生于损伤后 1 ~ 3 周，可见肺泡Ⅱ型上皮细胞、成纤维细胞增生和胶原纤维沉积，覆盖剥落的基底膜，肺泡囊和肺泡管可见纤维化，肌性小动脉出现纤维细胞性内膜增生。

（三）纤维化期：病程超过 3 ~ 4 周，可见肺泡隔和气腔壁广泛增厚，散在分隔的胶原结缔组织增生致弥漫性不规则纤维化。肺血管床发生广泛管壁纤维增厚，动脉变形扭曲，肺行血管扩张。如后期合并肺部感染，常见有组织坏死和微小脓肿。

五、病理生理

由于各种因素导致肺毛细血管内皮细胞及肺泡上皮细胞的损伤，使肺泡 - 毛细血管膜的通透性增加，液体和血浆蛋白渗出血管外至肺间质和肺泡腔内，引起肺间质和肺泡水肿；肺表面活性物质的数量减少和活性降低是引起 ARDS 病人发生顽固性低氧血症和肺顺应性降低的重要原因。结果导致小气道陷闭、肺泡萎陷不张，肺顺应性降低，功能残气量减少及广泛性肺不张，通气/血流比例失调和肺内分流量增加，肺内动静脉样分流增加和弥散障碍，引起顽固性低氧血症。低氧刺激颈动脉窦主动脉体化学感受器可反射刺激呼吸中枢产生过度通气，出现呼吸性碱中毒。肺组织充血、水肿刺激毛细血管旁的 J 感受器，反射性使呼吸加深加快，最初由于代偿，$PaCO_2$ 可在正常范围，在 ARDS 晚期，由于病情严重，呼吸肌疲劳衰竭，发生通气不足，缺 O_2 更为严重，伴 CO_2 潴留，形成高碳酸血症。

六、临床表现

ARDS 起病急骤，多于原发病起病后 5 天发生，约半数发生于 24 小时内，临床过程可大致分为四期：①Ⅰ期（损伤期）：此期除原发病的临床表现和体征（如创伤、休克、感染等）外，呼吸频率稍增快，但无典型呼吸窘迫。$PaCO_2$ 偏低。X 线胸片无阳性发现。②Ⅱ

期(相对稳定期):在发病后 24 ~ 48 小时,逐渐出现呼吸急促、频率加快、低氧血症、过度通气及二氧化碳分压($PaCO_2$)降低,肺体征不明显,X 线片仍显示正常。晚期,肺部出现细小啰音,呼吸音增粗;X 线胸片可见肺纹理增多、模糊和网状浸润影,提示肺血管周围液体积骤增多和间质性水肿。动脉血气分析为轻度低氧血症和低碳酸血症。吸氧可使 PaO_2 有所改善。③Ⅲ期(呼吸衰竭期):出现进行性呼吸困难,窘迫和紫绀,呼吸频率加快可达 35 ~ 50 次/min,胸部听诊可闻及湿啰音、爆裂音。X 线胸片显示两肺有散在斑片状阴影或呈磨玻璃样改变,可见支气管充气征。血气分析氧分压(PaO_2)和 $PaCO_2$ 均降低,常呈代酸呼碱。常规氧疗无效,也不能用其他原发心肺疾病解释。④Ⅳ期(终末期):呼吸极度困难和严重紫绀,因缺氧而引起脑功能障碍,出现神经精神症状,表现为嗜睡、谵妄、昏迷等。肺部啰音明显增多,并可出现管状呼吸音。X 线胸片示两肺有小片状阴影,并融合成大片状浸润阴影,支气管充气征明显。血气分析严重低氧血症、高碳酸血症,常有混合性酸碱失衡,最终可发生循环功能衰竭。

七、实验室检查

1. 胸片

早期 X 线胸片无阳性发现,随着病程的进展,X 线胸片显示两肺有散在斑片状阴影或呈磨玻璃样改变,以及斑片状阴影融合成大片状的浸润阴影,可见支气管充气征,后期可出现肺间质纤维化的改变。

2. 动脉血气分析

典型的表现为 PaO_2 降低,$PaCO_2$ 降低。根据动脉血氧分析可以计算出肺泡动脉氧分压差($PA-aO_2$)、肺内分流(Qs/Qt)、呼吸指数($PA-aO_2/PaO_2$),氧合指数(PaO_2/FiO_2)等指标,对诊断和评价病情严重程度十分有帮助。如 Qs/Qt 增被提倡用于病情分级,以高于 15%,25% 和 35% 分别划分为轻、中、重不同严重程度。呼吸指数参照范围 0.1 ~ 0.37,Qs/Qt > 1 表明氧合功能明显减退。Qs/Qt > 2 常需机械通气。氧合指数参照范围为 53.2 ~ 66.7 kPa(400 ~ 500 mmHg),ARDS 时降至 26.7 kPa(20 mmHg)。氧合指数降低是诊断 ARDS 的必备条件。正常值为 400 ~ 500,ALI 时≤300,ARDS 时≤200。

3. 胸部 CT

CT 尤其是 HRCT 可以更好地反映 ARDS 的肺内各种病理改变,可显示出毛细血管液体渗出至肺间质的改变,间质性肺水肿致小叶间隔增厚显示率高,更容易显示泡性肺水肿所致的肺野密度对称性增高及空气支气管征。非对称性实变常提示为肺内原发损伤所致 ARDS。

4. 肺功能

ARDS 时肺容量和肺活量,残气,功能残气及肺的顺应性均降低,无效腔通气量比例增加,若无效腔通气(VD)/潮气量(VT) >0.6,提示需机械通气。一般在床旁测定的常为胸肺总顺应性,而应用呼气末正压通气的患者,可按下述公式计算动态顺应性(Cdyn)顺应性检测不仅对诊断、判断疗效,而且对监测有无气胸或肺不张等并发症均有实用价值。Cdyn = 潮气量/(最大气道内压 - 呼气末正压)。

八、诊断

本病无特异性检测指标，诊断需结合临床表现、实验室及辅助检查综合考虑，中华医学会呼吸病学分会于 1999 年制定急性肺损伤/急性呼吸窘迫综合征诊断标准(草案)：

1. 有发病的高危因素。

2. 急性起病，呼吸频数和(或)呼吸窘迫。

3. 低氧血症：ALI 时动脉血氧分压(PaO_2)/吸氧浓度(FiO_2)≤300 mmHg(1 mmHg = 0.133 kPa)；ARDS 时 PaO_2/FiO_2≤200 mm Hg。

4. 胸部 X 线检查两肺浸润阴影。

5. 肺毛细血管楔压(PCWP)≤18 mmHg 或临床上能除外心源性肺水肿。

凡符合以上 5 项可诊断为 ALI 或 ARDS。

九、鉴别诊断

1. 气胸

本病起病急，可出现呼吸困难、发绀，血气分析提示低氧血症，但胸片可明确。

2. 特发性肺间质纤维化

慢性起病，呈逐渐加重的呼吸困难，血气分析提示Ⅰ型呼衰，临床与 ARDS 表现相似，但本病 X 线胸片呈网状、结节状或蜂窝状改变，肺功能为限制性通气功能障碍为特征等可作鉴别。

3. 心源性肺水肿

患者卧位时呼吸困难加重，双肺底闻及湿啰音，有冠心病、高血压、风湿性心脏病、心肌病等病史，对强心、利尿等治疗效果较好，通过胸 x 线、心电图、超声心动图等可鉴别。

十、预防

1. 术前措施：①深吸气训练及有效咳嗽训练：学会深腹式或深胸式呼吸并咳嗽。咳嗽要有一定冲击力，以利分泌物在气道震荡、流动和排出。②予营养支持，纠正贫血和低蛋白血症，以防止术中、术后肺水过多。防治左心衰。③改善原有肺部疾病不良状况，包括戒烟 2 周以上、净化呼吸道、稀释并排出痰液等。必要时选用敏感抗生素治疗，待感染控制并稳定 1 ~ 2 周后再手术。

2. 术中措施：①尽量缩短麻醉和手术时间。②采用对肺功能损害小的麻醉方法及药物，维持稍大潮气量通气(8 ~ 10 ml/kg)，给予过度通气，至少 1 次/h，以防肺泡萎陷。③正确掌握输液量，尤其是晶体液，防止补液过多。④处理髋关节手术部位应轻柔，以免脂肪栓塞。

3. 术后措施：①尽早翻身，避免长时间仰卧不动。②吸氧雾化：应在术后 1 ~ 2 小时内给予氧气吸入，吸氧体积分数(FiO_2)0.28 ~ 0.40 为宜，同时雾化吸入以助排痰。但不需要也不宜长时间给氧，因为某种程度的低氧血症，反而可刺激肺有利于肺膨胀的深呼吸。③麻醉完全清醒后即应开始深吸气训练及有效咳嗽训练。④机械通气：术前有肺功能不全者，需保留气管插管实施机械通气数小时至数日。

十一、治疗

尽管采取了以上各种措施来避免发生 ARDS，但髋关节手术后 ARDS 的发生仍有一定的比例，这就需要积极、及时地治疗以改善手术患者的预后。

（一）病因治疗

原发病是影响 ARDS 预后和转归的关键，是治疗 ARDS 的首要原则和基础，及时去除或控制致病因素是 ARDS 治疗的最关键环节，积极处理原发病，清除病因防止进一步损伤。严重感染是导致 ARDS 的常见原因，也是 ARDS 的首要高危因素，必须积极治疗并预防各种感染。

（二）呼吸支持治疗

呼吸支持是目前治疗 ARDS 最重要的方法之一，其根本目的是有效纠正低氧血症，为患者赢得时间以便进行病因治疗。

1. 氧疗

ARDS 最主要的临床表现为低氧血症，首要的就是纠正缺氧，一般面罩吸入高浓度氧，但要注意氧中毒。多数患者需用机械通气治疗。

2. 机械通气

机械通气是当前 ARDS 病人主要的治疗手段，其根本目的是保证全身氧输送，改善组织细胞缺氧，以支持器官功能。传统的机械通气治疗 ARDS 过程中通常需要较高的气道分压、吸入高浓度氧及采用较大的潮气量（10～15 ml/kg）促进萎陷的肺泡复张，以提高动脉血氧合，但并不能改善肺脏氧合功能。但这种通气策略易导致肺泡过度膨胀，加重肺损伤。随着人们对 ARDS 病理生理学基础的深入了解和易导致肺损伤的倾向，从而在机械通气治疗 ARDS 过程中提出了机械通气新策略。即是在提供病人基本氧合和通气需要的同时，尽量避免呼吸机所致的心肺功能损害，减少循环抑制和机械通气相关性肺损伤。ARDS 的肺保护性通气策略主要包括给予适当水平的呼吸末正压、小潮气量和允许性高碳酸血症。

（1）肺保护性通气策略

1）呼吸终末正压（PEEP）

PEEP 增加肺容积，增加功能残气量，扩张萎陷的肺泡，消除间质分流，迫使血管外肺水从肺泡腔重新分布到肺间质或肺泡外腔，从而使肺泡的气体交换可在容积、压力曲线顺应性较好的部位进行。并使肺实质毛细血管血流右、左分流明显减少，减少肺血流总量，改善通气血流比例和弥散功能，在一定范围内增加 PEEP 水平与增加 PaO_2，组织氧供呈线性相关，然而当 PEEP 高于某阈值时，常引起气道峰压进一步增高和气压伤几率增加。因此对 ARDS 患者应选择使用适当水平 PEEP，可恢复肺泡床，保持肺泡的持续开放和相当的功能残气量，减少肺萎陷，从而维持肺泡"开放"最小的压力波动，避免肺泡反复的开放和陷闭引起周期剪切力所致的肺损伤。一般说来，治疗 ARDS 的 PEEP 范围为 0.7 kPa～2.0 kPa（7 cmH_2O～20 cmH_2O），先从低水平开始，先用 5 cmH_2O，逐渐增加至合适的水平，争取维持 PaO_2 大于 60 mmHg 而 FiO_2 小于 0.6。

2）低潮气量

由于肺组织实变，患者的含气肺总量显著下降，而在功能残气位时，除实变组织外，尚有陷闭组织和过度呼气等因素的参与，故功能残气量的下降更显著，故 ARDS 患者采用小潮气量，6～8 ml/kg，防止肺泡过度扩张。美国国立卫生研究院建议 6 ml/kg 体重作为机械通气的理想潮气量。

3）允许性高碳酸血症

应用小潮气量可使每分钟肺泡通气量降低，不可避免的会引起高碳酸血症，而过低的 pH 会造成心肌收缩力下降；心肌室颤域下降，易引起心室纤颤；外周血管对心血管活性药物敏感性下降；支气管对解痉药物的敏感性降低等。但适当的高碳酸血症能降低 ARDS 病人的吸气末平台压，避免肺泡过度膨胀，造成肺损伤，有研究报道当潮气量为 4～7 mL/kg 时，$PaCO_2$ 增高到 40～80 mmHg（1 mmHg＝0.133 kPa），pH 值不低于 7.20，对机体没有不利影响。主要适用于病变严重的或晚期的 ARDS，对于轻中度 ARDS 患者并非需要严格实施允许性高碳酸血症。

（2）肺复张策略

在机械通气中采用合适的 PEEP 促使萎陷的肺泡复张能增加功能残气量，改善氧合，研究表明，在采用肺保护性通气策略的同时，联用肺复张策略可明显改善 ARDS 肺的顺应性，改善组织氧合，对 ARDS 治疗具有重要意义。主要包括以下手段：①叹息（sigh）：即在小潮气量通气模式中，间隙增加潮气量的同时，加上吸气屏气和呼气屏气，使病变程度不一的肺泡间气体得到均匀分布，顺应性差的肺泡区域也能复张，增加肺容量。②逐步增加平均气道压，在进行肺复张的过程中，可以逐步增加平均气道压来复张肺。前两种方法的临床疗效颇受质疑。③持续性肺充气（sustained inflation，SI）即在小潮气量通气时或高频通气时，给予足够的压力（30～45 cmH_2O），并持续 20～120 s，使塌陷的肺充分开放，并使病变程度不一的肺泡达到平衡，此后再调整到常规通气模式。

（3）通气模式

1）反比通气

正常通气吸呼比为 1∶1 到 1∶4，而 ARDS 的机械通气常采用反常的吸呼比，即吸气与呼气的时间比＜1∶1，其目的是通过缩短呼气时间，延长吸气时间使气体进入阻塞的肺泡并使之复张，增加功能残气量，恢复换气，改善通气血流比例，增加弥散面积，降低气道峰压值和 PEEP，升高气道平均压力。由于反比通气与患者自主呼吸不同步，应用反比通气的患者常感到不适难受，常需应用大量镇静剂。

2）双相气道正压法（BIPAP）

机械通气是治疗 ARDS 危重患者的重要手段，而双相气道正压通气（以下简称 BIPAP）是机械通气中的一种常用方法，其实质是自主呼吸＋双水平的持续气道正压（CPAP），在其吸气时提供一个较高水平的吸气压（IPAP），从而达到克服呼吸道阻力、轻松吸入气体使肺膨胀改善通气的目的。同时，又能在呼气时给患者提供一个较低的呼气压（EPAP），使患者轻松呼出气体，而 EPAP 又可起呼气末正压（PEEP）的作用，以对抗内源性 PEEP 减少呼吸功，增加功能残气量防止肺萎缩，减少渗出，改善氧合和气体交换，从

而提高 PaO_2 降低 $PaCO_2$，减弱或消除低氧性肺血管收缩，从而在一定程度上可抵消 PEEP 对血流动力学的不利影响，BiPAP 辅助通气具有无创性，呼吸频率由患者自己控制，通气流速、送气时间和潮气量取决于患者，吸气用力程度、呼吸道阻力、呼吸系统顺应性和压力支持水平，比其他模式更接近生理状态，不易出现过度通气，容易人机配合，易被患者接受，依从性高。因此 BIPAP 不失为治疗 ARDS 过程中一种较好的机械通气模式。

3）高频通气

包括高频正压、喷射、振荡三种通气模式，其特点为高通气频率、低潮气量、短吸气时间、气道开放及不影响心排血量。由于它能克服呼气末肺泡萎缩和吸气末肺泡过度膨胀，因而保证肺有足够的弥散和氧交换，排出足够的二氧化碳改善氧合，保护了肺表面张力，并能促进损伤区域内肺组织功能的恢复，有效降低 ARDS 患者可需氧浓度，减少氧中毒的发生率。

4）俯卧位通气

当 ARDS 患者处于俯卧位时由于体位改变使胸腔内压梯度降低及水肿液的重分布，有利于背侧肺泡复张，同时心脏及纵隔对肺脏的压迫减轻，从而改善通气血流比例和低氧血症，并避免肺泡过度通气，减少呼吸机相关性肺损伤。体位交换时间可采用 4 h 俯卧位 -2 h 仰卧位，或 4 h 俯卧位 -4 h 仰卧位。每次需要三个以上医务人员操作。目前由于俯卧位通气的时机和时间的报道不一，一般认为若 $PaO_2/FiO_2<60$ mmHg 立即开始俯卧位治疗，并持续 8 h 以上。注意静脉管道脱落呼吸机管道扭转长时间可引起面和受压部浮肿。脊柱损伤、妊娠、颅内高压不能行俯卧位通气。最近一项多中心随机调查研究显示：俯卧位通气虽然能显著改善 ARDS 患者的氧合，但不能改善 ARDS 患者的预后。

5）气管内吹气（TGT）

所谓 TGT 是指将一导管插入气管远端（隆突上 1 ~2 cm 处），连续或定时定向（呼气）地向气管内吹入新鲜气体（4 ~6 ml/min），以稀释解剖死腔近端的 CO_2，以便在低潮气量情况下增加 CO_2 的排出，降低潮气量和气道压力，目前主要用于允许性高碳酸血症的辅助治疗。

6）液体通气

是以全氟化碳溶液作为通气介质的一种通气方式，全氟化碳具有许多独特的性能：无毒，无色，无味的惰性液体，具有较高的携氧和二氧化碳能力，高扩散系数和低表面张力，是较理想的肺内气体交换媒介。目前临床上有两类液体通气方法，即全部液体通气和部分液体通气，全部液体通气是将体外循环用人工心肺机的基本原理和主要装置应用于液体通气，通过体外的膜氧合器，使全氟化碳溶液充分溶解氧气和排出二氧化碳，并用流量限制时间切换的液体通气机使经过氧合和温度调节的全氟化碳溶液进出肺内；而部分液体通气是指经气管将相当于功能残气量的全氟化碳溶液灌入肺部，然后进行正压通气，以消除肺泡内的气液界面，并通过重力的作用促进肺基底区萎陷的肺泡复张，提高肺泡内氧降梯度，从而增加氧弥散面积，促进氧合，提高肺的顺应性，改善通气血流比例失调纠正低氧血症。

7）吸入一氧化氮（NO）

NO 在 ARDS 的治疗中日益受到重视。NO 进入通气较好的肺组织，扩张该区的肺血管,促进肺泡周围毛细血管的扩张,促进血液由通气不良的肺泡向通气较好的肺泡转移,从而改善通气/血流比值,降低肺内分流,增加氧分压和氧含量;NO 能降低肺血管阻力和降低肺动脉压力,减轻肺水肿,不影响体循环血管扩张和心输出量;增强肺泡的非特异性免疫功能,同时抑制血小板聚集、白细胞黏附。

8)膜氧合器

随着外科技术和抗凝手段的改善,在一些技术先进的医疗中心,体外膜肺氧合(extracorporeal membrane oxygenation, ECMO)和体外 CO_2 排除(extracorporeal CO_2 removal, ECCO2R)技术已用于 ARDS 患者的支持治疗。血管内氧合器(intravenous oxygenator, IVOX)是目前 ECMO 研究领域最为革新的方法。将一个可置入的中空纤维膜肺放入腔静脉内,用于患者增加气体交换。

3. 液体管理

ARDS 患者容易出现肺水肿,故应合理限制液体入量,宜使液体负平衡,保持肺脏处于"干"的状态,使肺小动脉楔嵌压(PAWP)维持 1.37 ~ 1.57 kPa。必要时可经皮穿刺锁骨下静脉或颈内静脉放置 Swan – Ganz 导管,动态监测肺毛细血管楔压,随时调整输入液体量。

4. 肾上腺糖皮质激素

肾上腺糖皮质激素具有广泛的抗炎、抗休克、抗毒素及减少毛细血管渗出等药理作用,早就应用于 ARDS 的治疗。然而早在 20 世纪 80 年代后期,欧美大规模多中心临床对照研究便证明,不论是 ARDS 的早期治疗还是预防脓毒血症并发 ARDS 治疗,激素均是无效的,而对于存活患者糖皮质激素预防晚期 ARDS 肺纤维化,国外正在进行大规模多中心的随机对照试验。

5. 表面活性物质

表面活性物质的功能不全或缺乏在 ALI 与 ARDS 中起重要作用,目前国内外有自然提取和人工合成的肺表面活性物质作为新生儿呼吸窘迫综合征的补充治疗得到公认,但由于给药途径、使用的表面活性物质的制剂不同,外源性表面活性物质在成人 ARDS 仅暂时氧分压升高。

6. 自由基清除剂和抗氧化剂

此类药物有乙酰半胱氨酸、维生素 E、超氧化物歧化酶等。其中过氧化物岐化酶、过氧化氢酶可防止 O_2^- 和 H_2O_2 氧化作用而引起的肺损伤,尿酸可抑制 O_2^- 和 OH^- 的产生和中性粒细胞呼吸爆发。目前临床上应用的经验不多。

7. 血管扩张药

目前,已有山莨菪碱用于治疗 ARDS 的报道,但多数学者认为虽然血管扩张药能降低肺血管阻力,改善肺部灌流,但它也降低了生理性肺血管低氧性收缩和外周血管阻力,进一步加大 ARDS 时的肺内分流,减少氧合。故不主张应用血管扩张药治疗 ARDS。

8. 活性蛋白 C(activatedprotein C, APC)

由于在 ARDS 的发病初期,中性粒细胞激活和肺组织损伤所释放的促凝血物质及肺血管内皮损伤和血液停滞,可导致血小板聚集和血管内凝血而形成微血栓。同时血小板在肺内激活补体而释放花生四烯酸代谢产物和 5 – 羟色胺,使中性粒细胞聚集并产生毒性递质而损伤肺泡毛细血管膜，激活内外源性凝血系统，使凝血功能增强。引起机体弥漫性微血管栓塞、弥漫性血管内凝血（DIC）和多脏器损伤，因此凝血/抗凝系统异常对 ARDS 的病情发展具有重要的影响。国内在 20 世纪 90 年代就通过应用人工重组的活性蛋白 C 来灭活凝血因子Ⅴa、Ⅷa，抑制凝血酶产生，促进纤维蛋白溶解，可以有效抑制 ARDS 早期的高凝状态，这一结果揭示 APC 可能对继发 DIC 和 MODS 具有一定的预防作用。

9. 免疫治疗

由于多种免疫细胞和炎性介质参与了 ARDS 发病，因此拮抗或阻断细胞因子和炎症介质及抑制效应细胞可能具有治疗作用。但此疗法大多尚处于动物实验和临床试验阶段，目前研究较多的有抗内毒素抗体，抗 TNF、IL－1、IL－6、IL－8、细胞黏附分子的抗体或药物。

10. 非皮质醇类抗炎药物

此类药物主要包括前列腺素代谢通路的脂氧合酶和环氧合酶抑制剂如布洛芬、吲哚美辛（消炎痛）和氯芬那酸（氯灭酸）等。主要是对抗血栓素和 LTB_4 的肺血管收缩作用，从而降低肺动脉压和血管外肺水含量，恢复生理性通气血流比值，改善心功能，非皮质醇类抗炎药物还可抑制 PMN 的游走和黏附，减少氧自由基的产生。

11. 己酮可可碱（PTX）

己酮可可碱是甲基黄嘌呤的衍生物，为磷酸二酯酶抑制剂，可抑制 PMN 和单核细胞的激活和介质、氧自由基、蛋白酶和释放，并抑制肿瘤坏死因子等的生成，在多种 ALI 动物模型，均证明 PTX 可抑制肺内白细胞蓄积，降低血粘滞度，抑制血小板聚集，具有减轻肺损伤和防止肺水肿及改善肺灌注的作用。

12. 纠正酸碱失衡和电解质紊乱

ARDS 早、中期表现为严重低氧血症常伴低碳酸血症呈现代酸呼碱，随着病情发展，各脏器损伤衰竭和电解质失衡可出现复杂双重或三重型酸碱失衡，而 ARDS 患者的电解质紊乱大多属继发性的，特别是医源性的，如大量利尿剂的使用引起低钾血症和血液浓缩致高钠血症。酸碱失衡及电解质紊乱可进一步加重病情，因此维持 ARDS 患者在整个治疗中电解质和酸碱平衡至关重要。

13. 营养支持

ARDS 时机体处于高代谢状态，故需要充分的热量、高蛋白及高脂肪营养物质，每日一般需热卡 20～40 Kcal/kg，蛋白质 1～3 克/kg、脂肪占热量为 20%～30%。可鼻饲或静脉补给，但静脉营养可引起感染及血栓形成等并发症，应提倡全胃肠营养。

第五节　髋部骨折的病人心血管情况评估和处理

一、围手术期的心血管评估

骨科手术前应首先从病史，体检仔细评估患者是否具有心血管病症，然后对患者进行相应的实验室检查。需要系统回顾患者有无心血管相关疾病的症状及体征，目前出现症状的，需对现病史进行询问，需回顾患者心血管既往史及有无心血管事件高危因素。特别注意患者有无下列情况：不稳定性心绞痛，心绞痛史，近期心梗史，心力衰竭，有意义的心律失常，以及严重的瓣膜性疾病。同时注意患者是否做过起搏器以及植入过ICD（植入式心脏除颤器）。还应注意有无外周血管病史，脑血管病史，慢性肺病史，肾功能减退史，饮酒史等常与心脏病伴发的疾病。

心血管病症相关征象包括：呼吸困难，心悸，胸痛，水肿。对曾经出现这些症状及体征者，需进一步询问其特点。

1. 呼吸困难

呼吸困难是一种主观的症状。病患外观上可以无明显的变化，只有自觉呼吸不畅，也可以呈现严重的呼吸窘迫之现象。分为，急性呼吸困难和慢性呼吸困难。其病因如下：

表14－6　急、慢性呼吸困难病因

急性	慢性（进行性）
急性肺水肿（急性左心衰）	慢性阻塞性肺疾病
胸壁及胸腔内结构损伤	左心室衰竭
气胸	弥漫性间质组织纤维化
肺栓塞	胸膜腔积水
肺炎	血栓栓塞症
成人呼吸窘迫症候群	肺血管疾病
胸腔积水	心源性呼吸困难
肺出血	重度贫血
	插管后气管内狭窄
	过度敏感疾病

此外，有几种较特征性的呼吸困难的表现：

（1）端坐呼吸

端坐呼吸是指病人平躺时会加重呼吸困难，因而必须维持坐姿或半坐姿，以获得缓解。此种现象多是心血管系统疾病造成。主要是平躺时肺部充血，使得肺部顺应性变差（平躺时低于心脏平面的肺组织较多），因此产生或加重呼吸困难。此外在一些肺部疾病（如COPD，哮喘等），病人平躺时，胸廓之运动较差，及腹部疾病（如腹腔内压上升，大量腹水等），平躺时横膈膜压迫肺部，也会产生端坐呼吸。

（2）阵发性夜间呼吸困难

此症状类似端坐呼吸之原因，而程度较轻。病患多因平躺后，全身静脉充血的情形回流，致使肺部产生血容积过多，进而使肺微血管压力上升，造成肺积水，而产生呼吸困难。此症状多在平躺后一段时间发作，尤其在夜间，于后起身呼吸而获得缓解又可平躺，如此反复发生。

（3）哮喘型呼吸困难

病患呼吸时并有哮鸣音,主要是因为呼吸道局部或广泛性狭窄所引起。引起狭窄之原因很多,可以是呼吸道痉挛(如气喘)、黏膜水肿(如心脏衰竭、气喘等)、呼吸道内肿瘤(良性或恶性)、呼吸道内异物、或疤痕组织造成之气道变形窄缩等。

2. 心悸

心悸就是我们主观上对心脏跳动的一种不适之感。做了剧烈运动之后,心跳便会自然加速,我们亦有稍感不适,但这种心悸是正常的。

心悸的主要成因如下:

(1)过早搏动

过早搏动又称为期前收缩,是不正常的起搏点过早地发生冲动所引起。这情况可发生于正常人,诱发原因包括:情绪激动、吸烟、饮酒、喝茶或咖啡等,亦可见于各种心脏病、心脏手术、心导管检查、钾、纳等电解质紊乱,以及毛地黄、奎尼丁等药物的过量情况。过早搏动大多数是无症状的,亦可有心悸、头晕、心前胸部不适,或心脏有突然停顿感等。在无心脏病人士中,这现象其实并无任何意义,在有心脏病的情况下,运动后心脏跳动明显加快,而过早搏动的情况会明显消失;在无心脏病的情况下,情形刚刚相反。如属偶发而无自觉症状者,一般不需治疗,但应自我了解实际情况,以消除疑虑。若发生在有器质性的心脏病时,应可使用药物治疗。如是属于因某些药物,如毛地黄、奎尼丁等过量而引起的情况,应立即停止用药,如有低钾者应补充钾盐。有风湿性发热的病者,如欲防止此病的复发,应该使用抗生素预防风湿热复发,发作后应连续预防至少五年,或直至病者十八岁为止。

(2)阵发性心动过速

阵发性心动过速是窦房结以外的节律点引起的一种阵发性、规则而快速的心律,可分为室上性阵发性心动过速和室性阵发性心动过速两种:①室上性阵发性心动过速　是一种很常见的心律失常,常突然发作,突然停止,反复发作,心动快速。患者多无器质性心脏病,但亦可能是因为心脏有一不正常的传导束,引致预激综合征,在某些内外因素诱发之下而导致的。发病时的症状包括:突然头晕、心慌、胸闷气促、呼吸困难、乏力、手指发麻发凉、血压降低等。有部分患者会有小便明显减少或突然增多等。病发时,心率会达每分钟160或以上,心律绝对规整,心音增强,原有心脏杂音减弱、脉搏细弱,而血压会下降。②阵发性室性心动过速　阵发性室性心动过速多发于有器质性心脏病,伴有心力衰竭或室性心律失常者之患者。临床表现为心动过速突发突止、历时数秒、数分钟、数小时不等,偶有持续一至数日者。发作时突感头晕、心慌、胸闷、气短、呼吸困难、烦躁不安,有时可致昏厥。冠心病患者会引发心绞痛,病者面色苍白或口唇紫绀,严重者血压降低甚至发生休克、急性肺水肿。发作时心率在180至200次/分钟,心律有不整的情况。心电图检查有很特殊的表现,可以确诊。这是一种极为严重的心律失常,少数病人心动过速会迅速转为心室颤动而死亡。

(3)心房纤颤

心房纤颤时心房失去规则活动而出现乱颤,有持久性和阵发性两种。少数阵发性心房颤动者原因不明,而大部分患者有器质性疾病,例如:风湿性心脏病、冠心病、及甲状腺功能亢进等。心房颤动时心室率常在100~160之间,节律完全不规则。当心室律不太快时，病者可无自觉症状；室率过快时，则可有心悸、头晕胸闷、气急等，常会引致心脏功能不全。有慢性心房颤动时，因为心房活动性不强，常会形成附在房壁上的血栓，血栓脱落有引致动脉栓塞。心电图是诊断的最佳方法。图内的 P 波消失，代以颤动波 f，f 波的频率为每分钟 350 ~ 600 次，其形态、振幅、间距均不相同。

(4) 房室传导阻滞

心脏的正常跳动需要电流的正常传导，而传导如受阻滞，会引致心跳减慢。房室传导阻滞按其程度可分为三度：一度、二度和三度。房室传导阻滞可是先天性的，而发于青少年时期的多是因为风湿热及心肌炎，中年以上则以冠心病为较多见，药物如毛地黄、奎尼丁等中毒亦可引致房室传导阻滞。一度房室传导阻滞时，临床上无明显症状体征，二度阻滞时症状多不明显，虽然心脏跳动会较慢，并有心律不齐的现象。三度房室传导阻滞患者常有心悸、眩晕甚至引起昏厥、心室率缓慢，每分钟 20 至 40 次。心室率过低（低于 40 次）者，遵循指南必要时应考虑安装人工心律调节器。

(5) 心血管疾病以外的原因引致心脏收缩力增强而引致心悸

心悸亦可因为心血管疾病以外的原因，引起心脏收缩力增强而引致。这些原因包括：甲状腺功能亢进、贫血、发热或感染、低血糖症，药物如：肾上腺素及类似药，氨茶碱、阿托品、甲状腺素等。

(6) 心脏神经官能症：多见于女性，常有多种心脏方面的陈述，如心悸、胸闷、心前区隐痛、头眩、失眠等。这是类似神经衰弱的表现，病者并无任何器质性心脏病变的证据，故治疗方面，需要针对基本的神经症诱因。

3. 胸闷或胸痛

胸闷或胸痛紧急病因有心肌梗死，主动脉剥离，肺动脉栓塞，气胸及食道破裂，对于现病史存在胸痛者应首先排除。胸痛常见原因如下：①心肌梗死；②不稳定性心绞痛；③主动脉夹层；④胃肠疾病（食管炎、食管痉挛、消化性溃疡、胆绞痛，胰腺炎）；⑤心包炎；⑥胸壁痛（神经肌肉性或神经性）；⑦肺部疾病（肺栓塞、肺炎、胸膜炎、气胸）；⑧神经性过度通气综合征。

典型的心肌缺氧引起的胸闷不适通常是在胸前或锁骨下，有时候可能在上腹部，需注意疼痛范围及有无放射。心肌缺氧常见反射的位置是由前胸向颈部及下颚，病人会有喉咙不适或哽住的感觉。另外可以由前胸向左肩沿着左臂内侧一直达到手掌尺侧。而比较少见的位置是传到上腹部、肩胛骨中间及由前胸向右肩沿着右臂内侧一直达到手掌尺侧。心肌缺氧引起的胸闷不适通常是闷闷的或是一大片没有办法指出确切位置的，这可以和其他疾病引发的不适作鉴别诊断。而主动脉剥离引发的胸痛通常是尖锐而撕裂样的剧痛，很快的达到顶点而且会转移。

典型的心绞痛大约 5 ~ 15 分钟，超过 20 分钟以上就要考虑是否为心肌梗死或不稳定心绞痛。每次发作都超过 20 分钟以上则比较不像心绞痛，而每次发作都少于 1 分钟，尤其痛的性质是刺痛或抽痛也排除心绞痛的可能。典型的心绞痛大多和运动或情绪激动有关。而不稳定心绞痛或冠状动脉收缩引起的心绞痛可能在休息的时候或是睡觉的时候发生。所以必须要知道病人发作的阀值是否每次都相同，或是阀值越来越低。每次发作时阀值不同，或是疼痛的位置不同，则比较不像是心绞痛，或是合并有其他问题。典型的心绞痛可以经由休息或是硝酸甘油舌下含服缓解，但是食道引起的疼痛，亦可由硝酸甘油舌下含服缓解，所以两者必须详加区分。胸膜性疾病疼痛在前胸，吸气更痛，躺下或侧躺会更痛，因此病人喜坐着。询问病史的时候，必须要知道胸闷不适的时候，是否有其他的随伴症状，如冒冷汗、呼吸急促、心悸、咯血等。病人的过去病史也须详加询问，以便知道是否有引发冠状动脉疾病的危险因子，如高血压、糖尿病、抽烟、肥胖、高胆固醇血症、家族史或是代谢症候群。危险因子越多则发生冠状动脉疾病的几率越高。过去有关的检查、诊断、治疗及目前服用的药物，亦须详加询问。

4. 水肿

指水（及钠离子）由毛细管内渗出于间质组织。可因静水压上升例如左心衰竭导致肺微血管/肺静脉静水压上升而呈现肺瘀血甚至肺水肿。右心衰竭导致全身静脉的静水压上升而呈现四肢甚至全身水肿。血浆胶体渗透压下降例如肾病症候群因为蛋白尿流失白蛋白而导致血浆胶体渗透压下降。其它的低白蛋白血症也会因血浆胶体渗透压下降而导致凹陷性水肿。血管通透性增加例如蜂窝性组织炎时血管通透性增加而产生水肿。静脉或淋巴回流受阻，当血液滞流、内皮受伤或凝血增加时有较高的机会产生静脉血栓而导致静脉回流受阻。肿瘤压迫或术后（例如施行乳房全切除术）有时亦可见淋巴回流受阻。对于明显的单侧或局部水肿应注意血栓静脉炎、静脉曲张、局部淋巴腺切除、慢性淋巴腺炎、肿瘤阻塞回流系统、局部发炎或过敏反应、烫伤、化学性物质或物理性创伤、单肢肢体瘫痪瘫痪。双侧或全身性水肿应注意除了肾脏病以外、肝病、心脏病、严重肺部毛病、贫血、甲状腺机能不足、潜隐性或初发性糖尿病、胰岛素的使用、肠道大量流失蛋白质或营养不良（尤其是白蛋白及维他命 B1 缺乏），月经来潮之前，不当使用止痛药及利尿剂、避孕药、某些抗高血压药物、一些胃药、含甘草类食物及药物，类固醇的不当或长期使用均需考虑。怀孕末期亦会有些水肿。对于有些免疫系统疾病（红斑性狼疮、血管炎）的病人开始的临床表现也会有水肿。若查无任何原因，我们可诊断为特发性水肿，不过还是要定期追踪观察以后是否有其它疾病会出现。

心血管体征的评估包括基本生命体征（应包括双上肢的血压），颈静脉，颈动脉的充盈及搏动，肺部听诊，心前区的触诊，听诊，腹部触诊，下肢有无水肿，有无外周毛细血管征等。植入起搏器及 ICD 的患者在体检时可确定。全身情况的评估非常重要。发绀，苍白，呼吸困难，陈氏呼吸，营养不良，肥胖都可能提示基础心脏疾病的存在。急性心衰的患者可以听到与肺静脉压力一致的肺部湿啰音，但慢性心衰患者不一定能够听到。颈静脉充盈及肝颈静脉回流征阳性者提示液体潴留。心尖区听到第三心音提示心衰可能存在。杂音者提示瓣膜性心脏病，须十分注意。主动脉狭窄对于骨科手术常常具有很高的危险预测价值。严重的二尖瓣狭窄和反流可能增加心衰的风险。主动脉反流虽然危险性较小，但应警惕术后感染性心内膜炎的发生。

5. 常用的非心脏手术的心血管评估方法

（1）Goldman 评分法

早期包括骨科手术等的非心脏手术的心血管评估主要有 Goldman 评分法（1977），及根据其修改的 Detsky 法（1986）进行评价（表 14 －7）。Goldman 评分根据 1001 例心脏病患者非心脏手术研究得出结论，0 ~5 分为 Ⅰ 级，危险性 1%；6 ~12 分 Ⅱ 级，危险性 3%；

13～25分Ⅲ级,危险性14%;≥26分者Ⅳ级,危险性78%。Detsky法根据268例心脏手术患者非心脏手术研究得出结论,其分级与Goldman法相同,但危险度有所改变,0～5分为Ⅰ级,危险性6%;6～12分Ⅱ级,危险性7%;13～25分Ⅲ级,危险性20%;≥26分者Ⅳ级,危险性100%。

表14－7　心脏危险指标的估计

条件		Goldman法	Detsky法
1. 年龄		5	5
2. 病史	近6个月内有心肌梗死	10	10
	近6个月外有心肌梗死		5
	心绞痛Ⅲ级		10
	心绞痛Ⅳ级		20
	3月内有不稳定心绞痛		10
3. 体检	S3奔马律或颈静脉怒张	11	
	重度主动脉瓣狭窄	3	20
	心源性肺水肿近1周内		10
	心源性肺水肿近1周外		5
4. 心律失常	术前任何时候心电图记录到>5次/分的室早	7	5
	术前最后一次心电图示窦性或房性以外的心律	7	5
5. 全身情况不良		3	5
	Po2<6.0或Pco2>50 mmHg		
	K^+<3.0或$HCO3^-$<20 mmol/L		
	血尿素氮>18 mmol/L或肌酐>260 mmol/L		
	术前最后一次心电图示窦性或房性以外的心律		
	SGOT异常,慢性肝病体征或非心脏原因致病人卧床		
6. 手术	腹腔内,胸腔内或主动脉手术	3	10
	急诊手术	4	
总积分		53	105

虽然目前国内有书籍推荐上述评分方法,但由于以上评分仅仅是两个研究结果得出的结论,而且鉴于近年美国心脏病学院/美国心脏病学会(ACC/AHA)多次对非心脏手术围手术期心血管评估发表指南,笔者认为不应单纯依靠以上评分。02年ACC/AHA对围手术期心血管评估发表指南,将围手术期心血管危险因素进行分级,分为严重,中等,轻微三级(表14－13),同时提出各种手术的心脏危险性,其中骨科手术被列为中危危险手术。07年ACC/AHA对围手术期心血管评估再次提出建议,提出活动性心脏病状态,建议此类患者如非急诊手术,则作进一步心血管危险性评估。活动性心脏病状态与02年指南中严重级所提出的危险指标相当。但对于中等危险因素,则建议由临床危险因素替代,指南根据Thomas H. Lee的研究(此研究中骨科手术患者最多,纳入了1026名骨科手术患者)提出的临床危险因素包括:①缺血性心脏病史②代偿性心衰或曾经心衰史③脑血管疾病④糖尿病⑤肾功能不全。

临床危险因素中的缺血性心脏病史包括心梗史或病理性 Q 波者。而急性心肌梗死或近期心肌梗死则被认为是活动性心脏病状态。这样，指南不再建议使用传统的间隔 3 ~6周的心梗史对心脏危险性进行评估。如果近期的运动试验没有提示存活心肌的缺血，那么进行非心脏手术的心肌再梗塞率较低。虽然目前还没有充分的临床试验证据，但心梗 4 ~6 周后行择期手术是合理的。独立的轻微级别危险因素并不直接增加围术期的心血管病事件，多种轻微级别危险因素的存在可能导致心血管事件增加。

(2) 围术期心血管危险因素分级

表 14 –8　围手术期心血管危险因素分级

严重的
不稳定性冠脉综合征
近期心梗且临床症状或非创伤性检查证实存在心肌缺血
不稳定性心绞痛或严重心绞痛（加拿大分级Ⅲ –Ⅳ级）
失代偿性充血性心衰
严重心律失常
高度房室传导阻滞
出项临床症状的室性心律失常
心室率难以控制的室上性心律失常
重症瓣膜疾病
中等的
稳定性心绞痛（加拿大分级Ⅰ到Ⅱ级）
心梗病史或病理性 Q 波
代偿性充血性心衰或充血性心衰病史
糖尿病
慢性肾衰
轻微的
高龄
心电图异常（左室肥大，左束支传导阻滞，ST –T 异常改变）
非窦律（如房颤）
心功能低下（如负重下不能爬到一楼）
卒中史
难以控制的高血压

(3) 非心脏手术的心脏危险分层

表 14 –9　非心脏手术的心脏危险分层

危险分层	手术举例
高危（心脏危险性常 >5%）	主动脉或其他较大血管手术 外周血管手术
中危（心脏危险性常为 1% ~5%）	腹膜腔内，胸腔内手术 颈动脉内膜剥离术 头颈手术 骨科手术 前列腺手术

续表 14－9　　表 14－9　非心脏手术的心脏危险分层

危险分层	手术举例
低危（心脏危险性＜1%）※	内镜手术 浅表手术 白内障手术 乳腺手术 门诊外科

#心脏危险性指心源性死亡或非致死性心梗。※这类手术通常不需要进一步检查。

(4)活动性心脏病状态

表 14－10　活动性心脏病状态

活动性心脏病状态	举例
不稳定性冠状动脉综合征	不稳定性或严重心绞痛（加拿大心绞痛分级Ⅲ－Ⅳ级）# 近期心梗史※
失代偿性心力衰竭（纽约心功能分级Ⅳ级，新发或加重的心衰）	
有意义的心律失常	高度房室传导阻滞 莫氏二型房室传导阻滞 三度房室传导阻滞 症状性室性心律失常 室上性心律失常（包括房颤）的心室率不可控制（静息时＞100 次/分） 症状性缓慢心律失常 新发室性心律失常
严重瓣膜性疾病	严重主动脉狭窄（平均压力剃度＞40 mmHg），主动脉开口面积＜1.0 cm^2；或者症状性主动脉狭窄。 症状性二尖瓣狭窄（进行性劳力性呼吸困难，劳力性晕厥或前晕厥，失代偿心衰）

注：#可能包括严重的坐位稳定性心绞痛　※大于 7 天，小于等于 30 天的心肌梗死

(5)患者的运动耐量评估

根据围手术期的心血管评估指南，首先应评估患者的运动耐量，可参照如下建议如下：

表 14－11　各种运动的耐量评估

Ⅰ类

a. 患者须紧急手术则应立即送入手术室进行手术，同时进行围手术期监护及术后风险分层并处理危险因素。（证据水平 C）

b. 对于活动的心脏病状态患者，按照 ACC/AHA 指南评估和处理，进而考虑手术。

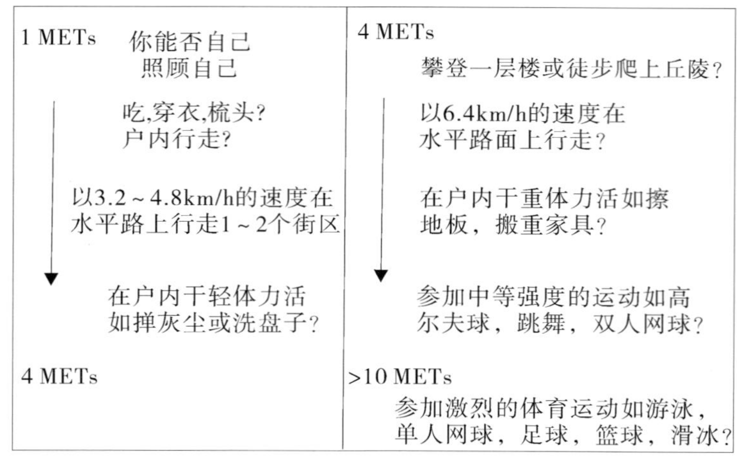

(证据水平 B)

c. 对于低风险手术患者推荐按计划手术。(证据水平 B)

d. 运动耐量差(<4 METs)或未知的患者,没有临床危险因素时,按计划手术。(证据水平 B)

Ⅱa 类

a. 运动耐量≥4 METs 并且没有症状的患者按计划手术。#(证据水平 B)

b. 运动耐量差(<4 METs)或未知的患者需做血管手术时,需进一步检查明确是否需要术前进行其他处理。(证据水平 B)

c. 运动耐量差(<4 METs)或未知的患者具有 3 个或更多临床危险因素时,若行中等危险度的手术(包括骨科手术),控制心室率※后按计划手术。(证据水平 B)

d. 运动耐量差(<4 METs)或未知的患者具有 1 到 2 个临床危险因素时,若行血管或中等危险度的手术,控制心室率后※按计划手术。(证据水平 B)

Ⅱb 类

a. 运动耐量差(<4 METs)或未知的患者具有 3 个或更多临床危险因素时,若行中等危险度的手术,进行可能导致治疗变化的术前非侵袭性检查。(证据水平 B)

b. 运动耐量差(<4 METs)或未知的患者具有 1 到 2 个临床危险因素时,若行血管或中等危险度的手术,进行可能导致治疗变化的术前非侵袭性检查。(证据水平 B)

注:# 对于某些特殊情况的病人,也可能需进行可能导致治疗变化的术前非侵袭性检查。

※ 建议使用 β 受体阻滞剂进行心室率控制

6. 围手术期的心血管评估的具体步骤如下

第一步 判断非心脏手术的紧急性。如果是紧急手术,立即送入手术室,进行围手术期监护及术后风险分层并处理危险因素。择期手术的术后危险分层常在患者恢复健康后进行,以避免失血、机体失调和其他术后并发症可能混淆非侵入性检查的结果。如果为非紧急手术则入下一步。

第二步 患者有无活动性心脏病,如果没有,进入下一步。如果有不稳定心绞痛、失代偿心衰、严重心律失常或瓣膜疾病常导致推迟或取消手术，直到心脏疾病得到确诊和合适的治疗。许多存在这些情况的患者需行冠脉造影评估进一步的治疗方案。对计划手术的患者进行最大限度的药物治疗是恰当的。

第三步 患者进行的是低风险手术吗？如果是低风险手术，进入下一步。即使是高危的患者，其与低风险非心脏手术相关的致残率和致死率总数不到1%。低风险手术种类包括内窥镜治疗、皮肤治疗、白内障手术、乳腺手术、无需卧床的手术等。有研究报道大多数非心脏急诊手术当日死亡率实际低于术后30天死亡率，表明进行非心脏急诊手术增加的风险可以忽略或加以保护。

第四步 患者功能状态好否？有无症状？功能状态可用代谢当量（METs）来判断。例如一名40岁，体重70公斤的男性在休息状态下基础性氧耗量是3.5 ml/kg. min，即为1MET。功能状态分为优秀（>10METs），良好（7~10METs），中等（4~7METs）和差（<4METs）。如果患者MET≥4，且无症状，可按计划手术。在大多数正常的日常生活中无法达到4METs的患者，其围手期术期心脏和长期风险增加，如果状态功能不好或不明确，则进入下一步。

第五步 如果患者功能状态差，有症状或不清楚，可根据是否存在临床危险因素决定需否进一步评估。无临床危险因素，可按计划手术。如果患者有1~2个临床危险因素，或有3个以上临床危险因素，需进行中等度危险手术（围手术期死亡率1%~5%），用β-受体阻滞剂控制心率后按计划手术是合理的，或考虑非侵入性检查。

对于根据以上步骤，对围手术期病人心血管进行评估后，应通过心血管医生的会诊进一步明确心血管病患者的处理。下面对与骨科手术的常见心血管病进行介绍，同时介绍具体心脏病患者围手术期的评估和处理。

二、具体心脏病患者的评估处理

1.冠心病患者的骨科手术围手术期评估及处理

某些患者，如急性心梗，曾行冠状动脉旁路移植术者，冠脉血管成形术者，或冠状动脉造影发现血管腔有梗阻，或结构不规则，其冠心病的临床表现可非常明显。而许多没有心血管症状的患者，可能有严重的双重或三重血管病变，因为患者表现不典型或者因为关节炎或外周血管疾病，其临床症状不明显。故即使无症状患者也需要进行评估。对于择其非心脏手术者有血管重塑指针者，即使非侵袭行操作（如运动试验）也可以让患者获益。对于确诊冠心病患者或以前为隐匿性冠心病患者，需要明确以下问题：①受累心肌的数量？②缺血阈值的程度？（如导致缺血性胸痛的劳动量）③心室功能如何？④是否对患者进行了最佳治疗？表14-11用于对确诊冠心病患者的评估。最近研究表明在非心脏手术者术前行冠状动脉重塑的价值有限，故仅对冠状动脉重塑单独可以获益的患者考虑。以下者建议血管重建治疗：

1）严重左主干狭窄的稳定型心绞痛患者。

2）三支血管病变的稳定型心绞痛患者，LVEF<0.50者获益更大。

3）二支血管病变（左前降支近端严重狭窄，LVEF<0.50，或非侵入性检查证明心肌缺血）的稳定型心绞痛患者。

4)高风险不稳定心绞痛或非 ST 段抬高的心梗。

5)急性 ST 抬高的心梗。

除上述患者,非心脏手术前行 PCI 对预防围手术期心脏事件并无价值。另外,过早停用双重抗血小板治疗显著增加可能导致死亡的支架内血栓风险。因此,植入支架前应讨论需否双重抗血小板治疗。患者如不能耐受 12 个月的噻酚吡啶(氯吡格雷或抵克力得)治疗,不管是由于经济的或其他的原因,都应避免使用药物洗脱支架(DES)。如患者可能在 PCI 后 12 个月内行外科手术,应考虑给予植入金属裸支架(BMS),或仅给予球囊扩张,而不是常规植入 DES。尽管植入 BMS 发生再狭窄的风险高于 DES,但再狭窄病变通常不致命。即使发生,可能表现为急性冠脉综合征,如有必要常可以重复 PCI 治疗。在植入 DES 的患者出院前医生就应当给予适当而充分的指导,不应过早停用双重抗血小板治疗。某些骨科手术时若需停用噻酚吡啶治疗,要尽可能继续应用阿司匹林,并在外科手术后尽早恢复双重抗血小板治疗,以防止晚期血栓形成。阿司匹林联合氯吡格雷双重抗小板治疗与单用阿司匹林比较,增大出血绝对风险为 0.4% ~1.0%。一般认为选择性非心脏手术,如单用阿司匹林或单用氯吡格雷不必停用,但具体到骨科手术,则没有明确的建议,全髋关节置换术时,骨科强调阿司匹林和其他抗炎药应在术前 7 ~10 天停药,抗凝药也应停用,以便使出、凝血机制有足够的时间恢复正常,对于冠心病患者,需要骨科与心血管医生共同拟定一个方案。另外正在服用他汀并计划行非心脏手术的患者,应继续使用他汀类药物。

表 14 - 12　围手术期冠心病患者的风险水平

风险水平	缺血反应剂度
高	低水平活动诱发缺血(小于 4 METs 或心率低于 100 bpm 或低于年龄预计心率的 70%) 已由一下至少一项证明的: 水平或下降的 ST 段大于 0.1 mV 非梗死导联 ST 段抬高大于 0.1mV 5 个或更多异常导联 用力后持续缺血反应大于 3 分钟 典型咽痛 活动诱发的收缩压降低 10 mmHg
中	中等水平活动诱发缺血(4 - 6METs 或心率 100 ~ 130 bpm 或年龄预计心率的 70% - 85%)已由以下至少一项证明的: 水平或下降的 ST 段大于 0.1 mV 用力后持续梗死反应大于 1 ~3 分钟 3 - 4 个异常导联
低	无梗死或高水平活动诱发缺血(大于 7 METs 或心率大于 130 bpm 或大于年龄预计心率的 85%)已由以下证明的: 水平或下降的 ST 段大于 0.1 mV 一个或 2 个异常导联
不充分检查	不能达到足够的目标工作负荷或年龄相关心率反应不伴有梗死反应。对于进行非心脏手术的患者来说,不伴有梗死的至少中等水平的活动不能应该归为不充分检查

2. 骨科围手术期高血压的评估与处理

许多研究发现1级或2级高血压并不是围手术期心血管并发症的独立危险因素,降压治疗有利于降低冠心病和卒中的死亡率,但很少患者进行降压治疗,更少患者血压得到有效的控制。因此围手术期评估是确定高血压患者并给予治疗的极好机会。高血压与潜在冠心病相关,术前血压控制有助于减少围手术期心肌缺血的趋势,而这种术中心肌缺血与术后心脏性死亡率相关。确诊高血压的患者,抗高血压的药物在围手术期应继续使用。β-受体阻滞剂特别适合术前高血压的治疗。术前应用β-受体阻滞剂可以减少术后房颤的发生率,可以降低非心脏手术心血管并发症的发病率和死亡率。撤离β-受体阻滞和可乐定时应予以特别注意,以避免心率和血压的反跳。对于无法口服药物的高血压患者,可以给予肠道外β-受体阻滞剂和可乐定透皮贴剂。对于3级高血压,优化降压药物效果而推迟手术的潜在益处与推迟手术的风险应予以权衡。快速的静脉注射常可以在几小时内控制血压,但缺少随机试验证明推迟手术的益处。有报道术前高血压患者比非高血压患者更有可能出现术中低血压,而术中低血压比术中高血压有更高的围手术期心脏和肾脏并发症发生率。特别在使用ACEI或ARB患者中更容易出现低血压,可能与血容量下降有关,有作者建议手术当天早上应停用ACEI和ARB。

围手术期时,抗高血压药物选择稍有不同(表14-13),根据作用部位和机制不同分为五类:①利尿药;②血管扩张药;③肾上腺素受体阻滞药,包括α~和β~受体阻滞药;④钙拮抗药;⑤血管紧张素转化酶抑制药(ACEI)。

降压治疗策略为强调降压的同时,结构改善,逆转或缓解靶器官的功能,预防心肌缺血及脑血管意外等并发症。

(1)利尿药

主要是噻嗪类和袢利尿剂,通过减少容量能有效地降低血压,并减轻体重。

噻嗪类:氢氯噻嗪25 mg/d,氯噻酮25~50 mg/d。低钾血症致心律失常,低血钾可增强非去极化肌松药作用。血钾低于3.5 mmol/L。

安体舒通类:保钾利尿药,氨苯喋啶50 mg/d,高钾血症,琥珀胆碱可加重,血钾不超过5.5 mmol/L。

袢利尿剂:速尿

(2)α1受体阻滞剂,哌唑嗪0.5~5 mg/d。

(3)β受体阻滞剂

β受体阻滞剂通过减轻交感活性和全身血流自动调节机理降低血压。使用β1选择性作用,对β2受体阻滞不明显而对支气管收缩和外周血管收缩较轻。阿替络尔50~100 mg,1~2次/d,美托洛尔100~200 mg,1~2次/d。β受体阻滞药常与利尿药或小剂量的血管扩张药合用,不宜与维拉帕米或地尔卓酮合用以免引起传导阻滞。其主要副作用:心肌收缩力受抑制,房室传导时间延长,心动过缓,支气管痉挛,手冷、低血糖、血脂升高。因此,有心衰、房室传导阻滞,阻塞性肺疾患和下肢动脉阻塞病变者不宜用。β受体阻滞药有心脏保护作用,对冠心、心梗后有预防作用。

(4)钙通道阻滞剂(CCB)

通过Ca_2^+内流和细胞内Ca_2^+移动的阻滞而影响心肌及平滑肌细胞收缩,使心肌收缩力降低,外周阻力血管扩张,阻力降低,血压下降。硝苯地平、维拉帕米、地尔卓酮、尼群地平、尼卡地平、尼莫地平。维拉帕米、地尔卓酮对窦房结的自律性和房室传导有抑制作用。

(5)血管紧张素转化酶抑制剂(ACEI)

降压作用是通过抑制转换酶(ACE)而使血管紧张素Ⅱ生成减少。肾素将肝产生的血管紧Ⅲ素原水解为血管紧张素Ⅰ,再经肺循环的血管紧张素转换酶(ACE)的作用转化为血管紧张素Ⅱ。后者作用:①直接使小动脉平滑肌收缩,外周阻力增加;②使交感神经冲动发放增加;③刺激肾上腺素皮质球状带,使醛固酮分泌增加。

卡托普利,依那普利,赖诺普利。血流动力学不稳定,或肾功能不全者,不宜用。

(6)血管扩张药　①中枢作用药,可乐定;②压宁定具有外周和中枢双重的扩张血管作用;③硝普钠、硝酸甘油。

(7)降压目标和联合用药

血压降至正常范围内,年轻人低于120～130/80 mmHg,老年人低于140/90 mmHg,但舒张压(DBP)不低于65～70 mmHg。联合治疗方案是:ACEI/利尿剂;ACEI/CCB;CCB/β阻滞剂;利尿剂/β阻滞剂。

(8)注意药物尤其与麻醉药的相互作用,利尿药引起的低血钾术中易诱发严重室性心律失常;β阻滞作用,可抑制吸入麻醉药降压后的反射性心率增快;CCB与氟类吸入药,抑制心脏传导系统功能,ACEI治疗的用氟芬诱导50%低血压。个体化选择抗高血压药物,用药以小剂量,分次,微调为宜,避免过度降压造成的不良影响。

表14－13　围术期高血压的常见治疗药物

药名	剂量	起效时间	作用时间	不良反应	注意事项
硝普钠	0.25～10 ug/kg·min	即时	1～2 min	硫氰化物及氰化物中毒	颅内高压慎用
尼卡地平	5～15 mg/h·iv	5～10 min	1～4 h	心动过速、头疼、脸红、局部静脉炎	急性心衰禁用冠脉缺血慎用
非诺多泮(Fenoldopam)	0.1 ug/kg·min	<5 min	30 min	心动过速、恶心、头痛	青光眼慎用
硝酸甘油	5～100 ug/min	2～5 min	3～5 min	头痛、恶心、耐药性	用于冠脉缺血
依那普利拉(Enalaprilat)	1.25～5 mg/q 6 h·iv	15～30 min	6 h	促使高肾素状态下压力下降,反应可变性	急性心梗禁用
肼屈嗪(Hydralazine)	10～20 mg·iv 10～50 mgim	10～20min 20～30 min	3～8 h	心动过速、脸红、头痛呕吐、加重心绞痛	惊厥
二氮嗪(Diazoxide)	50～100 mg·iv 或15～30 mg/min	2～4 min	6～12 h	恶心、脸红、心动过速、胸痛	监测下才应用
拉贝洛尔	20～80 mg·q 10 min 0.5～2.0 mg·min	5～10 min	3～6 h	传导阻滞,直立性低血压、支气管痉挛	急性心衰禁用
艾司洛尔	250～500 ug/kg·min	1～2 min	10～20 min	低血压、恶心	用于围术期及主动脉狭窄
酚妥拉明	5～15 mg·iv	1～2 min	3～10 min	心动过速	用于儿茶酚胺过量
乌拉地尔(Urapidil)	0.5～1.0 mg/kg·iv	2～5 min	20 min	脸红、头痛	降压作用缓和,适于麻醉前高血压

3. 对于全麻者，需注意围麻醉期高血压患者血压的变化。其处理包括：

(1)麻醉诱导期　镜窥视和气管插管的强烈刺激，可产生交感神经活性明显增加而致心动过速、血压升高、血浆儿茶酚胺增加等应激反应。对高血压病人，特别终末器官受累者有可能导致高血压危象出现脑卒中、心肌缺血等意外事件，所以诱导时必须给以预防处理。诱导用量，咪唑安定0.025～0.05 mg/kg，异丙酚1～2 mg/kg，芬太尼4～6 ug/kg，维库溴铵100 ug/kg或阿曲库铵250 ug/kg。近年来，预防插管心血管反应的研究屡见报道。综合的预防措施应包括：①咽喉部和气管内2%利多卡因5 ml表面麻醉，但须等5 min才能生效；②插管前静脉注射利多卡因1～1.5 mg/kg；③麻醉诱导前1 min 1～2 mg硝酸甘油滴鼻，预防效果明显，而且有利于防止心肌缺血；④气管插管前尼卡地平15～20 ug/kg静注，或乌拉地尔25～50 mg静注，或静注艾司洛尔100～200 mg；⑤气管插管时麻醉达一定深度，高血压病人收缩压需下降20%～25%，以免插管时血压反跳过高。

(2)麻醉维持期　手术切皮、开胸去肋、内脏探查等刺激是引起血压急剧波动的常见原因。维持用药异丙酚2～6 mg/kg·h，吸入麻醉0.5～1MAC，芬太尼与肌松药间断注射。在镇静、镇痛、肌松的基础上，尽快用适量吸入麻醉药常可控制因手术刺激引起的血压升高。若血压持续较高，则应及时选用降压药。术中患者发生高血压时可安全地使用硝酸盐、β－受体阻滞剂或ACE Ⅰ来治疗。如乌拉地尔(压宁定)25 mg缓慢静注，可有效地降低血压而不发生低血压。尼卡地平1～2 mg静注，主要作用持续10分钟，无明显负性肌力作用，很少发生低血压和传导阻滞等并发症。艾司洛尔以0.5～2 mg/kg静注，250～500 ug/kg·min维持。若高血压依然难控可选择血管扩张药硝酸甘油0.5～15 ug/kg·min或硝普钠0.2 ug/kg·min，将血压调控在适当水平。

(3)术后恢复期　手术结束，麻醉变浅，病人意识恢复的过程中，疼痛刺激、吸痰、呛咳、低氧或高碳酸血症、拔管、恶心、呕吐等因素，都可能引起强烈的心血管反应。由于病人焦虑、烦躁，此期血压升高的程度甚至比诱导插管时更剧，如不及时处理，则可导致心肌缺血、心律失常，甚至心肌梗死、脑血管意外等严重并发症。诱导期充分的气管内表面麻醉，对病人术后耐受气管导管能起到不可忽略的作用。对年老、体弱、心功能不全的病人可用硝酸甘油缓慢降压。手术结束后，尚未完全清醒前，就应开始实施术后镇痛，并继续抗高血压治疗。同时可实施较深麻醉下拔管技术。

1)评估停止吸入麻醉药而改以异丙酚维持麻醉的时机。通常异氟醚在距手术结束前30 min，安氟醚在45 min；七氟醚在10 min；地氟醚在手术结束时停止吸入。

2)术毕前10 min将新鲜气流量开大至5～10 L/min以加速吸入麻醉药洗出。同时异丙酚持续维持或静脉注射异丙酚1～1.5 mg/kg，可维持麻醉7～10 min。

3)静脉注射芬太尼1 ug/kg，$PETCO_2$的肺泡气平台出现切迹，距前次给肌肉松弛药时间>30 min，肌松监测中四个成串刺激均出现反应，即可注射新斯的明2～3 mg、阿托品0.5～1 mg。

4)自主呼吸恢复、呼吸次数<20次/min，节律规则，$PETCO_2$有良好肺泡气平台，VT>5 ml/kg，呼吸空气SpO_2>95%，即可拔管。

5)拔管前不刺激患者咳嗽，将吸痰管插至气管内，一并拔除。如舌后坠，可置入口咽通气道。

4. 骨科手术时心脏瓣膜病变的评估与处理

心脏杂音在其他非心脏手术中经常见到。所以要求临床医师应该能够区分器质性和生理性及重要性和不重要的杂音;不同来源的杂音决定了哪些病人需要预防心内膜炎,那些病人更进一步的评估心瓣膜的损伤程度。我们建议通过回顾所有有效资料,对患者做个体化的判断来确定何时施行推荐的预防方案。关于预防心内膜炎有效的推荐方案在其他文献中已有介绍。

在非心脏的手术中风险最大的要数严重的主动脉瓣狭窄。若患者有主动脉狭窄的症状,那些非心脏的手术常规应该推迟或者取消。这些患者在做其他必须的手术前,应先行主动脉瓣置换术。如果主动脉瓣狭窄,但是没有症状,瓣膜功能在一年内未被完全评估那么这些外科手术也应该推迟或取消。一方面,有严重主动脉瓣狭窄但拒绝心脏手术或没有瓣膜置换的指征者,那么非心脏手术亦可以完成,但是术中有 10% 的风险导致患者死亡。对主动脉狭窄的资料分析发现其严重性是不确定的,目前并发急性心肌梗死的风险增加,但是针对其他的并发症采取了相应的处理措施后就不会导致严重的后果。如果患者有瓣膜置换的指征,对由瓣膜病变引起血流动力学上的不稳定、手术置换瓣膜有高风险者和有严重伴发症而不能耐受手术置换瓣膜的患者而言,经皮球囊瓣膜成形术是一种更为合理的方案。尽管二尖瓣狭窄日益减少,但是也应该引起足够的重视。当患者有轻或中度二尖瓣狭窄,医生应该在围手术期控制患者的心率,因为二尖瓣狭窄在心脏的舒张期减少左心室的灌注量,若同时心动过速将会引起肺水肿。严重的二尖瓣狭窄会增加心衰的风险。然而,手术前是否纠正二尖瓣狭窄不确切,除非是二尖瓣功能很差,只有通过二尖瓣矫形术才能维持患者的生命;或者是为了预防其他并发症(这些并发症是不会影响手术时机的)。当二尖瓣狭窄很严重时,那么在手术前应用球囊瓣膜成形术或直视下修复二尖瓣,对可能患者有益的。引起二尖瓣返流的原因有很多。最常见的 2 个原因是二尖瓣脱垂(由粘液瘤变性引起)和功能性二尖瓣返流(左心室梗死后重建引起的)。关于术前应用抗生素预防二尖瓣脱垂的论述在其他文献中可以看到。有严重二尖瓣返流的患者(临床表现有全收缩期高尖的杂音、第三心音、舒张期隆隆样杂音)在行风险性高的手术前可应用利尿剂来减少后负荷和最大限度使给患者的血液在动力学趋于稳定。对于临床医师而言同样也要注意患者的 LVEF,即使是轻度的二尖瓣返流;因为 LVEF 并不能真实的反应左室功能。在这些病人中,即使 LVEF 轻度的降低都可能表示心室储备功能的下降。对有静脉血栓高风险的心房纤颤的患者,在术前至术后整个时间内静脉注射肝素或皮下应用低分子肝素作为抗凝治疗的方案是可行的。对有严重的二尖瓣返流或主动脉瓣不全的患者应该考虑更进一步的评价;关于这方面的论述在 AHA/ACC 心瓣膜病指南中有更为详尽的阐述。对于应用人工瓣膜的患者,在外科手术后应该用抗生素来预防心内膜炎,因为这样的病人有菌血症发生的可能,同时亦应注意抗凝治疗。第七届美国心内科医师协会会议关于抗凝和溶栓治疗意见如下:对于要行微创手术的患者(牙科手术,表皮手术等),他们推荐术前暂时的降低国际标化指标(INR)的值或减少其抗凝药物的计量,而在术后在恢复常规的口服剂量;推荐的在围手术期对这些患者应用未分解的肝素作为口服抗凝剂;虽然该方案会有出血的风险,然而对有血栓栓塞可能的患者不予抗凝治疗同样也会有很高的风险。二尖瓣人工瓣膜,Bjork - Shiley 瓣膜,新近形成的血栓或拴子

[时间<1年],或者同时伴有这3个危险因素或者3个以上的其他危险因素如:心房纤颤、异位栓子、高凝状态、人工假体及LVEF低于30%,若患者同时伴有以上2个条件,医生必须评估减少抗凝与手术期间用肝素的利弊。

5. 骨科围手术期的心律失常和传导障碍的评估

正常心律起源于窦房结,频率60次~100次/min(成人),比较规则。窦房结冲动经正常房室传导系统顺序激动心房和心室,传导时间恒定(成人0.12~1.21秒);冲动经束支及其分支以及浦肯野纤维到达心室肌的传导时间也恒定(<0.10秒)。心律失常(cardiacarrhythmia)指心律起源部位、心搏频率与节律以及冲动传导等任一项异常。“心律失常”或“心律不齐”等词的含义偏重于表示节律的失常,心律失常既包括节律又包括频率的异常,更为确切和恰当。

已证明室上性和室性心律失常是围手术期冠脉事件的独立危险因素。近期更多的动态心电图监测研究发现无症状的室性心律失常,包括成对室早和非持续性室速并不增加非心脏手术术后心脏并发症。尽管如此,应弄清心律失常的原因,如潜在的心肺疾病、心肌缺血或心梗、药物毒性或代谢紊乱。某些心律失常,尽管相对良性,但可能掩盖潜在的心脏问题,例如房颤和室上性心律失常可以引起冠脉疾病患者心肌需氧量的增加,导致心肌缺血。伴有旁路的房颤其快速心律可能恶化为室颤。室性心律失常无论是单个室早、复杂性异位室早或非持续性室速,通常不需要治疗,除非危及患者血流动力学。尽管频发室早和非持续室速被认为是术中和术后长期随访有发展为心律失常和室性心律失常的危险因素,但并不增加围手术期非致命性心梗或心脏性死亡的危险。围手术期发展为持续性和/或非持续性室速的患者,应请心脏专家做进一步评估,包括心室功能、冠心病筛查。完全性房室传导阻滞,如未发现会增加手术危险,必须行永久或临时经静脉起搏。相反,心室传导延迟,即使存在左或右束支传导阻滞,如没有严重的心脏阻滞病史或症状,围手术期极少发展为完全性心脏阻滞。对装有起搏器患者的评估包括:①明确起搏器的类型;②患者对抗心动过缓起搏器是否有依赖;③明确起搏器的程控调整和电池状态。如有起搏器依赖,应将起搏器预先程控为非同步模式(VOO或DOO),或手术时将磁铁置于起搏器上。埋藏或心律转复除颤器(ICD)应在手术前关闭快速心律失常治疗程控模式,术后再将其恢复,以免手术中误放电。对于骨科手术术后房颤的处理,建议持续时间小于24小时者静脉应用地尔硫卓或β受体阻滞剂将心室率控制在100次/分以下,若出血血流动力学不稳定,心绞痛或预激综合征者,需紧急支流电复律。持续时间在24~48小时的房颤患者,如果伴有心脏结构疾病,则应用胺碘酮,心脏结构正常者可口服普罗帕酮或胺碘酮,并考虑抗凝治疗,但需注意与骨科手术医师共同评估手术的出血风险。对于持续时间大于48小时者,应抗凝治疗,同时控制心室率,可与抗凝3~12周直流电复律。对于Peget病,强直性脊柱炎,行骨科术前,最好先行心血管检查,明确有无心律失常等心血疾病。

第六节　髋部骨折与糖尿病

糖尿病是一种以碳水化合物代谢紊乱为特征的代谢性疾病，临床上常规由内科医师进行诊疗。随着糖尿病的患病率逐步升高，况且有近一半的糖尿病患者一身中可能会面临至少一次手术治疗，手术应激可使血糖急剧升高，造成糖尿病急性并发症发生率增加，这是术后病死率增加的主要原因之一；另一方面，高血糖可造成感染发生率增加及伤口愈合延迟，外科手术的预后也受到糖尿病或高血糖的影响，因此骨科医生应重视对糖尿病或高血糖的认识。加深外科医生对糖尿病的了解和掌握糖尿病研究进展，在围手术期与糖尿病专家及麻醉师之间很好的沟通与协作，做好术前评估和处理、术中和术后血糖及相关代谢紊乱的监测和控制，加强围手术期糖尿病病人的管理，是圆满完成手术并保障患者安全度过围手术期不可或缺的重要环节之一。

一、糖尿病对髋部骨折的影响

1 型糖尿病增加骨折风险。国外研究发现，1 型糖尿病患者的股骨骨折风险是非糖尿病患者的数倍。分析原因可能与 1 型糖尿病患者存在明显的骨密度降低、糖尿病微血管并发症尤其是眼底病变或白内障造成患者视力下降、神经病变造成患者深浅感觉障碍、夜尿增加等因素造成患者易于摔倒都可能是 1 型糖尿病增加髋部骨折风险的原因。

虽然 2 型糖尿病是否会增加患者髋部骨折风险尚存在争议，随着国际上大型的流行病学研究的深入，越来越多的证据支持 2 型糖尿病增加髋部骨折风险。近几年有多项关于 2 型糖尿病增加髋部骨折风险的国际大型研究发表，均认为无论是在白种人还是在台湾人 2 型糖尿病是髋部骨折的危险因素之一。2 型糖尿病增加髋部骨折风险的原因与 1 型糖尿病患者是因患者骨密度降低有关存在差异，主要有以下几方面：①尽管 2 型糖尿病患者的平均 BMD 比非糖尿病患者更高，但是由于糖尿病患者的视力受损、糖尿病神经病变、心脑血管病变和服药等因素会导致其更容易发生跌到；②糖尿病患者的平均 BMD 虽增加，但是骨的承受应力的能力下降或脆性增加；③2 型糖尿病越严重者易发生骨折，如病程越长越容易发生骨折、使用胰岛素治疗的患者比不使用胰岛素治疗的患者更易发生骨折可能也与糖尿病病情重或低血糖等有关；④服用塞唑烷二酮可能会增加糖尿病患者骨折的风险。

总之，无论是 1 型糖尿病还是 2 型糖尿病都是髋部骨折的危险因素。因此，应该加强对糖尿病患者骨折风险认识的宣传教育，加强对骨折的预防，降低骨折的发生率，提高糖尿病患者生存质量。

二、骨折与高血糖相互影响

任何病人围手术期均会出现应激反应，包括因住院环境的变化出现心理紧张以及手术、麻醉等因素的刺激，使得病人体内激素分泌失衡。如胰高血糖素、儿茶酚胺、皮质醇及生长激素分泌增多，从而增加了对胰岛素的拮抗，而胰岛素的分泌量则相应减少，使得糖异生和糖原分解加强，细胞对葡萄糖的摄取和利用减少，致使血糖浓度上升。通常情况下，中、小手术可使病人血糖升高1.11 mmol/L左右，而较大手术则可使血糖升高2.05～4.48 mmol/L；麻醉引起的应激反应可使血糖升高0.55～2.75 mmol/L。即使是非糖尿病病人，较大手术亦可使血糖升高至8.3～11.1 mmol/L。由于糖尿病病人本已存在不同程度的代谢异常，上述应激反应进一步加重了糖尿病原有的代谢紊乱，使得血糖浓度进一步升高，脂质及蛋白质分解代谢旺盛及合成代谢减少的状况进一步加重，从而极易出现糖尿病急性并发症，如酮症酸中毒、高糖高渗性非酮症昏迷等。一个受中等强度应激的狗模型，可使其血糖增高5%，而接受同样应激刺激的糖尿病狗，则血糖水平升高达正常对照组的6倍多，造成要将糖尿病患者组血糖控制在目标值时围术期胰岛素用量会明显增加。

高血糖对手术治疗存在危害。血糖控制不好的糖尿病患者行全身麻醉和大手术时常有很大危险，术后并发症多，骨组织和软组织的愈合较慢。同时由于糖代谢紊乱，进入组织细胞的葡萄糖大为减少，中性粒细胞的吞噬和杀菌能力降低，单核细胞活力下降，抗体生成减少，机体细胞杀菌能力减弱。高血糖还能促进组织细菌生长，故糖尿病患者易致感染，血糖控制不佳感染的几率会更大。由于糖尿病导致微血管病变，组织血供减少，造成全身和局部抵抗力降低，高血糖有利于伤口内细菌繁殖易引起感染。一旦发生感染，由于其细胞免疫功能低下，中性粒细胞的趋化功能和吞噬活性降低及组织渗透压增加，使感染难以控制。糖尿病在感染、应激时可诱发酮症酸中毒或非酮症高渗性昏迷等急性并发症，延误外科治疗时机。

因此，必须强调糖尿病病人手术前血糖的控制，一定要在安全范围，使糖尿病的代谢紊乱得到改善后，方可进行手术。否则，极易造成难以控制的后果。

三、糖尿病病人围手术期危险因素的评价

糖尿病病人围手术期危险因素很多，包括病人的年龄、性别，糖尿病病程长短以及程度，糖尿病并发症多少及程度，手术的复杂程度、手术时间的长短、麻醉的选择等。但较为重要的因素包括以下几个方面：

1. 高血糖　围手术期良好的血糖控制是降低手术危险性的最基本因素，虽然对于糖尿病病人围手术期血糖控制水平各家报道不尽统一。总体看，多数学者主张将糖尿病骨折患者术前血糖控制在8.3～8.9 mmol/L，围手术期血糖控制在空腹6.0～8.0 mmol/L，餐后血糖8.0～11.1 mmol/L，能减少手术后酮症酸中毒、心律失常、伤口感染及伤口不愈合的危险性。骨科手术可以分为以下三类即：Ⅰ类，人工关节置换术、脊柱植骨、内固定融合术、人工植入物构造复杂的骨折内固定术如带锁髓内钉内固定术、DHS、DCS等；Ⅱ类，内固定物构造简单的骨折内固定术，外固定架手术，普通钢板螺钉固定手术，关节镜手术，无内植入物的脊柱手术；Ⅲ类，内固定物取出手术，软组织手术，截肢指、趾手术，感染病灶清灶术，进行区别对待。Ⅰ类手术，空腹血糖低于8.9 mmol/L；Ⅱ类手术，空腹血糖低于10.0 mmol/L；Ⅲ类手术，空腹血糖低于12.2 mmol/L，以此分类控制血糖的方案能够较好地减少老年糖尿病骨折患者的手术相关并发症。但是，由于血糖控制强调个体化，因此需要针对不同的高血糖进行具体分析和处理以减少糖尿病患者手术风险。

2. 糖尿病患者病情复杂，潜在风险大。糖尿病患者容易并发糖尿病性心脏病变包括心脏大血管、微血管、心肌、心脏自主神经以及冠状动脉粥样硬化和脑血管病变等，其中以冠状动脉粥样硬化最为常见，约1/3以上的病人发生无痛性心肌梗死。糖尿病性心脏病变临床表现不典型给手术患者增加风险尤其应该重视。糖尿病病人手术后死亡中，50%以上为心血管意外，足见糖尿病患者围手术期并发心血管并发症的风险。另外糖尿病性高血压的发生率约为20%～40%，合并有高血压的糖尿病病人，冠心病的发生率较非糖尿病病人高4～5倍，这从另一侧面加大了手术危险性。尤其是糖尿病病程≥5年的患者上述风险更大。

3. 糖尿病伴有骨折患者多为老年，由于老年人本身存在器官功能衰退的影响，手术耐受能力及机体抵抗力低下，调节内稳态的能力下降，引起代谢紊乱的几率增加。若伴有糖尿病，患者的手术危险性就大大增加，应引起外科医师的关注。因此，应严密监测血糖及电解质酸碱平衡状况以及心、肺、肾等器官功能变化，严格按照外科的原则，手术要求稳、准、轻、快，尽量减少对病人损伤，预防应用有效抗生素和控制感染，选择对生理干扰较少的麻醉方法，根据病人心、肾功能严格控制每日液体出入量及速度。

4. 手术时间≥90分钟及脊髓或全身麻醉。全身麻醉或脊髓麻醉对机体代谢的影响较大，手术时间愈长对机体的损伤和代谢紊乱亦越大，手术危险性自然增大，冠心病和手术时间过长是最为重要的手术危险因素。

四、糖尿病人的围手术期血糖控制

（一）手术前处理

1. 对于院前应用口服降糖药血糖仍波动，控制不理想者，或原已应用中、长效胰岛素者应于术前改用短效胰岛素，按照三次短效或速效胰岛素类似物加一次到两次中效胰岛素或长效胰岛素类似物控制血糖达到前述范围。手术当日晨给予原中效胰岛素剂量的1/2，停止使用短效或速效胰岛素类似物。应用胰岛素泵对围手术期血糖进行控制目前正被广泛认同，因其能够模拟正常人体胰腺的生理分泌，而且能够根据患者的具体情况分时段按需调节其基础和餐前大剂量，其基础胰岛素模拟人体胰岛素分泌设置24小时峰值曲线，持续泵入，同时根据患者进餐习惯、血糖波动情况及情绪反应及应激情况调整基础胰岛素及餐前用量，该治疗方法具有血糖达到目标值的时间短，一般仅为24小时到72小时，同时还有胰岛素用量少和低血糖风险小、降低医护人员的劳动负荷等优势，是目前控制血糖最理想的手段之一。泵治疗前已用胰岛素治疗的患者，带泵胰岛素的起始剂量为：带泵前剂量×80%，其中1/2作每日基础量，1/2作三餐前负荷量；用口服降糖药的患者根据计算所需胰岛素量的70%为全日量，其中全日剂量的60%为基础量，40%为餐前负荷量，适用于胰岛素泵的胰岛素包括重组人胰岛素或速效胰岛素类似物。对于危重症及皮下循环不良者，应选择静脉持续滴注小剂量胰岛素控制血糖。另外，糖尿病人入院后，应加强心理调理，缓解及消除应激。如术前给予镇静、镇痛药物，减少对病人的不良刺激等。并应争取备皮等术前准备工作安排在术日晨进行，以缩短手术与备皮间隔。根据病情，可于手术前一日或手术前半小时静脉应用抗生素，以预防感染。

2. 急诊病人的术前准备

急诊手术病人病情较急，术前准备时间短，因此，必须争分夺秒，除急查血常规、胸大片、心电图等之外，对糖尿病患者需要查血生化、血糖、电解质必要时查血气分析，尤其是老年病人。由于文献报道约1/3的糖尿病病人入院前并未被确诊为糖尿病，更未得到合适的治疗，因此单纯靠病史询问难以正确判断，更需要进行上述检查。如果疏忽，后果不堪设想。一经检查确诊为糖尿病，应进一步判明糖尿病程度，有无合并糖尿病急性并发症，如酮症酸中毒、高渗性非酮性昏迷，电解质平衡状况，是否伴有心血管方面疾患，手术的急迫程度等。在病情允许的情况下，争取在1～2小时内予以纠正，控制血糖在13.3 mmol/L以下，尿酮体(－)。对血糖≥13.3 mmol/L及并有酮症酸中毒者，应用短效胰岛素50 u加入500 ml生理盐水中静脉点滴或用静脉微泵，以0.5～5 u/h速度输入，争取在短时间内达到安全范围。并发严重酮症酸中毒和电解质紊乱是手术禁忌。对于严重外伤、大出血而危及生命必须立即手术的病人，术前也应取血、尿标本检查，术中根据结果进行适当处理。

3. 手术方案的制订

对糖尿病病人，手术方案的制订更要细致周到。选择对病人损伤小、简单快捷而又能达到治疗目的的手术方案，不宜扩大手术范围，尽量缩短手术时间，争取在90分钟内完成手术。麻醉的选择应尽量选择对病人血糖影响较小而又能完整配合完成手术的麻醉方式。一般讲，全麻对病人空腹血糖影响最大，且由于全麻病人意识不清，低血糖或高渗性昏迷并发症不易被觉察，易导致严重后果。硬膜外麻醉、局部麻醉对碳水化合物代谢影响较少，应列为糖尿病病人的首选麻醉方式。如必须选择全麻方式方能配合完成手术者，应选择那些对血糖影响较小的麻醉剂，如三氯乙烯、硫喷妥钠等，而氟烷、环丙烷可使血糖中度升高；乙醚、氯乙烷、氯仿等则使血糖明显升高，糖尿病病人应尽量避免使用。有人认为，术前注射吗啡及阿托品，以硫喷妥钠加笑气吸人的混合麻醉，根据手术需要合并或不合并使用肌肉松弛剂，可能是对糖尿病病人的一种比较理想的麻醉选择。另外对于糖尿病病人，手术应安排在当日第一台进行，并尽量缩短病人在手术室的待术时间。术前不主张留置导尿管，以防止逆行性感染的发生，如必须留置，亦应定期冲洗，尽早拔除。手术时，除要求操作稳、准、轻、快外，还应特别注意，尽量避免应用电灼、电切等，以减少额外损伤，利于伤口的修复和愈合。

(二)术中血糖监测及胰岛素的应用

糖尿病病人进行中、大手术时，尤其是全麻时，应常规进行心电监测及血糖监测。血糖监测以1小时监测一次为宜，以能及时发现问题，及时调整胰岛素的用量。由于糖尿病病人因外科疾病、发热、感染、应激反应，术前营养摄入不足和消耗增加，易诱发糖尿病酮症酸中毒。为防止术中脂肪过度分解，产生过多酮体，应每小时给予葡萄糖5 g的速度输注。传统的方案为GIK方案，即输入葡萄糖＋氯化钾＋胰岛素，胰岛素的用量及滴速依血糖水平随时调整，一般胰岛素与葡萄糖比例为1 u∶2～4 g加入到5%葡萄糖液中以每小时100 ml的速度输注。该方案被公认为是一种务实、有效、安全，便于操作的术中血糖控制方法，但是由于患者在应激状态下血糖波动大，胰岛素和葡萄糖的比例可能根据不同情况发生变化，因此为了适应血糖波动也有采用将胰岛素和葡萄糖分别用不同输注方式进行即用静脉微泵输胰岛素根据监测的血糖结果调整速度以达到良好的血糖控制。新近国外有学者建议用分流袋每次配100 ml的5%葡萄糖液根据监测血糖值每小时调整胰糖比例，血糖控制也比较平稳。若手术小且时间短，只要术前血糖控制理想，术中不用胰岛素而仅给予无糖盐溶液即可，这样更易于管理。

（三）术后处理

糖尿病对外科术后病人恢复的影响，主要取决于术后2周的血糖控制状况。一般要求术后病人血糖水平应与术前基本相同，这样对于病人手术后恢复的影响相应减少，术后并发症及死亡率将下降。对于中、大复杂手术，尤其是术后需要禁食者，成人每日应给予150～250 g葡萄糖以供给某些细胞的特殊需要，并适当补钾，必要时给予TPN支持治疗。术后早期胰岛素的用量常规1 u∶3～4 g，而且要求静脉输入。对于有严重感染、疼痛等应激明显或使用糖皮质激素的病人，由于伴有不同程度的胰岛素拮抗，该比例可提高至1 u∶2 g，血糖不平稳需要调整胰岛素用量者每1～2小时监测血糖，平稳者每2～4小时监测血糖，并及时根据监测的血糖情况调整胰岛素和葡萄糖比例。也可以按照前述的胰岛素和葡萄糖分别输注的方式，根据监测血糖情况调整胰岛素输注速度。对于应用胰岛素泵治疗的患者，患者每日的治疗方案应该力求规律，减少变动带来的血糖波动，根据患者血糖监测情况调整基础胰岛素用量，若使用的速效胰岛素类似物则调整监测点前1小时到上一个监测点间的基础量，若使用的常规胰岛素则调整监测点前2小时到上一个监测点间的基础量，每次调整量0.1 u～0.4 u/h，在应激解除或停止使用糖皮质激素后，应及时调整胰岛素和葡萄糖比例、胰岛素输注速度或基础胰岛素量。在不规律进食阶段可以采取甘精胰岛素或胰岛素泵基础量控制基础血糖，用速效胰岛素类似物即赖脯胰岛素（优泌乐）或门冬胰岛素（诺和锐）按照每16克碳水化合物一单位的估计量在餐前即刻或在进食后立即补充注射或胰岛素泵泵入控制餐后高血糖，并按照餐前、三餐后、睡前方式监测四到八点血糖，根据血糖调整胰岛素用量。术后拆线时间应适当延长，拆除缝线后逐渐过渡至术前用药方案。

五、糖尿病病人术后并发症的防治

糖尿病病人由于其代谢异常，影响手术的正常进行，术后并发症率及死亡率也较非糖尿病患者高4～5倍。因此，外科大夫应给予充分的关注，预防某些特殊并发症的发生。一旦发生，应能够及早发现，尽早处理，防止出现严重后果甚至死亡。

1. 心血管并发症的防治

糖尿病病人约有1/3并有心血管疾病，病程愈长，代谢紊乱愈严重，并发率愈高。糖尿病性心血管疾病有下述三方面病理改变特征：①冠状动脉出现粥样硬化，如同一般冠心病。②微血管病变，同时并有心肌病变。③心脏自主神经病变。由于糖尿病性心脏病病变的三重性，因此，较之一般心脏病更为严重，对手术的耐受能力更差，即使是进行小手术麻醉时也有发生心脏骤停之可能。统计表明，合并有心血管病变已成为糖尿病病人手术后死亡的主要原因，尤其是老年病人。因此，对所有糖尿病病人，手术前、必须行心脏全面检查,明确是否合并有冠心病及其程度,有否无痛性心肌梗死或心梗病史,评估心脏功能并注意查询有无早期充血性心衰的可疑症状,并会请内科大夫对存在问题进行积极处理。术后常规送入 ICU 病房进行心电监测和心肌酶谱监测,有利于该类并发症的早期发现和及时处理。

2. 感染

感染是糖尿病病人术后最常见的并发症,也是术后重要的死亡原因之一。糖尿病病人术后感染的发生率在7% ~11%之间,远远高于术后感染率不到1%的非糖尿病病人组。糖尿病之代谢异常主要是糖代谢异常和蛋白质代谢异常,使得机体免疫机制受损。多种防御功能缺陷,对细菌等微生物的入侵反应受到抑制,白细胞的转化功能缺陷,吞噬功能减弱以及细胞内杀菌作用、中和化学毒素、血清调理作用均下降。由于蛋白质合成减少、分解加快,蛋白质出现进行性消耗,免疫球蛋白、补体等生成相应减少,淋巴细胞转化率明显降低,T、B 细胞和抗体数量均减少。加之高血糖有利于某些细菌生长(如链球菌、大肠杆菌、肺炎球菌等),因此 DM 病人极易发生感染。由于感染加重了糖尿病的代谢紊乱,机体的免疫功能进一步受到限制。因此,糖尿病病人术后感染均较严重,且难以控制。易感菌多为葡萄球菌和/或混合革兰氏阴性细菌。同时,由于糖尿病病人多并有血管病变,导致周围组织血供障碍,组织氧浓度下降,更有利于厌氧菌生长、繁殖。因此,围手术期给予强效的、足够量的广谱抗生素加以甲硝唑/替硝唑等抗厌氧菌抗生素是非常必要的;术前备皮安排在术日晨进行,缩短备皮与手术间期;尽量不用导尿管,防止发生逆行尿路感染;必须导尿者应严格消毒,定期冲洗,并尽早拔除;术中避免过度牵拉,不用电刀以减少组织损伤,防止术后脂肪液化,皮下积液等均有利于预防感染。已经发生感染,应积极手术清除感染灶,充分引流,并进行细菌培养,依据培养结果选用敏感性强的抗生素。抗生素的应用要求每日用量要充足,用药时间要足够长,同时严密监测血糖状况,及时调整胰岛素的用量,使血糖控制在安全范围。另外,糖尿病病人术后感染中有时会合并真菌感染,应引起重视。对于经积极外科引流、抗菌治疗后感染仍难以控制者,应考虑合并真菌感染,并给予相应检查和处理。

3. 伤口愈合障碍

伤口愈合障碍是糖尿病病人常见并发症之一,较之非糖尿病病人发生率明显增多。Darby 通过对 NoD 大鼠和正常对照 C57B6 大鼠造成全层皮肤损伤,发现在损伤后第7天、第14天,NoD 大鼠创伤愈合速度明显慢于对照组,损伤部位细胞凋亡增加。同时,还发现细胞增殖率下降,前胶质蛋白的 mRNA 表达减少,肌纤维细胞表型延迟出现。认为细胞凋亡与上述诸因素一起造成糖尿病模型的愈合障碍。一般认为,由于糖尿病病人蛋白质代谢异常,合成减少而分解增加,致使成纤维细胞增生减少,胶原纤维的合成减少,且合成的纤维也缺乏应有的牵引韧力,新生毛细血管生长缓慢。加之糖尿病多并有周围血管、神经病变,切口局部血供减少,营养物质的运送及氧的运送障碍等减缓了伤口的愈合。因此,对于糖尿病病人,在无伤口感染或脂肪液化、坏死等异常情况下,应适当延长拆线时间,并注意加强围手术期蛋白质的补充,改善其代谢紊乱状态,以求达到氮平衡,加速伤口愈合。

4. 低血糖

低血糖症可引起严重的脑功能不良、心功能受损、肺水肿甚至死亡，因此应尽量避免。低血糖并发症在糖尿病病人中并不少见，尤其于外科手术中或手术后。主要是因为术前血糖控制过度或术中未注意给予一定量的糖，而致能量消耗过度；或在外科感染时，加大了胰岛素的用量，但当感染控制后，却未能及时调整胰岛素的用量，出现胰岛素应用相对过量所致；老年病人由于肝、肾功能不全，肾糖阈升高，胰岛素灭活、降解能力下降，血糖水平与尿糖不相对应。外科医生易于忽略对血糖的监测。围手术期血糖且易于波动，胰岛素的应用亦易出现过量。要求对一般择期性手术的病人，血糖控制在 7.13 ~ 8.34 mmol/L 安全范围，不可强求血糖控制在正常范围，甚至低于此。一旦发生低血糖反应，可以出现头昏、心慌、视物模糊、晕厥、四肢发冷、发麻、出虚汗、抽搐、行为异常等症状，少数患者会直接出现昏迷，应即作床旁电脑血糖监测，并给予输注 5% ~ 10% 糖溶液，在 20 分钟后再次测血糖，积极寻找发生低血糖的原因，调整诊疗方案，避免再次发生低血糖。若血糖恢复后患者的症状缓解不明显需要进一步寻找原因，因为低血糖可以诱发心肌梗死、脑梗死或酸中毒等严重并发症。

5. 高渗性非酮症昏迷、酮症酸中毒

上述两种急性并发症多由于手术前血糖控制不理想或是急诊病人，术前检查不充分，未能发现并有糖尿病就贸然手术，以至术后因应激和/或给予高渗糖输入或 TPN 支持治疗，而未能给予糖供给，能量消耗仅依靠脂肪燃烧，以至脂肪动员过度，酮体生成过多而出现酮症酸中毒；或并发急性感染，机体对胰岛素的拮抗增加，而未能及时增加胰岛素的用量所致。据报道，术后发生该类并发症的死亡率达 20% ~ 40%。因此，要求外科大夫应重视术前血糖控制，严格要求在安全范围。否则，宁可推迟手术日期。对于急诊病人，应常规进行血生化检查，以防遗漏，尤其是老年病人更应如此，并要求控制血糖在 13.3 mmol/L以下。对于手术难度大、复杂程度高、手术时间长（ >2 小时）者，术中输液必须要输葡萄糖，不宜采用无糖盐液输入，防止因手术时间过长、脂肪动员过度而出现酮症。

6. 糖尿病病人围手术期营养支持

外科住院病人中，有明显营养不良的发生率约 3% ~5%，而老年病人更高可达 7%，亦有人认为外科病人中约有 1/3 ~ 1/2 病人并有营养不良。糖尿病病人由于刻意控制饮食，而且各种营养素间的调配均由自己执行，更易出现营养不良或营养失衡。因此糖尿病病人更应注意营养补给。而且在营养补给时应注意糖尿病的代谢特点即糖异生增多而糖的利用率下降；脂肪合成减少，脂肪组织从血浆中转移甘油减少，脂蛋白酶活性下降，贮存脂肪的动员以及分解加速，致使血中游离脂肪酸和甘油三酯浓度升高；蛋白质合成减弱，而分解加速，骨骼肌等组织分解释放出氨基酸，而机体对氨基酸的利用率下降，由于支链氨基酸是肝外氧化供能物，因此出现支链氨基酸过度消耗；电解质代谢方面，糖尿病病人多由于高血糖而出现钠潴留，钾、钙、镁、磷过量丢失。这就要求糖尿病病人围手术期营养支持应坚持下述原则：即均衡营养、双能源供能、高蛋白供给、适当补充钾、钙、镁、磷等矿物质。一般认为，糖的供给占热卡的 50% ~60%，脂肪供给占热卡的 20% ~30%，蛋白质的供给应保证为优质高效价蛋白，供给量在 1 ~ 2 g/kg。采用胃肠内营养支持时，胰岛素的供给可按上述原则给予皮下注射即可。病人手术后，禁食超过三天者，往往需要较正规的胃肠外营养，此时，要求营养液的配比要合理，葡萄糖的用量每日不能少于 100 g ~ 150 g，以满足中枢神经细胞、红细胞等必须依赖葡萄糖供能细胞的需要。脂肪乳的应用以中链/长链配比输入较为合理，而且由于糖尿病病人脂质代谢的异常，要求营养液的输注应持续、缓慢输入，最好为 24 小时匀速进行，或者采取比较规律的方式输注以便于血糖的良好控制。防止因脂肪利用下降而出现脂质在血浆中浓度过度升高。氨基酸的供给要求适当提高支链氨基酸的用量，同时，提高整体氨基酸的供给量，以求达到正氮平衡。

（杨　恂）

第十五章　髋部骨折的常用固定装置介绍

第一节　ITST粗隆间/粗隆下骨折髓内钉固定系统

ITST钉属于髓内固定,可用于治疗不稳定,粉碎型股骨近端骨折,尤其是粗隆间和粗隆下骨折。其主钉近端的抗旋转螺钉为治疗骨质疏松病人发生的股骨近端粉碎性,不稳定性骨折提供便利。其结构为空型髓内钉,所以定位更加准确。

(一)手术指征

ITST髓内钉固定系统可用于各种不同类型股骨骨折,例如:①粗隆下骨折;②粗隆间骨折;③粉碎骨折;④节段骨折;⑤伴骨缺损的骨折;⑥近端及远端骨折;⑦骨不连接。手术者应注意使用该系统于骨质疏松骨,或置钉位置不当时将增加失败或髓内钉切断的危险。

(二)禁忌症

①波及膝关节的股骨骨折;②髓腔因前次骨折或肿瘤原因已阻塞者;③股骨干有严重异常如过度弓形(弯曲畸形)者。此系统对颈部内侧骨折的使用是禁忌的。因髓内钉不能提供足够和需要的稳定性。

凡具有下述明显的全身感染症状者,均系绝对禁忌症,以便减少血源性播散至植入处的可能。①发热或有局部感染症状;②X光片上可见快速的关节破坏或骨吸收;③其他原因不能解释的血沉增高;④白血球数升高,并有明显的分类左移。

本系统也禁用于生殖泌尿系统,呼吸系统,皮肤和其他部位的活动性感染。因它们可引起血源性播散。感染病灶必须处理,并在术前消灭。然后术前,术中,术后都必须进行常规的预防性抗生素应用。

(三)术前计划

由于ITST系统的拉力螺钉是与髓内钉的长轴需处于130°位置并前倾15°,以适应股骨的正常颈干角。所以在术前必须先用C臂作正侧位定位。而要取得真正的合适位置,则要在术前进行患部X光片的模板测试。在术前或当骨折处完成解剖复位后,对侧髋部应照一个正位片。X光球管距离应为36英尺,致使X光片放大倍数为10%～15%。拍时要放标记尺,以帮助正确测定所需钉的长度和直径,及颈干角。ITST的测量模板反映尺寸已放大了15%。

(四)手术方法

1. 病人位置

麻醉后，病人可采用仰卧或侧卧位，会阴部及臀部要垫好。对多发性创伤者，宜采用仰卧位以保护气道通畅，同时便于处理其他损伤，仰卧位也便于骨折复位及作旋转对位。不管病人采用何种体位，为了要获得拉力螺钉及抗旋转螺钉的良好位置，在手术开始前，拍一个高质量的股骨头颈的正侧位片是必不可少的。手术必须用 C 臂或其他 X 光透视机，把它们放在手术台对侧，然后测试能否对股骨干及头部得到最好的影像，最后用无菌巾包扎。

2. 复位

施行手术前，进行复位是要点。用前后位 X 光来核实，要求骨折解剖复位，或使股骨头与干处于轻度外翻位。有时可在侧位片见到骨折处稍有压陷，此点在进行手术时应予以考虑进去，这对决定司氏钉的进口位置极为重要。

3. 切口及暴露

自大粗隆顶点近端 1 cm 开始，作向近端延伸 5 cm 的纵形切口，据此切开皮下组织，及阔筋膜。

4. 建立进口

在股骨建立正确的进口极为重要，一般讲，进口可位于大粗隆顶部，在选定点上用股骨锥钻出进点，并通过 C 臂正侧片核定。另一个变动方法是选点后，把3.2 mm螺纹导引针插入大粗隆顶部，用 C－臂核定。把针深入髓腔约 4 ~ 5 cm，再用 C－臂肯定其位置(图 15－1)，然后再把 8 mm 的粗隆髓腔锉沿导引针旋入，打开髓腔(图 15－2)，然后除去锉及导引针。

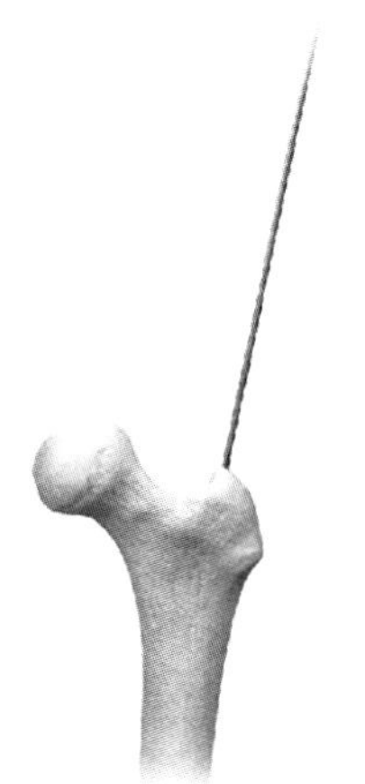

图 15－1　C 臂下导引针定位

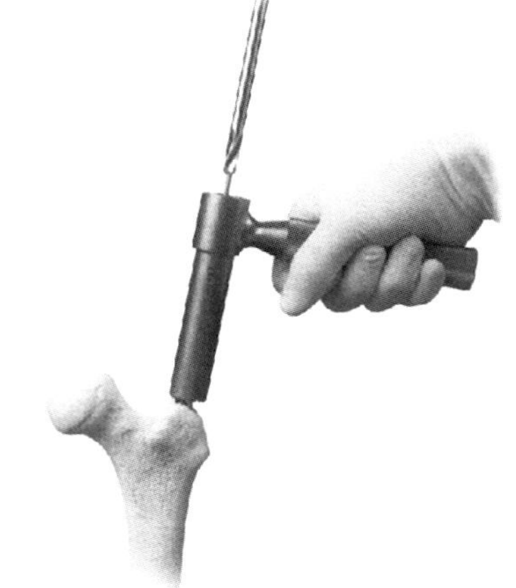

图 15－2　粗隆髓腔锉开髓腔

5. 放好导引钢丝及锉髓

在器械准备台上，把 3mm 球端导引钢丝(Bulb－tipped Guide Wire)与 T 形手柄相连，旋紧(图 15－3)。钢丝末端可屈曲 45°，以有利于复位骨折。从进口中，插入钢丝，在 C

臂监视下,自股骨近端到过骨折处(图 15 -4),使钢丝通过骨折区。另一个变通方法,是用骨折复位器械来进行复位。当钢丝到达远端骨干后,把钢丝推向远端骺部。如在髋部外展屈曲位,复位有困难,可用手或直接用复位棒或其他器械,向近端骨片加压。

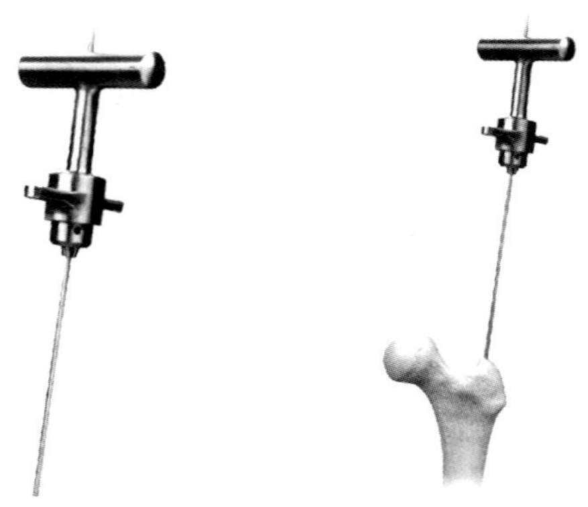

图 15 -3 导引钢丝与 T 形手柄相连　　图 15 -4 插入导引钢丝

通过切口,放入 ITST 套管,紧贴骨质以保护四周软组织。然后通过套管旋入中心轴衬,沿钢丝插入 Pressure Sentinel 锉头,进行髓腔扩大,每一根锉的差级为 0.5 mm(图 15 -5)。可多锉 1 ~ 2 mm 直径,以便于髓内钉安放。在近端髓腔处,在硬骨上最大可锉到 17 mm。推进粗隆锉时要小心,因它只用来锉硬骨的。可锉到小粗隆水平(图 15 -6),方法是从进口开始,一直向远端推进,直到锉的槽部深入小粗隆水平(图 15 -7)。用 C -臂进行核对,然后用光滑的导引钢丝来替代球端导引钢丝(图 15 -8),但也可不换。锉骨量要根据骨的质量、股骨最小直径及股骨弯曲度的形态来定。

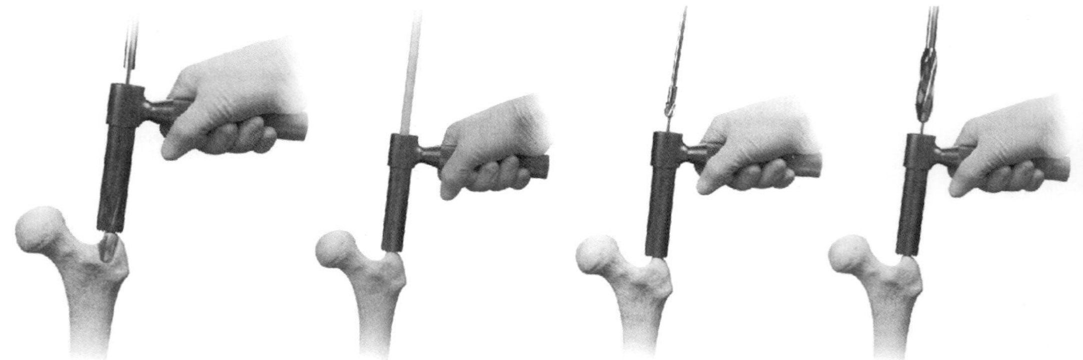

图 15 -5 沿导引钢丝插入锉头 图 15 -6 准备推进锉头 图 15 -7 扩髓结束 图 15 -8 更换导引钢丝

6. 安装及插入

选好合适尺寸的 ITST 股骨髓内钉,可用 HIG 导引钢丝来核对髓腔尺寸,它的直径可自 10 ~ 17 mm。把 ITST 锁定簧头(Locking Bolt),滑入 ITST 的近端目标定位导向器(Proximal Targeting Guide)的套筒内(图 15 -9)。把髓内钉对准近端目标定位导向器外面的"锁体",导向器是万用的,重要的是钉与它相对接时,要正确地分清左右,再相接。要把导向器的锁体对准钉的锁凹,使它们服帖地配合(图 15 -10)。把 T 手柄锁头簧头插入器(Locking Bolt Inserter)放入定位导向器的套筒内(图 15 -11),轻旋并相嵌锁定簧头的齿形部，直到嵌住。一定要使髓内钉近端边缘的刻痕正确无误地对准导向器远端边缘的刻痕（图 15－12），用向下压力，通过插入器，把锁头簧头旋入髓内钉近端的螺纹，直至完全旋紧。然后把驱动推伸器（Driver Extension）放入导向器内（图 15－13），与它相连。把延伸器的簧头（Bolt），在延伸管内向下滑向锁定簧头内（图 15－14）。延伸器还附有一个小的偏距设计头，这样在打钉时，可偏离软组织起保护作用。延伸器也通过咬凿方法与锁定簧头在近端目标定位导向器内相接（图 15－15），再用钉子扳手咬紧防止松脱。在把髓内钉打入前，先可准备两套钻头及螺丝轴衬（Screw Bushing）放入定位导引器合适的孔内试一下，把钻头通过轴衬，穿过钉的螺丝孔中，来测定如何正确装好工具（图 15－16）。

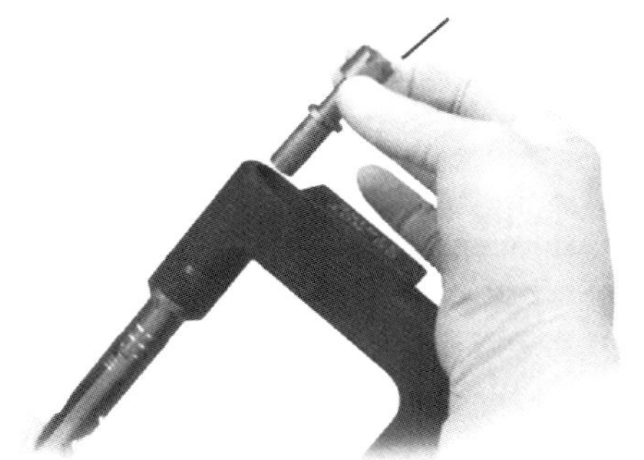

图 15－9　连接髓内钉与导向器

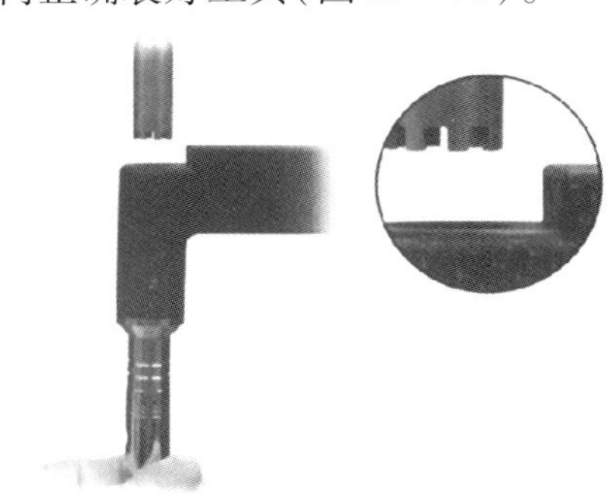

图 15－10　锁体与髓内针锁凹相对

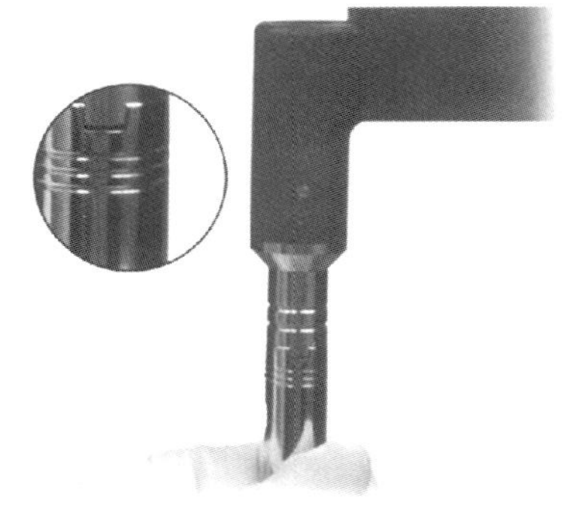

图 15－11　锁定髓内钉

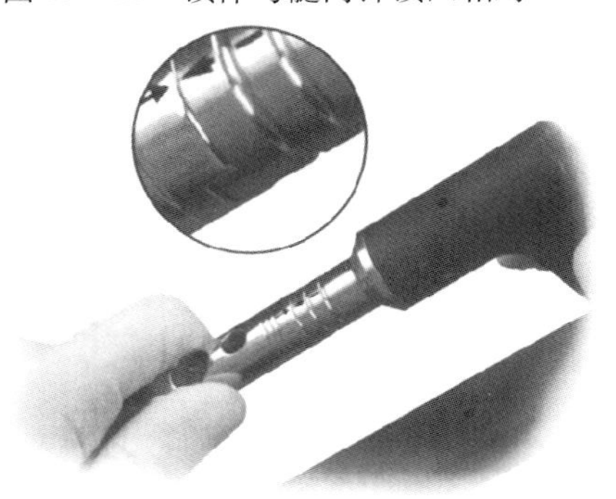

图 15－12　髓内钉与导向器两者刻痕相对

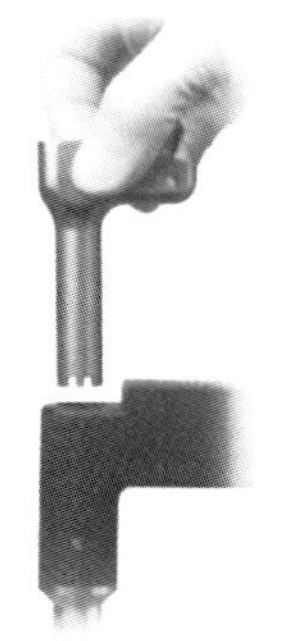

图 15－13　驱动推伸器放入导向器

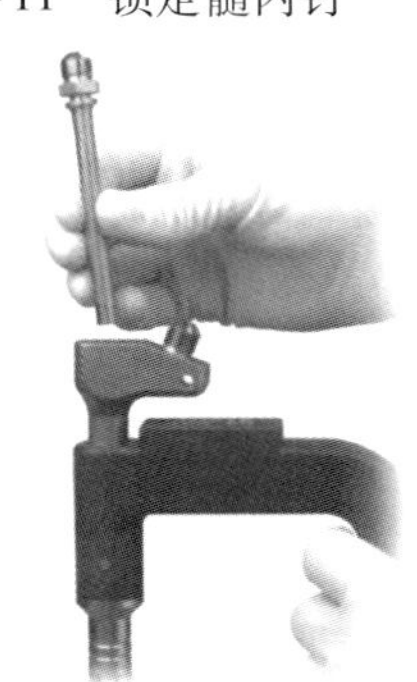

图 15－14　延伸器簧头滑向锁定簧头内

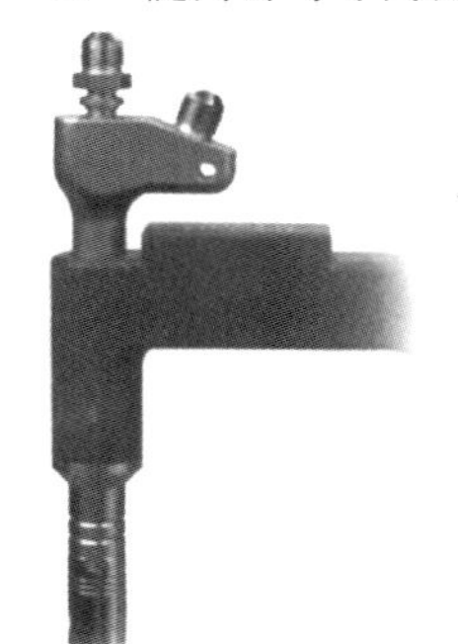

图 15－15　驱动推伸器锁定结束

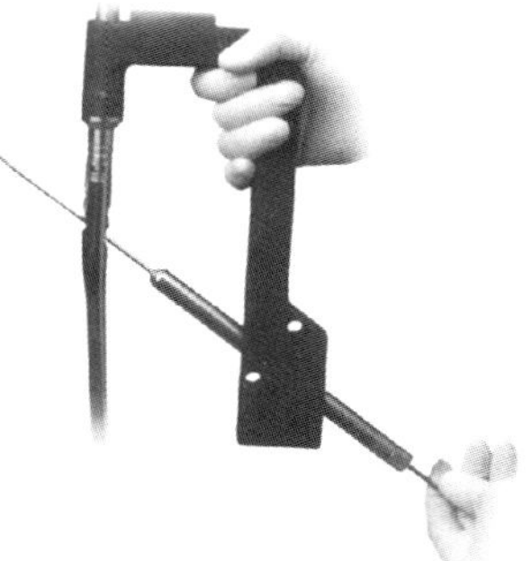

图 15－16　测定安装正确与否

再连结小型螺纹驱动器和驱动延伸器(图 15 – 17),可沿钉的轴位或沿偏移位连接,用锤轻打带螺纹驱动器,把钉打入髓腔至理想的深度(图 15 – 18),注意不要直接捶打定位导向器。用 C – 臂监控钉前进的深度,沿股骨颈前轴经皮插入 3.2 mm 螺纹导引,来标记正确前倾位(图 15 – 19)。使定位导向器与皮下导引针平行,来达到正确的前倾位。再用 C – 臂作最后的核定。髓内钉进入时如遇到阻力,应拔钉,再换小一号钉。或髓腔再锉大 0.5 mm,直到钉能顺利插入为止。

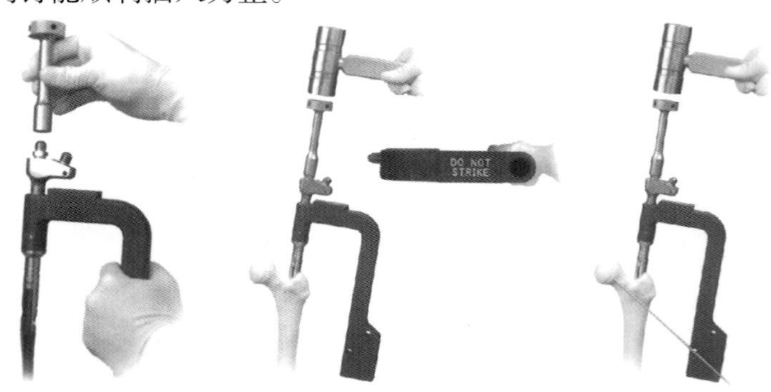

图 15 – 17　连接螺纹驱动器和延伸器　图 15 – 18　锤击驱动器打钉入髓腔　图 15 – 19　导针标记前倾位

7. 选择螺钉

ITST 髓内钉可适合 11 mm 拉力螺钉及 6.5 mm 抗旋转螺钉。抗旋转螺钉用于某些骨折中,此类病人骨的贮量和颈/头骨贮量要能承受此螺钉的打入。如只能容纳一根螺钉时,一定要用 11 mm 的拉力螺钉,6.5 mm 抗旋转螺钉是用来加强稳定的。如股骨头和颈不能适合和骨质量不良,不要用它以免日后造成植入物断裂。

8. 拉力螺钉的定位

拉力螺钉打入股骨头的轨道,要用 C – 臂来测定(图 15 – 20)。可用螺钉定位支持架和 3.2 mm 带螺纹导引针来核对。把支持架装到定向器上,再插入带螺纹导引针直穿定向器近端的前倾测定孔内(图 15 – 21),用 C – 臂证实导引针在上外观是位于股骨颈中央(图 15 – 22)。这样可避免视角差异的错误。支持架外侧带窗的臂部直接卧于股骨颈上,它代表了拉力螺钉和抗旋转螺钉的上下方位。

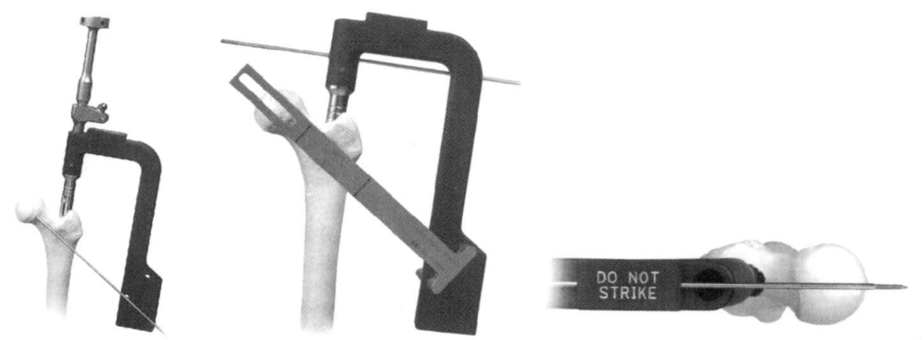

图 15 – 20　C – 臂下测定深度　图 15 – 21　安装测定支架　图 15 – 22　核定导引针位置

如钉的前倾位需调整，可轻敲小驱动器，调节钉在腔内的向上或向下位置，直到满意。再用 C－臂核实，对不同解剖类型的股骨颈，要认真调整钉的深度。若 C 臂是在轴外，支持架的对位就不可能断定拉力和抗旋转螺钉的正确方位，如发生此情况，调整 C 臂直至是位于轴线上。

9. 插入拉力螺钉

把拉力螺钉的针袖衬和拉力螺钉袖套衬一起装好。并把它放在定向导引器下方螺孔内（图 15－23），把 3.2 mm 导引针袖衬，5.0 mm 钻头袖衬及 8 mm 螺钉袖衬装好放在定向导引器上方螺孔内（图 15－24）。作小切口，切开髂胫束，直达股骨外侧皮质，让袖衬牢固地接触骨质，但不要施加强力或锤打。通过下方袖衬插入 3.2 mm 带螺纹导引针，直钻到股骨头部软骨下。但不要穿过皮质（图 15－25）。插入另一导引针到上方袖衬中。螺钉插入器接头可与导引针合用，来避免与另一个导引针相撞（图 15－26）。把这一根导引针也钻到股骨头部软骨下，而不穿过皮质，并用 C－臂作正侧位核实。

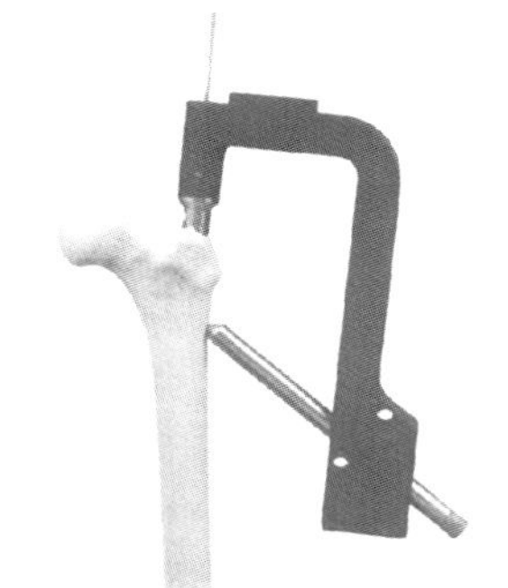

图 15－23　安装针袖衬和袖套衬

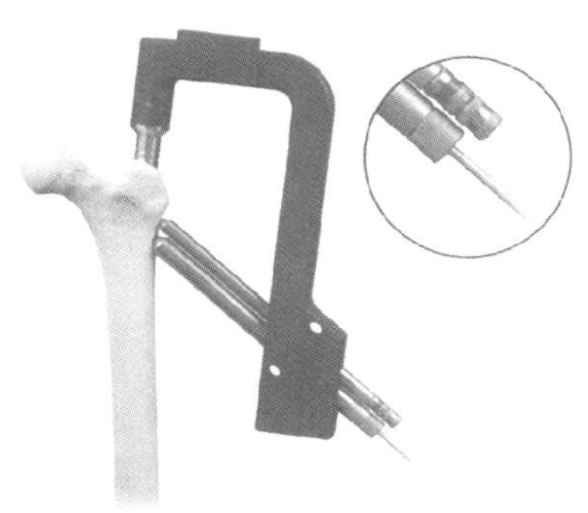

图 15－24　将袖衬放入导引器

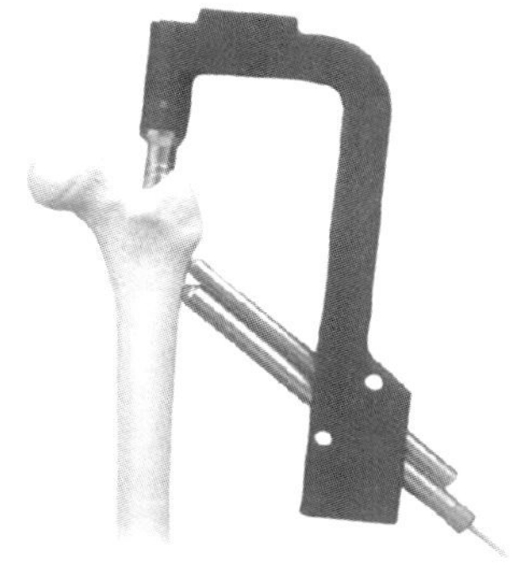

图 15－25　向袖衬内穿入导引针

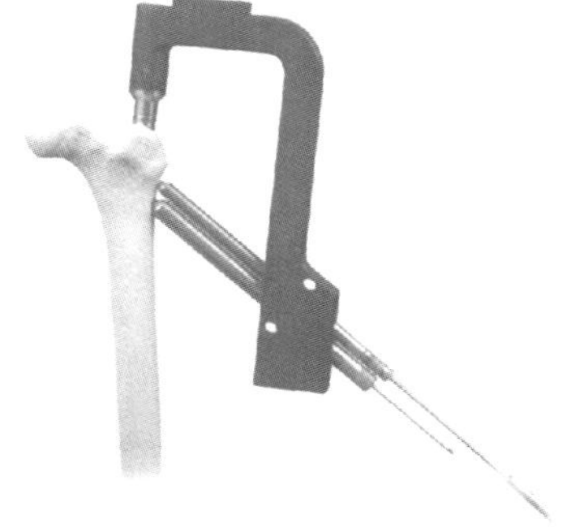

图 15－26　两导引针平行

每根导引针都应在股骨颈内合适位置，使以后导入的钉有足够的空间的不触及皮质壁。如位置不佳，应拔出重放，或只置放拉力螺钉。

去除拉力螺丝轴套，把管状的深度测量器沿拉力螺钉导引针插入，在 C 臂监控下直至触及股骨外侧骨质为止（图 15－27）。记录测量器上读出的深度数。

把停止装置装在 ITST 的钻锉上，使停止装置的金色部直达锉的末端切面（图 15－28）。沿锉杆的读数移动停止装置，使它的螺纹末端与所需长度的读数切痕持平。

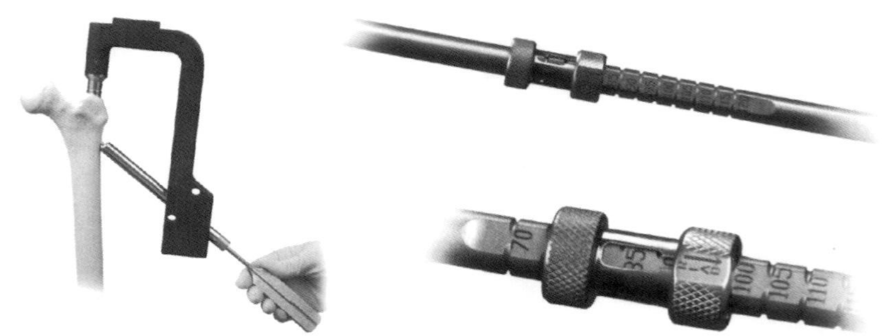

图 15－27　插入深度测量器　　　　图 15－28　调整停止装置

当停止装置安放好后，它的箭头即指出所需的长度数字此“长度”与导引针所获的长度相符(图 15－29)。

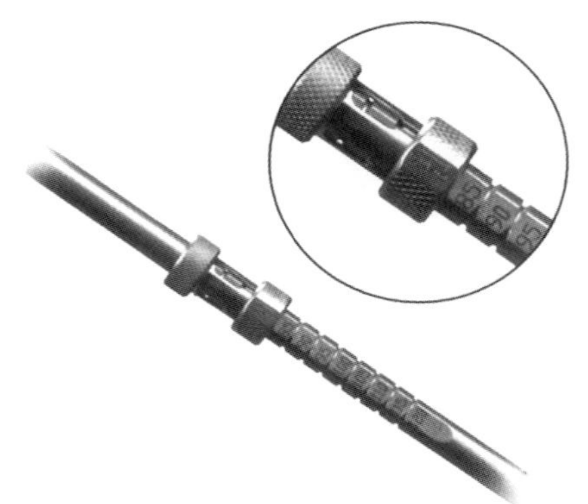

图 15－29　按要求安放好停止装置

把 ITST 拉力螺钉锉头沿导引针滑至股骨皮质处，电动推进锉头，直到停止装置接触拉力螺钉的轴衬(图 15－30)，锉头前进过程中可用 C－臂监控，然后去除锉头，再用同法手柄旋入螺钉一枚(图 15－31)。

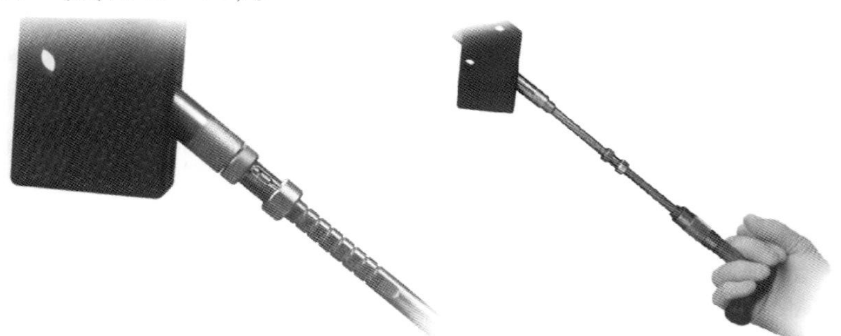

图 15－30　停止装置与轴衬相接触　　　　图 15－31　旋入拉力螺钉

10. **拉力螺钉标准打入法**

把插入连接杆(Inserter Link)旋入拉力螺钉直至旋紧(图 15－32)，把手柄与连接杆相连(图 15－33)。沿导引针插入上述装置，把拉力螺钉旋到股骨头软骨下 5 mm 处。旋转手柄，并把它的 4 条刻痕之一，对准定向器的指示线(图 15－34)。用 C－臂核定拉力螺钉位置，把连接杆留在螺钉上(图 15－35)。

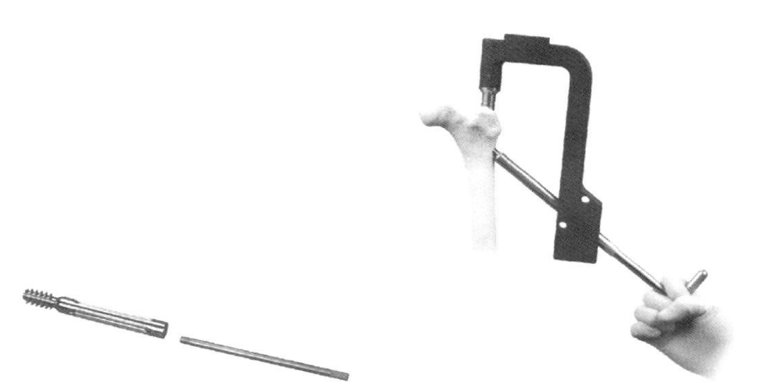

图 15－32　拉力螺钉与连接杆相连　　图 15－33　手柄与连接杆相连

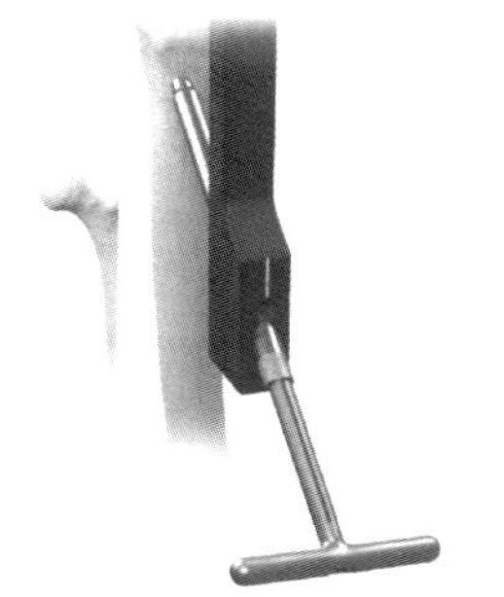

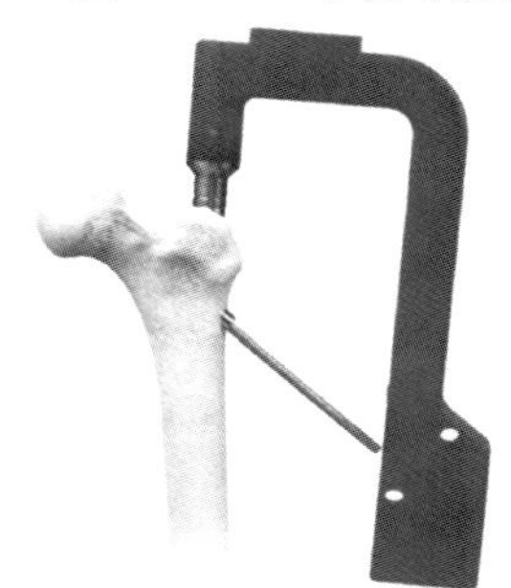

图 15－34　拉力螺钉旋入股骨头内　　图 15－35　C－臂下核定螺钉位置

11. 用加压装置法插入拉力螺钉（参考方法）

把加压器（Compression），拉力螺钉加压装置 T 形手柄（Lag Screw Compression Device T－Handle）及加压器制动装置（Compression Retainer）一起装配好（图 15－36），把拉力螺钉与装置旋紧，把钉及附带装置沿导引针，通过袖套，旋入螺丝，直到螺钉到达软骨下 5 mm 处，可用 C－臂在旁监控（图 15－37）。

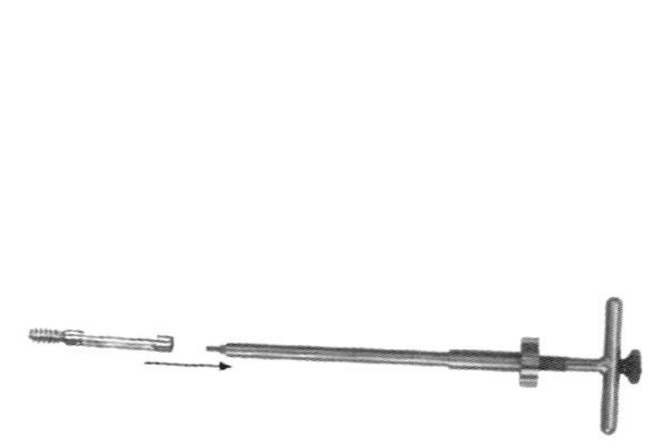

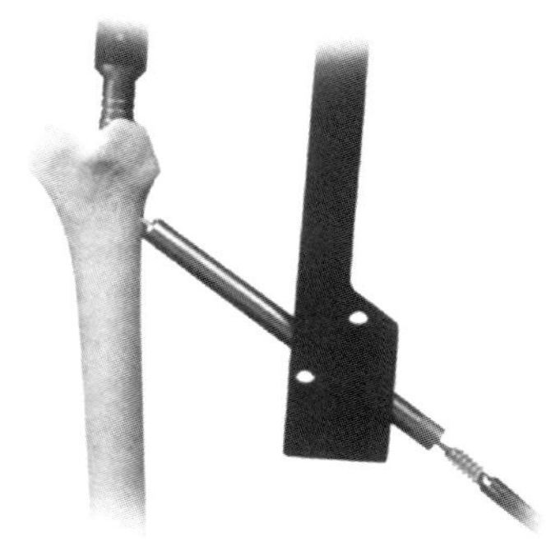

图 15－36　装配加压装置及螺钉　　图 15－37　沿导引针旋入螺钉

如计划要加螺钉帽来防止旋转及限制滑动者，可在此时旋转手柄（图 15－38）。直到它的 4 条刻痕之一，对准定向器的标记线。

当 C－臂核定拉力螺钉位置合适后，可开始加压。把加压器抵住拉力螺钉袖套，顺时针方向旋转加压器（图 15－39）。同时用 C－臂监控直到实现理想的骨折线复位。复位后，旋松制动装置，去除加压器械。

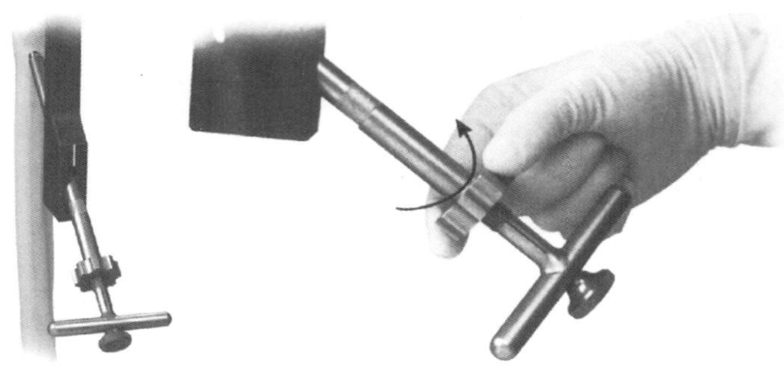

图 15－38　手柄刻痕对准定向器的标记线　　图 15－39　旋转加压器进行加压

12. 插入抗旋转螺钉

去除 3.2 mm 针袖套，把管状深度测量尺沿导引针滑入，直到它抵住股骨外侧皮质。可用 C－臂监控。读出深度数字，选择抗旋螺钉的长度应比读数短 15～20 mm。这样可避免螺丝弄断股骨颈（图 15－40）。扳去导引针，在 C－臂监控下，向股骨旋入 5 mm 钻头，直到钻头上所需刻度与钻头轴衬外缘相平。

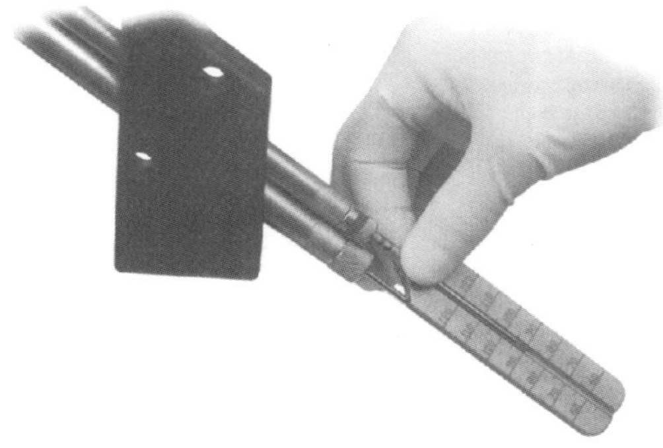

图 15－40　测量旋入抗旋螺钉深度

去除锁头及其轴衬，通过 8mm 螺钉袖套，用 5 mm 螺钉手柄旋入抗旋转螺钉，进入股骨头并就位。此步骤应在 C－臂监控下。若螺钉插入困难，可用 Reco Countbore 稍稍扩大螺钉孔外壁。

13. 远端螺钉固定－180 mm/短钉

仍把近端目标定位导向器留在原位。如需要，可再旋紧锁定簧头，把合适的钻锉轴衬装入 8 mm 螺钉轴衬中。把配套轴衬插入导向器远端目标孔之一（图 15－41）。通过皮肤及阔筋膜作一小切口。分离软组织直达骨质，把轴衬插入直达股骨外侧皮质。通过轴衬，插入钻锉，锉透双侧皮质。

去除钻锉及其轴衬，通过 8 mm 螺钉轴衬插入 ITST 螺钉深度测量器。直达对侧最外侧皮质（图 15－42，15－43）。读出所量螺钉深度，选一根至少大于读数 2.5 mm 的螺钉，这样，以后固定双侧皮质的螺钉，能达到安全固定。

如骨质量不错，可用 4.5 mm 螺丝攻，轻攻通道（图 15－44）。把合适长度皮质螺钉装在 3.5 mmT 形六角帽螺钉旋的手柄上，通过 8 mm 螺钉轴衬，插入螺钉直到螺钉齐平抵住股骨外侧皮质（图 15－45）。用 C－臂核定正侧位的螺钉位置，用上述方法，再放入第二

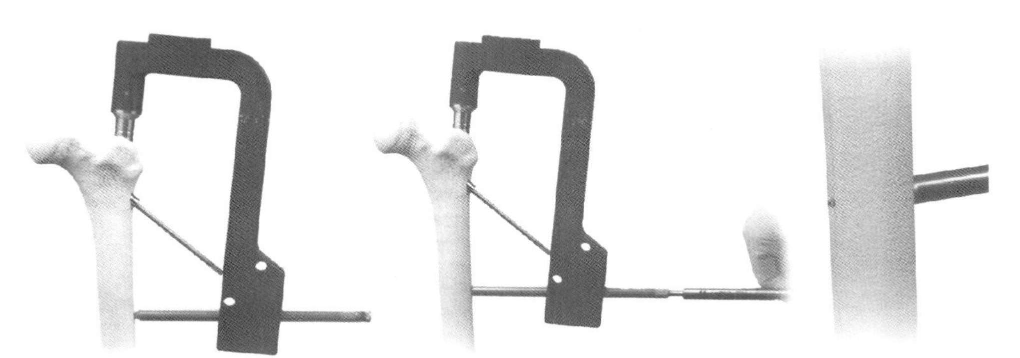

图 15－41　轴衬插入导向器远端目标孔　　图 15－42　插入螺钉深度测量器　　图 15－43　测量器达最外侧皮质

根螺钉。

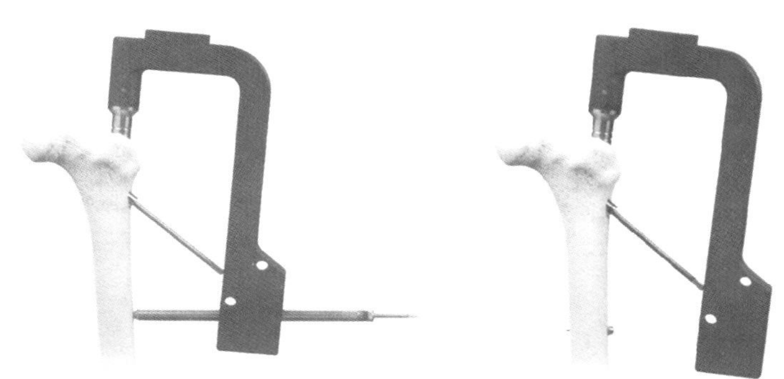

图 15－44　螺丝攻轻攻骨通道　　图 15－45　插入螺钉齐平外侧皮质

14. **远端螺钉固定－300 mm/长钉/徒手法**

可利用徒手目标定向器来进行徒手法插入远端交锁螺钉(图 15－46)。可再徒手定位器中插入为 4.5 mm 螺钉使用的 3.7 mm 钻头(蓝色)或为 5.5 mm 螺钉使用的 4.5 mm 钻头(绿色)。用手旋紧固定螺丝。

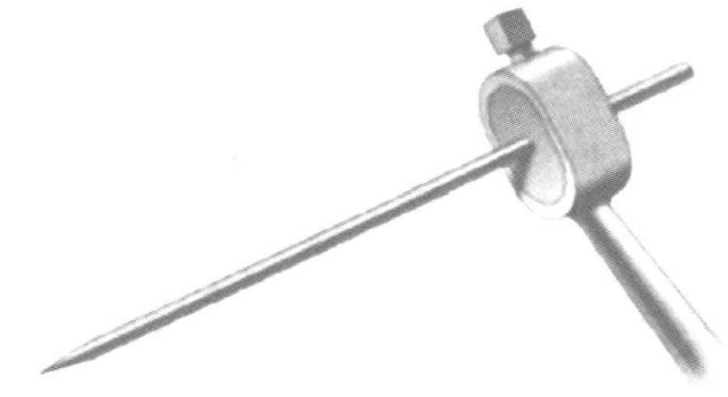

图 15－46　徒手目标定向器

基于动力作用的基础,选好所需的螺孔。在 ITST 髓内钉远端,上方锁孔用作静态锁定,远端螺孔用作动态锁定。如倾向于作静态锁定,但可能有使用动态的潜在倾向,可在二个螺孔中都插入螺钉,然后去除静态螺孔中的交锁螺钉,来达到以后的动态作用。

为了要达到此手术技术的成功,放好侧位 X 光束很重要。C 臂的位置要使钉的锁定孔完全围绕着监视器(图 15－47)。当达此目的后,将 3.7 mm 钻头拨至皮下并将 C 臂中心集中于螺孔上。在适当的锁定孔对侧另作切口并分离至骨,将 3.7 mm 钻头的尖端放至骨并将 C 臂集中于锁定孔。3.7 mm 钻头与 X 线束长轴列成一线,3.7 mm 钻头通过钉的螺孔钻入骨内,与 X 线侧束成直线(图 15－48)。在钻过内侧皮质之前,用 C 臂正侧位及侧位片核定钻头是在钉的螺孔内,然后穿过内侧皮质(图 15－49、图 15－50),取出钻头并插入远端螺钉深度测量器(图 15－51),由此决定螺钉的长度。

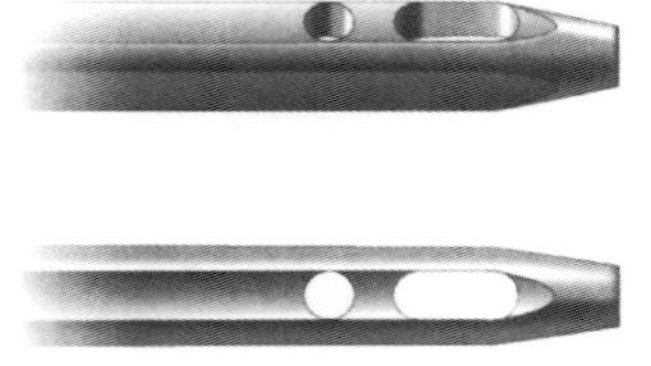

图 15－47　根据锁定孔调整 C－臂位置

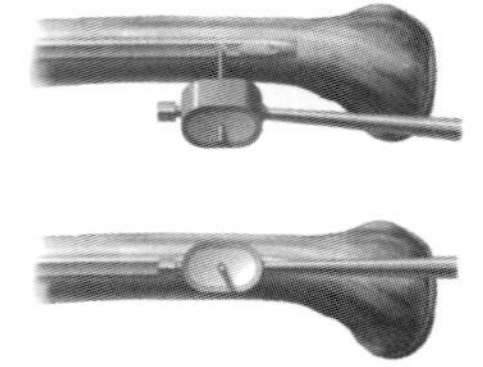

图 15－48　侧位 X 线判断钻头在螺孔内的表现

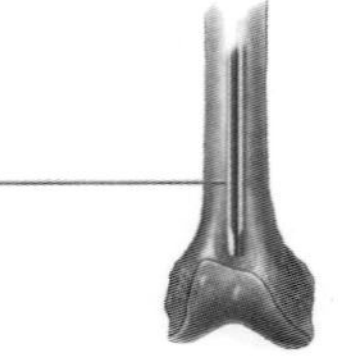

图 15－49　正位 X 线判断钻头在螺孔内的表现

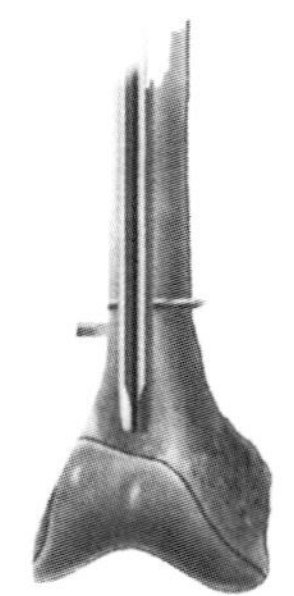

图 15－50　位置正确后钻入钻头

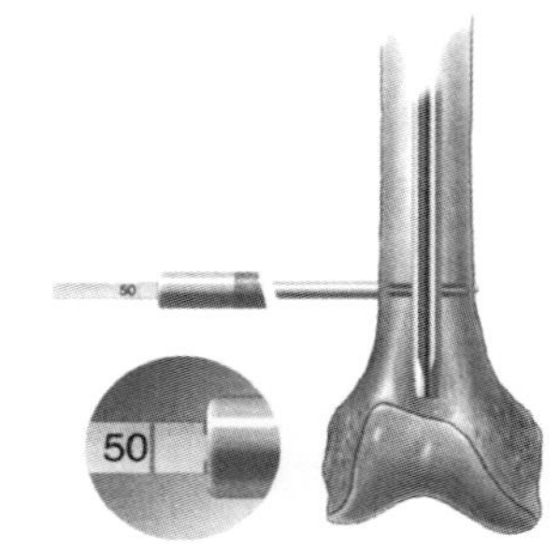

图 15－51　测量远端螺钉深度

注:选择适当长度的螺钉以保证内侧皮质的适当啮合。

用远端螺丝凿押入恰当 M/DN 尺码的螺钉(图 15－52)。如需要,可依同样方式从髓内钉的第二个定孔插入第二根螺钉。两根螺钉的位置均须经 C 臂正,侧位片核定。

袖衬可与徒手目标器合用,一个分开的 X 线透光的袖衬押入器有助于进入目标完成。

用螺钉扳手或 Socket Driver 取出 ITST 近端目标导向器和延伸器簧头(图 15－53),用锁定簧头拔出器取出锁定簧头(图 15－54)。为使髓内钉帽最后就位,要小心保留拉力螺钉押入连接杆于原位。

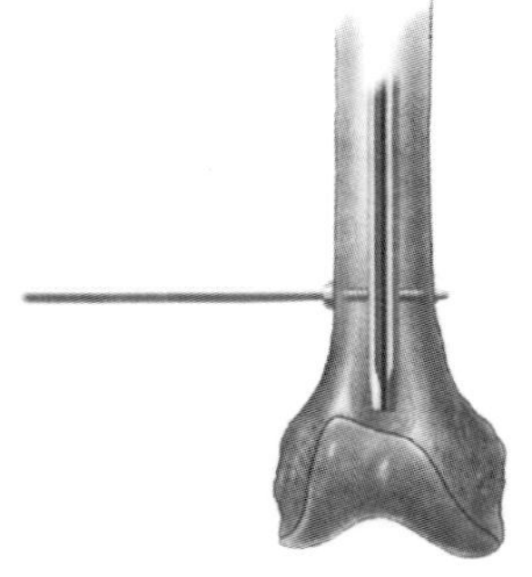

图 15－52　插入远端螺钉

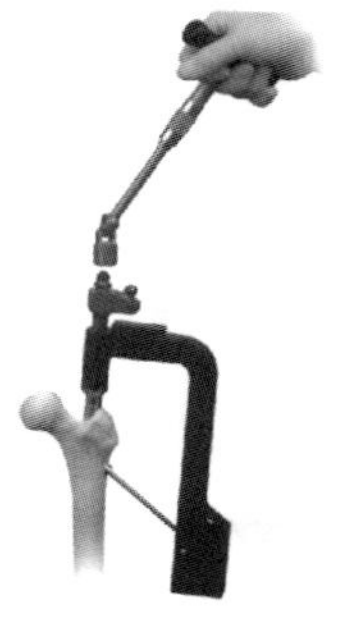

图 15－53　取出导向器和延伸器簧头

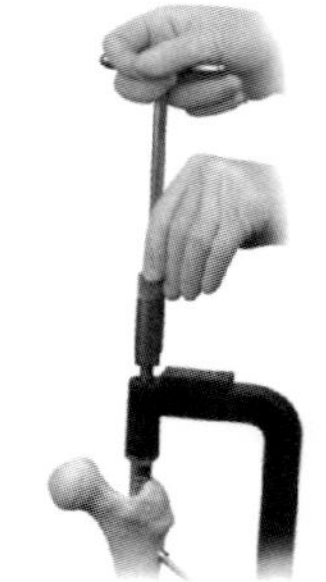

图 15－54　取出锁定簧头

适当的钉帽插入,有自然的髓内钉帽(图 15-55),滑动钉帽(图 15-56)和锁定钉帽(图 15-57)。与钉帽插入器或整块(one piece)钉帽插入器(图 15-58、图 15-59)拧紧直到完全就位。若用滑动或锁定钉帽,拉力螺钉插入杆滑入连接干上和进入拉力螺钉(图 15-60),慢慢地转动拉力螺钉插入杆和钉帽插入器直至钉帽的凸缘可以感觉到就位于拉力螺钉的四个槽中之一。

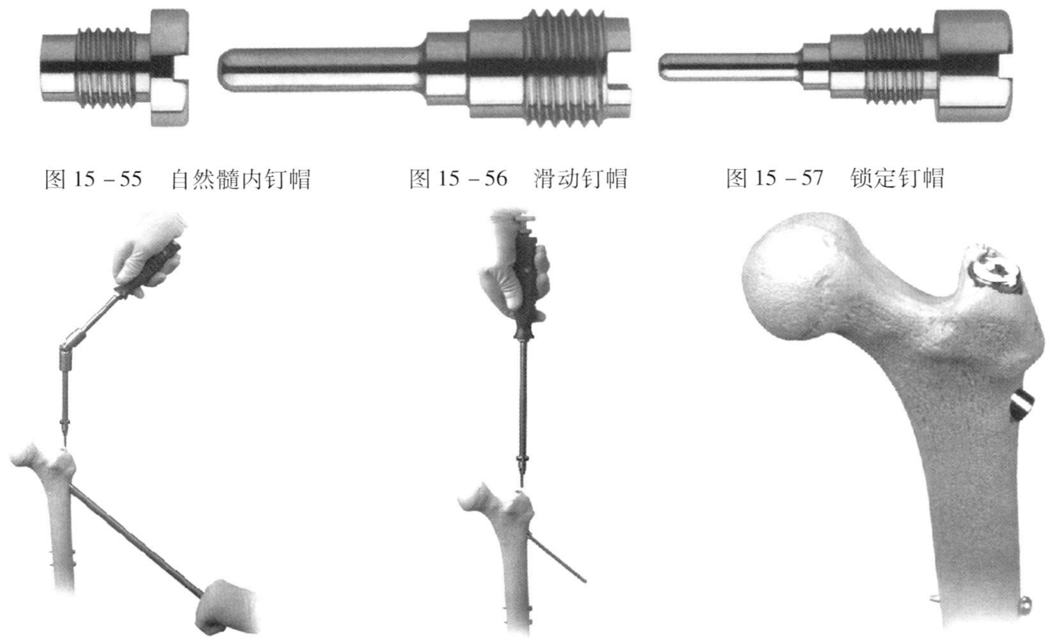

图 15-55　自然髓内钉帽　　图 15-56　滑动钉帽　　图 15-57　锁定钉帽

图 15-58　钉帽插入器与钉帽相连　　图 15-59　整块钉帽插入器与钉帽相连　　图 15-60　安装钉帽完毕

15. 关闭和术后处理

关闭近端切口并盖以软敷料,鼓励早期活动膝和踝关节,允许足趾负重并发展至全部负重。如同骨折骨痂在 X 片上增加一样,通常在 6~8 周左右。

16. 拔出

为拔出髓内钉,用 3.5 mmT 手柄六角形螺丝凿取除一切存在的远端螺钉,用 3.5 mmT 手柄螺钉凿取除钉帽。

在原近端切口处作一小切口,暴露出拉力螺钉及抗旋转螺钉的末端。清除拉力螺钉六角形头处的一切生长骨质,旋入保留杆于拉力螺钉。拉力螺钉插入杆滑入拉力螺钉与拔出钮拧紧,以反时针方向旋转并稍向后拉出拉力螺钉(图 15-61)。一旦拉力螺钉取出后,用 5.0 mmT 手柄六角形螺丝凿取

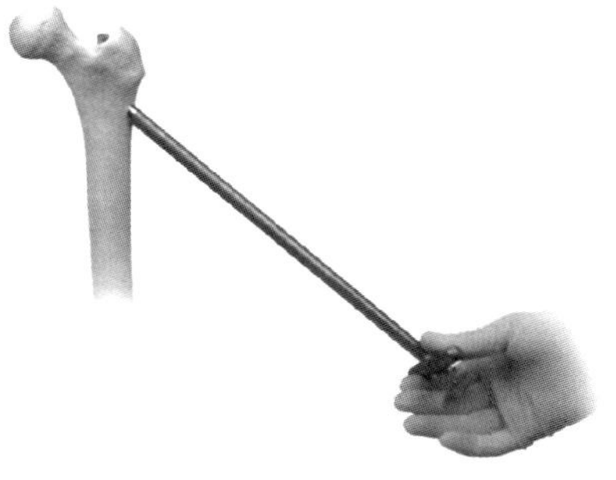

图 15-61　取出拉力螺钉

出抗旋转螺钉。连接拔出簧头于髓内钉,旋进 slaphammer 于拔出簧头取出髓内钉。

第二节　PFNA 固定系统

PFNA 是新改进的 PFN 系统,一方面继承了原 PFN 的优点,生物力学特点相同,另一方面在具体设计上有所创新,令固定更有效、操作更简单。

一、PFNA 的优点

1. 相对于 PFN,PFNA 用螺旋刀片锁定技术取代了传统的 2 枚螺钉固定,未锁定的螺旋刀片敲入时自旋转进入骨质,对骨质起填压作用,刀片具有宽大的表面积和逐渐增加的芯直径(4.5 ~9 mm),确保最大限度的骨质填压以及理想的锚合力,打入刀片时可明显感觉到填压的过程,在骨质疏松严重的患者也是如此。当刀片打入锁定后,刀片不能旋转,与骨质锚合紧密,不易松动退出,PFNA 依靠螺旋刀片一个部件实现抗旋转和稳定支撑,其抗切出稳定性比传统的螺钉系统高,抗旋转稳定性和抗内翻畸形能力强。PFNA 的螺旋刀片技术使其对骨质的锚合力得到提高,更适用于骨质疏松、不稳定性骨折患者,对于股骨外侧螺旋刀片打入处的骨折也适用,更有利于患者的早期负重。

2. 其次 PFNA 仅需打入 1 枚螺旋刀片,适用于股骨颈细的患者,操作简单易行。

3. PFNA 在主钉上有以下改进:①主钉设计为空心,只需一小切口,令导针进入髓腔后,即可顺利完成后续操作,置入主钉,主钉具有 6°外偏角,方便从大转子顶端插入,进入髓腔。PFN 的主钉为实心,入钉点定位需准确,如果入钉点位置不佳,常导致主钉偏离髓腔中心或骨折移位,致插入困难,可导致手术时间延长,创伤加重。因此,PFNA 操作更简单,创伤更小,符合微创原则。②PFNA 远端只有一个锁定孔,可选择静态或动态锁定。③主钉有尽可能长的尖端和凹槽设计,可使插入更方便并避免局部应力的集中,减少出现断钉及钉尾处再骨折的发生率。

二、应用时的具体注意事项

1. 术前仔细阅片,了解骨折分型、髓腔大小,决定钉的长短、粗细。

2. 复位时不可过牵,过牵使本来稳定的骨折变得不稳定,插入主钉时骨折端容易移位。

3. 因 PFNA 近端有 6 度外偏角,进钉应从大粗隆尖内侧 0.5 cm 钻入,偏外容易导致大粗隆劈裂,偏内从梨状窝进入可引起骨折错位。

4. 打入导针后,应注意导针在轴位相的位置,定位准确后再打开外侧皮质,打入主钉,一旦打入主钉再行更改,由于股骨颈骨质破坏则稳定性大减。

5. 为了确保 PFNA 尾部顺利插入,转子部需扩大并且应从小到大,切忌越级扩髓和使用暴力,以防转子劈裂。

6. PFNA 为髓内固定系统,失去内侧支持不易发生髋内翻,故小转子移位多不主张另行复位固定，因复位固定要明显增加创伤。综上所述，应用 PFNA 治疗股骨转子间骨折具有固定确实，创伤小，下床活动早，骨折愈合快，并发症少等优点，是治疗股骨粗隆间骨折的理想器械。

三、PFNA 手术操作

PFNA 的直径为 9～12 mm，颈干角 125 和 130 两种，PFNA 标准型长度 240 mm，PFNA 小型 200 mm，PFNA 超小型 170 mm，PFNA 长型有 340、380、420 mm 三种型号。髓内针的长度应满足近端与大粗隆平齐或位于其下方 1 cm 以内、远端超过骨折线 10 cm 以上。采用全身麻醉、腰麻或硬膜外麻醉。

病人取仰卧位，健肢外展，躯干和患肢内收，患髋屈曲 15 度，保持“脚跟对脚尖”样姿势，通过骨牵引针或特殊的足固定器牵引。旋转患肢足部，恢复正常旋转对线，此时在 C 臂机透视下应可见髋部前倾角恢复正常。常规方法铺单。具体手术步骤如下：

1. 患者体位

将患者仰卧于牵引床或透光手术台，未受伤的腿固定在支架上，并且尽可能远离，以方便术中检查，患肢与躯干保持 100°～150°内收并固定，以暴露髓腔（图 15－62）。

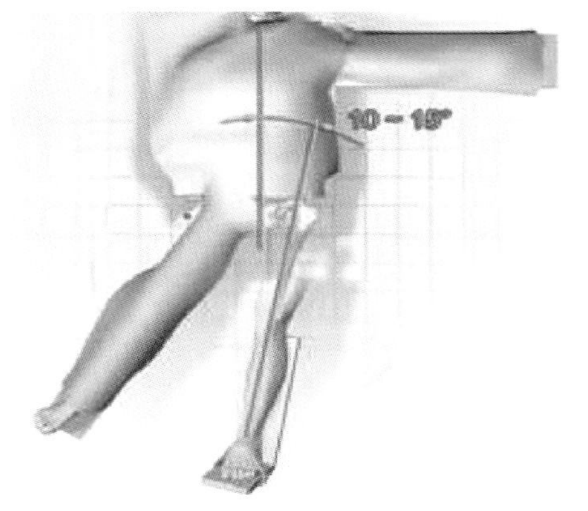

图 15－62　患者体位

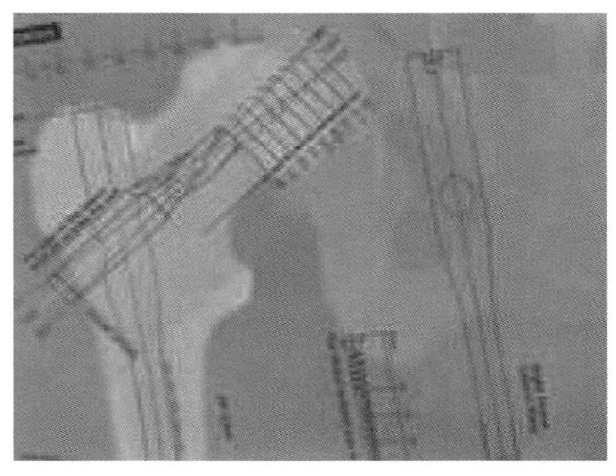

图 15－63　正位片模板测量颈干角

2. 测量颈干角

术前健康肢体摄正位片，用模板测量颈干角（图 15－63）。

3. 骨折复位

在摄片帮助下，闭合复位，如果效果不满意则切开复位，切口常采用股骨上段外侧切口。

注意：准确解剖复位及将患者安全固定在手术台上能使复位操作简便且效果理想。

4. 测量所需 PFNA 的直径

术前将模板在正位 X 光下，在 C 臂机帮助下选择合适长度的髓内钉，将标尺上的方框置于峡部。如果髓腔过于狭窄，可以选择小一个型号的 PFNA，或者通过扩髓，使髓腔至少比所选用的大 1 mm。

注意：如果选用的 PFNA 型号太大，则可能导致复位丢失或医源性骨折。

5. 手术入路

在大粗隆顶端以上约 5 ~ 10 cm 做一个 5 cm 切口,平行切开筋膜,钝性按肌纤维方向分离臀中肌。如果使用 PFN 插入把手,则需要适当向远端延长切口(图 15 - 64)。

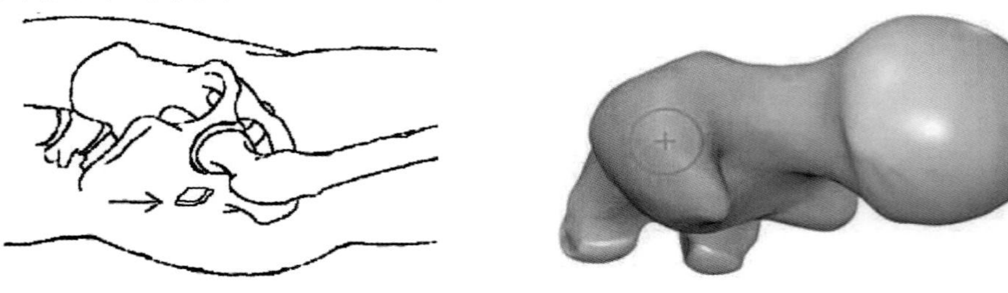

图 15 - 64 切口部位

图 15 - 65 进钉点

6. **选择** PFNA

进钉点并插入导引钢针在前后位上,PFNA 进钉点通常位于大粗隆顶点或稍外侧(图 15 - 65),插入导引钢针。主钉 6°外偏角的设计可以很好匹配髓腔的构型。这也意味着要将 3.2 mm 导针插入后向髓腔延伸时也需要保持 6°的外偏。在侧位片上,明确导针是否位于髓腔中央并且没有发生弯曲。经皮微创技术:在插入点安放 20.0/17.0 mm 保护套筒及 17.0/3.2 mm 钻头套筒。经保护套筒及钻头套筒插入导针(图 15 - 66),移除钻头套筒。

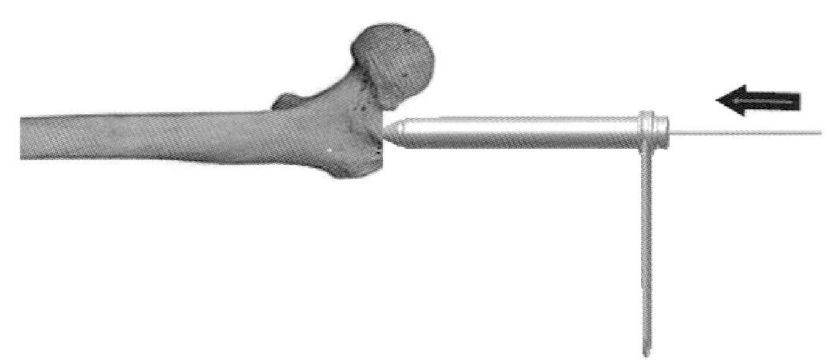

图 15 - 66 插入导针

注意:正确的插入点及角度,对于手术效果非常关键。

7. **打开股骨皮质**

沿导针通过 20.0/17.0 mm 保护套筒插入 17.0 mm 空心钻头(图 15 - 67)。使用带 T 型手柄的通用接口钻至保护套筒上的限深处,移除保护套筒及导针。

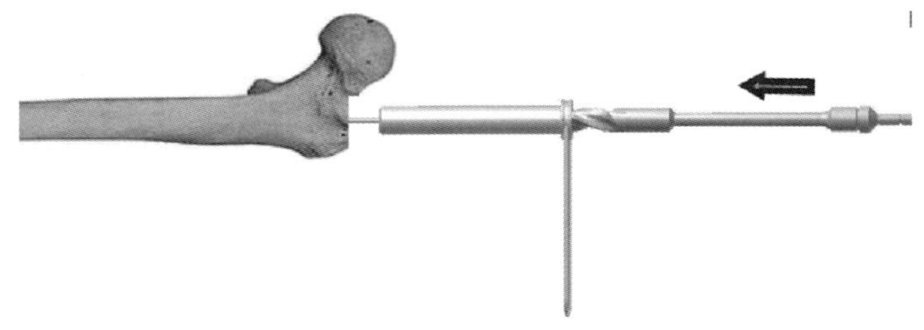

图 15 - 67 导针引导下插入空心钻头

注意:建议使用动力工具高速打开股骨皮质,为了避免骨折块的移位,不要过分轴向加压和外偏。

8. **安装 PFNA 工具并插入 PFNA**

将连接螺丝通过插入手柄拧入合适直径的 PFNA 尾端,用六角形扳手拧紧(图 15 - 68)。在 X 光设备辅助下,插下 PFNA,轻微摆动手柄可以更好插入(图 15 - 69)。可以用锤子轻轻击打插入手柄上的保护片,帮助插入 PFNA(图 15 - 70)。透视下预计 PFNA 螺旋刀片可以插入股骨颈的下半部分时,PFNA 插入的深度就足够了,否则会导致 PFNA 螺旋刀片位置不正确。

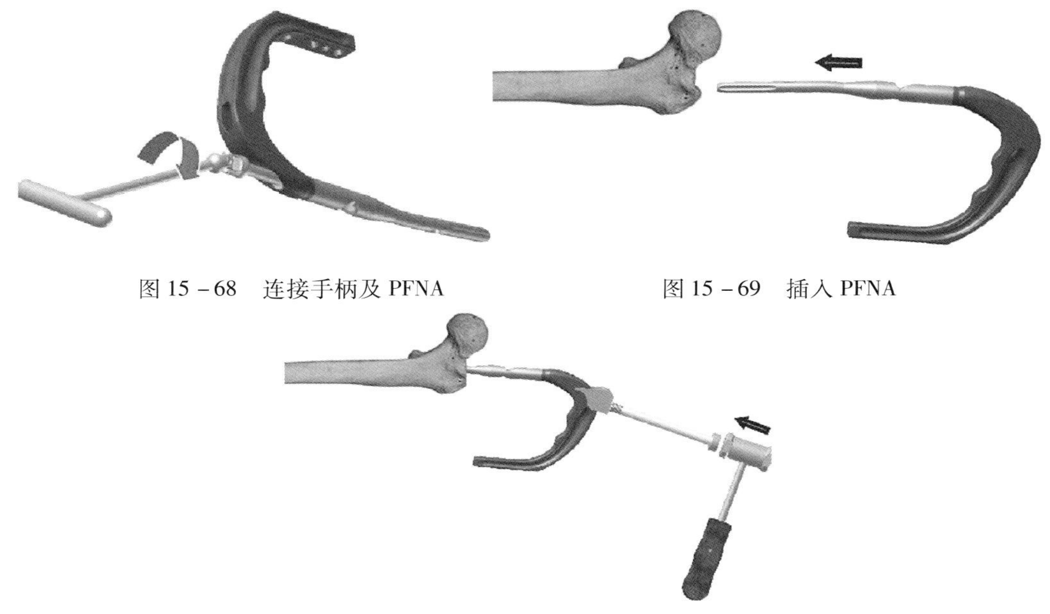

图 15 - 68　连接手柄及 PFNA

图 15 - 69　插入 PFNA

图 15 - 70　击打手柄插入 PFNA

注意:确认连接螺丝,插入手柄及 PFNA 三者紧固一体,避免在 PFNA 螺旋刀片插入时分离。暂不要安装瞄准臂。

9. **插入导针**

安装瞄准臂,将其和插入手柄牢固连接(图 15 - 71)。用电钻钻入导针,如果是非常不稳定的骨折,可以再插入一个导针防止旋转。使用 C 臂机可更好控制在股骨头内插入的 3.2 mm 导针的位置。将金色 16.0/11.0 mm 支持螺母牢固安装在 PFNA 螺旋刀片保护套筒上。准备插入时先将支持螺母旋至标记处,将金色 11.0/3.2 mm 钻头套筒经保护套筒插入(图 15 - 72)。如果在股骨头内需要再插入防旋针,步骤相同。

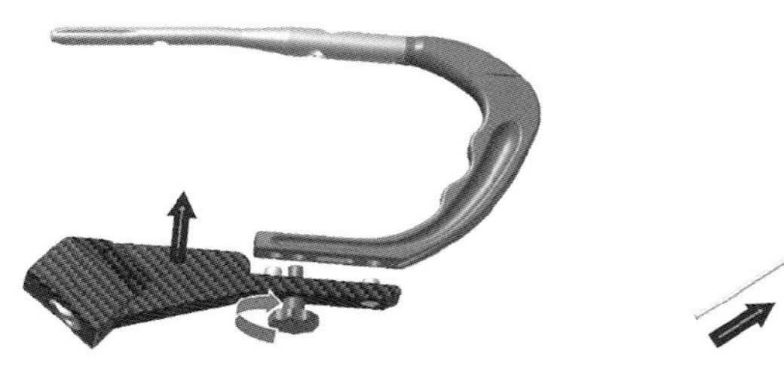

图 15 - 71　安装瞄准臂

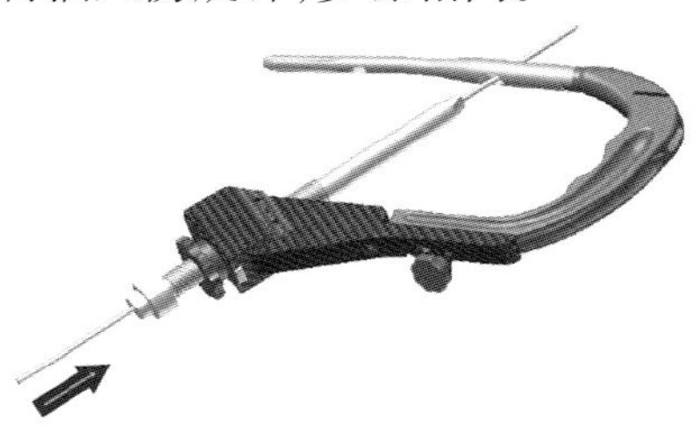

图 15 - 72　插入导针

注意:轴向观察,防旋针只能接近螺旋刀片尖端但不能接触。防旋针仅临时固定股骨头,在插入螺旋刀片后需移除。

10. **测量所需** PFNA

螺旋刀片长度,测量前应正侧位确定导针的位置,将 3.2 mm 导针测量器沿导针插至保护套筒,并且选择所需要的螺旋刀片长度(图 15 - 73)。测量装置所显示的是导针在骨内的准确长度,确保 PFNA 螺旋刀片和导针尾端平齐。PFNA 螺旋刀片的正确放置位置是关节面下约 5 ~ 10 mm,保证 PFNA 螺旋刀片位置正确。

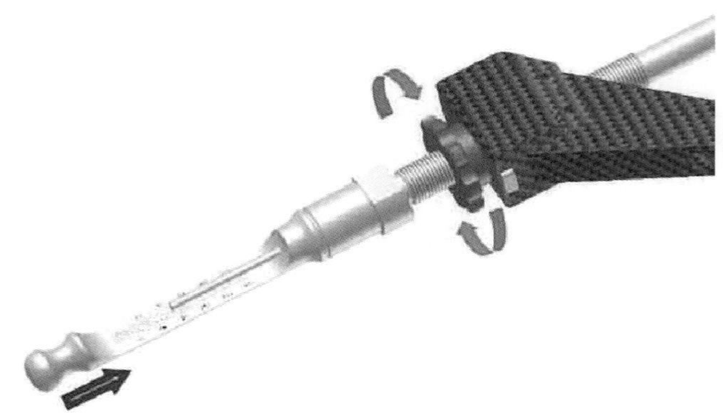

图 15 - 73　测量导针深度

11. **钻孔**

小心移除金色 11.0/3.2 mm 钻头套筒,但不要改变导针的位置。沿 3.2 mm 导针推动 11.0 mm 空心钻头(图 15 - 74)。钻至限深处,此时就打开了外侧皮质。

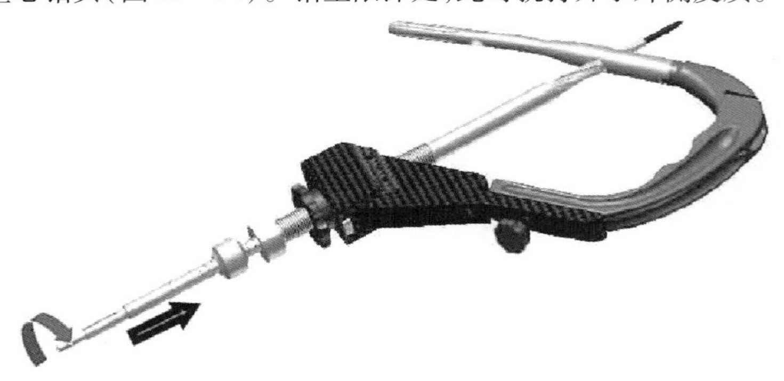

图 15 - 74　沿导针插入空心钻头

12. **安装** PFNA **螺旋刀片插入** PFNA **螺旋片刀**

PFNA 螺旋刀片是锁定状态下包装的。可以逆时针轻轻旋转将插入器插入选定的 PFNA 螺旋刀片,确认固定牢靠。这一过程同时也解锁了 PFNA 螺旋刀片,现在刀片可以自由旋转,使 PFNA 螺旋刀片处于插入的准备状态(图 15 - 75)。沿 3.2 mm 导针将螺旋刀片及插入器一起经保护套筒插入(图 15 - 76)。由于 PFNA 螺旋刀片的特殊设计只能由特定方向通过保护套筒(见保护套筒上的标记)。同时按动保护套筒上的按钮。握住插入器的金色把手,沿导针尽可能深的将螺旋刀片插入股骨头。然后用锤子轻轻敲击插入器底部直至限深处(图 15 - 77)。用 C 臂机检查 PFNA 螺旋刀片的位置。

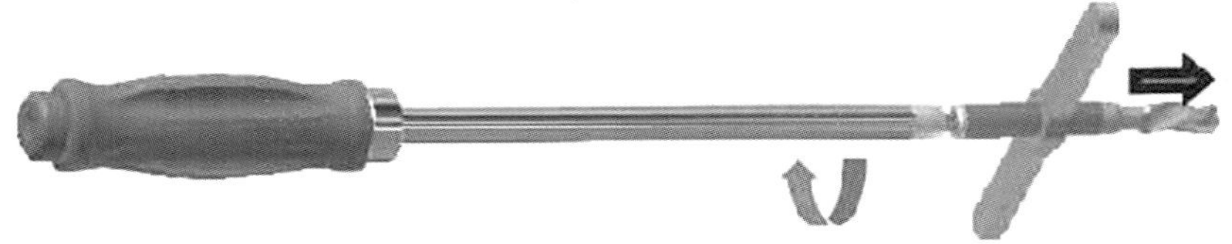

图 15－75　安装 PFNA 螺旋刀片

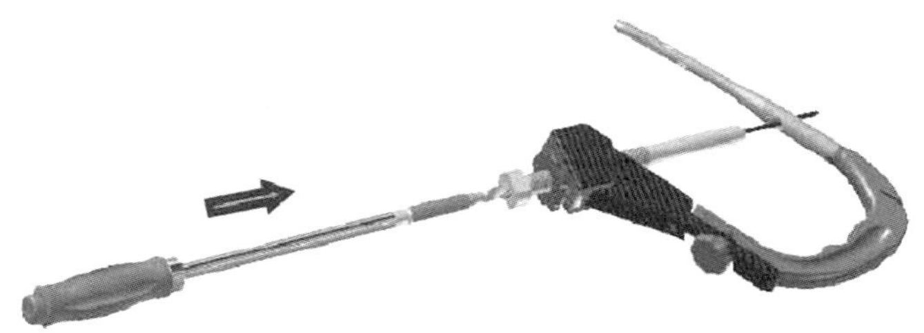

图 15－76　沿导针插入 PFNA 螺旋刀片

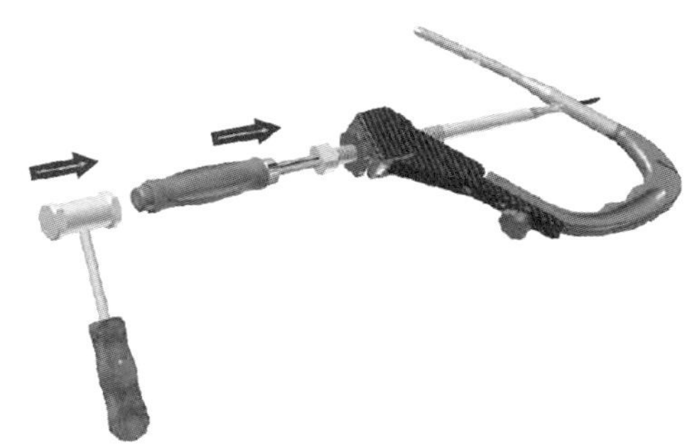

图 15－77　敲击插入器底部插入刀片

注意:将螺旋刀片插入至限深处很重要。当插入器和保护套筒卡住发出咔声后即可,插入时不应使用过大的力。

13. 锁定 PFNA 螺旋刀

片顺时针旋转插入器(按〈lock〉标记方向)(图 15－78)。现在 PFNA 螺旋刀片处于锁定状态。确认 PFNA 螺旋刀片术中已被锁定。当间隙都关闭时 PFNA 螺旋刀片即被锁定。如果 PFNA 螺旋刀片不能锁定,可将其移出用一个新的 PFNA 螺旋刀片代替。按动保护套筒上的按钮,移出插入器。移出并且妥善处理导针。

注意:需保证 PFNA 螺旋刀片表面光滑。

14. 远端锁定

在远端皮肤刺一小口。插入预装好的远端锁定钻头套筒,包括绿色 11.0/8.0 mm 保护套筒绿色 8.0/4.0 mm 钻头套筒及绿色 8.0 mm 套管针,经瞄准臂上标记为〈static〉的孔插至骨皮质。移除绿色套管针使用4.0 mm 钻头钻穿两层皮质(图 15－79)。钻头尖端应突出 2～4 mm,以及保护套筒应该和骨直接接触。根据钻头上的读数直接选择所需要的交锁钉长度。拧入锁定螺钉(图 15－80)。

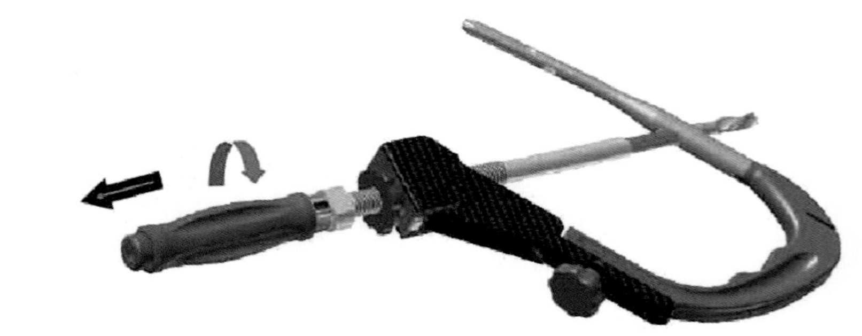

图 15 - 78　锁定 PFNA 螺旋刀片

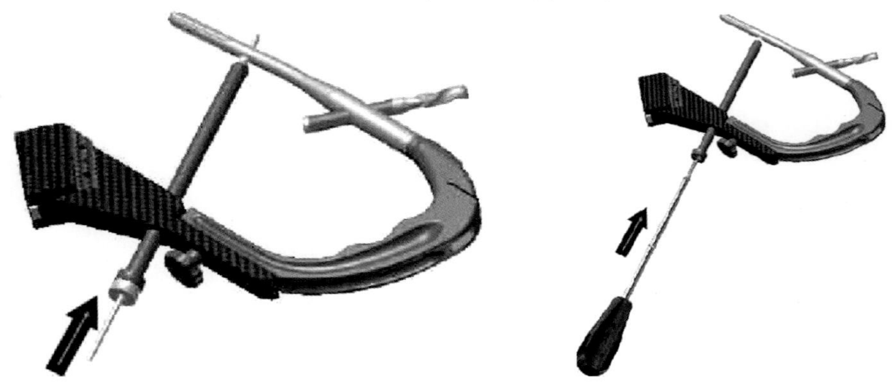

图 15 - 79　钻头钻孔　　　　图 15 - 80　拧入锁定螺钉

注意：始终确保术中进行远端锁定时没有出现皮质分离。否则会导致延期愈合。始终需确保 PFNA、插入手柄及瞄准臂三者连接牢靠，否则远端交锁钉钻孔时会损坏 PFNA。

15. 装入拉力螺钉锁钉和封帽

取下瞄准架和手柄，装入拉力螺钉锁钉（图 15 - 81）。如果主钉尾端已经位于大粗隆顶部则可选择 0mm 延长尾帽。将带钩导针穿过选定的尾帽，经导针在尾帽上插入 4/11 mm六角形改锥杆。尾帽和改锥杆为自持式。将空心尾帽安放在主钉尾端。使用 11 mm扳手旋紧尾帽，将尾帽完全置入主钉内（图 15 - 82）。最后几圈旋紧时阻力增大，继续旋紧直至尾帽上的限深装置接触到主钉的尾端。这样可以防止尾帽松脱。移除六角改锥杆，扳手及导针。

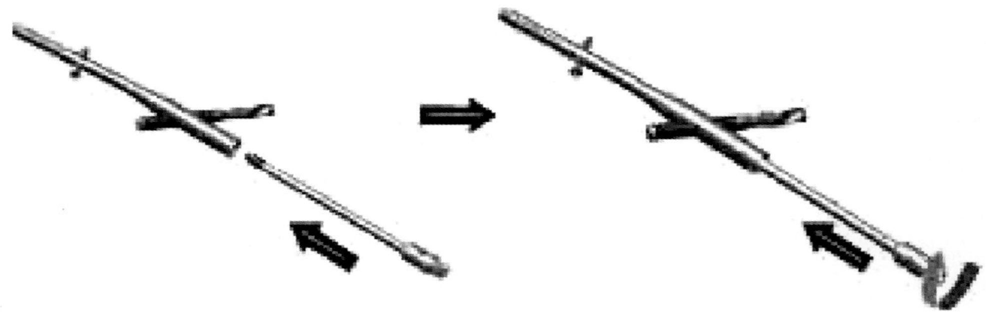

图 15 - 81　安装拉力螺钉锁钉

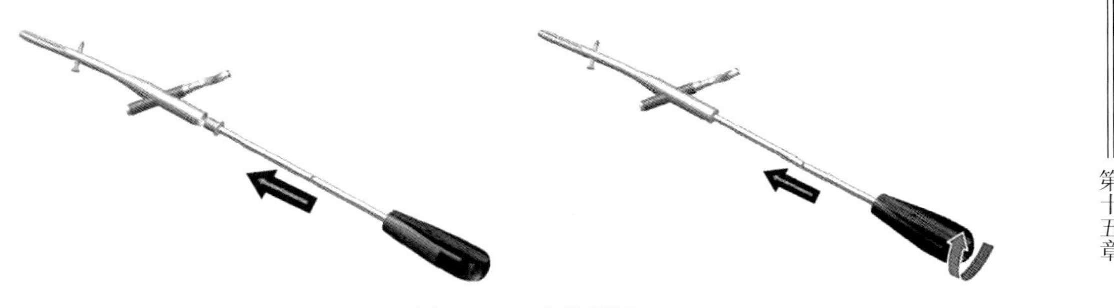

图 15－82　安装尾帽

第三节　动力髋螺钉(DHS)固定系统

一、动力髋螺钉(DHS)的优点

DHS 最突出的优点在于结构牢固,并具有滑动加压功能,其独特的设计能将作用于股骨头的力分解为对抗使骨折移位的内翻剪切力和增加使骨折相嵌插稳定的压缩力,从而增加骨折部的稳定性,促进骨折愈合,减少髋内翻畸形的发生,适合于各型转子部骨折的内固定。

二、动力髋螺钉(DHS)治疗转子间骨折的适应证

A0 转子部骨折分型中 A1、部分 A2 型和 A3 型骨折(骨折线未累及入钉点,固定后不易导致内侧应用集中、髋内翻畸形者),其中 A1 型是最佳适应证。

三、手术方法

1. 采用全身麻醉或持续硬膜外麻醉,患肢外展 20°,轻度内旋,手法整复股骨粗隆骨折,牵引床牵引固定。自股骨大转子顶点处呈弧形向下后方经大转子后外侧,作 5 cm 切口,向两侧牵开切开的皮肤、皮下组织,显露阔筋膜张肌,在该肌后缘及其向远侧延伸的附丽处作切口并游离。将阔筋膜张肌向前上方牵开,显露臀大肌、股外侧肌及其在股骨大转子的附丽部。沿臀大肌、股外侧肌肌间隙分离。在股骨大转子下缘 0. 15 cm 横行切断股外侧肌起点的股骨后外侧部,分离该肌,并作骨膜外剥离,将股外侧肌向前牵开,显露股骨大粗隆远端。

2. 复位骨折块,可通过紧贴股骨颈前方插入一根 2. 5 mm 导针来确定股骨颈前倾角,这有助于准确定位打入股骨颈中央导引针的方向(图 15－83)。

3. 在股骨大粗隆顶点下 2. 15 cm 作导针进针点,安放导向器,顺股骨颈方向钻入导针,导针钻入至距股骨头关节面 0. 18 cm 处,为防止股骨头旋转,在导针上方股骨大转子处打入 1 枚克氏针,作临时固定,临时固定的克氏针与导针平行并且有 1. 15 cm 距离,C 型臂 X 线机透视下见导针在股骨头颈的中心(正侧位)。平行于股骨干纵轴安置定位器,

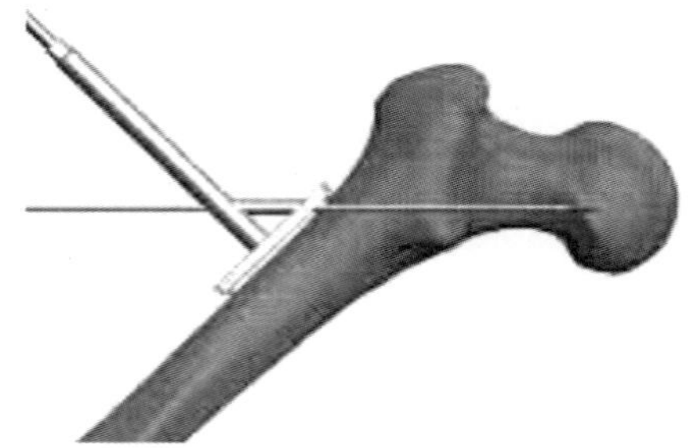

图 15 – 83　插入导针确定前倾角

保持前倾角，打入股骨颈中央定位针至股骨头下（图 15 – 84）。如股骨皮质过于坚强，可事先用 2 mm 钻头扩孔。

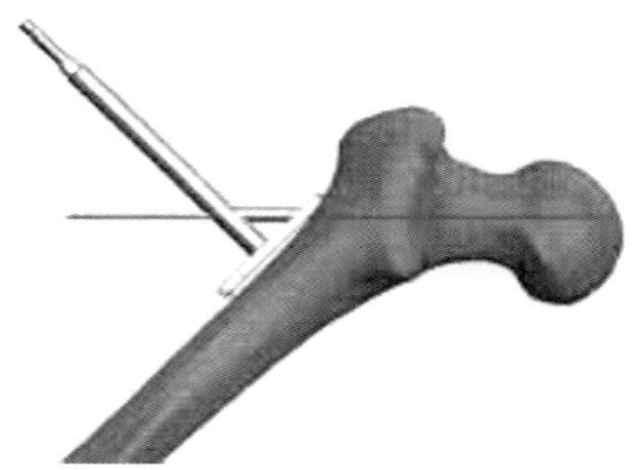

图 15 – 84　打入股骨颈中央定位针

4. 透视定位针的位置。在正位和侧位上，定位针应在股骨颈中央（图 15 – 85，图 15 – 86）。如位置不佳，可更换导针。

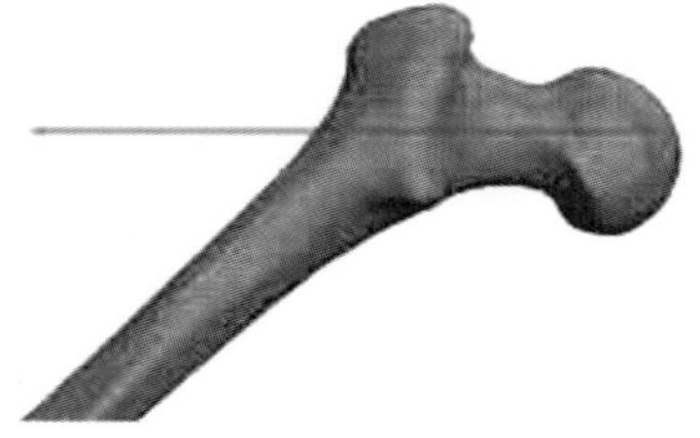

图 15 – 85　正位 X 线上定位针位置　　图 15 – 86　侧位上定位针位置

5. 用测深尺测量定位针打入的长度（图 15 – 87）。该长度减去 10 mm 即为绞刀扩孔、攻丝、选取拉力钉的长度。

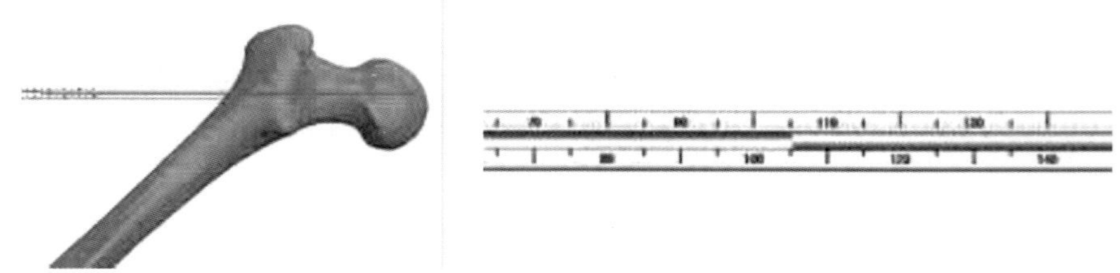

图 15 – 87　测量定位针深度

6. 安装 DHS 绞刀。设定绞刀长度为上述测量长度，沿定位针方向扩孔，扩大股骨入口皮质（图 15－88）。如骨皮质过于坚强，扩孔时可持续冲洗，以免骨灼伤。

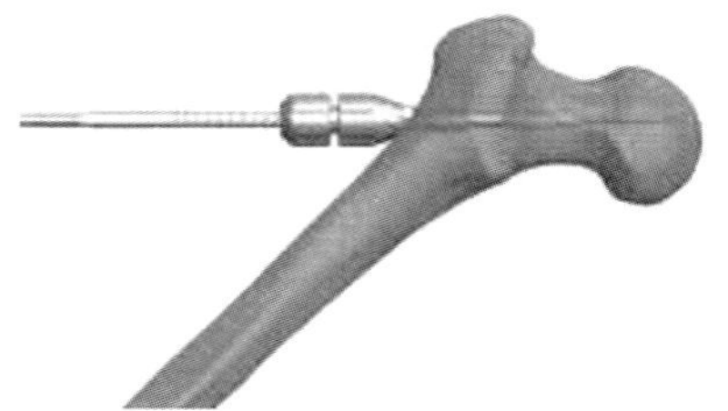

图 15－88　定位针引导下扩孔

7. 使用中心锁套攻丝，可通过锁套开窗口看到攻丝的长度，攻丝至预定的长度（图 15－89）。

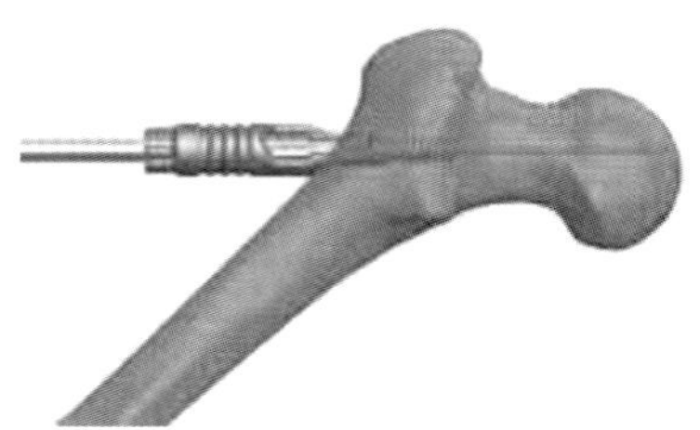

图 15－89　攻丝

8. 选定预定长度的拉力螺钉，连接 T 型扳手和中心锁套。沿定位针方向顺时针旋入螺钉，直至扳手干上的 0 刻度与股骨外侧皮质平行。这时螺钉的顶端距离股骨颈关节面下 10 mm。骨质疏松的病例可多旋入拉力螺钉 5 mm，以获得更强的抓力（图 15－90）。

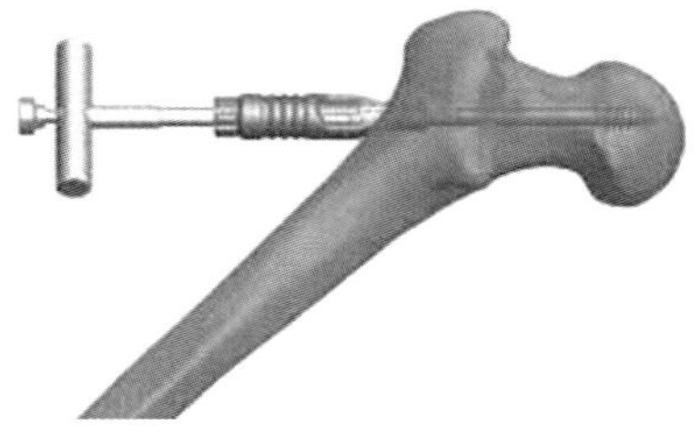

图 15－90　旋入拉力螺钉

9. 在拆除螺钉连接装置前，应保证 T 型扳手和股骨干侧面轴线平行，才能正确地安置接骨板（图 15－91）。

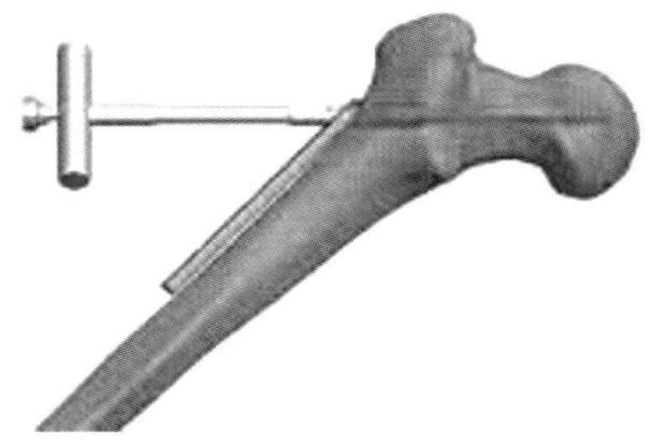

图 15－91　安置接骨板

10. 拆除螺钉连接装置，选取合适长度的套筒接骨板。沿拉力螺钉方向插入接骨板，用电转取出定位针，锤击接骨板贴紧股骨外侧皮质（图 15 – 92）。

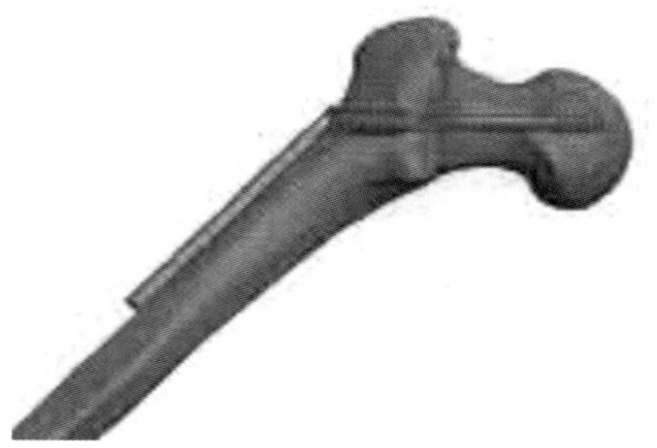

图 15 – 92　取出定位针

11. 使用 AO 标准技术，用 4.5 mm 皮质骨螺钉将接骨板固定于股骨干（图 15 – 93）。

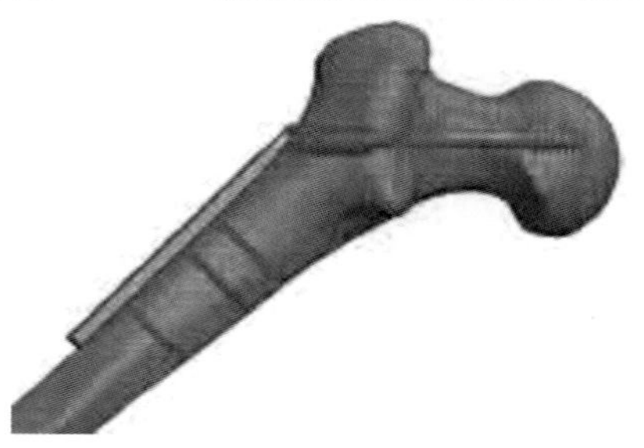

图 15 – 93　固定接骨板于股骨干

12. 如术中对骨折块需要额外的压缩力，可使用拉紧螺钉（图 15 – 94）。拉紧螺钉的使用在不稳定型骨折中可以起到一定的防止螺钉松动脱出的作用。

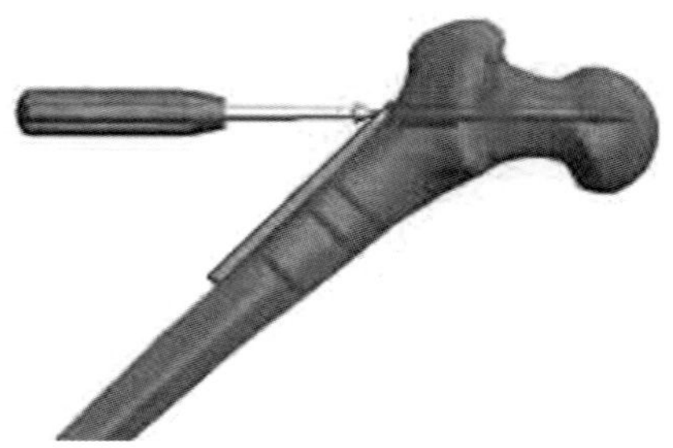

图 15 – 94　安装拉紧螺钉

第四节　Gamma3 粗隆髓内钉系统

一、Gamma3 粗隆髓内钉的特点

1. 近端直径减少至 15.15 cm，远端直径减少至 11 cm，减少了内置物的体积，减少 15% ~20% 的切骨量。

2. 三种颈干角设计 130°、125°、120°，便于术中灵活选择。

3. 自攻拉力螺钉，可以减少扭矩和切出的发生率，节省手术时间。

4. 防旋螺钉设计，带坡度的导向沟，仅允许拉力螺钉进行单方向的滑动，便于对骨折端进行加压。

5. 远端锁钉可以选择动力或静力交锁。

6. 多种螺钉尾帽，方便内固定物的取出。

7. 人体工程学设计的工具，更方便手术操作，减少手术操作时间。因内植物和工具较小，可以进行更微创的手术操作。

二、手术适应症

Gamma3 粗隆髓内钉的适应症和 Gamma 粗隆交锁髓内钉的适应症相同。即：①粗隆间骨折；②逆粗隆骨折；③粗隆骨折不愈合或愈合不良。

三、手术禁忌症

股骨颈内侧骨折和粗隆下骨折。

四、手术方法

1. Gamma3 手术操作患者平卧于牵引床

推荐进行闭合复位，尽可能进行解剖复位，如闭合复位达不能达到解剖复位，则应进行切开复位。

2. 保持患肢伸直进行骨折牵引

健肢尽可能外展，给 C 臂机留出足够的空间（图 15－95），持续牵引，患者内旋 10°～15°度进行骨折复位。髌骨应置于水平或偏内的位置（图 15－96）。

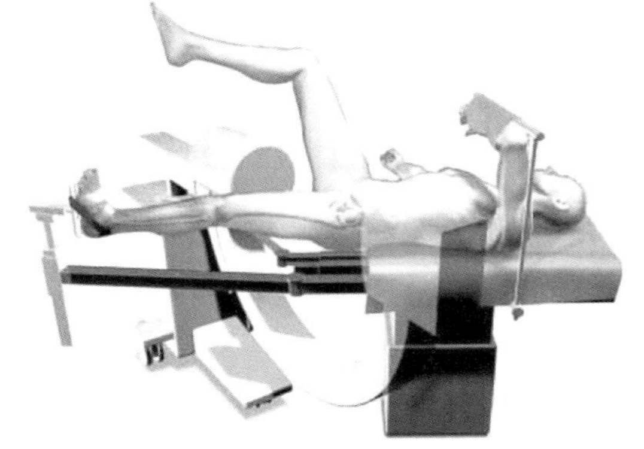

图 15－95　患者体位

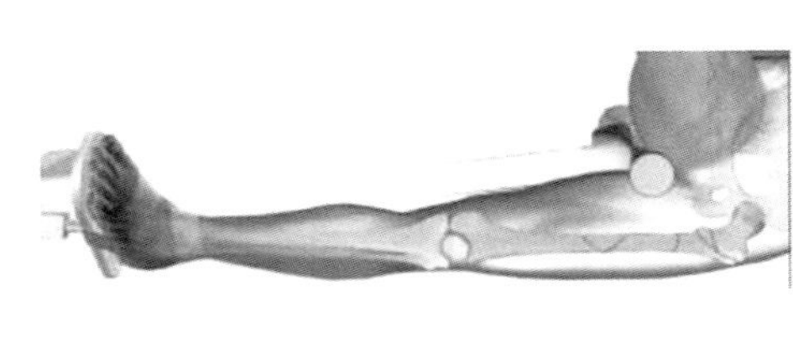

图 15－96　患肢轻度内旋

将影像增强器摆放在合适的位置，可以较方便的观察受累侧粗隆的正侧位影像。这个位置最好摆放为影像增强器的旋转轴线的中心位于受累侧的股骨颈。必须确保牵引床在术中不影响观察远端锁定孔和主钉末端的影像。患者消毒铺单进行标准的股骨髓内钉的手术准备。当铺单固定后，注意切口在近端。

3. **切口**

触摸到大粗隆的顶点(图 15 –97),然后在髂嵴方向水平做 2 ~3 cm 的皮肤切口(图 15 –98),肥胖的患者根据其肥胖的程度,切口应该更长一些。通过侧方筋膜向深部做一个小切口。紧邻大粗隆顶点分离 1 ~2 cm 的外展肌,暴露大粗隆尖端。使用自动牵开器或将组织保护套筒插入。

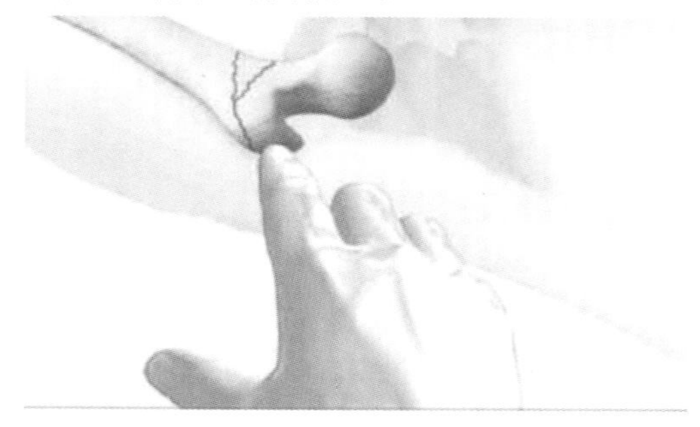

图 15 –97　触摸大粗隆顶点定位

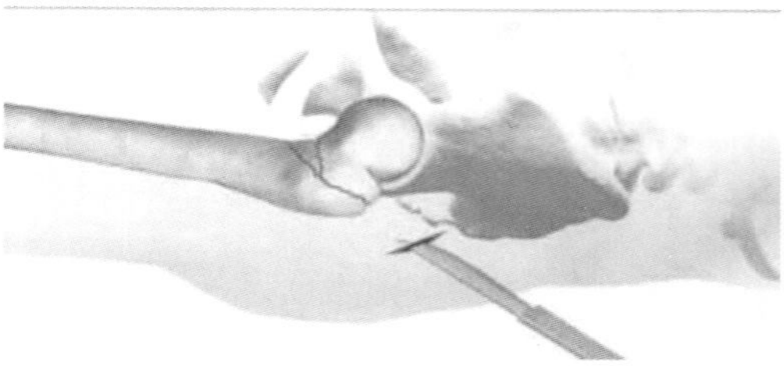

图 15 –98　切口位置

4. **入点**

正确的入点位于大粗隆顶端前 1/3 和后 2/3 的交界处(图 15 –99)。

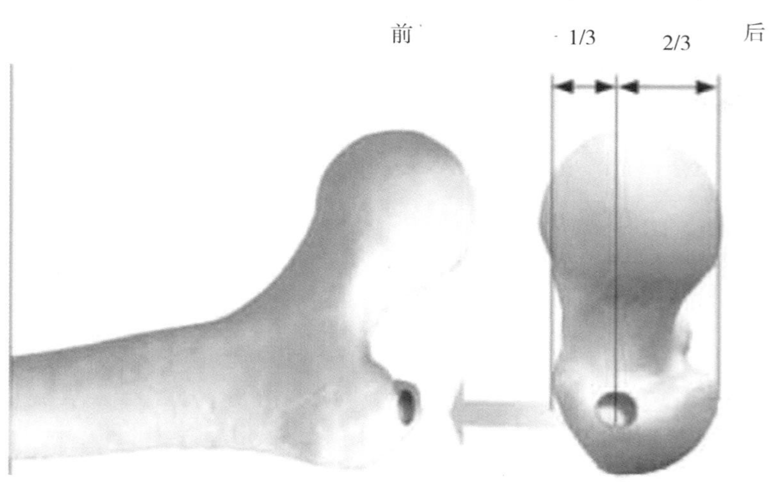

图 15 –99　正确入点

5. **髓腔处理准备**

①皮质骨开髓处理,髓腔须在影像监视下开髓。如果进行传统扩髓,推荐使用空心的弯曲尖锥(图 15 –100)或使用快速扩髓器用来处理髓腔。②髓腔扩髓,推荐使用3 mm 的橄榄头导针作为扩髓导针。将导针穿过空心弯曲尖锥进入髓腔(图 15 –101)。在插入导针的过程中旋转导针将有助于导针位于髓腔的正中央。使用软钻对股骨干进行扩髓,以每 0.5 mm 为递增。扩髓至少应大于髓内钉远端直径 2 mm,对于 Gamma3 髓内钉而言,就是扩髓至 13 mm。在某些髓腔狭窄的病例,扩髓至 13 mm 至如图所示位置(图 15 –102)。当进行扩髓时,应对整个股骨全长进行扩髓以避免局部的应力增加。为了能容纳 Gamma3 髓内钉的近端部分,粗隆下区域至少应扩髓至 15.5 mm。为了保护软组织,扩髓时应

使用软组织保护挡板或套筒。在扩髓时必须避免导针在髓腔中侧向移位。这可以导致单侧骨质的过度切削，有可能导致主钉在髓腔内偏移及股骨干骨折的危险。

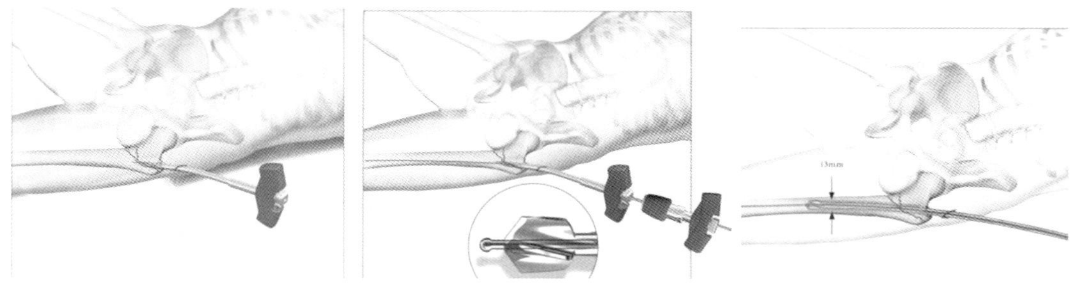

图 15 - 100　弯曲尖锥扩髓　　图 15 - 101　插入扩髓导针　　图 15 - 102　扩髓位置

6. 瞄准器的装配

(1)瞄准器套筒和控制柄的装配　首先将控制柄装配到瞄准器套筒(图 15 - 103)，将控制柄上的点与套筒上的箭头相对应。将控制柄向套筒方向推进，控制柄大约前进 5 mm然后顺时针锁定大约 30°(图 15 - 104)。然后放松控制柄，它将自动后退。这样瞄准器套筒和控制柄就装配成功。

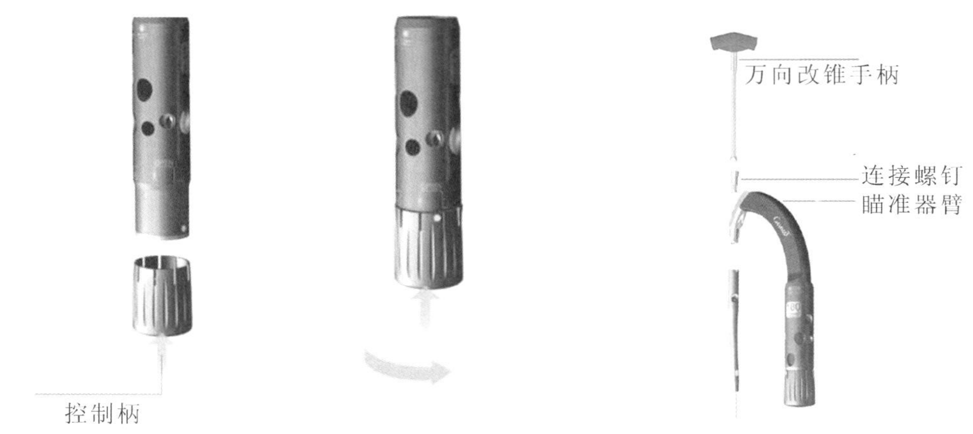

图 15 - 103　装配控制柄　　图 15 - 104　锁定控制柄　　图 15 - 105　装配瞄准器和髓内钉

(2)瞄准器臂和瞄准器套筒的装备　瞄准器套筒沿箭头方向向前推动直至其停止(箭头对箭头)。旋转瞄准器套筒至所需的拉力螺钉颈干角角度例如 125°(点对点)，而锁定远端交锁孔则使用动态或静态位置。将套筒向瞄准器臂推动锁定套筒，锁定成功会感觉到及听到喀塔声。控制柄只有一个功能：就是固定拉力螺钉套筒或远端锁定用的皮肤保护套筒。

(3)装配瞄准器和 Gamma3 髓内钉　将选定的 Gamma3 髓内钉装配到碳纤维的瞄准器臂，主钉与瞄准器臂通过连接螺钉可快速准确地固定。确保瞄准器末端的突起卡入髓内定末端的凹槽内。使用万向球头改锥手柄拧紧连接螺钉，确保其在操作过程中不发生松动(图 15 - 105)。

7. 插入髓内钉

用手将 Gamma3 髓内钉插入髓腔(图 15 - 106)。禁止使用暴力(如锤击等)插入

Gamma3 髓内钉,髓内钉最终插入的深度应在 C 臂下进行监视;拉力螺钉的延长线应确保位于股骨颈的合适位置。向深部插入髓内钉直至拉力螺钉孔的半月形侧方影像位于股骨颈的下半部分(图 15－107)。此操作的目的是使拉力螺钉的轴线位于股骨颈的冠状面中央或略偏下的位置。当 Gamma3 髓内钉被插入到最终的位置后,检查钉体的前倾角。推荐使用克氏针夹片或快速定位器。

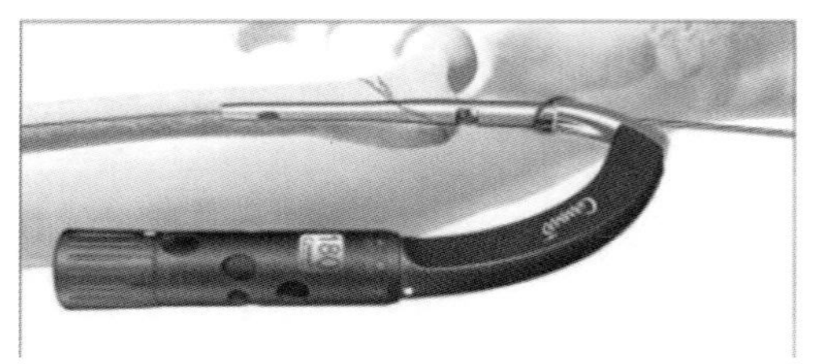

图 15－106　髓内钉插入髓腔

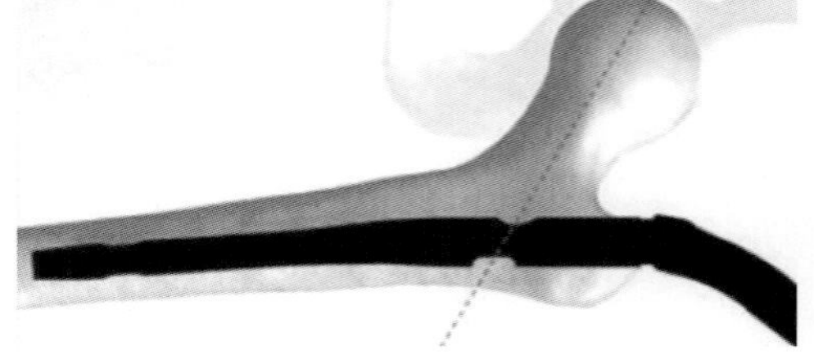

图 15－107　髓内钉插入的合适深度

8. **拉力螺钉插入**

可能需要助手扶瞄准器臂固定位置以防止由于自身重量导致的旋转。装配拉力螺钉皮肤套筒和绿色标记的 4.2mm 的拉力螺钉钻头套筒,将它们穿过瞄准器直抵皮肤。在接触点做小的皮肤切口直至骨质(图 15－108)。然后将拉力螺钉皮肤套筒和钻头套筒推进至切口内。如果套筒前端被组织阻挡,通常旋转皮肤套筒即可继续前进。为了准确地测量拉力螺钉的长度,拉力螺钉皮肤套筒的前端应充分接触股骨外侧皮质(图 15－109)。然后顺时针旋转控制柄以固定套筒的位置和整套瞄准器的位置。

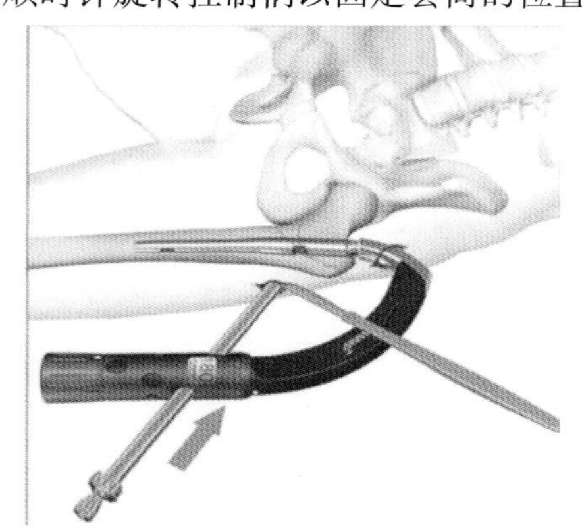

图 15－108　拉力螺钉皮肤切口位置

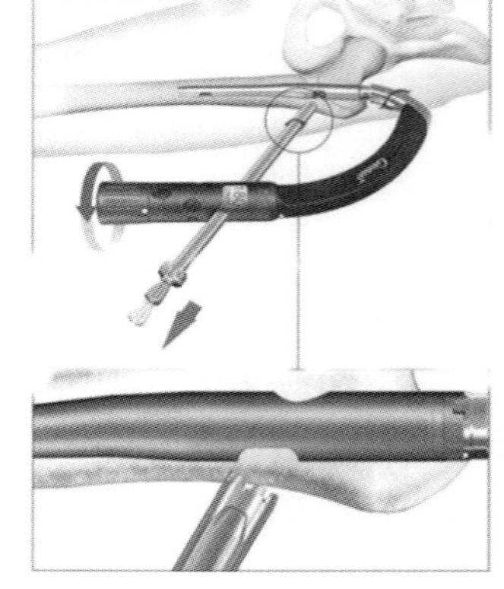

图 15－109　套筒与股骨外侧皮质充分接触

当拉力螺钉套筒确切地抵至外侧皮质,应插入绿色的 4.2 mm 钻头套筒。使用绿色标记环的 4.2 mm×300 mm 的防滑钻,配合动力工具或徒手钻透外侧皮质(图 15－110)。取出绿色标记的 4.2 mm 钻头套筒,插入克氏针套筒。通过克氏针套筒插入一次性使用的克氏针,可使用导针手柄更容易进针。检查克氏针的位置,正面观应位于股骨颈轴线中下部分,侧位应位于正中位置。用 C 臂在正侧位确认克氏针的位置,应与(图 15－111)一致。

(1)拉力螺钉插入　拉力螺钉的位置前后位位于股骨颈轴线的中央或略偏下的位置,侧位位于股骨颈中央,此时拉力螺钉可更好地承担负荷。将克氏针置于满意的位置

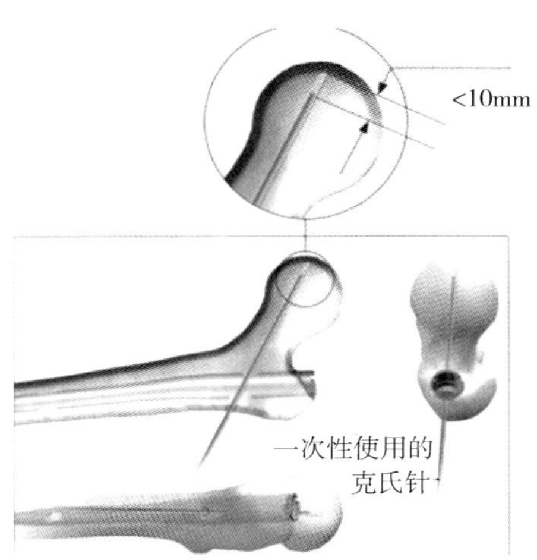

图 15－110　钻透外侧皮质　图 15－111　C－臂下确认克氏针位置

后,使用拉力螺钉测深尺测量拉力螺钉所需要的长度。在进行测量前,应确保拉力螺钉套筒确切地抵于外侧皮质。将测深尺放在克氏针下方(图 15－112)。此时可直接读取拉力螺钉测深尺的读数确定拉力螺钉的长度。如果数值在两个刻度之间,如 97 mm,应该选用较长的刻度值,即 100 mm 的拉力螺钉。将测深尺的读数设定于拉力螺钉阶梯钻。读取的读数必须在窗口内显示(图 15－113)。

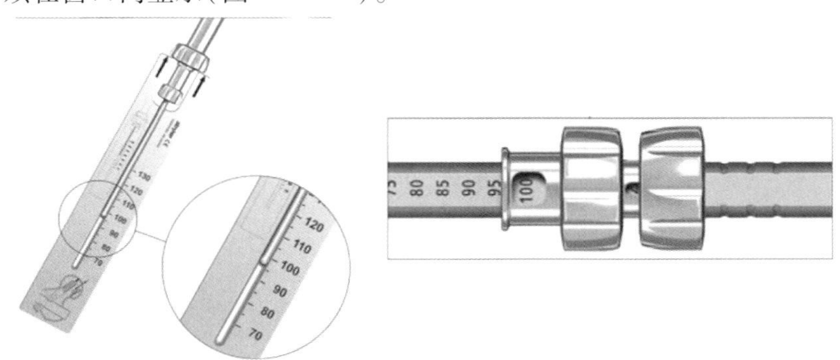

图 15－112　测量克氏针深度　　图 15－113　设定拉力螺钉阶梯钻的长度

取出克氏针套筒,沿克氏针将拉力螺钉阶梯钻插入拉力螺钉套筒。使用 T 柄连接拉力螺钉阶梯钻,徒手钻出拉力螺钉的通道。如果遇到意外的阻力,可谨慎地使用动力工具。钻头应持续前进,直至钻头的阻挡螺栓抵于拉力螺钉套筒。应确保瞄准器的位置未发生退后或旋转。阶梯钻前进的过程,特别是当钻头的前端靠近股骨头中的最终位置时,应使用 C 型臂进行监视以避免穿透股骨头。在拉力螺钉阶梯钻尾端的克氏针开窗中应注意克氏针的位置。在 C 型臂下确认阶梯钻的末端靠近软骨下骨。此时医生应注意克氏针的末端突出阶梯钻约 6～10 mm。因为克氏针前端的螺纹部分在设计时特意未包括在测深尺读数内。这将有利于避免钻头穿透进入关节(图 15－114),且可保证克氏针在阶梯钻前进的过程中固定在软骨下骨部分。顺时针旋转阶梯钻将其退出。

拉力螺钉的长度应和拉力螺钉阶梯钻设定的长度相同(此例中为 100 mm)。将拉力螺钉装配到拉力螺钉改锥上(图 15－115)。如果需要进行加压,应选择短一些的拉力螺

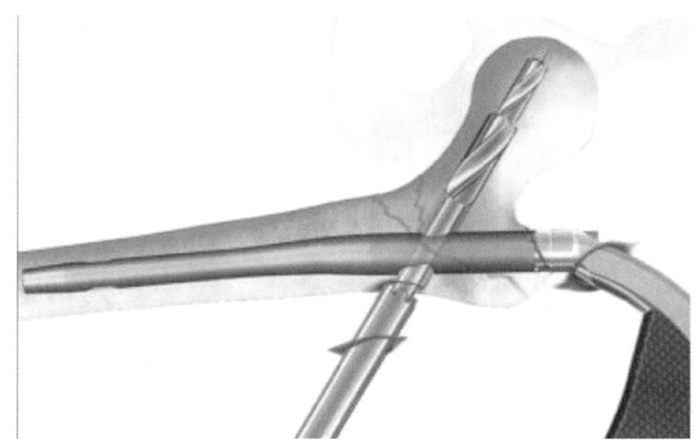

图 15－114　钻头不穿透进入关节

钉以避免拉力螺钉的尾端突出皮质过多。确保拉力螺钉改锥的突起与拉力螺钉尾端的凹槽相咬合。拉力螺钉改锥末端的手轮必须用万向球头改锥顺时针旋转以锁紧。

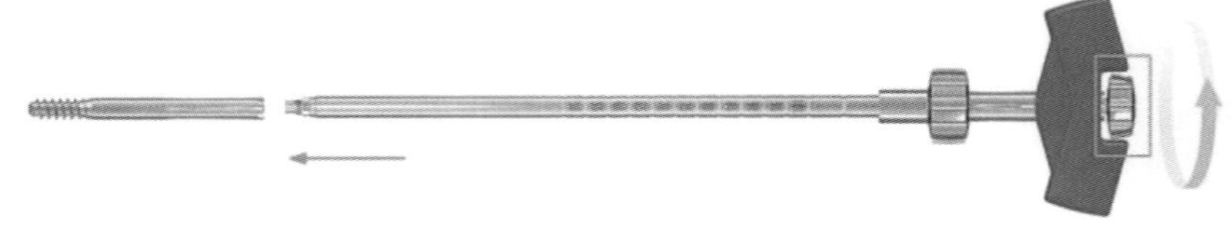

图 15－115　装配拉力螺钉到改锥上

将装配拉力螺钉的拉力螺钉改锥沿克氏针插入拉力螺钉套筒，顺时针旋转插入股骨头。在 C 臂监视下确认拉力螺钉的前端位置。也可根据拉力螺钉改锥杆上的指示环抵至拉力螺钉套筒的末端再次确认拉力螺钉的前端位置。

(2)拉力螺钉锁定　拉力螺钉改锥的手柄必须平行或垂直于瞄准器以确保防旋螺钉位于拉力螺钉后半部的四个凹槽之中的一个凹槽内(图 15－116)。如果 T 柄未平行或垂直于瞄准器，顺时针旋转直至达到满意位置。禁止将拉力螺钉逆时针旋转。如果克氏针被迫取出，在拉力螺钉套筒仍确切接触外侧皮质的情况下，可继续将拉力螺钉插入。

(3)加压　如果需要对骨折间隙进行加压，可通过顺时针旋转拉力螺钉改锥中部的手轮来进行(图 15－117)。在加压前拉力螺钉套筒应处于松动状态以允许滑动。通过逆时针旋转套控制柄即可松动拉力螺钉套筒。在骨质疏松的患者，应谨慎加压以免拉力螺钉穿出股骨头。根据希望加压的量应相应选择短些的拉力螺钉。

9. 防旋钉固定

装配防旋钉到防旋螺钉改锥(图 15－118)。通过瞄准器末端插入防旋螺钉并推进至连接螺钉处。向远端推进防旋螺钉直至医生确保防旋螺钉已抵至拉力螺钉杆部的凹槽内。在推进过程中可能会遇到轻微的阻力。持续用力顺时针旋转防旋螺钉改锥，医生会遇到轻微的阻力。这是由于防旋螺钉的螺纹部分装配有防止松动的尼龙环材料。旋转防旋螺钉改锥直至确切地感觉到防旋螺钉抵至拉力螺钉凹槽内。在插入防旋螺钉的过程中，应确保拉力螺钉改锥处于平行或垂直瞄准器的状态。防旋螺钉指示标记将有助于确认手柄的位置。这将有助于确保防旋螺钉位于拉力螺钉的四个凹槽之一(图 15－119)。

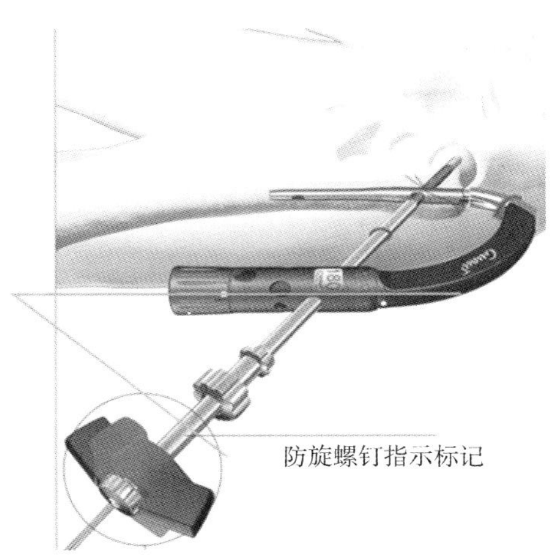

图 15－116　拉力螺钉锁定

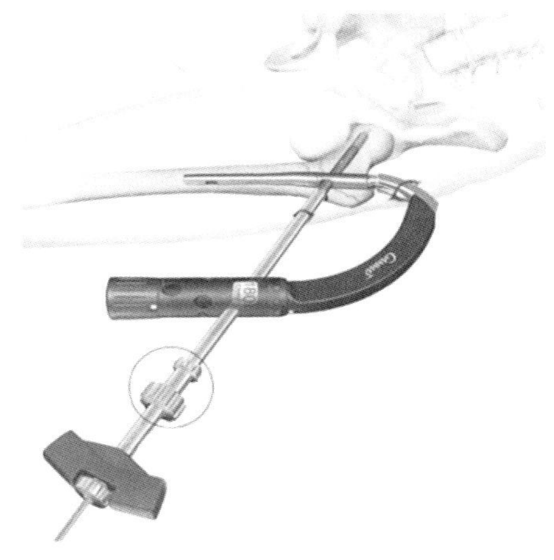

图 15－117　旋转手轮进行加压

为了验证防旋螺钉处于正确的位置，可试图旋转拉力螺钉改锥手柄。如果拉力螺钉改锥手柄不能转动，则防旋螺钉即位于凹槽内。如果拉力螺钉改锥发生旋转，则应调整拉力螺钉改锥手柄的位置并重新拧紧防旋螺钉直至确认防旋螺钉位于凹槽内。

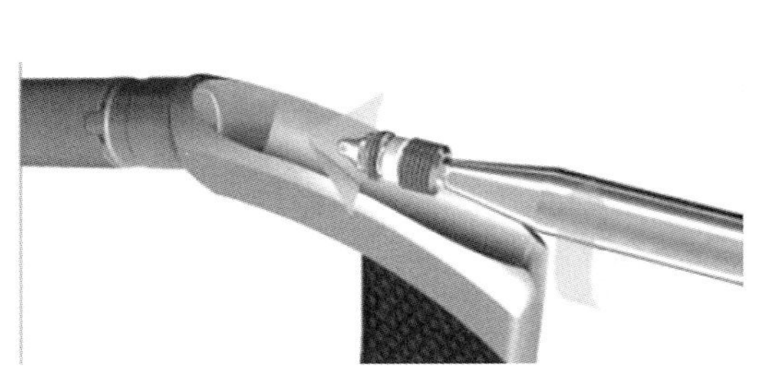

图 15－118　装配防旋钉

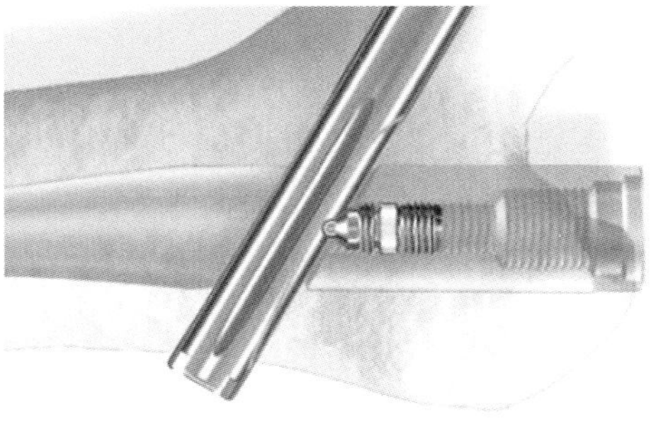

图 15－119　防旋钉位于拉力螺钉凹槽中

在确认防旋螺钉位于拉力螺钉凹槽后，反向旋转防旋螺钉改锥 1/4 圈（90°），在拉力螺钉改锥处可通过手感感觉到这一变化。这样拉力螺钉才可以产生滑动效果。通过旋转拉力螺钉改锥手柄确保防旋螺钉仍位于凹槽内。

10. **远端锁定交锁**

放松拉力螺钉改锥末端的手轮,取出拉力螺钉改锥,拉力螺钉套筒和克氏针。骨折的类型决定了是否使用远端锁钉。下例情况应使用远端锁钉:①如果骨折不稳定。②如果需要控制旋转稳定性。③当主钉的直径和股骨髓腔的直径明显不匹配时。Gamma3 髓内钉提供了远端锁钉静态或动态交锁两种可能。骨折的类型决定了交锁方式。

碳纤维的瞄准器提供了动态交锁和静态交锁的选择。以动态交锁操作为例。旋转瞄准器套筒直至动态交锁的位置与瞄准器臂上的箭头成一列,将套筒向头端推动。装配远端皮肤保护套筒和套芯并通过瞄准器上的孔推进至皮肤。在套芯末端处做皮肤切口,切口至外侧皮质(图 15 – 120)。当套筒抵至外侧皮质时,套芯尾端会自动退出套筒约 3 mm。在固定皮肤保护套筒前,应确保皮肤保护套筒和皮质接触。旋转套筒控制柄固定皮肤保护套筒。取出套芯,将钻头套筒和绿色环标示的 4.2 mm × 300 mm 刻度钻头置入。钻透近侧皮质,抵至对侧皮质,此时可在钻头的刻度读取读数。但要增加对侧皮质的厚度,大约 5 mm 左右。然后选择相应长度的螺钉,或者在 C 型臂下监视钻头钻透双侧皮质,然后直接读取钻头杆部的读数(图 15 – 121)。也可以使用测深尺测量所需螺钉的长度。此时应取出钻头套筒,然后插入测深尺。将测深尺的小钩钩住对侧皮质读取读数。

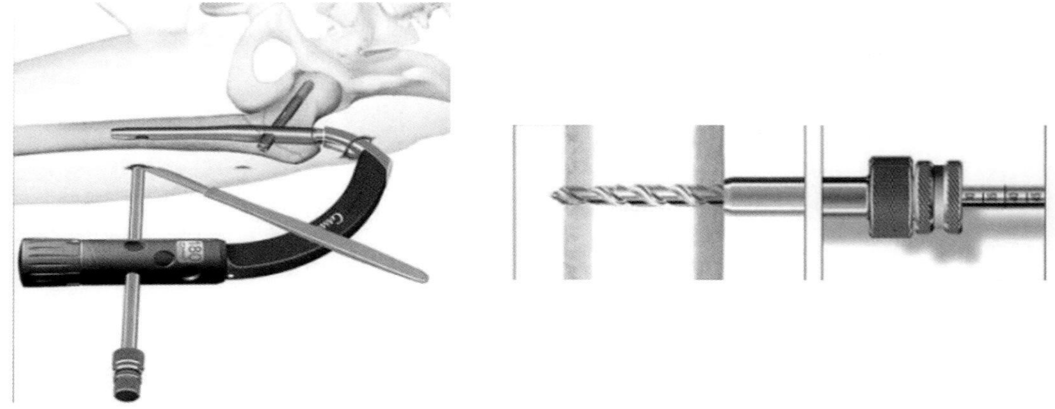

图 15 – 120　远端锁钉皮肤切口位置　　　图 15 – 121　钻透骨皮质读取深度数据

使用 3.5 mm 的改锥通过皮肤保护套筒植入 5 mm 的远端交锁螺钉(图 15 – 122),直至改锥杆上的指示环接近皮肤保护套筒的尾端;然后谨慎地拧紧锁钉直至锁钉头部充分接触皮质。

11. **尾钉植入**

推荐使用尾钉封闭主钉的近端以避免骨组织向内生长。保留远端锁钉的改锥于原位,使用万向球头改锥,万向手柄去除连接螺钉。将标准尾钉装配到改锥上并通过瞄准器近端拧入主钉内(图 15 – 123)。将手柄顺时针旋转直至拧紧。取出改锥,远端锁钉改锥,远端皮肤保护套筒和瞄准器。也可在取出瞄准器后,徒手拧入尾钉。

加长尾钉:如果主钉的末端完全坐入粗隆且需要主钉末端的皮质支撑时,可选择加长

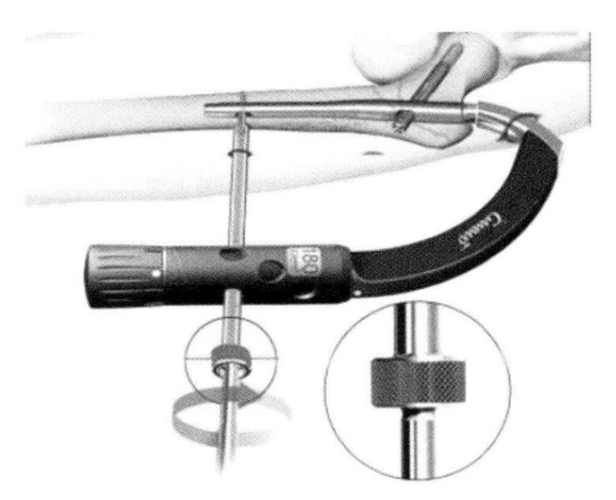
图 15－122　植入交锁锁钉

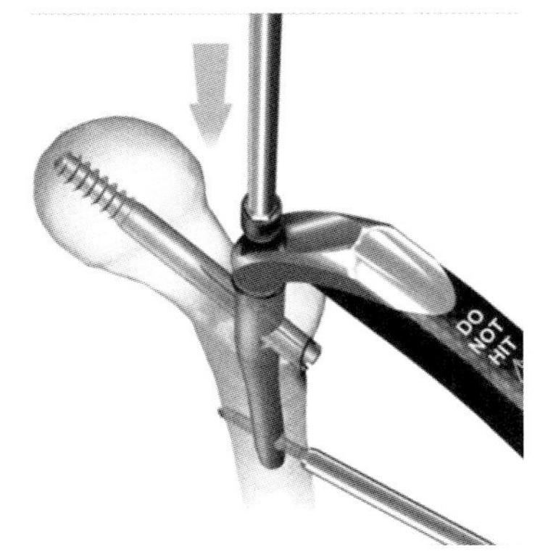

图 15－123　植入尾钉

的尾钉，有 +5 mm 和 +10 mm 的选择。因此主钉整体可被加长 5 mm 或 10 mm。使用万向球头改锥装配加长尾钉。只有取出瞄准器后才能进行此种操作。

（李开南　陈太勇）

第十六章 髋部骨折病人的护理

髋部的骨骼有股骨近段(股骨头、股骨颈、大、小转子和转子间组成)和髋骨(髂骨、耻骨、坐骨)。髋部骨折主要指大腿骨近端的股骨颈骨折、紧邻其下方的股骨粗隆间各种类型的骨折、髂骨和髋臼骨折。老年人髋部骨折的外伤暴力常较轻,诱发及相关因素包括:骨质疏松、神经肌肉反应和协调能力下降、居住条件、饮酒、长期服用镇静或抗焦虑药物等;年轻人的髋部骨折常因严重暴力引起,并常合并胸、腹、颅脑和四肢等其他部位损伤。此外股骨上段为转移性肿瘤的好发部位,易引发病理性骨折。目前较为理想的治疗方法是在患者可以耐受手术的情况下进行微创操作下的手术内固定,手术的目的是减少患者卧床时间和早期进行患肢的功能练习。为了配合医疗,减少患者的并发症和致残率,护理工作甚为重要。

第一节 护理评估

一、健康史

1. 一般情况

病人年龄、性别、职业特点运动爱好等,有无酗酒,日常饮食结构。

2. 受伤情况

了解病人受伤的原因、部位和时间、受伤时的体位和环境,外力作用的方式、方向与性质,伤后病人功能障碍及伤情发展情况、急救处理经过等。

3. 既往史

既往健康状况有助于判断骨折的相关因素及愈合,如病人有无骨质疏松、骨肿瘤病史或骨折手术史。

4. 服药史

病人近期有无服用激素类药物及药物过敏史等。

二、身体状况

1. 全身

外伤性的髋部骨折常伴有其他合并损伤,故应评估病人有无威胁生命的并发症。评估病人的意识、体温、脉搏、呼吸、血压等情况,观察病人有无低血容量性休克的症状。

2. 局部

1)有无出血、肿胀、触痛、畸形、内旋、外旋、肢体短缩等(见图16-1图16-2图16-3)。

2)伤肢的活动范围,有无异常活动、活动障碍等。

3)皮肤完整性,皮肤有无挫伤、瘀斑等;开放性损伤的范围、程度和污染情况,破损处是否与骨折处相通等。

4)末梢感觉和循环情况,如骨折远端肢体的皮温、感觉、有无脉搏减弱消失等。

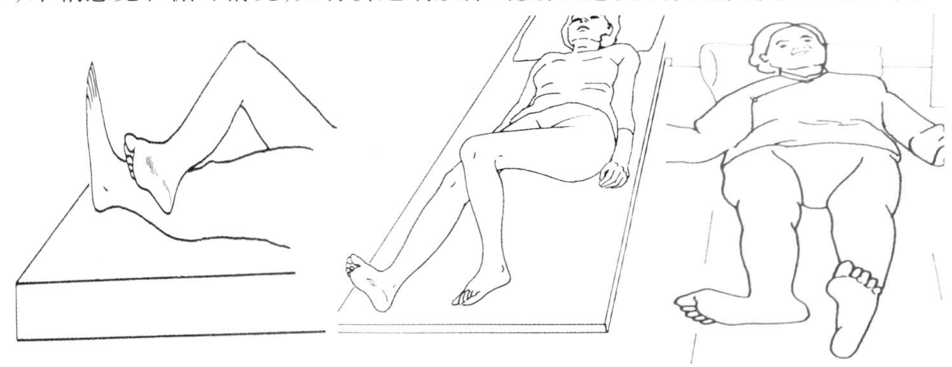

图16-1 下肢大腿内收、外旋位　图16-2 髋关节后脱位畸形　图16-3 髋关节脱位患肢缩短

3. 诊断检查

评估病人的影像学和实验室检查结果,以助判断病情和预后。

4. 心理和社会支持状况

病人的心理取决于损伤的范围和程度。病情严重多需住院或手术治疗,由此形成的压力可影响病人与家庭的心理状态和相互关系。故应评估病人和家属的心理状态、家庭经济情况及社会支持系统。

三、手术评估

1. 手术前评估

1)病人的营养情况

2)心理状态对手术的了解程度。有无恐惧、焦虑。

3)术前准备皮肤准备、过敏试验等。

2. 术后评估:

1)评估牵引术、石膏固定、手术内固定等是否维持于有效状态。

2)有无出现并发症。

3)康复程度　病人是否按计划进行功能锻炼、功能恢复情况及有无活动障碍引起的并发症。

第二节　护理诊断、护理问题

1. 疼痛与创伤、骨折、水肿有关。

2. 躯体活动障碍与骨折、牵引、石膏、手术有关。

3. 潜在并发症骨折移位。

3. 恐惧与既往的手术经历、对此次手术失去控制的害怕,以及不能预料手术结果有关。

4. 焦虑与术前一系列准备和术后一系列处理有关。

5. 皮肤完整性受损的危险与骨折、损伤和长期卧床有关。

6. 生活自理能力下降

7. 有营养失调的危险低于机体需要量与伤口愈合需要较多蛋白质和维生素等有关。

8. 有便秘的危险与术后不活动,麻醉引起肠蠕动减弱有关

9. 有血栓发生的危险与下肢活动减少有关。

10. 肺部感染的危险卧床时间长有关。

第三节　预期目标

1. 消除疼痛诱因,减轻疼痛症状。
2. 卧床期间满足病人的基本生活需要。
3. 增强营养,提高机体抵抗力,促进康复。
4. 预防潜在并发症的发生。
5. 维持病人良好的心理状态。
6. 病人能发挥最佳的自理水平。
7. 病人能最大限度地恢复其生理功能。
8. 病人及家属能够了解疾病的有关知识。

第四节　处理原则

一、非手术治疗

非手术治疗适用于无明显移位的骨折、外展型或嵌插型等稳定性骨折。此外,亦适用

于年龄过大、全身情况较差或有其他脏器并发症等。

1. 牵引复位

可采用穿防旋鞋、持续皮牵引(如 Buck 牵引)、骨牵引或石膏固定方法达到复位和固定作用,卧硬板床 6~8 周。

2. 手法复位

先作皮牵引或骨牵引,并尽早在 X 线透视下手法复位。

二、手术治疗

手术治疗适用于内收型骨折或有移位的骨折、难以牵引复位或手法复位者。在骨折复位后经皮或切开作加压螺纹钉固定术。

1. 闭合复位内固定

在 X 线透视下手法复位成功后,在股骨外侧作内固定或 130°角钢板固定。

2. 切开复位内固定

用于手法复位失败、固定不可靠或陈旧骨折病人。

3. 人工股骨头或全髋关节置换术

适用于全身情况较好、有明显移位或旋转、且股骨头缺血坏死的高龄股骨头下骨折病人或已合并关节炎者。

第五节　护理措施

一、现场急救

1. 抢救生命

创伤严重时合并有其他组织和器官的损伤。若发现病人呼吸困难、窒息、大出血等应立即就地抢救。

2. 止血和包扎

发现伤口,可用无菌瑶敷料或用当时认为最清洁的布类包扎,以免伤口进一步污染。保护回纳外露的骨折断端。若创口出血,予以压迫包扎或用止血带压迫,并记录时间;止血带应每隔 40~60 分钟放松 1 次,放松时间以恢复局部血流、组织略有新鲜渗血为宜。

3. 固定、制动和转运

对于髋部骨折的病人,骨折的临时固定与正确搬运能够大大减少病人的痛苦,预防并发症的发生,现场可利用夹板、木板自身肢体固定等。夹板固定,不能直接与皮肤接触,要用较轻软的衬垫垫好,以免皮肤压疮,固定应先将内收的下肢外展,保持中立位、超过上下两个关节。固定时捆扎松紧要适宜。

二、髋部骨折病人的一般护理

1. 应密切观察生命体征的改变,监测体温、脉搏、呼吸、血压的变化。

2. 遵医嘱给予对症处理。

3. 保持适当的体位,防止骨折移位。牵引疼痛难忍时,可给予适当的镇静、止痛药。

4. 患肢制动,矫正鞋固定:患肢制动,卧床时两腿之间放一枕头,使患肢呈外展中立位,可穿防旋矫正鞋固定,防止髋关节外旋或脱位。通过下肢支架、皮牵引或沙袋固定保持患肢于合适位置。

5. 卧硬板床:卧硬板床休息,经医师允许后方可患侧卧位。更换体位时,应避免患肢内收、外旋或髋部屈曲,侧卧位时两腿之间要放置一枕头或专用三角枕,防止骨折移位。

6. 术后密切观察伤口渗血、留置的伤口引流管引流情况,要记录引流物的量、颜色。

7. 鼓励病员咳嗽、排痰,防止着凉。预防坠积性肺炎的发生。

8. 鼓励病员多饮水,保持会阴部清洁卫生,留置有导尿管者,做好尿道口护理,防止尿路感染。

9. 鼓励病员吃高蛋白、高碳水化合物、高维生素的饮食,以提高机体的抵抗力,促进伤口愈合。

10. 鼓励病员多吃水果、蔬菜等富含粗纤维的食物。如:香蕉、韭菜、芹菜、竹笋等,以促进肠蠕动,保持大便通畅。3 日以上未解大便者,必须给予导泻处理。如:开塞露塞肛或口服果导等。

11. 不能自行翻身的病人,应每两小时协助翻身一次,并保持床位清洁、平整、干燥,保持皮肤的清洁卫生、防止压疮的发生。

12. 正确搬运病人。尽量避免搬运或移动病人,必须搬运移动时,注意将髋关节与患肢整个托起,防止关节脱位或骨折断端造成新的损伤。

三、牵引的护理

髋部骨折的牵引主要有骨骼牵引和皮肤牵引(见图 16-4,图 16-5)。

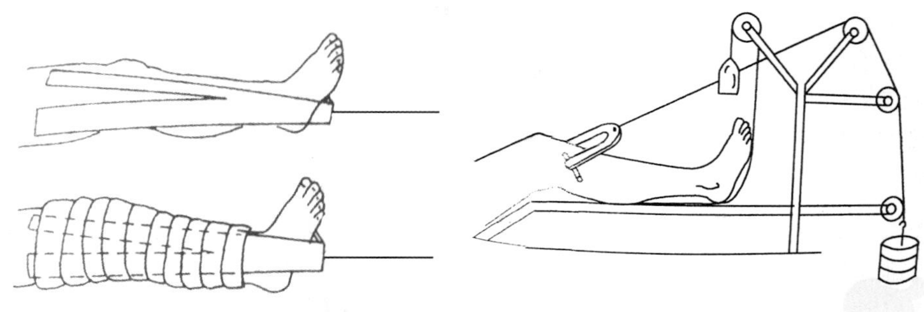

图 16-4 皮肤牵引　　图 16-5 骨骼牵引

1. 牵引的护理应注意如下几点

1)牵引前清洁牵引的皮肤,并在骨突处垫好衬垫,有伤口必须先换药。

2)牵引时抬高床尾 20~30 cm,以保持牵引力。

3)应保持正确的牵引效能,不能随意增减牵引重量,一般牵引重量是体重的 1/7。皮牵引的最大重量不超过 4 公斤,以免引起过度牵引,使骨折端发生分离移位。若牵引力太小，则不能达到复位和固定的目的。照片、外出做检查、进手术室前均不能放松牵引装置，可用手拽住牵引绳代替牵引砝码的重量来维持其牵引。被子不能压在牵引绳上，砝码不能接触地面或椅子，以防止牵引重量发生改变。

4）皮牵引时，要注意观察下肢足背动脉的搏动情况和踝部及骨突处有无压疮。骨牵引时要注意牵引针孔的消毒，防止针孔发生感染。

5）及时调整牵引位置使之保持下肢外展，中立的位置可穿丁字鞋（见图 16 －6）。

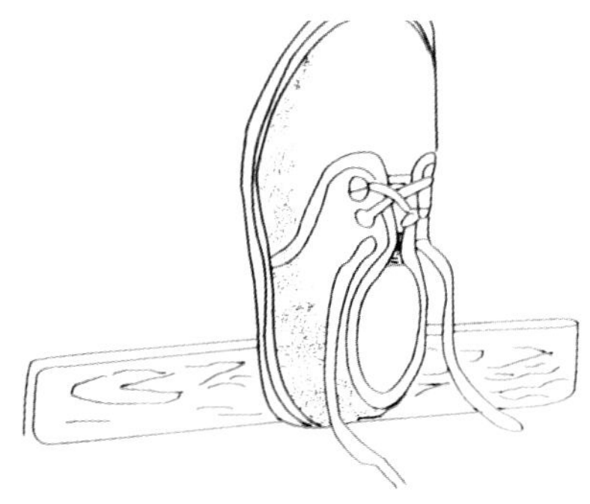

图 16 －6　丁字鞋

6）具有临床价值的早期症状是患肢疼痛、肿胀、肢端麻木，一旦出现上述情况应立即报告医生，必要时拆除牵引装置。

7）在牵引过程中务必每日检查骨折对位的角度、重量及力线等，还要注意观察牵引装置有无松散或滑脱情况，并及时调整。

四、石膏固定前后的护理

由于骨科技术的不断发展，髋部骨折主张手术治疗，内固定材料、外固定材料都较石膏固定优越，髋部骨折临床上很少用石膏固定。特殊情况下才使用。

1. 石膏固定前应清洁局部皮肤，有伤口者先处理好伤口。

2. 石膏固定前应垫好石膏衬垫，以保持骨突出部位的皮肤和软组织不受坚硬的石膏摩擦和挤压。同时注意保温，以免病人着凉感冒，还要注意露出肢端末梢，以便观察血运。

3. 要保护好湿石膏，防止其变形。未干固之前尽量少搬动病人，在非搬动不可的情况下要用手掌平托石膏固定的肢体，切忌用手指抓捏石膏。

4. 冬天气温低，石膏难干固，可用烤电烤干石膏。在行烤电时，要注意安全。保护好机体暴露部位的皮肤，防止烫伤。

5. 要经常保持石膏的清洁、干燥，避免大小便、污染物对石膏的污染。

6. 石膏固定的病人出现下列情况时，应立即拆开石膏观察情况。

1）上石膏的肢体出现局部持续性疼痛，且疼痛处远离伤口，可能是石膏压迫太紧致局部皮肤缺血。

2）肢体末端皮肤苍白、冰冷、发绀、剧痛、麻木等，可能是石膏压迫太紧引起血液循环障碍。

3）若趾端感觉消失、活动障碍，可能是石膏压迫了神经。

第六节　康复训练的指导

指导病人正确进行功能锻炼,防止肌肉废用性萎缩和关节畸形。

1. 练习股四头肌等长舒缩　伤后1~2周之内,除医嘱要求制动的病人外,术后6小时应开始股四头肌的等长收缩练习。可采用tens法则,即收缩股四头肌10秒,休息10秒,收缩10次为一组,重复10次,每天3~4次。(见图16-7,图16-8,图16-9,图16-10)。以防止下肢深静脉栓塞、肌萎缩和关节僵硬。锻炼前后注意评估患肢的感觉、运动、温度、色泽及有无疼痛和水肿。

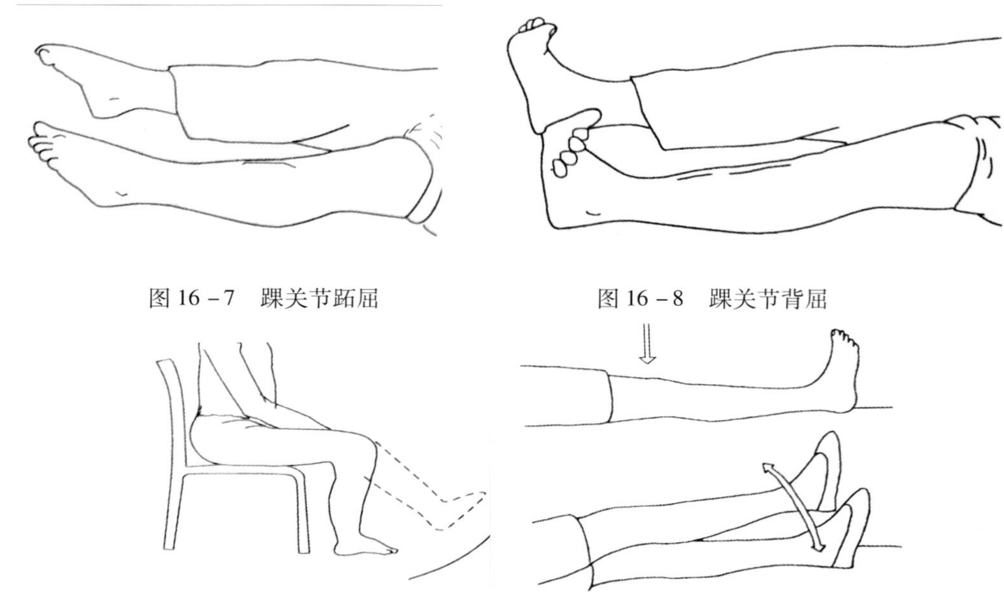

图16-7　踝关节跖屈　　图16-8　踝关节背屈

图16-9 坐位股四头肌训练　　图16-10 卧位股四头肌训练

2. 指导病人进行双上肢及健侧下肢的全范围关节活动和功能锻炼

鼓励病人每3小时用吊架锻炼一次。

3. 行全髋关节置换术后第1天行股四头肌、腓肠肌静力收缩,踝关节屈伸、旋转运动

术后2~3天,床头摇伸30°~60°,做踝关节主动屈伸练习,保持肌肉张力和髋、膝关节的被动活动。术后病人3~4天病情平稳后开始进行离床锻炼,在离床运动前应加长半卧位时间为离床做准备,病人下床先移到健侧床边,健侧腿先离床并使脚着地,患肢外展、屈髋<45°,由他人协助抬起上身使患侧腿离床并使脚着地,拄双拐站起。上床时,按相反方向进行。术后4~7天,进行髋、膝关节屈伸练习,被动屈髋15°~30°,可用CPM机完成。练习翻身,伸直术侧髋关节,保持旋转翻身,翻身时两腿之间置一三角软枕,避免髋关节内收内旋,防止脱位。术后2周,床上练习髋关节半屈位的主动或主动抗阻力屈髋

30°～45°练习，抗阻力伸髋练习，主动伸膝练习和髋关节外展练习。术后3周后逐渐练习持重，逐渐增加负重量，感到疲劳疼痛时可适当减少活动。上床休息时须注意角度，髋关节屈曲20°，膝关节屈曲30°，患肢略抬高，促进静脉回流，减轻肿胀。进行功能锻炼，动作应缓慢，活动范围由小到大，活动幅度和力量逐渐加大。指导病人借助吊架和床栏更换体位。

4. 转移和行走训练

评估病人是否需要辅助器械完成日常生活，指导病人坐起、移到轮椅上和行走的方法（见图16－11）。非手术治疗的病人8周后可逐渐从床上坐起，坐起时双腿不能交叉盘腿，3个月后可逐渐使用拐杖，患肢在不负重的情况下练习行走，患者站立无不适才开始练习走路。先练习双拐行走，指导患者先将健侧拐杖前移，健腿跟上，而后患侧拐杖前移，患腿跟上，在上、下肢肌力逐渐恢复正常时，改为单拐行走。6个月后弃拐行走。行人工全髋关节置换术的病人，医嘱允许术后尽早下床活动。指导病人在有人陪伴下正确使用助行器或拐杖行走；骨折完全愈合后，患肢方可持重。进行上下楼梯的训练，早期主要依靠拐杖，上楼时健腿先上，拐杖与患肢同上；下楼时，拐杖与患肢先下，健腿随后。上下车时，上车左侧患肢用左边车门，右侧患肢用右边车门；患肢尽量伸前，上身稍后倾，健肢先踏进车厢，患肢随后，保持两脚分开下车：采用上车同一车门下车，先把患肢伸出车外，健肢随后，保持两脚分开。

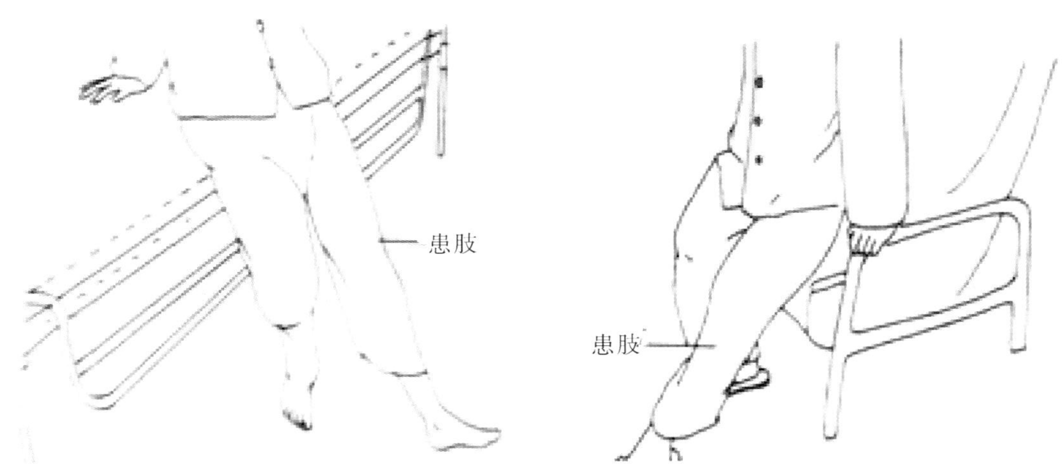

图16－11　移动时患肢不负重

5. 助行器械的应用与注意

拐杖是常用的助行器械。理疗师和护士应指导病人使用拐杖，如拐杖应加垫，以防滑和避免损伤腋部；当手握把柄时，屈肘不超过30°。用拐杖者，要求上肢有足够的肌力、身体平衡和协调能力。病人每日2～3次用拐杖行走，行走时，患肢不负重。当患肢仅需轻微的支持时，可用手杖。直手杖提供的支持最小。手杖用于患侧，顶部应予股骨大转子平行（图16－12）。四脚手杖因支撑面积大，支持力大，特别适用于手术后早期下床病人的训练，用双手将手杖向前移动，先迈患肢再迈健肢（图16－13）。

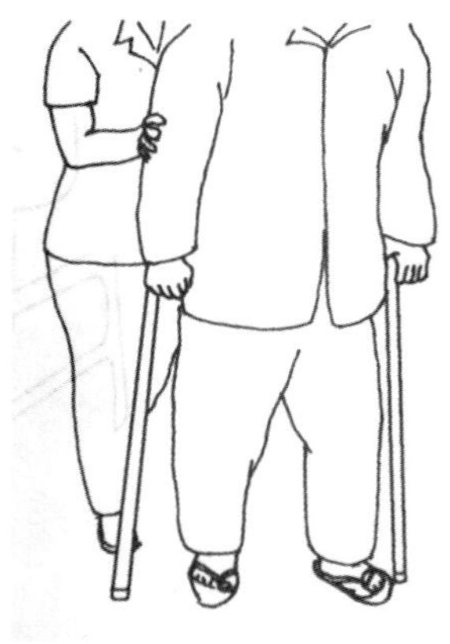

图 16-12　直手杖步行

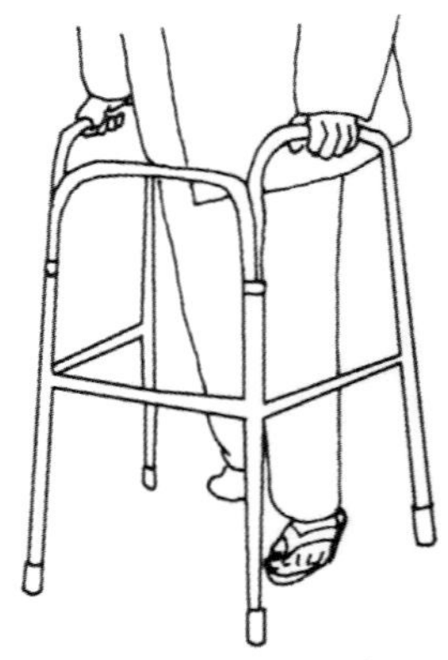

图 16-13　四脚手杖

第七节　出院指导

1. 安全指导　指导病人及家属评估家庭环境的安全性、有无影响病人活动的障碍物，如台阶、小块地毯、散放的家具等。

2. 长期坚持功能锻炼　告知病人出院后继续功能锻炼的方法和意义。功能锻炼的目的是增强肌力、克服挛缩与恢复关节活动度。可进行抗阻力训练(见图 16-14)，到各种机械性或物理治疗，如划船、蹬车等。关节活动练习包括主动锻炼、被动锻炼或用管家练习器锻炼等。

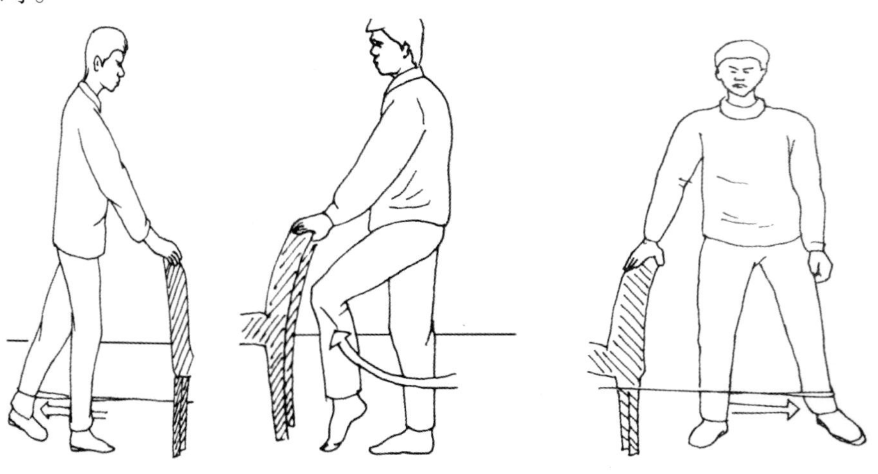

橡皮筋前后抗阻运动　站立伸、屈膝关节运动　橡皮筋左右抗阻运动

图 16-14　髋部愈后功能锻炼

3. 日常生活活动指导　穿裤时先患侧后健侧；穿袜时须在伸髋屈膝位进行；穿鞋时患

腿后屈从后穿上(最好穿无须系鞋带的鞋);拾物时健肢弯曲,患肢膝跪地;坐车时先坐下再移动双腿;练习坐椅子要选择高度为45cm并带有扶手的椅子;坐便时最好使用可升高的恭凳。注意术后3个月内不弯腰系鞋带,不做下蹲动作,不坐矮凳,不做盘腿动作,用淋浴而不用盆浴,入厕用坐式而不用蹲式,不要长时间站或坐,需经常走动,伸屈腿部,持续坐位不超过1小时。手术3个月以后,如无疼痛、跛行,可弃拐,但外出或长距离行走时使用手杖,可从事日常家务活动。进行一切活动时,应尽量减少患肢的负重及各侧方应力。

4. 髋关节保护方法　术后6个月内禁止髋关节内收、内旋;3个月内卧位时仍以平卧或半卧位为主,平卧时可在2腿之间夹枕头,避免患侧卧位,并保持患肢外展15°~30°;3个月内防止髋关节屈曲>90°。禁止跑步、跳跃和举重物,以避免髋关节遭受应力;不在不平整不光滑的路面行走,患肢应常处于外展中立位。

5. 向病人和家属详细说明有关护理知识,指导病人使用轮椅、步行辅助物,提高病人自我照顾的能力。指导家属如何协助病人完成各项活动。

6. 注意饮食调理及休息,加强营养,避免身体过胖,戒烟戒酒。

7. 防止长期、反复、固定、不正确的体位,保持患肢外展位,避免屈髋大于90°或并拢下肢做下蹲动作和内收盘腿、跷二郎腿动作,弯腰拾物,坐矮凳(见图16-15)。

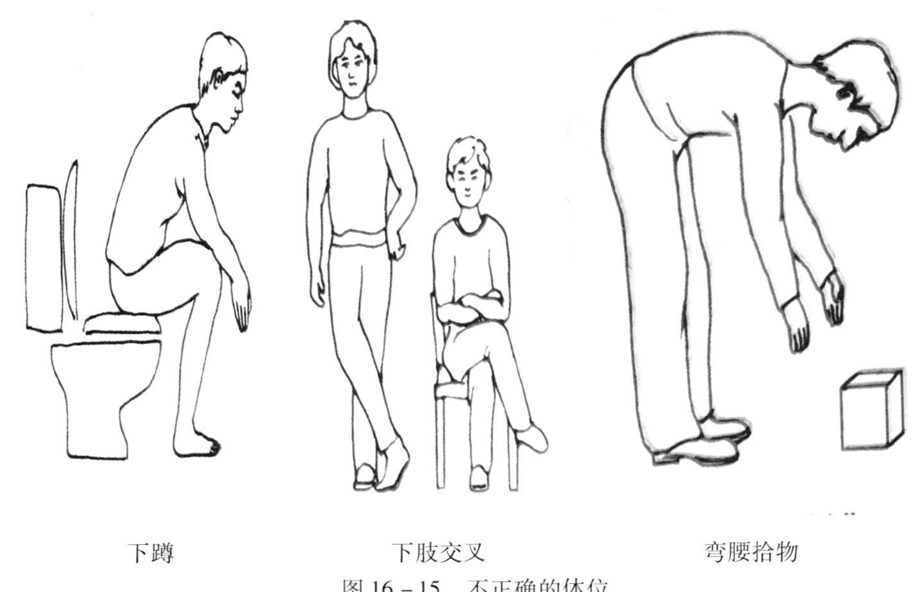

下蹲　　下肢交叉　　弯腰拾物

图16-15　不正确的体位

8. 定期复查告知病人如何识别并发症。若病人肢体肿胀或疼痛明显加重,骨折远端肢体感觉麻木、应立即到医院复查并评估功能恢复情况。

(李　艳　张明梅)

参考文献

1. 郭世绂. 骨科临床解剖学. 济南:山东科学技术出版社,2001.
2. Chung SMK. The arterial supply of the developing proximal end of the human femur. J Bone Joint Surg,1976,58:961.
3. Trueta J. The normal vascular anatomy of the femoral head during growth. J Bone Joint Surg,1957,39B:358.
4. 罗先正. 人工髋关节学. 北京:中国协和医科大学出版社,2003.
5. 刘惠芳,等. 中国人四肢骨骼骨化中心出现及骨骼结合的初步观察. 山东医学院学报,1959;3:84.
6. 王居楼等. 股骨上端的六项测量. 中国解剖学年会论文摘要,1982;129.
7. Wardle EN. The influence of certain hip muscles upon the shape of the upper end of the femur. J Bone Joint Surg(Br),1961;58:961.
8. Howe WE,et al. A study of the gross anatomy of the arteries supplying the proximal portion of the femur and the acetabulum. J Bone Joint Surg(Am),1950;32:856
9. Ogden JA. Changing patterns of proximal femoral vascularity. J Bone Joint Surg(Am),1974;56:941.
10. 王西十,白瑞蒲,S Turgut Tumer,NuriAkkas. 股骨一胫骨一髌骨三体人膝关节咬合运动数学模型. 生物医学工程学杂志,1998,15(4)360~362.
11. 邹渊渊,人工髋关节假体系统的生物力学研究. 中国优秀硕士学位论文全文数据库,2006.
12. Barbour PS,Barton DC,Fisher J. The influence of stress conditions on the wear of UHIVIWPE for total joint replacements. J Mater Sci Mater Med,1997,8(10):603 - 611
13. Thomas W,Schu M. Significance of the position of the endoprosthesis
14. Acetabular cup from the biomechanical and clinical viewpoint recommendations for a classification. Biomed tech(Berl),1994,39(9):222~226.
15. Sherepo KM. Biomechanical data regarding the socket - neck orientation of hip endoprosthesis. Ortop Travmatol Protez,1991,(5):43~45
16. Pauwels F. Biomechanics of the Locomotor Apparatus:Contributions on the Functional Anatomy of the Locomotor Apparatus. Berlin:Springer - Verlag,1980.
17. 毛宾尧主编. 人工髋关节外科学. 第一版. 北京:人民卫生出版社,2002, 42~51.
18. 陆裕朴主编. 实用骨科学,第一版. 北京:人民军医出版社,1991,1594~1595.
19. Huiskes R,Weinans H,Van Rietbergen B. The relationship between stress shielding and bone resorption around total hip stems and the effects of flexible materials,Clin Orthop Relat Res,1992,(274):124134.

20. Shirandami R, Esat II. New design of hip prosthesis manufactured fiomplastic materials. Clin Orthop Relat Res, 1993, 176: 124132.

21. 吕厚山主编. 现代人工关节外科学, 第一版. 北京: 人民卫生出版社, 2006, 471 ~ 472.

22. 董天华主编. 髋关节外科学. 南京: 江苏科学技术出版社, 1992, 34 ~ 35.

23. Senegas J, Liorzou G, Yates M. Complex acetabular fractures: a transtrochanteric lateral surgical approach. Clin Orthop, 1980, 151: 107 ~ 121.

24. Mears DC, Rubash HE: Techniques of internal fixation. In Mears DC, Rubash HE (eds). Pelvic and Acetabular Fractures. Thorofare. NJ. Slack 1986: 299.

25. Charles M. Reinert, Michael J. Bosse, Attila Poka, et al. A Modified extensile exposure for the treatment of complex or malunited acetabular fractures. J Bone Joint Surg (Am), 1988, 70(3): 329 ~ 336.

26. Harnroongroj T. The role of the anterior column of the acetabulum on pelvic stability: a biomechanical study. Injury, 1998, 29(4): 293 ~ 296.

27. Steven A. Olson, Brain K. Bay, Andrew Hamel. Biomechanics of the Hip Joint and the Effects of Fracture of the Acetabulum. Clin Orthop, 1997, 339: 92104.

28. M. 南丁, V. H. 傅兰谷著. 过邦辅编译. 临床骨科生物力学基础, 第一版. 上海: 上海远东出版社, 1993: 207 ~ 209.

29. S. Terry Canale 主编. 卢世璧译. 坎贝尔骨科手术学(第三卷). 第九版. 济南: 山东科学技术出版社, 2001: 2181 ~ 2198.

30. Letournel E. Judet R. Fractures of the Acetabulum. 2nd ed. In Elson RA(ed). Berlin. Springer – Verlag 1993.

31. Emile Letournel. Fractures of the Acetabulum: A study of a series of 75 cases. Clin Orthop, 1994, 305: 5 ~ 9.

32. Yue JJ, Sontich JK, Miron SD, et a1. Blood flow changes to the femoral head after acetabular fracture or dislocation in the acute injury and perioperative periods. J Orthop Trauma, 2001, 15(3): 170 ~ 176.

33. Steven A. Olson, Brain K. Bay, Andrew Hamel. Biomechanics of the Hip Joint and the Effects of Fracture of the Acetabulum. Clin Orthop, 1997, 339: 92 ~ 104.

34. Olson SA, Bay BK, Chapman MW, et al. Biomechanical consequences of fracture and repair of the posterior wall of the acetabulum. J Bone Joint Surg(Am), 1995, 77: 1184 ~ 1192.

35. Olson SA, Bay BK, Pollak AN et al. The effect of variable size posterior wall acetabular fractures on contact characteristics of the hip joint. J Orthop Trauma, 1996, 10(6): 395 ~ 402.

36. Keith JE. Brashear R. Guilford WB: Stability of posterior fracture dislocations of the hip: Quantitative assessment using computed tomography. J Bone Joint Surg (Am) 1988, 70: 711 ~ 714.

37. Elliott RB. Central Fractures of the Acetabulum. Clin Orthop,1956,7:189 ~ 198.
38. Guchi Y,Miura H,Takasugi S,et a1,Cartilage and labrum degeneration in the dysplastic hip generally originates in the anterosuperior weight – bearing area:an arthroscopic observation. Arthroscopy,1999,15(5):496 ~ 506.
39. Ferguson SJ,Bryant JT,Ganz R,et al. The acetabular labrum seal:a poroelastic finite element model. Clin Biomech,2000,15(6):463 ~ 468.
40. 冯传汉主编. 骨科诊查手册,第一版. 北京:北京医科大学/中国协和医科大学联合出版社,1992. 53 ~ 73.
41. 裴福兴,邱贵兴主编. 骨科临床检查法,第一版. 北京:人民卫生出版社,2008. 163 ~ 183.
42. 胥少汀,葛宝丰,徐印坎主编. 实用骨科学. 第 2 版. 北京:人民军医出版社,2004. 72 ~ 73.
43. Ebnear J. Textbook of orthopaedics. 2nd ed. New Delhi:Jaypee brothers medical publishers,2000. 150 ~ 425.
44. 郭世绂主编. 临床骨科解剖学,第一版. 天津:天津科学技术出版社,1988. 656 ~ 723
45. Jeffrey Gross 主编. 杨贵永主译. 肌骨骼检查法,第 2 版. 沈阳:辽宁科学技术出版社,2003. 90 ~ 127.
46. 陈孝平主编. 外科学,第一版. 北京:人民卫生出版社,2005. 910 ~ 913.
47. 刘国平,高礼作,张建国等主编. 骨外科临床诊治学. 北京:中国科学技术出版社,1997. 6 ~ 229.
48. 马信龙主编. 骨科临床诊断学. 沈阳:辽宁科学技术出版社,2004. 171 ~ 198.
49. Carragee EJ. Hannibal M. Diagnostic evaluation low back pain. Orthopedic Clinic North America. 2004;35(1):7 ~ 16.
50. 王延宙主译. 骨科临床检查图解. 第五版. 山东科学技术出版社,2005. 51 ~ 74.
51. Donungo J,Cecilia D,He A,et al. Trochanteric fractures treated with a proximal femoral nail[J]. International Orthopaedics,2001,25:298.
52. Boldin C,Seibert FJ,Fankhauser F,et al. The proximal femoral nail(PFN) – a minimal invasive treatment of unstable proximal femoral fractures:a prospective study of 55 patients with a follow – up 15 months[J]. Acta Orthop Scand,2003,74(1):53 ~ 58.
53. Schipper IB, Steerberg EW, Castelein RM, et al. Treatment of unstable trochanteric fractures. Randomised comparison of the Gamma nail and the proximal femoral nail [J]. J Bone Joint Surg(Br),2004,86(1):86 ~ 94.
54. 卢华定,蔡道章,王昆等. 股骨近端髓内钉在股骨转子周围骨折中的应用[J]. 中国骨与关节损伤,2005,20(4):246.
55. 张经纬,蒋壹,张先龙等. 股骨转子间骨折不同手术方法比较[J]. 中华骨科杂志,2005,25(1):10.
56. 肖德明. 动力髋螺钉内固定治疗高龄股骨粗隆间骨折[J]. 中国矫形外科杂志,

2005,13(2):98 ~ 100
57. Mullen JO,Mullen NL. Hip fracture mortality:a prospective,multifactorial study to predict and minimize[J]. Death Risk Clin Orthop,2003,280(1):214 ~ 222.
58. 郭中民,王伟,孙海涛,等. 外固定架治疗股骨粗隆间骨折[J]。中国矫形外科杂志,2004,12(12):924.
59. Leung KS. Gamma nail and dynamic hip screws for peritrochanteric fractures. A randomizedprospective study in elderly patients[J]. J Bone Joint Surg(Br),2004,74:343
60. Boriani S,De Inte F,Bettelli G. The results of a multicenter Italian study on the use of Gamma nail for the treatment of peritrochanteric and subtrochanteric fractures a review of 1181 cases[J]. Acta Orthop Scand,2004,65:127.
61. Aune AK,Ekeland A,Odegaard B. Gamma nail vs compressionhip screw for trochanteric femoral fractures 15 reperations in a prespective,randomized study of 378 patients [J]. Acta Orthop Scand,2004,65:127.
62. 王宗仁,罗先正,刘长贵. Gamma 钉在粗隆间骨折的临床应用[J]。骨与关节损伤杂志,2004,11(1):12.
63. Bride SH. Fixation of intertrochanteric fracture of femur. A randomized prospective comparison of the Gamma nail and the DHS [J]. J Bone Joint Surg(Br),2004,73:330.
64. 卢世璧,王继芳,刘玉杰. 粗隆间骨折分型及其内固定方法的选择[J]. 中华外科杂志,2003,27(6):331
65. Banan H,AL – Sabti A,Jimulia T,et al. The treatment of unstable,extracapsular hip fractures with the AO/ASIF proximal femoral nail(PFN):our first 60 cases[J]. Injury,2002,33(5):401 ~ 405.
66. 陆晴友,吴岳嵩. 老年性髋部骨折的外科治疗[J]. 中国骨与关节损伤杂志,2005,20(8):574.
67. Audige L,Hanson B,Swiontkowski MF. Implant – related – complications in the treatment of unstable intertrochanteric fractures:meta – analysis of dynamic screw – plate versus screw – intramedullary nail device [J]. Int Orthop,2003,27(4):197 ~ 203.
68. 刘海春,陈允霞,杨子来,等. 股骨粗隆间粉碎性骨折不同内固定疗效分析[J]. 中国骨与关节损伤杂志,2005,13(2): 18 ~ 20.
69. Mahomed MN,Harrington H,Hearn TC. Biomechanical analysis of the Modified Sliding Plate[J]. J Trauma,2000,48(1):93 ~ 100.
70. Dousa P,Bartonick J,Jehicke D,et al. Osteosynthesis of trochanteric fractures using proximal femoral nails [J]. Acta Chir Orthop Traumatol CECH,2002,69(1):22 ~ 23.
71. Pervez H,Parker MJ. Results of the long Gamma nail for complex femoral fractures [J]. Injury,2001,32(9):704.
72. Gahr RH,Pawelka A. Employing a modified Gamma nail for the treatment of proximal femoral fractures[J]. Unfallchirurg,2003,7:550.

73. Ahrengart L, Tonkvist H, Fornander P, et al. A randomized study of the compression hip screw and Gamma nail in 426 fracture[J]. Clin Orthop, 2002, 401:209.
74. 武勇,孙林,安贵生,等。股骨近端髓内针(PFN)治疗转子部骨折[J]。中华创伤骨科杂志,2004,2:129~131.
75. 陈斌,郑银旺,周维江,等。近端股骨骨折畸形愈合后髋内翻畸形的矫治[J]。中国矫形外科杂志,2002,4(9):507~509.
76. Bennett FS, Zinar DM, Kigus DJ, et al. Ipsilateral hip and femoral shaft fractures[J]. Clin Orthop, 1993, 296:168~177.
77. Yana KH, Hum DY, Park HW, et al. Fracture of the ipsilateral neck of the femur in shaft nailing. The role of CT in diagnosis[J]. J Bone Joint Surg(Br), 1998, 80(4): 673.
78. Loung KS, So WS, Lam TP, et al. Treatment of ipsilateral femoral shaft fracture and hip fracture[J]. Injury, 1993, 24:41~45.
79. Chung Hwan Chen, Tai Bin Chen, Yun Min Cheng, et al. Ipsilateral fractures of the femoral neck and shaft[J]. Injury, 2000, 31(9):719~722.
80. Pankar Jain, Lalit Maini, Punet Mishra, et al. Cephalomedullary interlocked nail for ipsilateral hip and femoral shaft fracture[J]. Injury, 2004, 35(10):1031~1038.
81. 张保中,刘长贵,罗先正,等.带锁髓内钉治疗股骨干骨折合并股骨颈及转子间骨折或转子下粉碎性骨折[J]。中华骨科杂志,2000,20(3):157~159.
82. 王红旗.股骨干合并同侧股骨颈及转子部骨折三种内固定方法的临床比较[J]。中国骨与关节损伤杂志.2002,17(6): 446~447.
83. 王建辉,刘长贵.改良 PFN 治疗股骨转子周围骨折[J].中国骨与关节损伤杂志,2002,1(27):26~27.
84. 李海军,徐金立,宫爱民.经皮 Gamma 钉固定在股骨转子周围骨折中的应用[J].中国矫形外科杂志,2006,14(14): 1115~1116.
85. Paprota B, Krol R, Wiatrak A. Hip arthroplasty after failed internal fixtion of the trochanteric fractures in aged patients with co-existent osteoporosis[J]. Chir Narzadow Ruchu Orthop Pol, 2004, 69(2):85~89.
86. 端木群力,刘新功,殷浩,等.老年股骨转字间骨折股骨头置换与内固定的比较与分析[J].中国骨与关节损伤杂志, 2005,20(10):661~663.
87. Chan KC, Gill GS. Cemented hemiarthroplasties for elderly patients with intertrochanteric fractures[J]. Clin Orthop Relat Res, 2000, (317):206~215.
88. Parker MJ, Gurasany K. Arthoplasties (with and without bone cement) for proximal femoral fractures in adults [J]. Cochraane Database Syst Rev, 2006, 3: c0001706
89. Yang E. New concepts in peritrochanteric hip fracture treatment[J]. Orthopedics, 2006, 29(11):981~983.
90. Park M, Johansen A. Hip fracture. BMJ, 2006, 333(7557):27~30.
91. Palm H, Krasheninnikoff M, Jacobsen S. Surgical treatment of proximal femoral fracture

[J]. Ugesker Laeger,2006,168(35):2891~2896.

92. Mohamed K,Copeland GP,Boot DA,et al. an assessment of the Pessum system in orthopaedic surgery[J]. J Bone Joint Surg(Br),2002,84(5):735~739.

93. Albo A. Concurrent ipsilateral fracture of hip and shaft of the femur. A systematic review of 722 cases[J]. Ann Chir Ciynaecd,1997,86(4):326.

94. Friedman RJ,Wymanent JR. Ipsilateral hip and femoral shaft fracture[J]. Clin Orthop,1986,(205):188~194.

95. Judet R,Letournel E. Fractures of acetabulum:classfication and surgical approach for open reduction. J Bone Joint Surg(Am),1964,46 :1615~1638.

96. Letournel E. The treatment of acetabular fracture through the ilioinguinal approach. Clin Orthop,1993,(292):62~76.

97. Matta JM. Fractures of the acetabulum:accuracy of rednetion and clincal results in patient managed operatively within three weeks after the injury. J Bone Joint Surg(Am),1996,78 :1632~1645.

98. Ruedi TP,Murphy WM. AO principles of fracture management. 1st ed. Stuttgart :Thieme,2000:415~438.

99. J. Schatzker,M. Tile. The Rationale of Operative Fracture Care. 3rd ed. Berlin Heidelberg:Springer-Verlag,2005:291~340.

100. Brown GA,Milner B,Firoozbakhsh K. Application of computer-generated stereolithography and interpositioning template in acetabular fractures :a report of eight cases. J Orthop Trauma,2002,16 :347~352.

101. Olsen SA,Matta JM,Skeletal trauma. 2nd ed,Philadelphia:Saunders,1997.

102. Tornetta P 3rd. Non-operative management of acetabular fractures. The use of dynamic stress views. J Bone Joint Surg(Br),1999,81 :67~70.

103. Tile M,Kellam J,Helfet D. Fractures of the pelvis and acetabulum. 3rd ed. ,Philadelphia:Lippincott Williams and Williams,2003:427~474.

104. Kang CS,Min BW. Cable. fixation in displaced fractures of the acetabulum. Acta Orthop Scand 2002;73(6):619~624.

105. Chen CM,Chiu FY,et al. Cerclage wiring in displaced both-column fractures of the acetabulum. Injury 2001(32):391~394.

106. 李开南,张世军,何智勇,等. 国产聚-DL-乳酸可吸收螺钉初步临床应用42例. 中华创伤杂志,2001,17 :669~671.

107. Parker PJ. Copeland C. Percutaneous fluoroscopic screw fixation of acetabular fractures. Injury,1997;28(9.10):597.

108. Starr AJ,Reinert CM,Jones M. Percutanecous fixation of the colomns of the acetabulam:a new technique. J Orthop Trauma. 1998,12(1):51.

109. Stockie U,Konig B. Hofstetter R. Navigation assisted by image conversion. An experimeutol study on pelvic screw fixation. Unfall chirurg 2001. 104(3) :215.

110. Sawaguchi T, Brown TD, Rubash HE, et al. Stability of acetabular fractures after internal fixation. Acta Orthop Scand, 1984, 55 :601 ~ 605.

111. Bartonicek J, Jchlicka D, Stulik J. Tension cerelage using screws: A forgotten technique. Acta Chir orthop traumatol Cech 2001, 68(3):188.

112. Pohlemann T, Gansslen A. A new device for positioning cerelage of acetabulum. Unfallchirurg 1998, 101(3):201.

113. Routt ML Jr, Kregor PJ, et al. Early results of percutaneous iliosacral screws p;aced with the patient in the supine position. J orthop trauma 1995;9:207 ~ 214.

114. Gay SB, Sistrom C, Wang GJ, et al. Percutaneous srew fixation of acetabular fractures with CT guidance. AJR 1994;158:819 ~ 822.

115. Parker PJ, Copeland C. Percutaneous fluoroscopic srew fixation of acetabular fractures. Injury 1997, 28:597 ~ 600.

116. E. Mouhsine, R. Garofalo, O. Borens, et al. Percutaneous retrograde screwing for stabilisation of acetabular fractures. Injury, 2005, 36:1330 ~ 1336.

117. Zura RD, Kahler DM. A transverse acetabular nonunion treated with computer – assisted percutaneous internal fixation. J bone Joint surg(AM) 2000, 82:219 ~ 224.

118. Brown GA, Willis MC, Firoozbakhsh K, et al. Computed tomography imge – guided surgery in complex acetabular fracture. Clin Orthop Rel Res 2000;370:219 ~ 226.

119. Starr AJ, Reiner CM, Jones AL, et al. Percutaneous fixation of columnsof the acetabulun: a new technique. J orthop Trauma 1998;12:51 ~ 58.

120. George Petsatodis, Petros Antonarakos, Byron Chalidis, et al. Surgically treated acetabular fractures via a single posterior approach with a follow – up of 2—10 years. Injury, 2007, 38:334 – 43.

121. Kumar A., Shah N. A., Kershaw S. A., et al. Operative management of acetabular fractures :A review of 73 fractures. Injury, 2005 36:605 ~ 612.

122. 朱仕文，王满宜，吴新宝，等. 经单一髂腹股沟入路治疗复合髋臼骨折. 中华创伤骨科杂志，2005，11:1025 ~ 1027.

123. deRidder VA, deLange S, Kingma L, Hogervorst M: Results of 75 consecutive patients with an acetabular fracture. Clin Orthop, 1994, 305:53 ~ 57.

124. Matta JM: Fractures of the acetabulum: Accuracy of reduction and clinical results in patients managed operatively within three weeks after the injury. J Bone Joint Surg 78:1632 ~ 1645, 1996.

125. Griffin D. B., Beaulé P. E., Matta J. M.. Safety and efficacy of the extended iliofemoral approach in the treatment of complex fractures of the acetabulum. J Bone Joint Surg [Br], 2005, 87 – B:1391 ~ 1396.

126. Gorczyca JT, Powerll JN, Tile M: Lateral extension of the ilioinguinal incision in the operative treatment of acetabulum fractures. Injury, 1995, 26:207 ~ 212.

127. Moroni A, Caja VL, Sabato C, Zinghi G: Surgical treatment of both – column fractures

by staged combined ilioinguinal and Kocher – Langenbeck approaches. Injury 1995, 26:219 ~224.

128. Helfet DL, Schmeling GJ: Management of complex acetabular fractures through single nonextensile exposures. Clin Orthop 1994, 305:58 ~68.

129. Matta JM: Operative treatment of acetabular fractures through the ilioinguinal approach. Clin Orthop1994, 305:10 ~19.

130. Gorczyca JT, Powerll JN, Tile M: Lateral extension of the ilioinguinal incision in the operative treatment of acetabulum fractures. Injury, 1995, 26:207 ~212.

131. Alonso JE, Davila R, Bradley E: Extended iliofemoral versus triradiate approaches in management of associated acetabular fractures. Clin Orthop 1994, 305:81 ~87.

132. Ragnarsson B, Danckwardt – Lilliestrom G, Mjoberg B: The triradiate incision for acetabular fractures. Acta Orthop Scan, 1992, 63:515 ~519.

133. Cole JD, Bolhofner BR: Acetabular fracture fixation via a modified Stoppa limited intrapelvic approach. Clin Orthop 1994, 305:112 ~123.

134. Ruesch PD, Holdener H, Ciaramitaro M, Mast JW: A prospective study of surgically treated acetabular fractures. Clin Orthop, 1995, 305:38 ~46.

135. Moroni A, Caja VL, Sabato C, Zinghi G: Surgical treatment of both – column fractures by staged combined ilioinguinal and Kocher – Langenbeck approaches. Injury, 1995, 26:219 ~224.

136. Letournel E: The treatment of acetabular fractures through the ilioinguinal approach. Clin Orthop, 1993, 292:62 ~76.

137. Johnson EE, Matta JM, Mast JW, Letournel E: Delayed reconstruction of acetabular fractures 21 –120 days following injury. Clin Orthop, 1994, 305:20 ~30.

138. Mayo KA: Open reduction and internal fixation of fractures of the acetabulum. Clin Orthop, 1994, 305:31 ~37.

139. Calder HB, Mast J, Johnstone C: Intraoperative evoked potential monitoring in acetabular surgery. Clin Orthop, 1994, 305:160 ~167.

140. Helfet DL, Anand N, Malkani ALL, et al: Intraoperative monitoring of motor pathways during operative fixation of acute acetabular fractures. J Orthop Trauma, 1997, 11:2 ~6.

141. Helfet DL, Hissa EA, Sergay S, Mast JW: Somatosensory evoked potential monitoring in the surgical management of acute acetabular fractures. J Orthop Trauma, 1991, 5:161 ~166.

142. Helfet DL, Schmeling GJ: Somatosensory evoked potential monitoring in the surgical treatment of acute, displaced acetabular fractures. Clin Orthop, 1994, 301:213 ~220.

143. Letournel E: Fractures of the Acetabulum: A study of a series of 75 cases. Clin Orthop, 1994, 305:5 ~9.

144. Middlbrooks, Scorr E, Stephen H, Kellam et al. Incidence of sciatic nerve injury in op-

eratively treated acetabular fractures without somatosensory evoked poetential monitoring J Orthop Trauma. 1997 ;11(5):327 ~329.

145. Steele N, Dodenhoff RM, Ward AJ, Morse MH. Thromboprophylaxis in pelvic and acetabular trauma surgery. J Bone Joint Surg(Br). 2005;87 –(2):209 ~212.

146. Stannard JP, Riley RS, Mcclenney RN, et al. Mechanical prophylaxis against deep – vein thrombosis after pelvic and acetabular fractures. J Bone Joint Surg(Am). 2001, 83 – A(7):1047 ~1051.

147. Fishman AJ, Greeno RA, Brooks LR, Matta JM: Prevention of deep vein thrombosis and pulmonary embolism in acetabular and pelvic fracture surgery. Clin Orthop, 1994, 305:133 ~137.

148. Montgomery KD, Potter HG, Helfet DL: Magnetic resonance venography to evaluate the deep venous system of the pelvis in patients who have an acetabular fracture. J Bone Joint Surg, 1995, 77A:1639 ~1649.

149. Webb LX, Rush PT, Fuller SB, Meredith JW: Greenfield filter prophylaxis of pulmonary embolism in patients undergoing surgery for acetabular fracture. J Orthop Trauma, 1992, 6:139 ~145.

150. Wright R, Barrett K, Christies MJ, Johnson KD: Acetabular fractures: Long – term follow up of open reduction and internal fixation. J Orthop Trauma, 1994, 8:397 ~403.

151. Daum WJ, Scarborough MT, Gordon W, Uchida T: Heterotopic ossification and other perioperative complications of acetabular fractures. J Orthop Trauma, 1992, 6:427 ~ 432.

152. Ghalambor N, Matta JM, Bernstein L: Heterotopic ossification following operative treatment of acetabular fracture. Clin Orthop, 1994, 305:96 ~105.

153. Burd TA, Jowry KJ, Anglen JO, Indomethacin compared with localized irradiation for the prevention of heterotopic ossification following surgical treatment of acetabular fractures. J Bone Joint Surg(Am). 2001, 83 – A(1):1783 ~1788.

154. Moore KD, Goss K, Anglen JO. Indomethecinversus radiation therapy for prophylaxis against heterotopic ossification. J Bone Joint Surg[Br]. 1998, 80 – B:259 ~263.

155. Johnson EE, Kay MM, Bernstein L. Heterotopic ossification prophylaxis following operative treatment of acetabular fractures. Clin Orthop 1994;305:31 ~37.

156. Child HA, Cole T, Fralkenberg E, Smith JE et al A prospective evaluation of the timing of postoperative radiotherapy for preventing heterotopic ossification following traumatic acetabular fractures. Int. J radia boil Phys 2000;47:1347 ~1352.

157. Rath MS, Russell GV, Washington WJ, Routt ML, et al Gluteus minimus nectutic muscle debridement diminishes heteroropic ossification after acetabular fracture fixation Injury, Int. J Care Injured. 2002;(33):751 ~756.

158. Mears DC. Surgical treatment of actabular fracture in elderly patients with osteoporotic bone. J AM Acad orthop 1997, 7:128.

159. Jimenez ML, Tile M, Schenk RS. Total hip replacement after acetabular fracture. Orthop Clin North Am 1997, 28:435.
160. Berry DJ. Total hip athroplaty following acetabular fracture. Orthopedics 1999, 22 (9):837.
161. Mears DC, Shirahama M. Stabilization of an acetabular fracture with cables for acute total hip arthroplasty. J arthroplast 1998, 13:10.
162. Kahler DM. Zura R, Evaluation of a computer – assisted surgical tachnique for percutaneous internal fixation in a transverse accetabular fracture model. Lecture Notes Comput Sci 1997, 1205:565 – 572.
163. Kahler DM. computer – assisted fixation of accetabular fracture and pelvic ring disruption. Tech Orthop 2000, 10(1):20 ~ 24.
164. 胥少汀. 关于地震伤骨盆骨折的分型和治疗原则. 中华外科杂志, 1978;16:89.
165. 潘达德等. 地震伤骨盆骨折的机理与治疗的几点体会. 中华外科杂志, 1977;15:84.
166. 孙锡孚. 严重骨盆骨折脱位应用骨盆外固定初步报告. 中华骨科杂志, 1984, 4:19.
167. 孙锡孚. 骶髂关节脱位应用经皮加压螺纹钉内固定治疗. 中华骨科杂志, 1991;11:249.
168. 孙立高等. 骨盆骨折并发症 122 例分析。青岛医药, 1981;10:17.
169. 赵文宽等. 骨盆骨折脱位合并血管损伤(附 7 例报告). 天津医药骨科副刊, 1980;(4):152.
170. 赵文宽等. 骨盆骨折脱位合并神经损伤(附 33 例报告). 中华骨科杂志, 1982;2:248.
171. 吴桂森等. 100 例骨盆骨折并发症的回顾性分析. 中华骨科杂志, 1989;9:170.
172. Karaharju EO, and Slatis P. External fixation of double vertical pelvic fracture with a trapezoid compression frame. Injury 1978;10:142.
173. Slatis P, Karaharju EO. External fixation of unstable pelvic fractures: Experience in22 patients treated with a trapzid compression frame. Clin Orthop 1980;151:73.
174. Johnson WD, Fisher DA. Skeletal stabilization with a multipleexternal fixation device: Biomechanical evaluation and finite element model. Clin Orthop 1983;180:34.
175. Leighton RK, et al. Biomechanical testing of new and old fixation device for vertical shear fractures of the pelvis. J Orthop Trauma, 1991;5:313.
176. Dabezies EJ, et al. Stabilization of sacroiliac joint disruption with threaded compression rods. Clin Orthop 1989;246:165.
177. 余哲. 人体解剖学. 北京:人民卫生出版社, 1997;33 ~ 34.
178. 毛宾尧. 髋关节外科学. 北京:人民卫生出版社, 1998;232 ~ 239.
179. 张远鹰. 实用创伤骨科学. 吉林:长春出版社, 1995;383 ~ 388.
180. 陆裕朴. 实用骨科学. 北京:人民军医出版社, 1993;817 ~ 829.

181. Alonso JE, Volgas DA, Giordana V, Stannard JP: A review of the treatment of hip dislocations associated with acetabular fractures, Clin Orthop 377:32, 2000.

182. Brav EA: Traumatic dislocation of the hip: army experience and results over a twelve - years period, J Bone Joint Surg 44A:1115, 1962.

183. Brooks RA, Ribbans WJ: Diagnosis and imaging studies of traumatic hip dislocation in the adult, Clin Orthop 377:15, 2000.

184. Brumback RJ, Holt ES, McBride MS, et al: Acetabular depression fracture accompanyingposterior fracture dislocation of the hip, J Orthop Trauma 4:42, 1990.

185. Burkus Jk: CAT Scan evaluation of traumatic hip dislocations with associated posterior acetabular fracture, Orthopedics 6:1443, 1983.

186. Calkins MS, Zych G, Latta L et al: Computed tomography evaluation of stability in posterior fracture dislocation of the hip, Clin Orthop 227:152, 1988.

187. Campbell WC: Posterior dislocation of the hip joint with fracture of the acetabulum, J Bone Joint Surg 18:842, 1936.

188. Cornwall R, Radomisli TE: Nerve injury in traumatic dislocation of the hip, Clin Orthop 377:84, 2000.

189. DeLee JC, evans JA, Thomas J: Anterior dislocation of the hip and associated femoral - head fractures, J Bone Joint Surg 62A:960, 1980.

190. Dreinhofer KE, Schwarzkopf SR, Haas NP, et al: Isolated traumatic dislocation of the hip :long - term results in 50 patients, , J Bone Joint Surg 76B:6, 1994.

191. Epstein HC: Traumatic dislocation s of the hip, Clin Orthop 92:116, 1973.

192. Epstein HC: Traumatic dislocation s of the hip, Baltimore, 1980, Williams&Wilkins.

193. Epstein HC, Harvey JP: Traumatic anterior dislocations of the hip, management and results: an analuysis of fifty - five cases, J Bone Joint Surg 54A:1561, 1972.

194. Erb RE, Steele JR, Nance EP JR, Edwards JR: Traumatic anterior dislocation of the hip: spectrum of plain film and ct findings, Am J Roentgenol 165:1215, 1995.

195. Goddard NJ: Classification of traumatic hip dislocation, Clin Orthop377:11, 2000.

196. Hak DJ, Goulet JA: Severity of injuries associated with traumatic hip dislocation as a result of motor vehicle collisions, J Trauma 47:60, 1999.

197. Hougaard K, Thomsen PB: Traumatic posterior fracture - dislocation of the hip with fracture of the femoral head or neck, orboth, J Bone Joint Surg 70A:233, 1988.

198. Koval KJ, Zucherman JD: Functional recovery after fracture of the hip. current concepts review, J Bone Joint Surg 76A:751, 1994.

199. Laorr A, Greenspan A, Anderson MW, et al: Traumatic hip dislocation: early mri findings, Skeletal Radiol 24:239, 1995.

200. Pape HC Rice J, Wolfram K, et al: Hip dislocation in patients with multiple injuries: a follow - up investigation, Clin Orthop 377:99, 2000.

201. Phillips AM, Konchwalla A: The pathologic features and mechanism of traumatic dis-

location of the hip, Ciln Crthop 377:7, 2000.
202. Pipkin G: Treatment of gradeIV fracture - dislocation of the hip, J Bone Joint Surg 39A:1027, 1957.
203. Robinson MK: The east baltimore lift: a simple ane effective mehtod for reduction of posterior hip dislocation, J Orthop Trauma 13:461, 1999.
204. Rodriguez - Merchan EC: Osteonecrosis of the femoral head after thaumatic hip dislocation in theadult, Clin Orthop 377:68, 2000.
205. Stewart MJ, Milford LW. Fracture - dislocation of the hip: Anend - result study. J Bone Joint Surg(Am) 1954;36;315.
206. Swiontkowski MF, Thorpe M, Seiler JM, ER al: Operative management of displaced femoral head fracturea: case - matched comparison of anterior versus posterior approacher forPipkin1and Pipkin 2 fractures, J Orthop Trauma 6:437, 1992.
207. Thompson VP, Epstein HC: Traumatic dislocation of the hip: a survey of two hundred and four cases covering a period of twenty - one years. J Bone Joint Sury 33A:746, 1951.
208. Toma AD, Williams S, White SH: Obturator dislocation of the hip, J Bone Joint Sury 83:B:113, 2001.
209. Upadhyay SS, Moulton A: The long - term results of traumatic posterior dislocation of the hip, J Bone Joint Sury 63B:548, 1981.
300. Upadhyay SS, Moulton A, Srikrishnamurthy K: An analusis of the late effects of traumatic posterior disllocation of the hip without fractures, J Bone Joint Sury 65B:150, 1983.
301. Yang EC, Cornwall R: Initial treatment of traumatic hip dislocations in the adult, Clin Orthop 277:24, 2000.
302. Yue JJ, Wilber JH, Lipuma JP, et al: posterior hip dislocationa: a cadaveric angiographic study, J Orthop Trauma 10:447, 1996.
303. 黄耀添,等. 同侧股骨干骨折并髋关节脱位. 中华骨科杂志,1993;13(6):466.
304. 赵文宽,周映清,顾云玉,等. 髋关节后脱位合并股骨头骨折. 中华骨科杂志,1983;3:151.
305. 李宝昌,伍荣,李书声等. 创伤性髋脱位的合并伤和合并症. 骨与关节损失杂志,1991;6;30.
306. 吴振东,王海义,刘萌桂,等. 复合损失性髋关节后脱位的远期治疗分析. 中华骨科杂志,1989;9:175.
307. 刘沂,冯雨亭,杨志宇. 髋关节中心性骨折脱位 40 例随访分析. 中华外科杂志,1989;27:323.
308. 张宏惠,金耀清. 髋部损伤合并肺栓赛附六例报告. 中华骨科杂志,1991;11:118.
309. 王森源. 陈旧性髋关节后脱位 46 例分析. 骨与关节损伤杂志,1988;3:209.
310. 谭富生,等. 陈旧性髋关节后脱位的处理. 骨与关节损伤杂志,1988;3:95.

311. 朱丽华,韩祖斌,李承球等. 创伤性髋关节后脱位发生股骨头缺血性坏死的随访观察. 解放军医学杂志,1989;14:196.

312. 黄金强(摘译). 青春早期外伤性髋关节脱位伴股骨头骨骺分离. 中华小儿外科杂志,1984;5:252.

313. 陈振光. 非主干血管蒂骨瓣及骨膜瓣移位术的研究进展. 中华显微外科杂志,1999,22(4):245 –247.

314. 陈振光. 我国显微骨移植的近况与展望. 中华实验外科杂志,1999,16(4):291.

315. 朱盛修. 现代骨科手术学. 北京:科学出版社,1997,564 ~571

316. 张迪华,杨辉芳,杨升文等. 带旋髂深血管蒂髂骨瓣移植治疗成人股骨头缺血性坏死及疗效分析. 中国医师杂志,2002,4(7):720 ~722.

317. 曾荣,刘双意,刘志辉. 带旋髂深血管蒂髂骨瓣移位及加压螺纹钉内固定治疗陈旧性股骨颈骨折 25 例. 广东医学院学报,1999,17(1):62 ~63.

318. 姚树源,尚天裕. 带旋髂深血管蒂髂骨植骨治疗成人股骨头无菌性坏死. 中华骨科杂志,1994,14(6):324 ~327.

319. 李军伟,翁习生,邱贵兴. 股骨头缺血性坏死的外科治疗进展. 中华骨科杂志,2002,22(7):437 ~439.

320. 李静东,赵德伟,朱盛修等. 带血管蒂髂骨膜瓣移位治疗股骨头缺血性坏死. 中国修复重建外科杂志,2000,14(1):37 ~38.

321. 朱盛修. 股骨头缺血性坏死的显微外科治疗进展. 中华显微外科杂志,2000,23(4):245 ~246.

322. 贾全章,姜洪和,王长纯等. 三种带血运髂骨移植术治疗成人股骨头坏死. 中华显微外科杂志,2001,24(2):146 ~147.

323. 赵德伟,徐达传,马岩等. 旋股外侧血管升支臀中肌支大转子骨瓣转移的应用解剖. 中华显微外科杂志,2004,27(2):129 ~131

324. 张国庆,张洪杰,丁文斌等. 15 例 25 髋成人晚期股骨头缺血性坏死的手术治疗,1999,15(4)

325. 杨东辉 时俊业 张宝岑等. 带血管蒂岛状筋膜瓣移位髋关节成形术治疗强直性脊椎炎髋关节强直,中华显微外科杂志,2003,26(1):70 ~71。

326. 候春林. 带血管蒂组织瓣移位手术图解,第 1 版. 上海:上海科学技术出版社,1992,129. 136.

327. 赵炬才,罗建平,郑稼等. 带血管蒂筋膜瓣移位髋关节成形术. 中华骨科杂志,1994,14:330 ~331.

328. Alfonso DT, Toussaint RJ, Alfonso B etal. Nonsurgical complications after total hip and knee arthroplasty. Am J Orthop:2006 Nov;35(11):503 ~10.

329. 中华医学会呼吸病学分会. 医院获得性肺炎诊断和治疗指南(草案). :.

330. Fujita S, Hirota S, Oda T, et al, Deep Venous Thrombosis after Total Hip and Total Knee Art hroplasty in Patient s in J apan. Clin Ort hop Relat Res,2000,375 :168 ~174.

331. 朱 崧,吴灵英,彭新,等.高龄髋部骨折手术治疗及围手术期并发症的研究.实用临床医学 2008,9(5):48 ~ 50.

332. Alfonso DT, Toussaint RJ, Alfonso BD etal. Nonsurgical complications after total hip and knee arthroplasty. Am J Orthop. 2006 Nov;35(11):503 ~ 10.

333. Richard F O' Reilly, Ian A Burgess and Bernard Zicat. The prevalence of venous thromboembolism after hip and knee replacement surgery. the medical joural of Australia:2005;182(4):154 ~ 159

334. Bjørnarå BT, Gudmundsen TE, Dahl OE. Frequency and timing of clinical venous thromboembolism after major joint surgery. J Bone joint Surg Br?:2006 Mar;88(3):386 ~ 91.

335. Czerwiński E, Leń A, Marchewczyk J etal. Incidence rates of dislocation, pulmonary embolism, and deep infection during the first six months after elective total hip replacement. J Bone Joint Surg Am:2003 Jan;85 – A(1):20 – 6.

336. Tian H, Song F, Zhang K etal. Thromboembolic complications after total hip arthroplasty and prevention of thrombosis: own experience. Ortop Traumatol Rehabil:2003 Feb 28;5(1):86 ~ 91.

337. Tian H, Song F, Zhang K etal. Efficacy and safety of aspirin in prevention of venous thromboembolism after total joint arthroplasty. Zhonghua yi Xue Za Zhi, 2007 Dec 18; 87(47):3349 ~ 52.

338. Berend KR, Lombardi AV Jr. Multimodal venous thromboembolic disease prevention for patients undergoing primary or revision total joint arthroplasty: the role of aspirin. 2006 Jan;35(1):24 ~ 9.

339. Eriksson BI, Borris L, Dahl OE etal. Oral, direct Factor Xa inhibition with BAY 59 ~ 7939 for the prevention of venous thromboembolism after total hip replacement. 2006 Jan;4(1):121 ~ 8.

340. Weil Y, Mattan Y, Goldman V etal. Sciatic nerve palsy due to hematoma after thrombolysis therapy for acute pulmonary embolism after total hip arthroplasty. J Arthroplasty:2006 Apr;21(3):456 ~ 9.

341. Sharrock NE, Gonzalez Della Valle A, Go G etal. Potent anticoagulants are associated with a higher all – cause mortality rate after hip and knee arthroplasty. Clin Orthop Relat Res. :2008 Mar;466(3):714 ~ 21.

342. Dhupar S, Iorio R, Healy WL etal. A comparison of discharge and two – week duplex ultrasound screening protocols for deep venous thrombosis detection following primary total joint arthroplasty. 2006 Nov;88(11):2380 ~ 5.

343. Austin MS, Parvizi J, Grossman S etal. The inferior vena cava filter is effective in preventing fatal pulmonary embolus after hip and knee arthroplasties. J Arthroplasty: 2007 Apr;22(3):343 ~ 8.

344. Dachs GU, Tozer GM. Hypoxia modulated gene exp ression: angiogenesis, metastasis and therapeutic exp loitation. Eur J Cancer, 2000, 36: 1649 ~ 1660.

345. 赵斌燕, 齐峰. 关于缺氧对细胞及消化道系统影响的研究. 高原医学杂志, 2005, 15(4): 61 ~ 62.

346. 陈文彬. 呼吸系统疾病诊疗技术. 北京: 人民卫生出版社, 2002, 274 ~ 279.

347. 彭刚艺. 急重症护理学. 北京: 人民军医出版社, 2002, 69 ~ 70.

348. 中华医学会重症医学分会. 机械通气临床应用指南(2006). 中国危重病急救医学 2007, 19(2): 65 ~ 72.

349. 陈灏珠主编. 实用内科学 12 版. 北京: 人民卫生出版社, 2005, 1789 ~ 1793

350. Laserna E, Barrot E, BelausteguiA, etal. Non2invasive ventilationin kyphoscoliosis. A comparison of a volumetric ventilator and a BIPAP support pressure device. Arch Bronconeumol, 2003, 29 : 13 ~ 18.

351. 巫智强, 林曙峰, 董大海. 老年骨折患者围手术期肺部并发症的治疗探讨. 实用骨科杂志, 2008, 14(2): 118.

352. 徐立新等. 医学对急性呼吸窘迫综合征(ARDS)的认识. 医学与哲学(临床决策论坛版), 2006, 27(7): 31 ~ 32.

353. 钱桂生. 急性呼吸窘迫综合征的发病机制和诊断. 诊断学理论与实践, 2006. 5(2): 101 ~ 103.

354. RANGEL – FRAUSTOMS, PITTID, COSTIGANM, et al. The natural histrory of the systemic inflammatory response syndrom(SIRS). A p rospective study[J]. JAMA, 1995, 273(2) : 117 ~ 123.

355. 凌昌全, 李敏, 谭金兴, 潘瑞萍, 黄雪强. [J]浙江中医学院学报, 2003, (03).

356. Bernhagen J, Calandra T, Bucala T, et al. Regulation migration inhibitory factor: biological and structure features[J]. J Mol Med, 1998, 76: 151 ~ 161

357. 黄克俭, 花天放. 花生四烯酸代谢产物与急性呼吸窘迫综合征. 肠外与肠内营养, 1997, 4(2): 107 ~ 108.

358. 蔡华荣, 向小勇. 炎性反应与急性肺损伤的关系研究进展. 中国体外循环杂志. 2006, 4(2): 125 ~ 127.

359. 吴美玉. 肝素及低分子肝素在急性呼吸窘迫综合征治疗中的应用. 延边大学医学学报, 2004, 27(1): 70.

360. 虞文魁, 李维勤. 急性肺损伤、急性呼吸窘迫综合征的治疗进展. 中国实用外科杂志, 2004, 24(3): 183 ~ 185.

361. Kohn EC, Lu Y, WangH, etal. Molecular therapeutics : promise andchallenges. Semin Oncol, 2004, 31(1 Suppl 3): 39 ~ 53.

362. Mantripragada KK, Buckley PG, De Stahl TD, etal. Genomic microarraysin the spotlight. Trends Genet, 2004, 20(2): 87 ~ 94.

363. 徐立新等. 医学对急性呼吸窘迫综合征(ARDS)的认识. 医学与哲学(临床决策论坛版). 2006, 27(7): 31 ~ 32.

364. 钱桂生. 急性呼吸窘迫综合征的发病机制和诊断. 诊断学理论与实践,2006. 5(2):101 ~ 103.
365. RANGEL - FRAUSTOMS, PITTID, COSTIGANM, et al. The natural histrory of the systemic inflammatory response syndrom(SIRS). A p rospective study[J]. JAMA, 1995,273(2) :117 ~ 123.
366. 凌昌全,李敏,谭金兴,潘瑞萍,黄雪强.[J]浙江中医学院学报,2003,(03).
367. Bernhagen J, Calandra T, Bucala T, et al. Regulation migration inhibitory factor: biolgical and structure features[J]. J Mol Med,1998,76:151 ~ 161.
368. 黄克俭,花天放. 花生四烯酸代谢产物与急性呼吸窘迫综合征. 肠外与肠内营养,1997,4(2):107 ~ 108.
369. 蔡华荣,向小勇. 炎性反应与急性肺损伤的关系研究进展. 中国体外循环杂志,2006,4(2):125 ~ 127.
370. 吴美玉. 肝素及低分子肝素在急性呼吸窘迫综合征治疗中的应用. 延边大学医学学报,2004,27(1):70.
371. 虞文魁,李维勤. 急性肺损伤、急性呼吸窘迫综合征的治疗进展. 中国实用外科杂志,2004,24(3):183 ~ 185.
372. Kohn EC, Lu Y, WangH, etal. Molecular therapeutics :promise andchallenges. Semin Oncol,2004,31(1 Suppl 3) :39 ~ 53.
373. Mantripragada KK, Buckley PG, De Stahl TD, etal. Genomic microarraysin the spotlight. Trends Genet,2004,20(2) :87 ~ 94.
374. Pasteyer J, Jean N, Shebabou C Massive hemorrhage during major orthopedic surgery. Metabolic consequences] Rev Chir Orthop Reparatrice Appar Mot:1976 Sep;62(6):585 ~ 93.
375. 朱 崧,吴灵英,彭新等. 高龄髋部骨折手术治疗及围手术期并发症的研究. 实用临床医学,2008,9(5):48 ~ 50.
376. Lawrece V A, Hilseneck S G, Noveck H, et al. Medical Complications and Outcomes after Hip Fracture Repair [J]. Arch Intern Med,2002,162 :2053 ~ 2057.
377. Galanakis P, Bickel H, Gradinger R, et al. Acute Confusional State in t he Elderly Follwing Hip Surgery :Incidenca, Risk Factors and Complications[J]. Int J Geriat r Psychiat ry,2001,16 :3492355.
378. Gocen Z, Sen A, Unver B, et al. The effect of preoperative physiotherapy and education on the outcome of total hip replacement :a prospective randomized controlled trial. Clin Rehabil,2004,18(4):353 ~ 358.
379. 王红,丁勇,田娟. 早期康复训练对人工全髋关节置换术后康复诸因素的影响. 中国临床康复,2003,7(8)1326.
380. 卡纳尔著. 卢世璧译. 坎贝尔骨科学,第 10 版. 山东:山东科学技术出版社,2004.
381. Douglas P. Zipes, BRAUNWALDS Heart Disease: A Textbook of Cardiovascular Medicine. Eighth Edition。Saunders Elsevier,2008.

382. Lee A. Fleisher, et al. ACC/AHA 2007 Guidelines on Perioperative Cardiovascular Evaluation and Cardiovascular Evaluation for Noncardiac Surgery) (Writing Committee to Revise the 2002 Guidelines on Perioperative Care for Noncardiac Surgery: A Report of the American College of Cardiology/American Heart Association Task Force on Practice Guidelines. Circulation 2007;116:e418 – e500.

383. Eagle KA, et al. ACC/AHA guideline update for perioperative cardiovascular evaluation for noncardiac surgery: A report of the American College of Cardiology/American Heart Association Task Force on Practice Guidelines (Committee to Update the 1996 Guidelines on Perioperative Cardiovascular Evaluation for Noncardiac Surgery). 2002. American College of Cardiology Web site.

384. American College of Physicians: Guidelines for assessing and managing the perioperatve risk from coronary artery disease associated with major noncardiac surgery. Ann Intern Med 1997;127:309.

385. Thomas H. Lee, et al. Derivation and prospective validation of a simple index for prediction of cardiac risk of major noncardiac surgery. Circulation 1999;100:1043 ~ 1049.

386. Giuseppe Mancia, et al. ESH/ESC 2007 Guidelines for the management of arterial hypertension: ESH – ESC Task Force on the management of arterial hypertension. J Hypertens. 2007;25(9):1751 ~ 1762.

387. Bassand JP, et al. Guidelines for the diagnosis and treatment of non – st segment elevation acute coronary syndromes. The Task Force for diagnosis and treatment of non – segment elevation acute coronary syndromes of the European Society of Cardiology, Eur Heart J, 2007, 28:1598 ~ 1660.

388. ACC/AHA/ESC: Guidelines for the management of patients with supraventricular arrthymias – executive summary. J Am Coll Cardiol; 2003, 42:1493.

389. 胡大一主编. 心脏病学实践 2006,第一版. 北京:人民卫生出版社,2006.

390. 胡大一主编. 心脏病学实践 2007,第一版. 北京:人民卫生出版社,2007.

391. 毛焕元主编. 心脏病学,第二版. 北京:人民卫生出版社,2000.

392. Marks JB. Perioperative management of diabetes. Am Fan Physician, 2003, 67, :93 ~ 100.

393. Bergman SA. Perioperative management of the diabetic patient. Oral Surg Ori1 Med Oral Pathol Oral Radial Endod, 2007, 103:731 ~ 7.

394. Miao J, Brismar K, Nyrén O, Ugarph – Morawski A, Ye W. Elevated Hip Fracture Risk in Type 1 Diabetic Patients. Diabetes Care 2005, 28:2850 ~ 2855.

395. Janghorbani M, Feskanich D, Willett WC, Hu F. Prospective Study of Diabetes and Risk of Hip Fracture. The Nurses' Health Study. Diabetes Care 2006, 29:1573 ~ 1578.

396. Lipscomb LL, Booth GL, Jamal SA. The Risk of Hip Fractures in Older Individuals

With Diabetes. Diabetes Care 2007,30:835～841.

397. Janghorbani M, Willett WC, Feskanich D. Prospective Study of Diabetes and Risk of Hip Fracture。Diabetes Care 2006,29:1573～1578.

398. Janghorbani M, Van Dam RM, Willett WC, Hu FB. Systematic Review of Type 1 and Type 2 Diabetes Mellitus and Risk of Fracture. American Journal of Epidemiology 2007,166(5):495～505.

399. Chen HF, Ho CA, Li CY. Increased Risks of Hip Fracture in Diabetic Patients of Taiwan. Diabetes Care 2008,31(1):75～80.

400. 霍德政,李立明. 北京市城区中老年人髋部骨折的病例对照研究. 中华流行病学杂志,2000 21(1):37～40.

401. Mascitelli L, Pezzetta F, Songini M. Detrimental action of thiazolidinediones on bone. Eur J InternMed 2007,18:447.

402. LekasM, Fisher SJ, El Bahrani B, et al. Gluose uptake duringcentrally induced stress is insulin independent and enhanced by adrenergic blockade. J Appl Physiol, 1999, 87:722～728.

403. 王红,邓丽丽,李海波,王继红,蒋筱漪,陈晓燕,王满宜. 糖尿病骨折患者围手术期的处理。中华外科杂志 2003,41(11):837～841

404. 陈远武,李康养,马楚平,黄镇河. 糖尿病骨折患者术前血糖控制程度的探讨。同济大学学报(医学版)2002,23(5):416～418.

405. Scherpereel PA, Tavernier B. Perioperative care of diabetes patients. Eur J Anaesth, 2001,18:294～299.

406. 秦晔,赵俊刚,王明德. 老年糖尿病病人急诊围手术期处理. 辽宁医学杂志,1998, 2:27.

407. 张国英. 糖尿病患者术前血糖控制水平的研究. 中国糖尿病杂志,2000,86:372.

408. 陈兵,沈惠良. 骨科老年糖尿病患者围手术期血糖控制标准的临床研究. 中国骨与关节损伤杂志 2005,20(3):172～174.

409. 曹伟新,李乐之主编. 外科护理学,第 4 版. 北京:人民出版社.

410. 陈俊杰. 人工髋关节置换术后的早期康复. 浙江中医药大学学报,2006.05.

411. 陶跃芳. 早期系统功能锻炼在人工髋关节置换术中的应用体会. 安徽医学,2008. 05.

412. 苏坤瑞. 全髋关节置换术不同时期进行康复训练的比较. 护理实践与研究,2008. 02.